高等院校药学与制药工程专业规划教材

Medicinal Chemistry of Natural Products

天然药物化学

- 主　编　董建勇
- 副主编　李宝林　张勇慧
　　　　　杨　波　王　鸿
- 主　审　吴立军

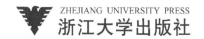

ZHEJIANG UNIVERSITY PRESS
浙江大学出版社

图书在版编目(CIP)数据

天然药物化学/董建勇主编. —杭州：浙江大学出版社，2010.12(2016.8重印)

ISBN 978-7-308-08210-5

Ⅰ.①天… Ⅱ.①董… Ⅲ.①生药学－药物化学－高等学校－教材 Ⅳ.①R284

中国版本图书馆 CIP 数据核字（2010）第 239924 号

天然药物化学

董建勇　主编

丛书策划	阮海潮　樊晓燕
责任编辑	阮海潮（ruanhc@zju.edu.cn）
封面设计	俞亚彤
出版发行	浙江大学出版社
	（杭州市天目山路 148 号　邮政编码 310007）
	（网址：http://www.zjupress.com）
排　　版	杭州大漠照排印刷有限公司
印　　刷	浙江新华数码印务有限公司
开　　本	787mm×1092mm　1/16
印　　张	25.5
字　　数	653 千
版 印 次	2011 年 1 月第 1 版　2016 年 8 月第 3 次印刷
书　　号	ISBN 978-7-308-08210-5
定　　价	48.00 元

内容简介

　　天然药物化学是运用现代科学理论和方法研究天然药物中化学成分(特别是生理活性成分和药效成分)的一门学科。本教材共 11 章,对天然药物化学发展简史、主要类型成分的生物合成、研究方法进行了论述;对糖和苷、苯丙素类、醌类、黄酮类、萜类、甾体及生物碱等主要类型成分的结构特点、分类、理化性质、提取分离和结构鉴定方法做了详细介绍;最后对海洋天然产物和天然药物的研究开发做了简要叙述。

　　本教材突出学生对基本理论、知识、技能的掌握,并注重反映学科新进展,以培养学生的创新思维和实践能力。内容深入浅出、循序渐进,尤其在结构鉴定上,通过实例介绍了运用现代谱学技术或结合适当的化学方法测定化合物结构的基本过程。结合新药开发和制药工程专业学生知识结构的特点和需要,适当加强提取分离技术内容。

　　本教材适用于高等院校药学、制药工程、中药学等相关专业学生的教材,也可作为成人教育和自考教材,也可供科研、设计人员参考。

高等院校药学与制药工程专业规划教材

审稿专家委员会名单

（以姓氏拼音为序）

序

我国制药产业的不断发展、新药的不断发现和临床治疗方法的巨大进步,促使医药工业发生了非常大的变化,对既具有制药知识,又具有其他相关知识的复合型人才的需求也日益旺盛,其中,较为突出的是对新型制药工程师的需求。

考虑到行业对新型制药工程师的强烈需求,教育部于 1998 年在本科专业目录上新增了"制药工程专业"。为规范国内制药工程专业教学,教育部委托教育部高等学校制药工程专业教学指导分委员会正在制订具有专业指导意义的制药工程专业规范,已经召开过多次研讨会,征求各方面的意见,以求客观把握制药工程专业的知识要点。

制药工程专业是一个化学、药学(中药学)和工程学交叉的工科专业,涵盖了化学制药、生物制药和现代中药制药等多个应用领域,以培养从事药品制造,新工艺、新设备、新品种的开发、放大和设计的人才为目标。这类人才必须掌握最新技术和交叉学科知识、具备制药过程和产品双向定位的知识及能力,同时了解密集的工业信息并熟悉全球和本国政策法规。

高等院校药学与制药工程专业发展很快,目前已经超过 200 所高等学校设置了制药工程专业,包括综合性大学、医药类院校、理工类院校、师范院校、农科院校等。专业建设是一个长期而艰巨的任务,尤其在强调培养复合型人才的情况下,既要符合专业规范要求,还必须体现各自的特色,其中教材建设是一项主要任务。由于制药工程专业还比较年轻,教材建设显得尤为重要,虽然经过近 10 年的努力已经出版了一些比较好的教材,但是与一些办学历史比较长的专业相比,无论在数量、质量,还是在系统性上都有比较大的差距。因此,编写一套既能紧扣专业知识要点、又能充分显示特色的教材,将会极大地丰富制药工程专业的教材库。

很欣慰,浙江大学出版社已经在做这方面的尝试。通过多次研讨,浙江大学出版社与国内多所理工类院校制药工程专业负责人及一线教师达成共识,编写了一套适合于理工类院校药学与制药工程专业学生的就业目标和培养模式的系列教材,以知识性、应用性、实践性为切入点,重在培养学生的创新能力和实践能力。目前,这套由全国二十几所高校的一线教师共同研究和编写的、名为"高等院校药学与制药工程专业规划教材"正式出版,非常令人鼓舞。这套教材体现了以下几个特点:

1. 依照高等学校制药工程专业教学指导分委员会制订的《高等学校制药工程专业指导性专业规范》(征求意见稿)的要求,系列教材品种主要以该规范下的专业培养体系的核心课程为基本构成。

2. 突出基础理论、基本知识、基本技能的介绍,融科学性、先进性、启发性和应用性于一体,深入浅出、循序渐进,与相关实例有机结合,便于学生理解、掌握和应用,有助于学生打下坚实的制药工程基础知识。

3. 注重学科新理论、新技术、新产品、新动态、新知识的介绍,注意反映学科发展和教学改革成果,有利于培养学生的创新思维和实践能力、有利于培养学生的工程开发能力和综合能力。

相信这套精心策划、认真组织编写和出版的系列教材会得到从事制药工程专业教学的广大教师的认可,对于推动制药工程专业的教学发展和教材建设起到积极的作用。同时这套教材也有助于学生对新药开发、药物制造、药品管理、药物营销等知识的了解,对培养具有不断创新、勇于探索的精神,具有适应市场激励竞争的能力,能够接轨国际市场、适应社会发展需要的复合型制药工程人才做出应有的贡献。

姚善泾

浙江大学教授

教育部高等学校制药工程专业教学指导分委员会副主任

前　　言

为了适应21世纪对高等药学人才的培养要求,本教材编写紧扣教育部高教司、高等学校化学与化工学科教学指导委员会制药工程专业教学指导分委员会《高等学校制药工程专业规范(2009征求意见稿)》对药学专业、制药工程专业本科生的培养目标,突出基本理论、知识、技能的介绍。并注重反映学科发展,适当介绍本学科及相关学科的新进展,以利于培养学生的创新思维和实践能力。内容做到深入浅出、循序渐进,将天然药物化学最新研究成果与药学各专业要求相统一。结合制药工程专业学生知识结构的特点和需要,适当增加提取分离技术内容介绍。本教材适用于制药工程专业、药学专业本科教育,也可作为成人本科教育或自学用参考教材。

本教材编写大纲在充分借鉴前辈学术、教学经验的基础上,经集体讨论,专家审定。全体编委均为多年来工作在天然药物化学教学第一线的骨干教师和学科带头人。由董建勇(温州医学院,第1章)、李宝林(陕西师范大学,第2章)、葛海霞(湖州师范学院,第3章)、于晓敏(温州医学院,第4章)、杨波(绍兴文理学院,黑龙江佳木斯大学,第5章)、韩益丰(浙江理工大学,第6章)、张爱莲、袁珂(浙江农林大学,第7章)、占扎君(浙江工业大学,第8章)、张勇慧(华中科技大学,第9章)、王鸿(浙江工业大学,第10章)、伍义行(中国计量学院,第11章)等12位教授、副教授、博士合作完成。沈阳药科大学吴立军教授担任主审。

在编写过程中,始终得到浙江大学出版社和兄弟院校同行的热情鼓励和支持,提出了很多宝贵意见和建议,在此表示衷心地感谢。

尽管我们做了很大努力,但因学术水平和编写能力有限,书中难免有不妥之处,敬请广大师生和读者批评指正。

编　者

目　　录

第1章

总　　论

▶ 本章要点

　　天然药物化学是运用现代科学理论和方法研究天然药物中化学成分的一门学科。本章对天然药物化学的概念、研究内容、天然药物成分的主要生物合成途径、提取分离方法及结构研究作了论述,对天然药物化学的发展作了概括性介绍。

1.1　绪　　论

1.1.1　天然药物化学的研究内容及在现代药物发现中的作用

　　天然药物是指来源于天然资源的有药理活性、可作为药用的天然产物,包括植物、动物、微生物、海洋生物和矿物,以及从中获得的粗提物、单体化合物。天然产物的结构修饰、合成等获得的药物也归于天然药物。

　　天然药物是药物的重要组成部分,亦是创新药物的不竭来源。天然药物化学则是运用现代科学理论和方法研究天然药物中化学成分的一门学科。其研究内容包括各类天然药物化学成分(主要是生物活性成分或药效成分)的结构特点、物理化学性质、提取分离方法及结构鉴定等。此外,还将涉及主要类型化学成分的生物合成、结构修饰、生物转化及全合成等方面。

　　人们在长期使用天然药物尤其是植物药的基础上不断探索,发现了阿司匹林(aspirin)、洋地黄毒苷(digitoxin)、吗啡(morphine)、奎宁(quinine)和毛果芸香碱(pilocarpine)等药物,为人类的健康带来了福音。自从1929年弗莱明(A. Fleming)发现青霉素(penicillin)以来,微生物活性代谢产物又成为药物的丰富源泉。此后,相继发现了链霉素(streptomycin)、氯霉素(chloramphenicol)、金霉素(chlortetracycline)、头孢菌素C(cephalosporin C)、乙琥红霉素(erythromycin)和万古霉素(vancomycin)等抗生素。这些药物一直沿用至今[1]。

　　天然药物在药物发展史上占有非常重要的地位,它们或直接来源于天然药物的活性成分,或是活性成分为先导的衍生物、类似物或全合成物。在1940—2006年间上市的155个小分子抗肿瘤药中,与天然药物有关的占47%。1981—2006年的25年间,全世界批准或上市的新的化学结构药物1184种,与天然药物有关的新药占52%,其中,原始天然产物占5%,衍生物占23%,全合成药物占24%。新的小分子药物中与天然药物有关的新药占53%。2000—2002年连续三年,在全世界处方药销售额前35位中,天然药物分别占40%、24%、26%。尤其在抗肿瘤、免疫抑制剂、抗感染、抗高血压等药物方面,天然药物扮演着重要的角色[2]。虽然组合化学、计算化学以及基因药物研究都推动着新药的发展,但这些都替代不了从天然药物中发现新药,因为天然药物具有丰富的结构多样性,是寻找结构新颖、作用独特生物活性成分的主要来源之一。

1.1.2　天然药物化学的发展概况

天然药物化学萌芽于民族医药学,产生于有机化学及其现代方法学的建立与发展。一般认为,天然药物化学始于19世纪初法国药学家Derosne和德国助理药剂师F. W. Sertürner相继从鸦片中分离出生物碱。而18世纪后半叶瑞典化学家舍勒(K. W. Scheele)从植物中分离得到多种有机酸,促成有机化学和植物化学的形成。几个世纪以来,天然药物化学不断吸收当代科学技术成就,与各学科紧密结合,已发展成为一门多学科综合的科学。

自古以来,人类在与疾病作斗争的过程中,对天然药物的应用积累了丰富的经验。这些经验世代相传形成了多种传统医药体系。在传统医药学中,不但使用了大量天然药物,而且记述着许多"本草化学"的实践。以中草药为例,《圣惠方》(932—992)中就记载用五倍子等粗末经黑曲霉发酵制得没食子酸的方法;明代李挺的《医学入门》(1575)中也记载了发酵法制备没食子酸的全过程,是世界上最早制得的有机酸,较瑞典化学家舍勒的发明早二百多年。又如樟脑的记载最早见于洪遵的《集验方》(1170)。明代李时珍《本草纲目》(1578)也记述了升华法制备樟脑的操作过程,后由马可·波罗传到欧洲。《本草纲目拾遗》(1765)记载有取新鲜草乌汁,经沉淀、过滤,清液置碗中日晒蒸发,至瓶口现"黑砂点子",再放炉内低温蒸发,直到下层为稠膏,上层现白如砂糖状的结晶,此种"砂糖样"结晶即乌头碱,而欧洲1860年才制得乌头碱结晶。英国科学家李·约瑟在"中国炼丹术与古代化学"的论文中写道"医药化学源于中国"[3~4]。

至20世纪40年代,天然药物化学研究主要集中于有机产物的分离、纯化与化学法阐明结构。植物药中生物碱类成分的研究是这一时期的代表。表1-1列举了20世纪前40年间所发现的重要生物碱[5]。

表1-1　20世纪前40年间所发现的重要生物碱

生物碱成分	发现(年)	结构鉴定(年)	合成(年)
吗啡(morphine)	1804—1806	1925	1952
土根碱(emetine)	1817	1948	1950
士的宁(strychnine)	1818	1946	1954
胡椒碱(piperine)	1819	1857	1882
翠雀花碱(delphinine)	1819	1956	1972

续 表

生物碱成分	发现(年)	结构鉴定(年)	合成(年)
奎宁(quinine)	1820	—	1944
咖啡因(caffeine)	1828	—	1882
白屈菜碱(chelidonine)	1824	1930	1971
芥子碱(sinapine)	1825	—	1920
延胡索甲素(corydaline)	1826	1927	1929
小檗碱(berberine)	1826	1910	1969
毒芥碱(coniine)	1826	—	1976
烟碱(nicotine)	1828	1893	1893
阿托品(atropine)	1831	1883	1883
喹宁定(quinidine)	1833	1944	1970
莨菪碱(hyoscyamine)	1833	1912	1979,1988(生合成)
乌头碱(aconitine)	1833	1963	—
秋水仙碱(colchicine)	1833	1945	1961
芥藜芦胺(jervine)	1837	1951	1975
骆驼蓬碱(harmaline)	1837	1927	1930

除在植物中发现有效成分外,以青霉素为开端,微生物来源药物也成为天然药物化学研究的重要领域。由于化合物结构是采用综合反应模式、元素分析及降解到已知结构碎片等方法确定,这些工作一方面发现了许多新的有价值的化学反应和重排规律,一系列新的合成路线设计和天然化合物的合成,极大地促进了有机合成的发展,另一方面,科学家对已确定的天然化合物按生源进行分类,结合化学降解,揭示出不同化合物的生物合成途径,并不断应用于确定和修正化合物结构,从而极大地促进了天然药物化学的发展[6]。

20 世纪 40—80 年代是天然药物化学迅速发展时期,随着色谱、波谱及 X-射线衍射等现代分离分析技术的广泛应用,天然药物化学成分的研究速度与质量得到了前所未有的提高。仅以生物碱类成分为例,1952—1962 年间发现的新生物碱(1107)超过前 100 年间发现的总数,1962—1972 年的 10 年间发现的新生物碱又比前 10 年超出 3 倍之多,1972—1987 年间又发现 4500 多种新的生物碱。至此,生物碱总数已达到 10000 多种。随着生物、信息等高新技术的不断涌现,尤其是以分子生物学、分子药理学、微电子技术为基础的高通量筛选(high through-put screening,HTS)或大规模集群式筛选方法的建立,在 1 周内就可以完成 1 万多个样品的多靶点筛选。多种色谱-波谱联用技术和"去重复(dereplication)"、"天然产物库"以及结构解析数据库的建立,不但极大地提高了分离分析速度,而且在粗提物阶段就可尽早发现有前景的化合物。

除了研究速度不断加快,还对机体内源性生物活性物质,微量、水溶性、不稳定成分及大分子物质也开展了广泛探索。如蚕蛾醇(bombykol, $10E,12Z$-hexadiene-1-ol)的分离及结构鉴定(图 1-1),研究者从 50 万只雌蚕蛾中得到 12mg 蚕蛾醇,这种雌性信息素(pheromone)10^{-10} $\mu g/ml$ 的超微量浓度即可对蚕雄性成虫有明显的引诱活性。至于从 500kg 蚕蛹中分离得到 25mg 结晶的蜕皮激素(ecdyson)(图 1-2),在以前是难以想象的。

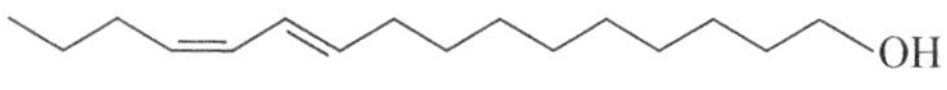

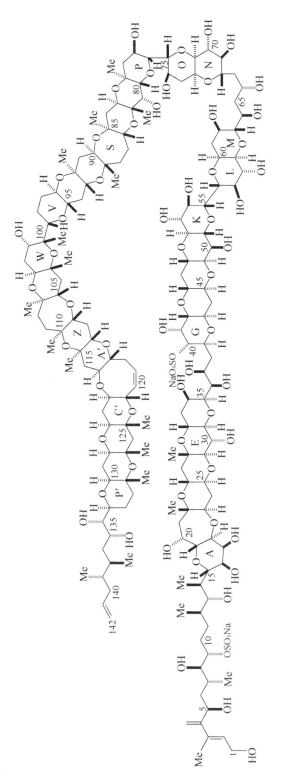

图 1-1　蚕蛾醇

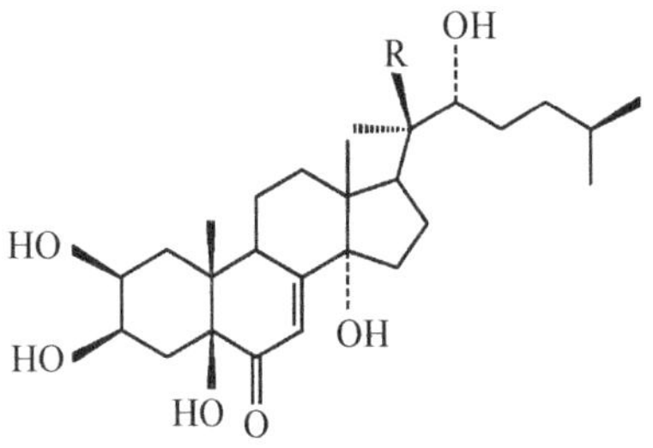

α-蜕皮激素(R=H)
β-蜕皮激素(R=OH)

图 1-2　蜕皮激素

　　结构测定方面,尤其是核磁共振、质谱、X-射线单晶衍射在设备性能和测试技术上的改善,以及计算机技术的广泛运用,结构测定需要的样品量大幅度降低。一些结构复杂的微量成分,只要能得到良好的单晶,采用 X-射线单晶衍射就可以确定分子的立体结构。1976 年从太平洋波里尼西亚岗比儿岛的黑剥鱼(Surgeon fish,Maito)中发现一种刺尾鱼毒素 Maitotoxin(MTX),此毒素来源于甲藻 *Gambitierdisus toxius*。MTX 的 LD_{50} 为 50ng/kg,这意味着 1mg 就可杀死百万只老鼠。经过 10 年研究,在此菌的培养液中分离得到不足 10mg 的 MTX,1992 年鉴定了结构(图 1-3),分子量高达 3422,分子式为 $C_{164}H_{256}O_{68}S_2Na_2$,是目前发现的最复杂的聚醚梯类化合物,它的结构鉴定把现代分析技术推上了一个新的高度[8]。

　　除结构鉴定外,天然化合物合成研究也迎来了蓬勃发展的时代。随着许多特殊的合成试剂及合成技术的开发,含有多个不对称碳原子的天然化合物合成已成为研究的目标,立体选择性合成也取得了明显进步。1994 年完成的沙海葵毒素(palytoxin)合成可算是天然产物合成研究中的一个里程碑。1981 年由 Uemura 和 Moore 两个研究组几

图 1-3　MTX 的结构

乎同时发表了沙海葵毒素的结构,该化合物分子量高达 2680,分子式 $C_{129}H_{223}N_3O_{54}$,共有 64 个不对称碳原子(图 1-4)。从 1974 年获得纯品(60kg 原料得到几毫克),1981 年发表其平面结构,1987 进行合成研究,到 1994 年完成。沙海葵毒素的合成被誉为 20 世纪天然产物化学合成的出色工作[9]。

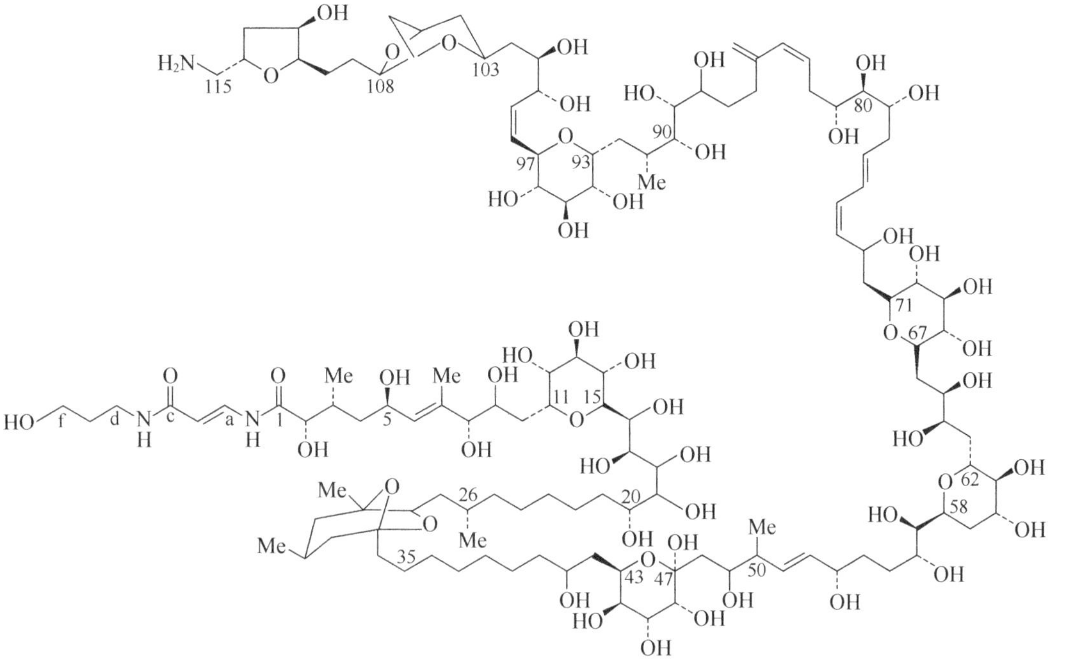

图 1-4　沙海葵毒素的结构

　　我国天然药物化学的近代研究和开发基本上始于 20 世纪 20 年代。以赵承嘏等科学家运用近代化学方法研究中草药化学成分为开端,先后对麻黄、延胡索、防己、贝母等 30 多种中药成分进行了分析。但因国家经济实力及科学技术综合发展水平等条件的限制,天然药物化学研究基本上没有突破,更未能建立天然药物制药工业。就连临床常用的麻黄素等药物也只能依赖于进口。新中国成立以来,天然药物化学迎来了蓬勃发展的新时代。我国科学家首先利用丰富的中药资源,开发了麻黄素、芦丁、洋地黄毒苷、咖啡因、黄连素、粉防己碱、加兰他敏等 164 种天然药物。对依赖于进口的地高辛、西地兰、长春碱、长春新碱等药物先后投入生产并达到自给。黄连素、延胡索乙素、山莨菪碱、天麻素、川芎嗪、大蒜新素、罂粟碱等一些天然药物已能半合成、全合成供药。过去的几十年,中国在天然药物化学研究中取得了令人瞩目的成绩,青蒿素、石杉碱甲等药物在世界上产生了较大影响[10],也形成了一批具有实力的研究队伍,在国际上赢得了较高的学术声誉。2006 年英国皇家化学会杂志《Natural Product Reports》邀请中国科学家以天然产物研究为主题,出版了特刊《Natural Product Chemistry in China》,全面展示中国在天然药物化学领域的研究成果[11~17]。

　　中国的天然药物化学已形成独立、完整的学科体系。目前,包括中国科学院上海药物研究所、中国科学院植物研究所、中国科学院昆明植物研究所、中国医学科学院北京药物研究所、国家中药现代化研究中心、中国中医科学院中药研究所、北京大学、清华大学等普遍设立了天然药物化学的研究平台。天然药物化学是药学及化学领域中最为活跃的学科之一。近年来,围绕国家战略目标,强调源头创新,加强多学科间的协调配合,整合有效资源,天然药物化学研究的深度和广度将日益增强。我国拥有丰富的天然药物资源,研究如何有效利用是时代赋予我们的责任。

1.1.3　天然药物化学的学习要求

在学习有机化学、分析化学、药用植物学、药理学等课程的基础上,本门课程要求掌握天然药物主要类型成分的生物合成、结构特征、理化性质、提取分离方法与结构鉴定的基本理论和技能,了解寻找天然药物有效成分的途径和方法,为从事天然药物研究奠定基础。天然药物化学是一门实践性很强的学科,必须理论与实践相结合才能学好。

1.2　生物合成[7,18~24]

随着数目众多的天然药物成分不断被分离和确定结构,人们发现天然药物中不仅含有结构、性质不尽相同的多种成分,形成了丰富的化学多样性和生物活性多样性,而且在生物学上亲缘关系相近的天然药物中化学成分结构呈现出一定的规律性。当初,科学家在对同类化合物的结构相似性比较中,充分发挥想象力,勾勒出这些化合物在分子结构中包含着某种基本组成单位。如苯丙素类化合物具有 C_6-C_3 单位,萜类化合物具有重复的 C_5 单位。推测它们可能来源于同一生物合成前体。在长期研究中,通过对生物体内物质代谢过程的分析,发现这些数目众多、类型丰富的化合物是从糖酵解、三羧酸循环、戊糖磷酸循环等生物基础代谢过程中衍化而来。

1.2.1　一次代谢与二次代谢

生物体为了维持生存、生长和繁殖,体内存在着大量有机化合物的转化。它们需要以 ATP 提供能量和大量构成单位(building block)组装自己。为实现这一目的,体内形成了精密调节的酶促反应网络,即中间代谢(intermediary metabolism),涉及的途径称为代谢途径(metabolic pathway)。生物体从外界吸收营养,通过分解和合成代谢生成维持生命活动的物质和能量的过程,称为一次代谢(primary metabolism)。在代谢过程中产生的、自身生长和繁殖必需的物质如氨基酸、核苷酸、糖类、脂类等称为一次代谢产物(primary metabolites)。生物体虽然千差万别,但它们合成一次代谢产物的途径却基本相同,这些途径阐明了所有生物体最基本的共性过程。以植物体内的物质代谢与生物合成过程为例(图1-5),绿色植物及藻类含有叶绿素,通过光合作用将二氧化碳和水经卡尔文循环(Calvin cycle)合成糖类等有机物,并放出氧气。糖则进一步通过植物呼吸作用的不同途径(戊糖磷酸途径及糖分解途径)产生三磷酸腺苷(ATP)及辅酶Ⅰ(NADPH)等维持植物体生命活动不可缺少的物质,以及丙酮酸、磷酸烯醇丙酮酸、赤藓糖-4-磷酸、核糖。核糖为合成核酸的重要原料;磷酸烯醇丙酮酸、赤藓糖-4-磷酸可进一步合成莽草酸;而丙酮酸经过氧化、脱羧生成乙酰辅酶 A,再进入三羧酸循环,生成一系列有机酸及丙二酸单酰辅酶 A,并通过固氮反应得到一系列氨基酸。这些过程对维持植物生命活动是不可缺少的,且几乎存在于所有绿色植物中,为一次代谢过程。在特定条件下,一些重要的一次代谢产物如乙酰辅酶 A、丙二酸单酰辅酶 A、莽草酸及一些氨基酸作为原料,进一步经历不同的代谢途径,生成萜类、酚类及生物碱等化合物。它们是由糖类等有机物次生代谢衍生而来,因此称为二次代谢产物(secondary metabolites)。二次代谢产物贮存在液泡或细胞壁中,是代谢的最终产物。除极少数外,不再参加代谢活动。某些二次代谢产物是植物生命活动必需的,如吲哚乙酸、赤霉素等植物激素。叶绿素、类胡萝卜素和花色素及木质素等这些二次代谢产物,使植物具有一定的色、香、味,吸引昆虫或动物传粉和传播种子;某些产物可防御天敌吞食,保存自己。因此,二次代谢产物是植物在长期进化中对生态环境适应的结果。这些二次代谢产物,因为结构多样,其中不少又具有明显的生理活性,成为天然药物化学的主要研究对象。

应当说明的是,一次代谢产物和二次代谢产物并没有严格的界限,有时通过前体化合物、化学结构或生物合成起源很难将它们截然区分,只有从功能上对两者进行分类,即一次代谢产物在植物中作为营养和参与基本的代谢过程,而二次代谢产物是植物与环境相互作用的结果。

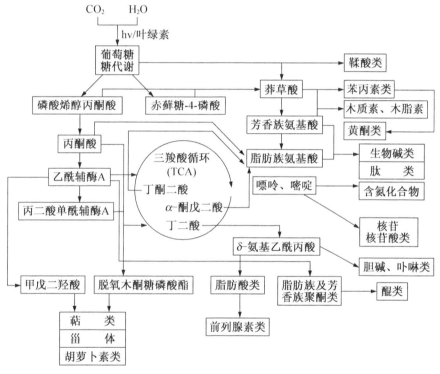

图 1-5 植物体内的物质代谢与生物合成过程

1.2.2 天然药物成分的主要构成单位

虽然从自然界得到的天然化合物数目繁多,结构多样,但从生物合成观点来看,所有含碳和氮原子的天然有机化合物都是由有限的前体(关键中间体)生物合成而来。这些前体提供了构成大量化合物的基本结构单位。结构多样和数目繁多,主要归因于生物合成过程中多次环合与各种酶促反应引起的 C—C、C—N、C—O 键形成与裂解,以及环系的次级修饰(羟基化、甲氧基化、酰胺化等)或消除(脱羟基和脱甲氧基等)。

二次代谢产物生物合成中最重要的构成单位有以下几种:

C_1 单位:最简单的生物合成单位,通常形成 CH_3。

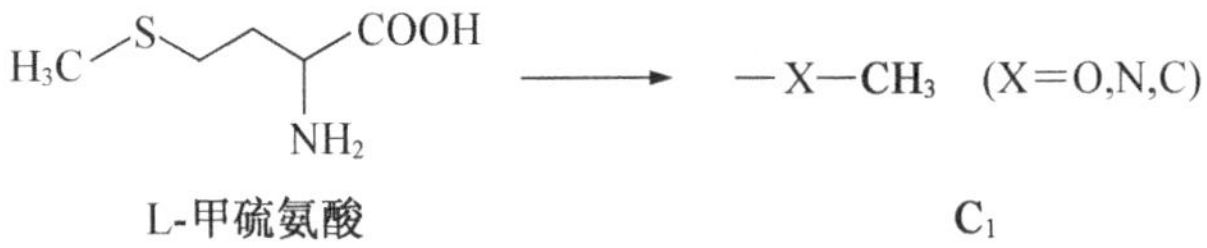

L-甲硫氨酸 C_1

C_2 单位（乙酸单位）：构成脂肪酸、酚类、蒽醌等聚酮类化合物。

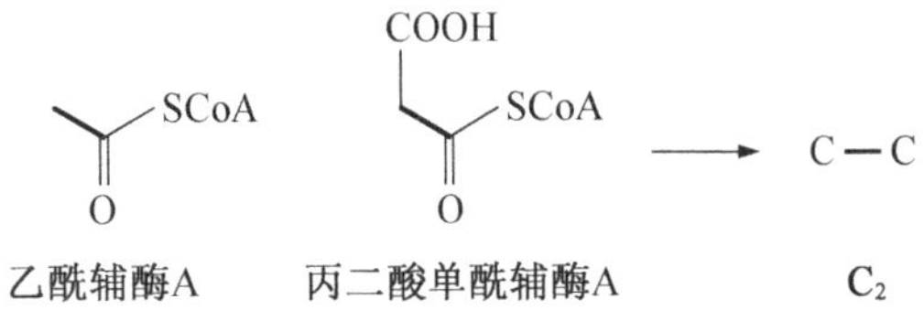

乙酰辅酶A   丙二酸单酰辅酶A C_2

C_5 单位（异戊二烯单位）：构成萜类、甾体类化合物。

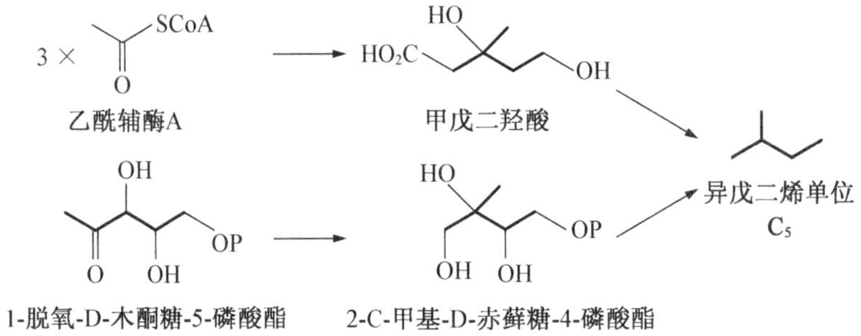

乙酰辅酶A   甲戊二羟酸   异戊二烯单位
                                                                      C_5

1-脱氧-D-木酮糖-5-磷酸酯   2-C-甲基-D-赤藓糖-4-磷酸酯

C_6-C_3：构成香豆素、木质素等苯丙素类化合物。

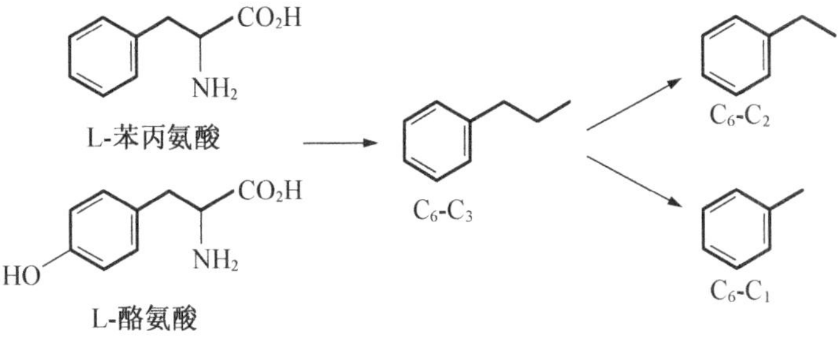

L-苯丙氨酸 C_6-C_2

                                    C_6-C_3

L-酪氨酸 C_6-C_1

氨基酸单位：构成生物碱类化合物。

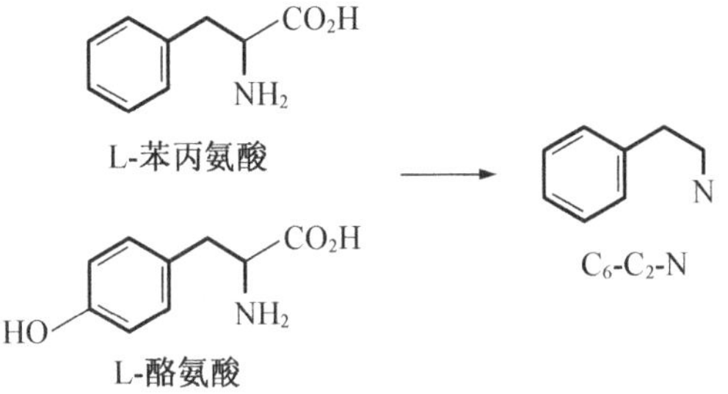

L-苯丙氨酸

                                                                    C_6-C_2-N

L-酪氨酸

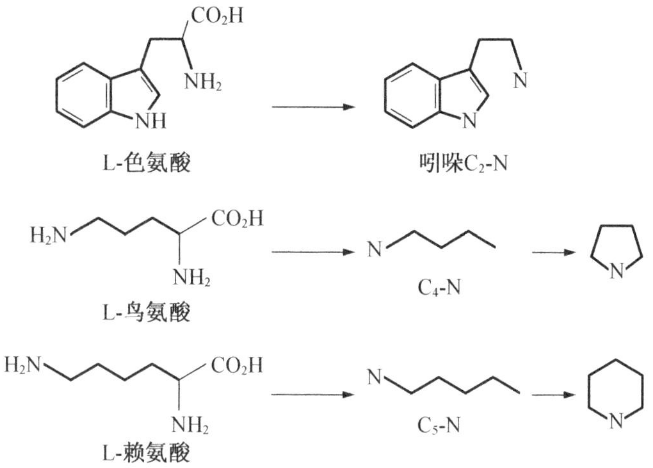

L-色氨酸 → 吲哚C_2-N

L-鸟氨酸 → C_4-N →

L-赖氨酸 → C_5-N →

构成单位组装成化合物的方式如下所示：

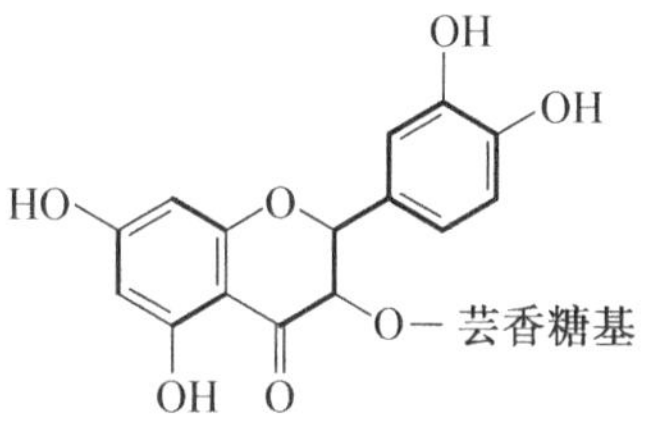

芦丁
C_6-C_3+3×C_2+糖

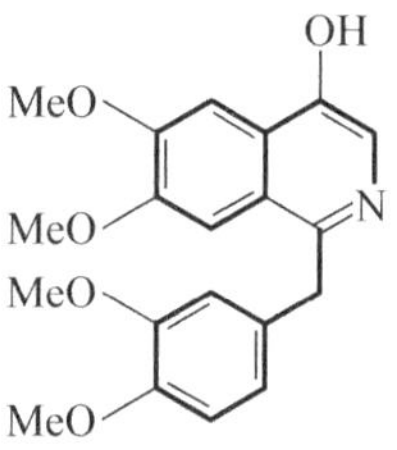

罂粟碱
C_6-C_2-N+C_6-C_2+4×C_1
↑
C_6-C_3

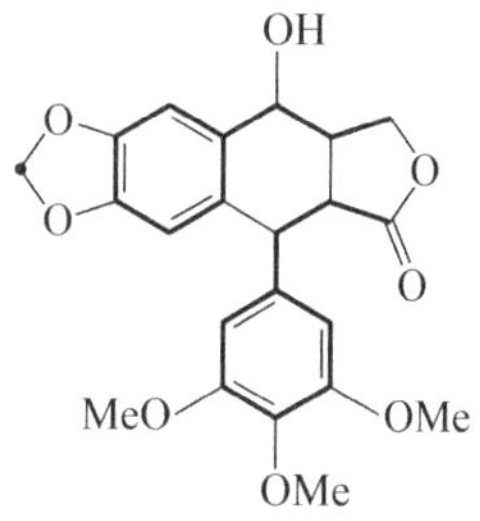

鬼臼毒素
2×C_6-C_3+4×C_1

1.2.3 天然化合物的主要生物合成途径

1. 乙酸-丙二酸途径(acetate-malonate pathway,AA-MA 途径)

乙酸-丙二酸途径是生物合成脂肪酸和聚酮类的主要途径,包括脂肪酸、酚类、蒽酮类等均由乙酸(C_2)单位通过缩合反应经多聚-β-酮链中间体生物合成获得。

(1)脂肪酸:天然饱和脂肪酸均由 AA-MA 途径生成。如图 1-6 所示,作为这一过程的出发单位是乙酰辅酶 A,但起延伸碳链作用的是丙二酸单酰辅酶 A。丙二酸单酰辅酶 A 与酰基载体蛋白(ACP)结合产生丙二酸单酰-ACP 复合物,乙酰辅酶 A 与酶结合生成硫酯,两者经Claisen 反应生成乙酰乙酰-ACP,然后还原生成饱和脂肪酰-ACP,碳链延长两个碳原子。如此缩合、还原步骤交替进行,得到碳链为偶数的饱和脂肪酸。碳链为奇数的脂肪酸,起始物质不是乙酰辅酶 A,而是丙酰辅酶 A(propionyl CoA)。支链脂肪酸的前体为异丁酰辅酶A(isobutyryl CoA)、α-甲基丁酰辅酶 A(α-methylbutyryl CoA)及甲基丙二酸单酰辅酶 A(methyl malonyl CoA)等。不饱和脂肪酸则通过相应烷基酸去饱和而生成。

(2)酚类:乙酸-丙二酸途径也是酚类化合物的重要合成途径之一,与脂肪酸不同之处在于由乙酰辅酶 A 出发延伸碳链过程中只有缩合过程,生成的聚酮类中间体经环化反应,通过

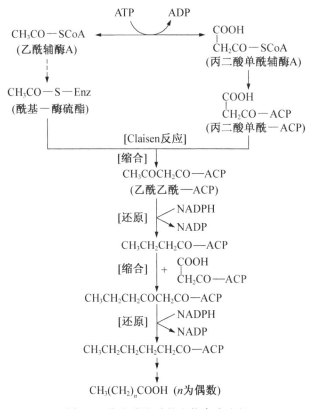

图 1-6　饱和脂肪酸的生物合成途径

不同方式折叠环合而成。如图 1-7 所示，由 1 个乙酰辅酶 A 和 3 个丙二酸单酰辅酶 A 缩合而成的多聚-β-酮酯通过"A"途径环合，即 α-亚甲基离子化，与相隔 4 个碳原子的羰基发生羟醛缩合，生成苔藓酸（orsellinic acid）；如通过"B"途径环合，则生成乙酰间苯三酚（phloracetophe-none）。这一途径合成的酚类化合物具有芳环上的含氧取代基（—OH、—OCH$_3$）多互为间位的结构特点。

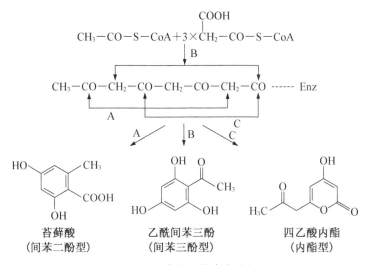

图 1-7　酚类的生物合成途径

（3）蒽酮类：部分天然蒽酮类化合物由乙酸途径生物合成并通过结构修饰而获得。如图1-8所示，以中药决明子为例，其所含成分有红镰刀菌素（rubrofusarin）、决明内酯（toralactone）、torachrysone 及大黄素甲醚（physcion）等，它们均由 AA-MA 途径生成。这一途径生成的化合物其结构特点与酚类化合物相似，芳环上的含氧取代基（—OH 、—OCH₃）多互为间位。而像茜草素型蒽醌类化合物不是由乙酸途径合成，而是通过莽草酸和异戊二烯单位合成，此类结构中氧化反应通常发生在一个芳环上，不具有间位氧化方式的结构特点，见图 1-9 所示。

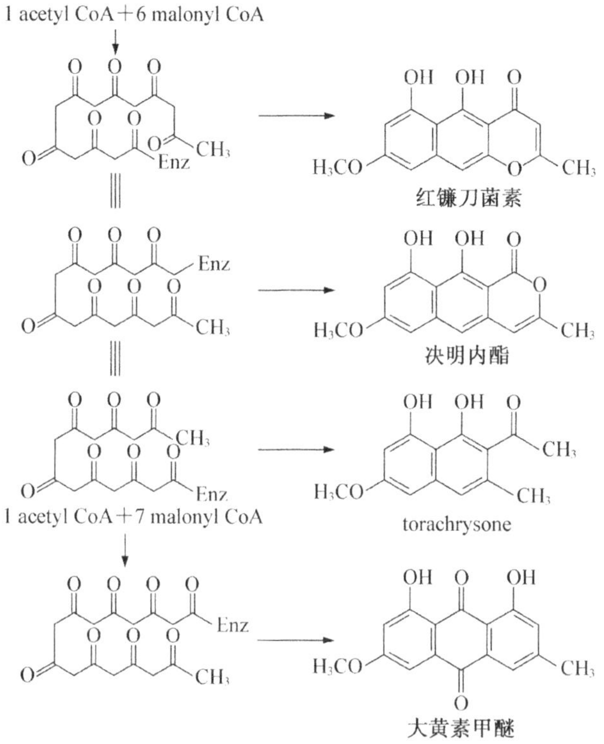

图 1-8　决明子的部分成分

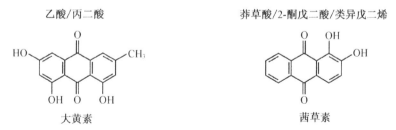

图 1-9　乙酸-丙二酸途径和莽草酸、异戊二烯合成醌类化合物结构比较

2. 甲戊二羟酸途径（mevalonic acid pathway, MVA 途径）和脱氧木酮糖磷酸酯途径（deoxyxylulose phosphate pathway, DXP 途径）

研究表明，植物类异戊二烯的生物合成至少存在两条途径。第一条途径即甲戊二羟酸途径，它在细胞液、内质网中进行，并以糖酵解产物乙酰辅酶 A 作为前体。甾体类和倍半萜、三萜、多萜类化合物通过这一途径合成。第二条途径即脱氧木酮糖磷酸酯途径，又称为非甲戊二羟酸途径（mevalonate-independent pathway）或赤藓糖磷酸酯途径（methylerythritol phosphate pathway),它主要在植物叶绿体中进行,单萜、二萜、四萜类化合物通过该途径合成。

在萜类化合物的生物合成中,首先合成活性异戊二烯前体。甲戊二羟酸途径,即由乙酰辅酶 A(acetyl-CoA)与乙酰乙酰辅酶 A(acetoacetyl-CoA)生成甲戊二羟酸单酰辅酶 A(HMG-CoA),后者还原生成甲戊二羟酸(MVA)。MVA 经数步反应转化成焦磷酸异戊烯酯(Δ^3-isopentenyl pyrophosphate,IPP),IPP 经硫氢酶(sulphyhydryl enzyme)及焦磷酸异戊酯异构酶(IPP isomerase)转化为焦磷酸-γ,γ-二甲基烯丙酯(γ,γ-dimethylallyl pyrophosphate,DMAPP)。脱氧木酮糖磷酸酯途径,首先,焦磷酸硫胺素(TPP)介导的丙酮酸脱羧反应生成一个结合在烯胺上的乙醛等效体,它作为亲核试剂与甘油醛-3-磷酸酯发生加成反应。随后,烯胺从 TPP 载体上释放并生成 1-脱氧-D-木酮糖-5-磷酸酯(1-deoxy-D-xylulose-5-phosphate),该产物通过重排及还原反应转化为 2-C-甲基-D-赤藓糖-4-磷酸酯(2-C-methyl-D-erythritol-4-phosphate),再经数步反应生成 IPP,并由此将脱氧木酮糖磷酸酯途径和甲戊二羟酸途径连接在一起,见图1-10所示。

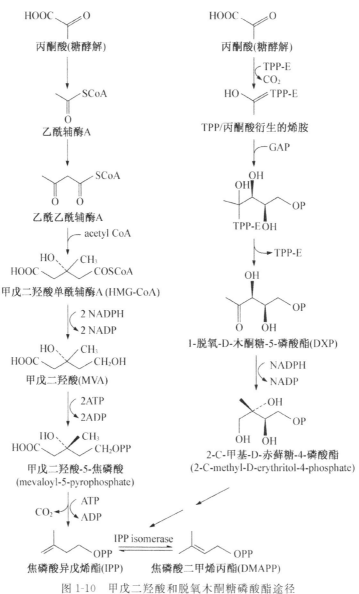

图 1-10 甲戊二羟酸和脱氧木酮糖磷酸酯途径

在图 1-11 中,IPP 和 DMAPP 两者均可转化为半萜,并在异戊二烯转化酶的作用下,"头尾"相接缩合为焦磷酸香叶酯(geranvl pyrophosphate,GPP),衍生为单萜类化合物。在异戊二烯转化酶的作用下 GPP 加上一个 C_5 的 IPP 单元使链进一步延长,生成倍半萜的合成前体焦磷酸金合欢酯(farnesyl diphosphate,FPP),衍生为倍半萜类化合物。值得注意的是,三萜并不是我们所熟悉的增加 IPP 单元以增长碳链的方式形成,而是由两个焦磷酸金合欢酯通过"尾尾"相连的方式缩合成角鲨烯(squalene)转化而来,再经氧化、还原、脱羧、环合或重排,生成种类繁多的三萜和甾体类化合物。

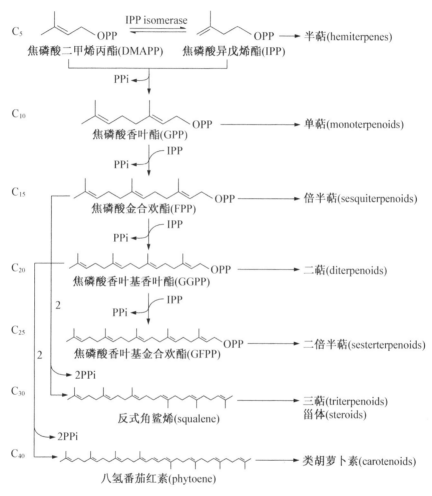

图 1-11 萜类化合物的生物合成途径

在萜类化合物的生物合成中,通过甲戊二羟酸途径或脱氧木酮糖磷酸酯途径提供异戊二烯单位已通过大量实验得到证实。动物体内由于缺少脱氧木酮糖磷酸酯途径,甲戊二羟酸途径是唯一的生物合成途径。而其他生物体(包括植物)一般都同时存在两条合成途径。

3. 桂皮酸途径(cinnamic acid pathway)及莽草酸途径(shikimic acid pathway)

天然药物成分中,芳环上连有丙基组成 C_6-C_3 基本骨架的化合物,称为苯丙素类(phenylropanoids)。包括桂皮酸(cinnamic acid)衍生物、香豆素(coumarins)、木脂素(lignans)、木质素类(lignins),都是以莽草酸(shikimic acid)为前体,经莽草酸途径生成的L-苯丙氨酸(和 L-酪氨酸)脱氨基衍化为桂皮酸生物合成而来。

莽草酸途径是芳香族化合物的主要合成途径之一。首先由磷酸烯醇式丙酮酸(PEP)和 D-赤藓糖-4-磷酸缩合生成 3-脱氧-D-阿拉伯糖-庚酮酸-7-磷酸(DAHP),继而生成莽草酸,再与 1 分子 PEP 缩合,经由分支酸、预苯酸产生苯丙酮酸或 4-羟基苯丙酮酸,其后生成 L-苯丙氨酸和 L-酪氨酸。莽草酸途径如图 1-12 所示。

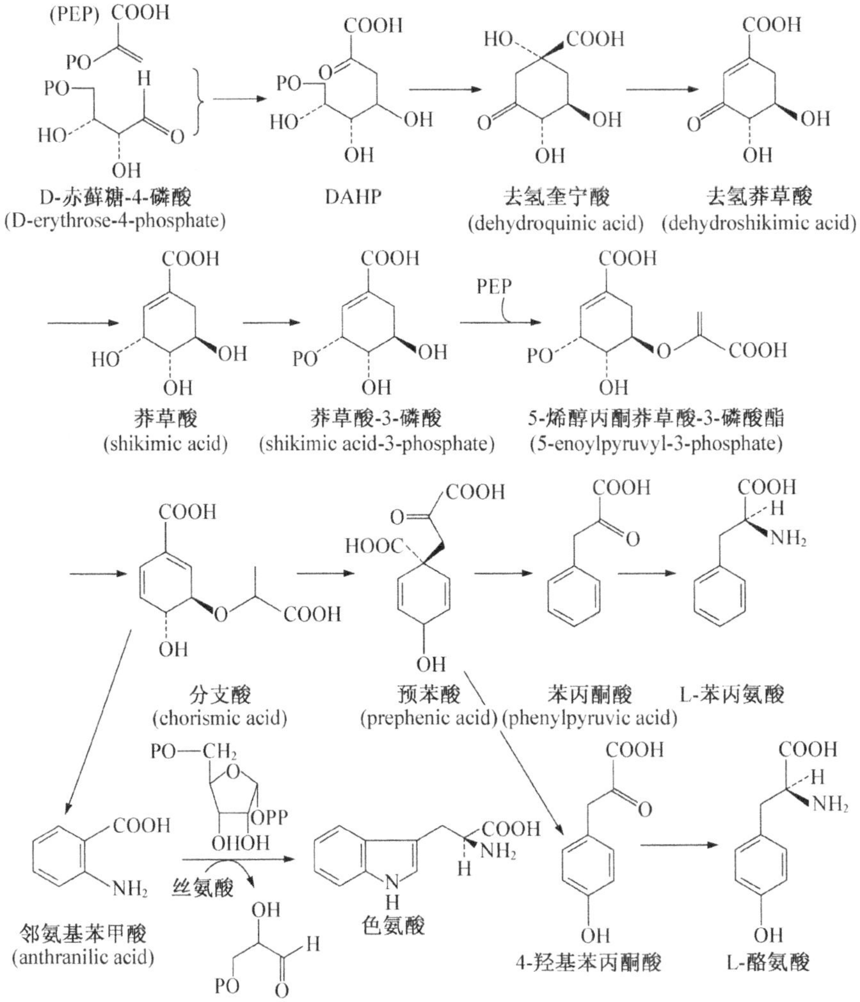

图 1-12　莽草酸途径

L-苯丙氨酸和 L-酪氨酸经脱氨反应转化成桂皮酸、对羟基桂皮酸,再经邻位羟基化、顺-反异构,衍化出广泛分布于自然界的香豆素类化合物。而如松柏醇、4-羟基桂皮醇、芥子醇这些单体木素醇(monolignols)经由游离基反应和聚合反应形成二聚体,生成木脂素类化合物。单体类型因植物种类而异,裸子植物主要为松柏醇,双子叶植物主要为松柏醇和芥子醇,单子叶植物同时有三种醇。这些二聚体以类似机制聚合,生成各种不同的木质素,成为植物木栓质的组成部分。这一途径即为桂皮酸途径,如图 1-13 所示。

苯丙素类经环化、氧化、还原等反应可生成 C_6-C_2、C_6-C_1 及 C_6 等类化合物。

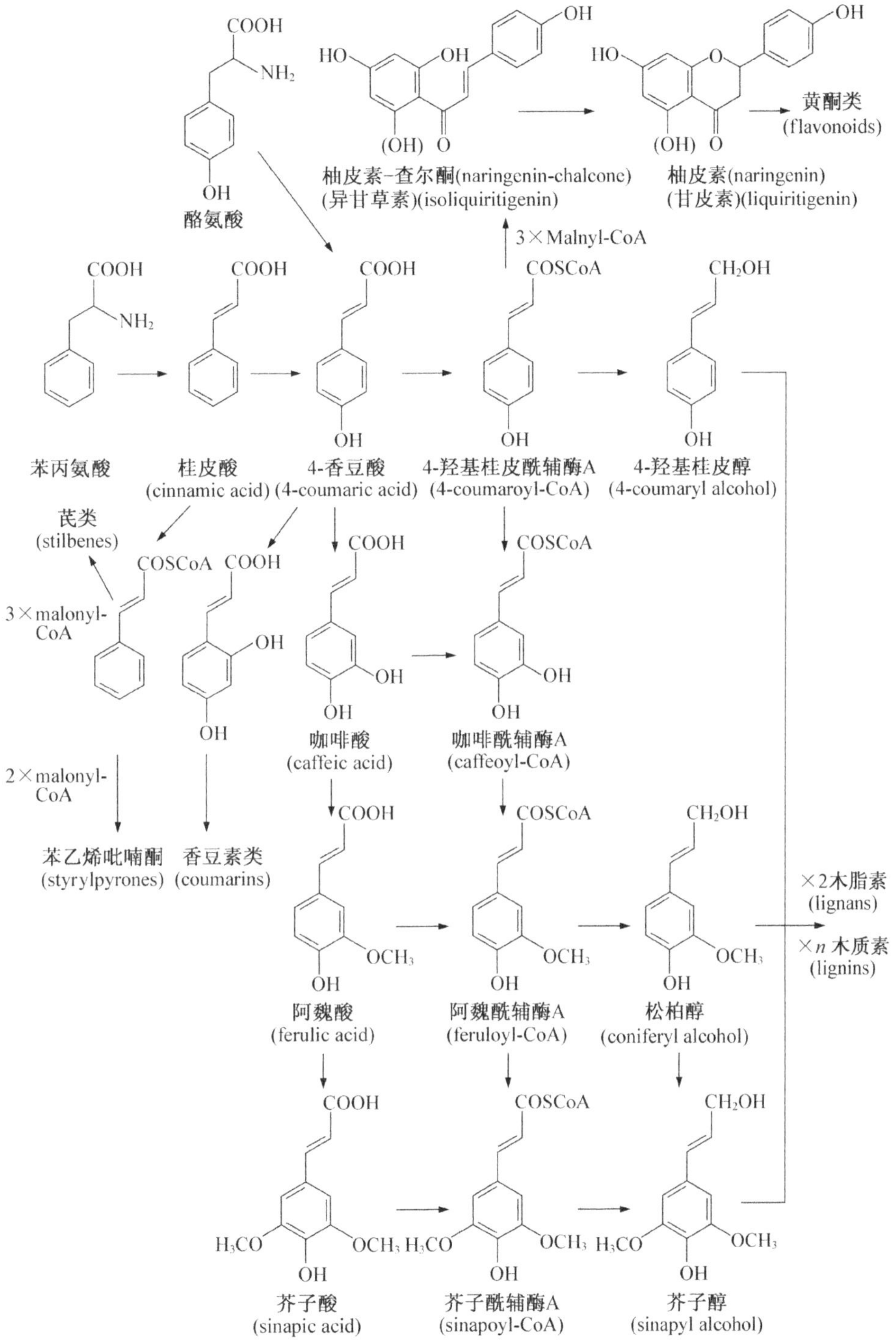

图 1-13 桂皮酸生物合成途径

4. 氨基酸途径(amino acid pathway)

存在于植物界的上万种生物碱绝大多数由氨基酸途径生成。部分生物碱来源于甲戊二羟酸和乙酸酯等。并非所有的氨基酸都能转变为生物碱。已知作为生物碱前体的氨基酸,在脂肪族氨基酸中主要有鸟氨酸(L-ornithine)、赖氨酸(L-lysine),芳香族氨基酸中有苯丙氨酸(L-phenylalanine)、酪氨酸(L-tyrosine)、色氨酸(L-tryptophane)。

小檗碱的生物合成通过植物组织细胞培养、同位素标记等方法,从代谢过程、生物合成酶到最终产物已基本明确。现以小檗碱(berberine)为例说明生物碱的生物合成途径,如图1-14所示。

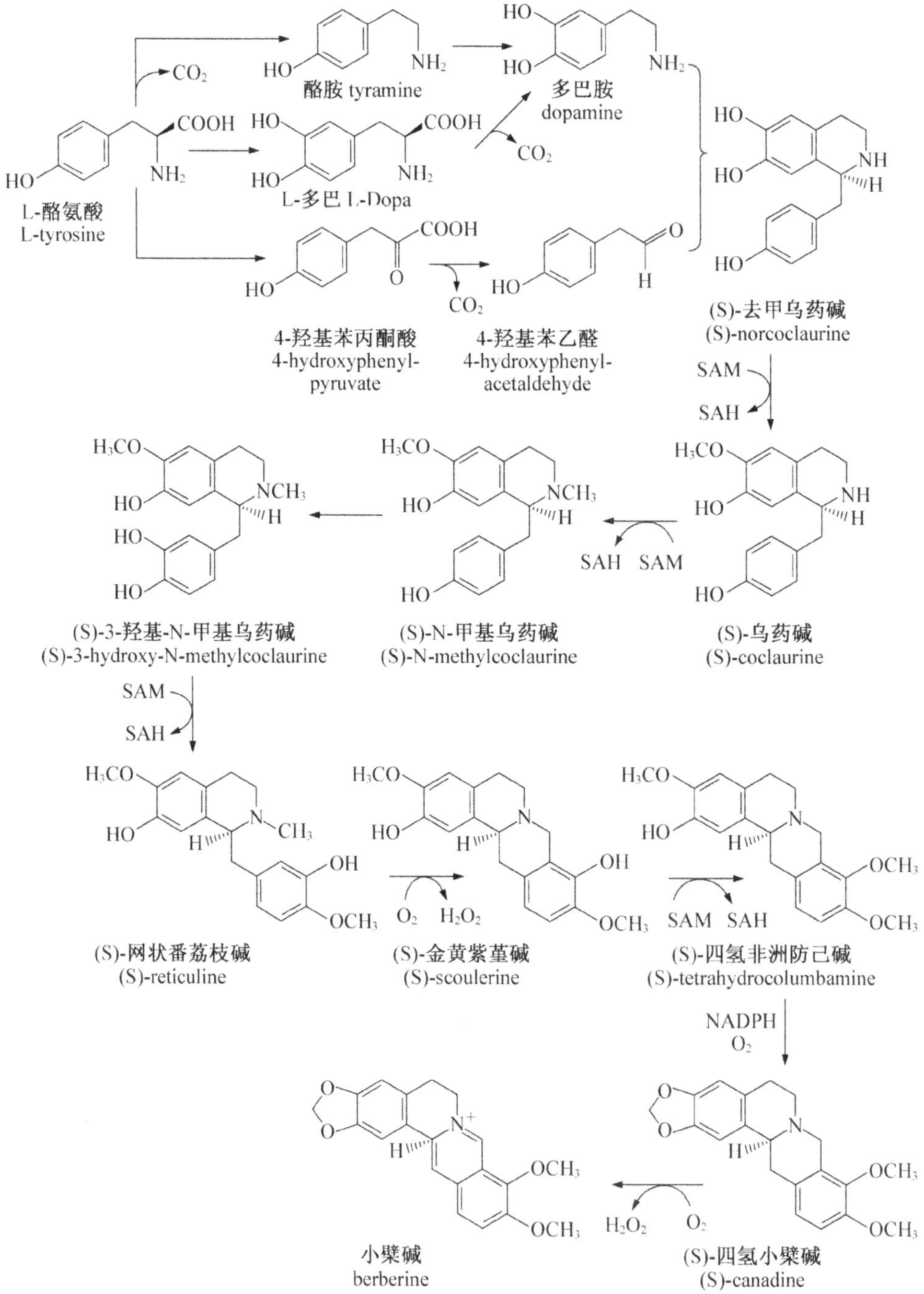

图1-14 小檗碱的生物合成途径

在 *Berberis* 植物组织细胞中苄基四氢异喹啉生物碱的生物合成过程中产生的第一个生物碱是(S)-去甲乌药碱,来源于 2 分子的 L-酪氨酸。1 分子的 L-酪氨酸在酪氨酸脱羧酶(tyrosine decarboxylase)作用下生成酪胺(tyramine)或在酚氧化酶作用下生成 L-多巴(L-Dopa)。继之经酪胺在酚氧化酶作用下或 L-多巴在多巴脱羧酶作用下生成多巴胺,从而形成(S)-去甲乌药碱结构中四氢异喹啉环系的苯乙胺部分。其余部分来源于 1 分子 L-酪氨酸在转氨酶作用下生成的 4-羟基苯丙酮酸(4-hydroxyphenylpyruvate)及 4-羟基苯乙醛(4-hydroxyphenylacetaldehyde)。上述两部分发生曼尼西反应,立体特异性地生成三羟基生物碱(S)-去甲乌药碱,经 O-甲基化(生成(S)-乌药碱)、N-甲基化等反应,生成苄基异喹啉类生物碱生物合成的重要中间体(S)-网状番荔枝碱。(S)-网状番荔枝碱的 N-CH$_3$ 被氧化成(S)-金黄紫堇碱的 C$_8$"小檗碱桥"碳。成环后,(S)-金黄紫堇碱中的酚羟基甲基化生成四氢非洲防己碱,再进一步氧化成季胺异喹啉生物碱非洲防己碱。最后在 O$_2$ 和 NADPH 参与下,依赖细胞色素 P$_{450}$ 酶催化邻酚甲氧基转化成亚甲二氧基,完成小檗碱的生物合成。

5. 复合途径

天然药物成分不但可由同一类型构成单位合成,而且可由不同类型的构成单位合成,这就拓宽了天然药物结构的多样性。如黄酮类化合物是以桂皮酰辅酶 A 为起始单位,引入 3 分子的丙二酸单酰辅酶 A 生成(图 1-15)。

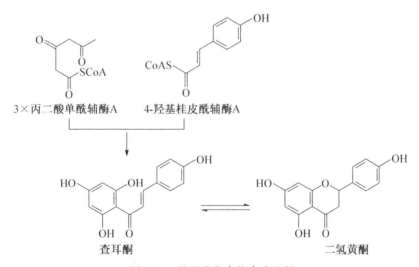

图 1-15　黄酮类化合物合成途径

常见的复合生物合成途径有下列几种:
(1) 乙酸—丙二酸—莽草酸途径;
(2) 乙酸—丙二酸—甲戊二羟酸途径;
(3) 氨基酸—甲戊二羟酸途径;
(4) 氨基酸—乙酸—丙二酸途径;
(5) 氨基酸—莽草酸途径。

生物合成是天然药物化学的重要研究领域。了解生物合成有关知识,不仅有助于天然药物成分的结构推导,而且对植物化学分类学以及天然药物有效成分的仿生合成、生物转化等学科的发展有着重要的理论指导意义。在基因和蛋白质水平上认识和理解生物合成及其调控机制,可经过基因操作,同时表达来自不同生物合成途径的单个基因,这些基因编码的酶发挥互补作用,从而产生新的非天然的"天然"产物。在生物合成研究基础上,近年发展起来的组合生物合成(combinatorial biosynthesis)是一种扩展天然产物结构多样性、以满足药物发现和发展的新方法。它以微生物作为"细胞工厂",通过对天然产物代谢途径的遗传控制来生物合成新型复杂化合物,并采用微生物发酵方式达到大量生产的目的。

1.3　提取分离方法[7,25~32]

　　天然药物化学研究从有效成分的提取分离工作开始。所谓提取分离,就是选择某种方法或介质将目标成分从原料中分离出来的过程。在进行提取分离前,应对所用原料的基源(如动、植物学名)、产地及生长环境(温度、湿度、日照、土壤特征、海拔)、药用部位、采集时间与方法等进行考察记录,并保留标本以便将来对照。系统查阅相关文献将对选择适当的提取分离方法,乃至后续结构研究和判断可能的活性成分提供重要启示。

　　已知成分或已知化学结构类型成分的提取,如从甘草中提取甘草酸、麻黄中提取麻黄碱,或提取某类成分如总生物碱或总酸性成分时,在查阅相关文献的基础上,根据具体条件加以选用。

　　从天然药物中寻找未知有效成分或有效部位时,只能根据预先确定的目标,在活性测试引导下进行提取分离,并选用少量样品进行预试,通过一般的理化知识、薄层色谱等方法作初步分析,为设计提取分离方案提供参考。

1.3.1　有效成分的提取

　　选择适当的提取方法不仅可以保证所需成分被提取,还可尽量避免杂质的干扰。常用提取方法有溶剂提取法、水蒸气蒸馏法、升华法以及近年使用的超临界流体萃取、超声助溶提取、微波助溶提取等技术。

1. 溶剂提取法

　　溶剂提取法是依据极性"相似相溶"的原理,根据药材各种成分在溶剂中的溶解度不同,选用对有效成分溶解度大,对杂质溶解度小的溶剂,将有效成分从药材中溶解出来的方法。所谓极性乃是一种抽象概念,用以表示分子中电荷不对称的程度,并大体上与偶极矩、极化度及介电常数等概念相对应。一般如无特殊要求,药材须经干燥并适当粉碎,以增大与溶剂接触的比表面积,提高提取效率。

　　(1)提取成分极性判断:化合物极性(亲水性或亲脂性)大小与分子结构相关。一般来说,如果两种成分基本母核相同,分子中功能基的极性越大或极性功能基数量越多,则整个分子的极性也大,亲水性越强,亲脂性就越弱;反之,分子中非极性部分越大或碳链越长,则整个分子的极性越小,亲脂性越强而亲水性越弱。如苷与苷元相比,苷分子由于连有糖基,极性基团多,亲水性较强。若两种成分结构类似,分子的平面性越强,亲脂性越强。如黄酮类化合物分子中存在共轭体系,平面性强,脂溶性大。酸性、碱性及两性化合物,在药材中存在的状态(分子或离子形式)不同表现出不同的极性,而溶剂的 pH 变化可以改变它们的存在状态,极性随之有相应变化。

（2）溶剂的极性与选择：常用溶剂可分为水、亲水性有机溶剂及亲脂性有机溶剂。溶剂的极性强弱顺序表示如下：

石油醚（低沸点→高沸点）＜二硫化碳＜四氯化碳＜三氯乙烯＜苯＜二氯甲烷＜三氯甲烷＜乙醚＜乙酸乙酯＜丙酮＜乙醇＜甲醇＜乙腈＜水＜吡啶＜乙酸。

溶剂选择除考虑相应的极性外，应符合下列要求：①对目标成分溶解度大，对杂质溶解度小；②不与目标成分起化学反应；③价廉、易得、回收方便；④安全、无毒。

（3）提取方案设计：溶剂提取可分为选择性提取和全部提取。选择性提取是根据"相似相溶"原理，选择极性适宜的溶剂对目标成分进行提取。如萜类、甾体等脂环类及芳香类成分极性较小，可用石油醚提取；游离生物碱、有机酸、黄酮、香豆素可用三氯甲烷、乙酸乙酯等中等极性溶剂提取；苷类、生物碱盐、鞣质等极性较大的成分，可选用丙酮、乙醇、甲醇等溶剂提取。选择性提取也可以采用溶剂极性递增方式依次进行提取，这样可将药材中的成分初步分成不同极性组分，以便下一步分离。全部提取是用极性有机溶剂（如甲醇、乙醇、不同浓度的含水醇）将药材中的成分尽可能提出，提取液适当浓缩，拌以硅藻土等辅料，减压干燥成粉后，用上述不同溶剂进行分步萃取；或将浓缩膏再溶于水中，采用系统溶剂法依次进行萃取（另见液-液萃取）。

（4）溶剂提取方法：常用的溶剂提取方法有浸渍法、渗漉法、煎煮法、回流提取法、连续回流提取法、超临界流体萃取法、超声助溶提取法及微波助溶萃取法等。

1）浸渍法：用适当的溶剂在常温或低热（＜80℃）条件下浸渍药材以溶出其中成分的方法。将适当粉碎的原料装入加盖的容器中，加入适量的溶剂并密盖，时常振摇或搅拌，浸渍至规定时间过滤。反复数次，合并提取液，浓缩后可得提取物。本法适用于热不稳定成分或含大量淀粉、树胶、果胶、黏液质的药材提取。方法简单，但提取时间长，效率不高。用水浸渍时，应注意提取液易发霉变质。

2）渗漉法：将原料粗粉湿润后装入渗漉筒中，顶部用纱布覆盖压紧。溶剂不断地从渗漉筒的上部加入，使其自上而下渗过药材，自渗漉筒的下口收集提取液。本法浸出效果优于浸渍法，但溶剂消耗量大，费时长，操作仍嫌麻烦。渗漉装置如图1-16所示。

3）煎煮法：用水作溶剂将药材加热煮沸一定时间，以提取所含成分的方法。此法简便，药材中大部分成分可被不同程度地提出，但煎出液中杂质较多。含淀粉、黏液质、挥发性成分及有效成分遇热易破坏的药材不宜使用。

4）回流提取法：用有机溶剂采用回流加热装置提取，为避免溶剂挥发而损失，烧瓶上接一冷凝器。蒸发的溶剂蒸气经冷凝器冷凝又流回烧瓶中。合并提取液，回收溶剂得提取物。此法效率较冷渗法高，但受热易破坏成分不宜使用，且溶剂消耗量大，操作麻烦。

5）连续回流提取法：弥补了回流提取法溶剂消耗量大，操作烦琐的不足，实验室常用索氏提取器（如图1-17所示）用单一挥发性溶剂提取。连续回流提取法提取时间较长，热不稳定性成分不宜采用。

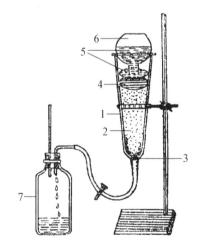

图1-16 渗漉装置

1.渗漉筒；2.药粉；3.筛板；4.覆盖纱布；
5.溶剂；6.烧瓶；7.接收瓶

6）超临界流体萃取法：物质处于其临界温度（T_c）和临界压力（p_c）以上时成单一相态，称为超临界流体（supercritical fluid，SF）。在超临界状态下，将超临界流体与待提取的物质接触，通过控制不同的温度、压力及使用不同种类、含量的改性溶剂，使超临界流体有选择性地把极性大小、沸点高低和分子量大小不同的成分依次萃取出来，这种萃取方法称为超临界流体萃取法（SFE）。

可作为超临界流体的物质很多，其中以二氧化碳最为常用。本法无溶剂残留，效率高，工艺流程简单；具有显著的安全性，减少环境污染；萃取温度低，适用于热不稳定物质的提取；萃取介质的溶解性容易改变；可加入甲醇、乙醇等改性溶剂，改变萃取介质的极性来提取极性物质；萃取介质可循环使用，成本低；可与其他色谱技术及 IR、MS 联用。

7）超声助溶提取法：超声波是一种弹性机械振动波，作用于液体介质可引起振动。正相位时，对介质分子产生挤压，密度增加；负相位时，介质分子离散，密度减小。超声波在溶剂和样品之间产生声波空化作用，使固体样品分散，增大样品与萃取溶剂的接触面积，提高目标物从固相转移到液相的传质速率。其特点是不破坏热不稳定、易水解成分；常压萃取，安全性好，操作简单，维护保养方便，萃取效率高，适用范围广。

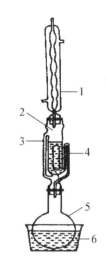

图 1-17　索氏提取器
1.冷凝管；2.溶剂蒸气上升管；3.虹吸回流管；4.装有药物的滤纸筒；5.溶剂；6.水浴

8）微波助溶萃取法：微波指频率在 300MHz 至 300GHz 之间的电磁波。当微波通过溶剂到达药材内部时，细胞内温度突然升高，连续的高温使其内部压力超过细胞空间膨胀能力导致细胞破裂，细胞内物质流出，传递到周围被溶解，从而得到提取。

2. 水蒸气蒸馏法

水蒸气蒸馏法是利用被蒸馏分与水不相混溶，使被分离物质在比原沸点低的温度下沸腾，生成的蒸汽随水蒸气一同溢出，经凝结后得到水油两层液体，达到分离目的。适用于能随水蒸气蒸馏而不被破坏的成分。挥发油，某些小分子生物碱如麻黄碱、烟碱、槟榔碱等都可应用本法提取。

3. 升华法

固体物质加热时不经熔化成液体而直接转化为蒸汽，蒸汽遇冷后又直接凝结成固体的现象叫做升华。天然药物中有些成分具有升华性，可利用升华法直接从药材中提取。如樟木中的樟脑，茶叶中的咖啡因等可应用本法提取。

1.3.2　有效成分分离与精制的一般方法

通过以上提取获得的粗提物成分复杂，一般很难应用单一方法将其分离成单体化合物。可首先通过液-液萃取、沉淀法，以及减压液相色谱、排阻色谱、固相萃取等多种柱色谱技术将粗提物分成极性或分子大小相近的不同组分，以便进一步分离。在设计分离方案前，要充分考虑粗提物或组分中目标化合物的性质，如溶解度、酸碱性、稳定性及分子大小。可通过初步的定性实验、提取或分段分离过程的分析、甚至用薄层色谱（TLC）或高效液相色谱等技术帮助判断目标化合物的类型或性质，以选择适宜的分离方法。

1. 液-液萃取法

（1）液-液萃取法的原理：液-液萃取法是利用混合物中各成分在互不相溶的两相溶剂中分配系数不同而达到分离的方法。简单的萃取过程是将萃取剂加入到样品溶液中，充分混合，因某种组分在萃取剂中的平衡浓度高于其在样品溶液中的浓度,这些组分从样品溶液中向萃取剂中扩散,从而被分离。如组分 A 在两相间的平衡关系可用平衡常数 K 表示:

$$K = C_A / C'_A \tag{1-1}$$

C_A 表示组分 A 在萃取剂中的浓度,C'_A 表示组分 A 在样品溶液中的浓度。对于液-液萃取,K 通常称为分配系数,可近似看作是组分在萃取剂和样品溶液中的溶解度之比。物质在萃取剂和样品溶液中的溶解度差异越大,K 值越大,则萃取分离效果越好。

(2) 液-液萃取法的运用:液-液萃取法常用于粗提物的初步分离。如植物原料的醇提物包含极性、中等极性、低极性(混合物增溶效应)成分。将提取物选用三四种不同极性的溶剂,由低极性到高极性分步进行萃取分离。分离方案根据实际需要设计,图 1-18 可供参考。至于各类化合物的液-液萃取分离参照以后章节。

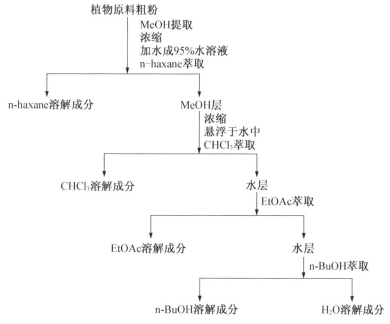

图 1-18　液-液萃取分离流程

酸性、碱性及两性有机化合物,溶解度受到溶剂系统 pH 值的影响,pH 值改变可以改变它们的存在状态,从而影响在溶剂系统中的分配系数。以酸性物质(HA)为例,根据亨德森-哈塞尔巴尔赫方程(Henderson-Hasselbalch equation)其在水中的离解平衡及离解常数 K_a 可用下式表示:

$$HA + H_2O \Longrightarrow A^- + H_3O^+$$

$$K_a = \frac{[A^-][H_3O^+]}{[HA]} \tag{1-2}$$

两边取负对数,则:

$$pH = pK_a + lg\frac{[A^-]}{[HA]} \tag{1-3}$$

若使酸性物质完全离解,即使 HA 均变成 A^-,则:

$$pH = pK_a + lg\frac{[A^-]}{[HA]} \approx pK_a + lg\frac{100}{1}$$

$$pH \approx pK_a + 2 \qquad\qquad (1-4)$$

若使该物质完全游离,即使 A^- 均转变成 HA,则:

$$pH \approx pK_a - 2 \qquad\qquad (1-5)$$

同理,碱性物质(B)的碱性强弱可用 K_b 或 pK_b 表示:

$$B + H_2O \rightleftharpoons BH^+ + OH^-$$

$$K_b = \frac{[BH^+][OH^-]}{[B]} \qquad\qquad (1-6)$$

$$pK_b = -\lg K_b \qquad\qquad (1-7)$$

碱性物质的碱性强弱常以其共轭酸(BH^+)的离解常数 K_a 或 pK_a 值表示。

$$BH^+ + H_2O \rightleftharpoons B + H_3O^+$$

$$K_a = \frac{[B][H_3O^+]}{[BH^+]} \qquad\qquad (1-8)$$

$$pH = pK_a + \lg \frac{[B]}{[BH^+]} \qquad\qquad (1-9)$$

显然,碱性越强,则其共轭酸的 K_a 值越小,pK_a 值越大。与酸性物质相同,可通过 pK_a 值求出各碱性物质呈游离型或离解型时的 pH 条件。

一般当 pH<3 时,酸性成分多呈非离解状态(HA),碱性成分则多呈离解状态(BH^+)存在;当 pH>12 时,酸性成分呈离解状态(A^-),碱性成分则呈非离解状态(B)存在。故可用图 1-19 模式,用液-液萃取法对酸性、碱性、中性及两性成分进行分离。

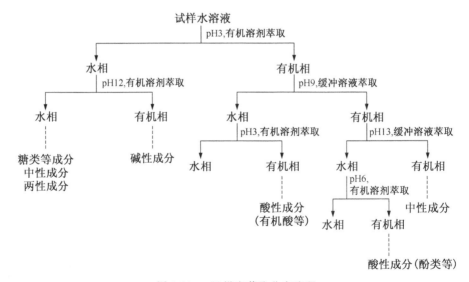

图 1-19 pH 梯度萃取分离流程

(3)逆流分溶法:逆流分溶法(CCD)是多次、连续的液-液萃取分离过程。通常用 Craig 逆流分溶仪完成,该仪器为由上百个萃取单元组成的全自动连续液-液萃取装置。如图 1-20 所示,在多个萃取单元中装入固定相溶剂,在 No.0 单元中溶入溶质并加入流动相溶剂,两相溶剂充分混合。静置分层后,分出流动相,令其移入 No.1 单元,再在 No.0 管中补加新的流动相。如此连续不断地操作下去,溶质即在两相溶剂中做相对逆流移动,在此过程中不断地重新分配,从而达到分离的目的。

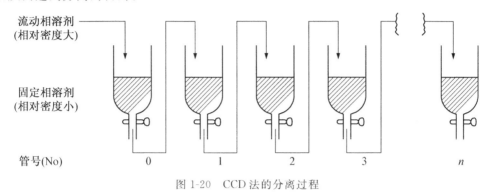

图 1-20　CCD 法的分离过程

2. 沉淀法

沉淀法是在样品溶液中加入某些溶剂或沉淀剂,或者改变溶液的 pH 值、温度等使分离物质以固相形式沉淀析出或杂质以沉淀除去的方法。能否将物质从溶液中析出,取决于分离物质的溶解度或溶度积,需要选择适当的沉淀剂和沉淀条件。在运用沉淀法进行分离时要考虑以下因素:① 沉淀方法的选择性;② 对目标成分活性和化学结构是否破坏;③ 残留物对人体的危害。

(1)溶剂沉淀法:根据"相似相溶"原理,在样品溶液中加入另一种溶剂以改变混合溶剂的极性,使一部分成分沉淀析出而实现分离。如在药材浓缩水提取液中加入一定量的乙醇,多糖、蛋白质、鞣质等就可沉淀析出;或在浓缩的乙醇提取液中加入数倍量的水稀释,放置以沉淀树脂、叶绿素等水不溶性杂质;或在乙醇浓缩液中加入数倍量的乙醚或丙酮,可使皂苷沉淀析出,而脂溶性的树脂等杂质留在母液中。

对于酸性、碱性或两性有机化合物,常可通过加入酸或碱以调节溶液的 pH 值,改变分子的存在状态,从而改变溶解度而实现分离。如在生物碱的分离中,在酸水提取液中加碱调至碱性,生物碱即可沉淀析出。

(2)沉淀剂沉淀法:依据溶度积规则,添加某种化合物与溶液中待分离物质生成难溶性复合物而析出。实验室常用的沉淀剂见表 1-2 所示。

表 1-2　实验室常用的沉淀剂

沉　淀　剂	化　合　物
中性乙酸铅	酸性、邻位酚羟基化合物、有机酸、蛋白质、黏液质、鞣质、树脂、酸性皂苷、部分黄酮苷
碱式乙酸铅	除上述物质外,还可沉淀某些苷类、生物碱等碱性物质
明矾	黄酮苷
雷氏铵盐	生物碱
碘化钾	季铵生物碱
咖啡碱、明胶、蛋白	鞣质
胆固醇	皂苷
苦味酸、苦酮酸	生物碱
氯化钙、石灰	有机酸

3. 膜分离法

膜分离法是以选择性渗透膜为分离介质,当膜两侧存在某种推动力(压力差、浓度差、电位差等)时,原料侧组分选择性地透过膜,以达到分离、提纯的目的。常用的膜分离法可分为微滤($\geqslant 0.1\mu m$)、超滤($10 \sim 100nm$)、纳滤($1 \sim 10nm$)、反渗透($\leqslant 1nm$)、渗透、电渗透、渗透蒸发等。天然药物分离中应用较多的膜分离技术见表1-3所示。

表 1-3　天然药物分离中应用较多的膜分离技术

方　法	分离目的	透过组分	截留组分	推动力	传质机理	膜类型	应　用
微滤	溶液脱离子	溶液	$0.02 \sim 10\mu m$ 微粒、细菌	压力差	微粒大小筛分	多孔膜	过滤、预处理
超滤	溶液脱大分子	小分子溶液及胶体分子	$0.001 \sim 0.02\mu m$ 生物大分子溶质	压力差	分子大小筛分	非对称膜、复合膜	除去生物大分子杂质
纳滤	脱去小分子溶质和低价离子	小分子溶质和低价离子	1nm分子和高价离子	压力差	分子大小、离子价态	复合膜	除去小分子杂质
反渗透	溶液脱溶剂、浓缩	溶剂	溶质	压力差	优先吸附、溶解扩散	非对称膜、复合膜	浓缩
渗透	大分子溶质溶液脱小分子	小分子溶质	大分子溶质	浓度差	阻扩散	非对称膜或离子交换膜	多糖脱盐
电渗透	溶液脱小离子、小离子溶液的浓缩	小离子组分	非电解质及大离子	电位差	离子选择	离子交换膜	蛋白质精制
渗透蒸发	挥发性液体混合物分离	膜内易溶解组分或易挥发组分	不易溶解组分或较大、较难挥发组分	分压差、浓度差	溶解-扩散	均质膜、复合膜、非堆成膜	恒沸混合物的分离

膜分离法常用于蛋白质、多肽、多糖等大分子化合物与无机盐、单糖、双糖等小分子化合物的分离。膜分离法因不使用大量有机溶剂而具有很大优越性,在天然药物方面将获得更加广泛的应用。

4. 结晶法

化合物由非晶形经过结晶操作形成有晶形的过程称为结晶。初析出的结晶往往不纯,经行再次结晶的过程称为重结晶。结晶法是纯化物质最后阶段常用的方法,其目的是进一步分离纯化和制取单晶,运用单晶X-线衍射技术测定化合物的立体结构。结晶法是利用混合物中各成分在溶剂中的溶解度不同而达到分离,关键是选择适宜的结晶溶剂。溶剂的要求:① 对结晶成分的溶解度随温度不同应有显著差别;② 不与结晶成分发生化学反应;③ 沸点适中。当用单一溶剂不能达到结晶时,可用两种或两种以上溶剂组成混合溶剂进行结晶操作。

1.3.3　液-固色谱分离

1. 液-固色谱分离常用固定相的性质和流动相选择

(1)吸附色谱固定相:吸附色谱法是利用被分离组分对固定相表面吸附能力的差异而实

现分离的一类色谱。分离效果取决于吸附剂、溶剂和被分离物质的性质及相互作用。常用的吸附剂有硅胶、氧化铝、活性炭、聚酰胺及大孔吸附树脂等。

1) 硅胶：色谱用硅胶为多孔性物质，具有良好的线性、非线性等温线分离性能和惰性。硅胶分子具有硅氧烷交链结构，表面带有硅醇基呈酸性，通过硅醇基与极性基团形成氢键而表现其吸附性能，通过各组分的极性基团与硅醇基形成氢键的能力不同而得到分离。硅醇基能通过氢键吸附水分，硅胶的吸附力常随吸着的水分增加而降低。若吸水量超过17%，吸附力极弱而不能用作吸附剂，可作为分配色谱的支持剂。硅胶适用于中性或酸性成分的分离。

2) 氧化铝：色谱用氧化铝有碱性(pH9.0)、中性(pH7.5)和酸性(pH4.0)三类。碱性氧化铝用于分离中性或碱性化合物，如生物碱，但不宜用于醛、酮、内酯等类型化合物的分离，因可与上述成分发生异构化、氧化、消除反应等次级反应。酸性氧化铝用于酸性化合物的分离；中性氧化铝适用于生物碱、萜类、甾体、挥发油及在酸碱中不稳定的苷类、内酯类等化合物的分离。氧化铝的吸附力受其含水量的影响较大。

在硅胶、氧化铝等吸附色谱中，极性强弱是决定吸附过程的主要因素。对被分离物极性的分析是选择流动相的基础。

① 成分的极性：化合物的极性由分子中所含官能团的种类、数目及排列方式等综合因素所决定。如氨基酸，分子中既有正电基团，又有负电基团，极性很强。而硬脂酸虽也含有羧基强极性基团，但分子的主体是长链烃基，极性依然很弱。又如葡萄糖，分子中含有许多—OH，为极性化合物，但鼠李糖(6-去氧糖)及加拿大麻糖(2,6-二去氧糖)因分子中—CH$_2$OH 及—CHOH 分别脱去氧，变为—CH$_3$ 及—CH$_2$—，极性也随之降低。官能团的极性强弱如表1-4 所示。

表 1-4　官能团的极性

如前所述，酸性、碱性及两性有机化合物的极性强弱主要由其存在状态所决定，并受溶剂pH 的影响。

② 流动相的选择：流动相的选择要根据被分离物质、吸附剂等因素综合考虑。在用极性吸附剂时，当被分离物质为弱极性成分，一般选用弱极性溶剂为流动相；若被分离物质为强极性成分，则须选用极性溶剂。如果对某一极性物质用吸附性较弱的吸附剂，则选择流动相时极性亦须相应降低。常用溶剂的介电常数（ε）及其极性如表 1-5 所示。

硅胶、氧化铝是典型的极性吸附剂，分离结果具有以下特点：①极性大的化合物被优先吸

表 1-5　常用溶剂的介电常数和极性

溶　剂	ε	水溶度(g/100g)	极　性
己烷	1.88	0.007	
苯	2.29	0.06	弱
乙醚(无水)	4.47	1.3	
氯仿	5.20	0.1	
乙酸乙酯	6.11	3.0	
乙醇	26.0		↓
甲醇	31.2		
水	81.0		强

附。②溶剂极性越弱，则吸附剂对溶质表现出较强的吸附能力；溶剂极性增强，则吸附剂对溶质的吸附能力即随之减弱。③溶质即使被吸附，一旦加入极性较强的溶剂又可被后者置换洗脱下来。

3）活性炭：活性炭是一种非极性吸附剂，对非极性物质具有较强的亲和力。在水中对溶质表现出强的吸附能力，若降低溶剂极性，则对溶质的吸附能力随之降低。故从活性炭上洗脱被吸附物质时，洗脱溶剂的洗脱能力将随溶剂极性的降低而增强。例如，以醇-水进行洗脱时，随乙醇浓度的递增洗脱力增强。活性炭主要用于分离水溶性成分，如氨基酸、糖类及苷。使用时一般需先用稀盐酸洗涤，其次用乙醇洗，再以水洗净，于 80℃ 干燥后即可供色谱用。色谱用的活性炭最好选用颗粒状。若为细粉，则需加入适量硅藻土作为助滤剂一并装柱，以免流速太慢。

4）聚酰胺：聚酰胺（polyamide）是由酰胺聚合而成的一类高分子物质，为分离极性和非极性物质、用途广泛的色谱固定相，尤其在黄酮类、酚类、醌类等物质的分离上表现出良好的分离性能。

① 聚酰胺的性质及分离原理：商品聚酰胺不溶于水、甲醇、乙醇、乙醚、三氯甲烷及丙酮等常用有机溶剂，对碱较稳定，对酸尤其是无机酸稳定性较差，可溶于浓盐酸、冰醋酸及甲酸。

一般认为聚酰胺具有吸附和分配的"双重色谱性能"。聚酰胺吸附是通过分子中的酰胺羰基与酚类、黄酮类化合物的酚羟基，或酰胺键上的游离胺基与醌类、脂肪酸上的羰基形成氢键缔合而产生吸附。其吸附原理可用图 1-21 表示。

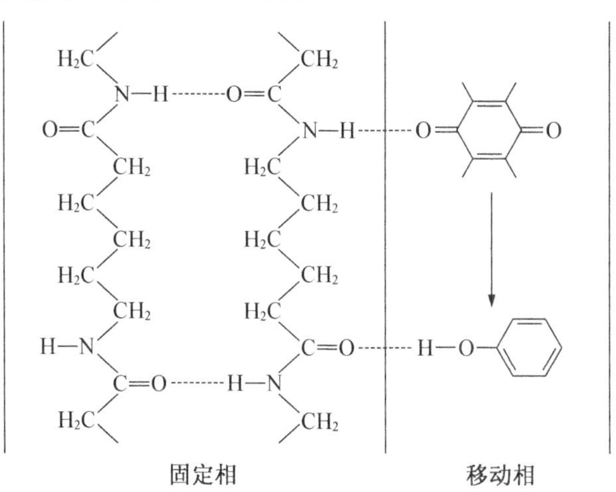

图 1-21　聚酰胺吸附色谱的原理

吸附强弱取决于各种化合物与之形成氢键的能力。通常在含水溶剂系统中大致表现出下列规律：

形成氢键的基团数目越多（如酚羟基、羧基、醌基、硝基等），则吸附能力越强，如：

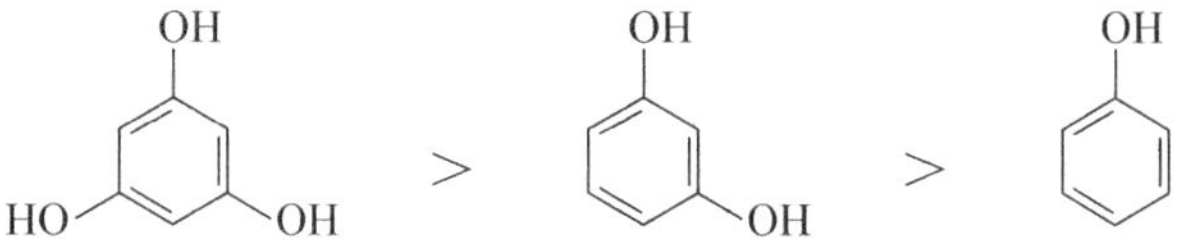

（1,3,5-三羟基苯） > （1,3-二羟基苯） > （苯酚）

成键的位置对吸附力也有影响，易形成分子内氢键者，在聚酰胺上的吸附就相应减弱，如：

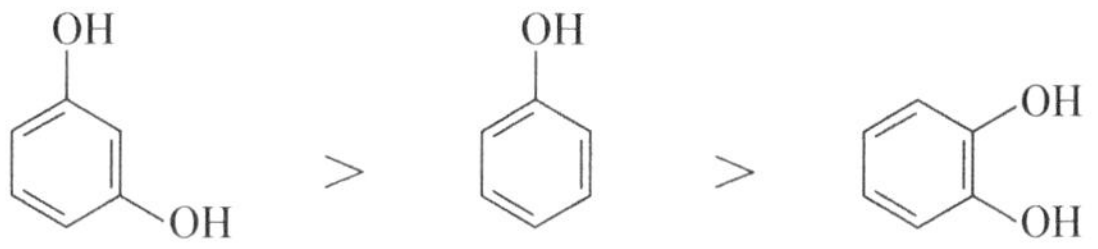

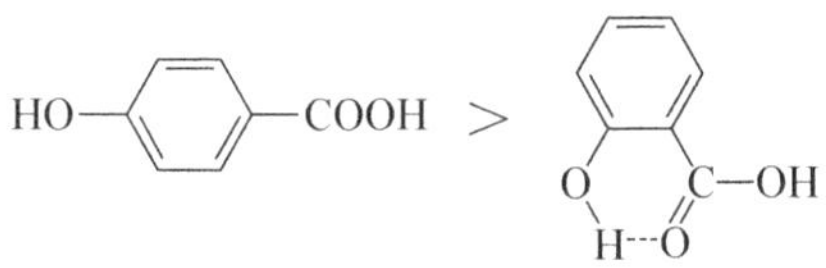

（间苯二酚） > （苯酚） > （邻苯二酚）

（对羟基苯甲酸 HO—C₆H₄—COOH） > （水杨酸，分子内氢键）

分子芳香化程度高、共轭双键多者，则吸附性增强；反之，则减弱，如：

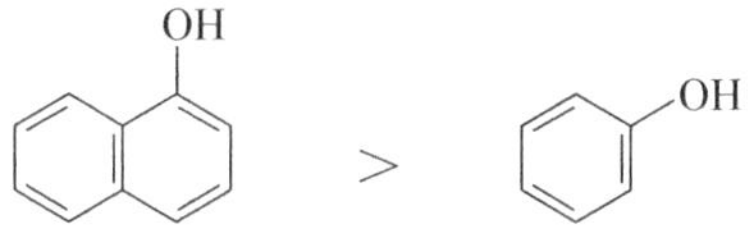

（1-萘酚） > （苯酚）

以上仅就化合物本身对聚酰胺的亲和力而言。吸附是在溶液中进行的，故溶剂也会参加吸附剂表面的争夺，或通过改变聚酰胺对溶质的氢键结合能力而影响吸附过程。各种溶剂在聚酰胺柱上的洗脱能力由弱至强可大致排列成下列顺序：

水→甲醇→丙酮→氢氧化钠水溶液→甲酰胺→二甲基甲酰胺→尿素水溶液

聚酰胺与酚类或醌类等化合物形成氢键缔合的能力在水中最强，在含水醇中则随着醇浓度的增高而相应减弱，在高浓度醇或其他有机溶剂中则几乎不缔合，故在聚酰胺柱色谱分离时，通常用水装柱，试样也尽可能配成水溶液上柱，以利对溶质的充分吸附。依次用浓度递增的含水醇洗脱。甲酰胺、二甲基甲酰胺及尿素水溶液因分子中均有酰胺基，可以同时与聚酰胺及酚类等化合物形成氢键缔合，故有很强的洗脱能力。此外，水溶液中如加入碱或酸，均可破坏聚酰胺与溶质之间的氢键缔合，也有很强的洗脱能力，可用于聚酰胺的精制及再生处理。常用的聚酰胺再生剂有 10%醋酸、3%氨水及 5%氢氧化钠水溶液等。

聚酰胺除具有上述吸附作用外，因分子中既有极性酰胺基团，又有非极性的脂肪链而表现出分配色谱行为（见分配色谱）。如黄酮苷元与苷的分离，当用极性流动相（如含水溶剂系统）时，聚酰胺作为非极性固定相，色谱行为类似于反相分配色谱。黄酮苷的极性比其苷元的极性大，所以黄酮苷比苷元容易洗脱。当用非极性流动相（如三氯甲烷-甲醇）时，聚酰胺则作为极性固定相，其色谱行为类似于正相分配色谱。黄酮苷元的极性比其苷的极性小，则黄酮苷元比苷容易洗脱。

② 聚酰胺色谱的应用：聚酰胺对一般酚类、黄酮类化合物的吸附是可逆的（鞣质例外），

分离效果好,吸附容量大,故特别适合于该类化合物的制备分离。聚酰胺对生物碱、萜类、甾体、糖类、氨基酸等其他极性与非极性化合物的分离也有着广泛的用途。另外,因聚酰胺对鞣质的吸附特强,近乎不可逆,故常用于植物粗提取物的脱鞣处理。

5)大孔吸附树脂:大孔吸附树脂是一类有机高聚物吸附剂,主要结构类型见图1-22所示。理化性质稳定,不溶于酸、碱及有机溶剂,且具有选择性好、吸附容量大、解吸容易、机械强度高、流体阻力小、可以多次反复使用、再生容易等优点,已在天然药物的分离中得到广泛应用。

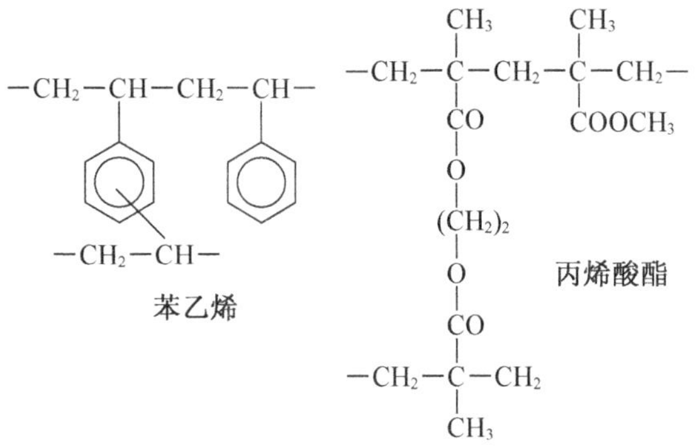

① 大孔吸附树脂的分离原理:大孔吸附树脂是吸附和分子筛原理相结合的分离材料。吸附性是由于范德华引力或产生氢键的结果。根据树脂的表面性质

图 1-22　大孔吸附树脂的主要骨架结构类型

可分为非极性、中极性和极性三类。非极性吸附树脂是由偶极矩很小的单体聚合而成,不含功能基团,孔表的疏水性较强,可通过与小分子内疏水部分的作用吸附溶液中的有机物,最适用于从极性溶剂(如水)中吸附非极性物质。中极性吸附树脂含有酯基,其表面兼有疏水和亲水部分,既可由极性溶剂中吸附非极性物质,也可以从非极性溶剂中吸附极性物质。极性树脂含有酰胺基、氰基、酚羟基等极性功能基,通过静电相互作用吸附极性物质。分子筛性是由其本身多孔性结构的性质决定的。根据树脂孔径、比表面积、树脂结构、极性差异,大孔吸附树脂分为许多类型,表1-6列出了常用的国内外一些大孔吸附树脂的性能,可根据分离要求加以选择。

表 1-6　国内外常用的代表性大孔吸附树脂的一般性能

	型号	结构	极性	比表面 $m^2 \cdot g^{-1}$	孔径 nm	型号	结构	极性	比表面 $m^2 \cdot g^{-1}$	孔径 nm
国	Amberlite XAD-1	苯乙烯	非极性	100	20	Sepabeads SP850	苯乙烯	非极性	1000	3.8
	Amberlite XAD-4	苯乙烯	非极性	750	5	Sepabeads SP70	苯乙烯	非极性	800	7
	Amberlite XAD-4	丙烯酸酯	中极性	498	6.3	Porapak S	乙烯 吡啶	强极性	670	7.6
	Amberlite XAD-7	α-甲基 丙烯酸酯	中极性	450	8	Porapak R	乙烯吡 啶烷酮	极性	780	7.6
外	Amberlite XAD-9	亚砜	强极性	250	8	Diaion HP21	苯乙烯	非极性	570	8
	Amberlite XAD-10	丙烯 酰胺	强极性	69	35.2	Diaion HP2MG	异丁烯	中极性	470	17

续 表

	型号	结构	极性	比表面 m² · g⁻¹	孔径 nm	型号	结构	极性	比表面 m² · g⁻¹	孔径 nm
国 内	SIP-1300	苯乙烯	非极性	550～580	6	DA	丙烯腈	弱极性	200～300	—
	H-103	苯乙烯	非极性	1000～1100	8.5～9.5	CAD-40	苯乙烯	非极性	330	9
	AB-8	苯乙烯	弱极性	480～520	13～14	D	α-甲基苯乙烯	非极性	400	100
	NKA-9	苯乙烯腈	极性	250～290	15.5～16.5	DM2	α-甲基苯乙烯	非极性	266	2.4

② 影响分离效果的因素：大孔吸附树脂的分离受诸多因素影响，除树脂和化合物性质外，洗脱剂种类、浓度、pH 值，树脂和样品预处理方法，样品与树脂用量比都能影响分离纯化效果。

极性较大的化合物适宜用极性树脂分离，极性较小的化合物则适宜用非极性树脂分离。极性树脂能与被分离化合物分子上形成氢键的基团越多，吸附力越强。

有机物通过树脂的网孔扩散到孔内表面而被吸附。因此，树脂吸附能力与分子体积相关，在一定条件下对非极性树脂而言，化合物的分子体积越大，吸附力越强，这与大体积分子的疏水性增强有关。另一方面，分子体积的大小是选择树脂型号的主要依据之一，分子体积较大的化合物选择较大孔径的树脂；否则将直接影响到分离效果。

天然药物中许多成分有一定的酸碱性，在 pH 值不同的溶液中溶解性不同。一般而言，酸性化合物在酸性溶液中进行吸附，碱性溶液中解吸；碱性化合物应在碱性溶液中进行吸附，酸性溶液中解吸；中性化合物可在近中性的情况下被吸附。

常用的洗脱剂有甲醇、乙醇、丙酮等，洗脱能力顺序为丙酮＞乙醇＞甲醇＞水，可根据吸附强弱选择不同的洗脱剂及浓度。对于非极性树脂，洗脱剂极性越小，其洗脱能力越强；中极性和极性树脂，则用极性较大的洗脱剂为宜。在实际工作中，乙醇应用较多。为了达到满意的分离效果，可设几种不同浓度的洗脱剂洗脱，以确定最佳的洗脱剂浓度。对于酸碱性化合物来说，洗脱剂的 pH 值对其洗脱能力和对化合物的分离效果有显著影响，需根据待分化合物的结构特点来控制溶液的 pH 值，通过改变洗脱剂的 pH 值，使被吸附化合物形成离子型，很容易被洗脱下来，从而提高洗脱率。

③ 大孔吸附树脂的应用：市售大孔吸附树脂一般含有未聚合的单体、致孔剂、分散剂和防腐剂等，使用前必须经过处理，一般是先用自来水洗 2～3 次，然后以乙醇湿法装柱，用乙醇在柱上连续洗涤数次，不时检查流出的乙醇，当与水混合（1mL 乙醇液加 3mL 水）不呈现白色乳浊现象，继续用蒸馏水洗至无醇味即可。

树脂预处理后，将样品溶于少量水中加到柱上端，或将样品先溶于少量乙醇中，以适量树脂拌样，挥去乙醇，再将拌有样品的树脂加到柱上。先用水，继而以乙醇-水梯度洗脱，即可。洗脱完毕后，以大量水洗去乙醇，即可进行下次分离。

树脂用久了吸附能力会减弱，需要再生。树脂再生一般用 80% 左右的含水乙醇、丙酮或含有酸、碱的含水乙醇、丙酮洗涤。某些低极性的有机杂质，可用低极性溶剂再生。再生后用水洗至中性即可再用。

（2）分配色谱固定相：分配色谱是利用被分离组分在固定相或流动相中的溶解度差异而实现分离。如将两相溶剂中的一相涂覆在硅胶等多孔载体上或对硅胶等材料进行化学修饰，表面键合有机基团形成极性键合相或非极性键合相，作为固定相填充在色谱管中，用另一相溶剂（流动相）洗脱。这样，物质可在两相中相对做逆流移动，进行动态分配而得以分离。

在分配色谱中，如固定相极性大于流动相极性称之为正相色谱，反之则称为反相色谱，两者区别见表 1-7 所示。

表 1-7   反相色谱与正向色谱的比较

项目	正向色谱	反相色谱
固定相的极性	大	小
流动相的极性	小、中等	中等、大
组分的洗脱顺序	极性小的先被洗脱	极性大的先被洗脱
流动相极性增加	保留时间变短	保留时间变长
主要分离对象	极性化合物	极性较低的化合物

键合相硅胶（bonded silica gel）是借助化学反应的方法将不同的有机基团以共价键形式连接到硅胶表面的硅醇基上。根据键合的基团不同，键合相硅胶主要分为极性键合相硅胶和非极性键合相硅胶。

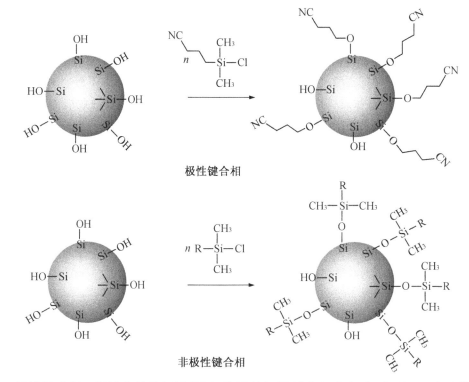

极性键合相

非极性键合相

1）极性键合相：指键合某种极性基团，常见的极性键合相有氰基、氨基、二醇基等。极性键合相硅胶对各种化合物的分离效果与硅胶类似,大多数采用非极性或弱极性溶剂,形成正相色谱体系。对于强极性化合物,极性键合相也能用于反相色谱,如采用乙腈-水作为流动相分离糖类或多肽类化合物。

2) 非极性键合相:表面键合长度不同的烃基(R)形成亲脂性表面而成。根据烃基(—R)长度为乙基(—C_2H_5)还是辛基(—C_8H_{17})或十八烷基(—$C_{18}H_{37}$),分别命名为 RP(reversephase)-2、RP-8 及 RP-18。三者亲脂性强弱顺序如下:RP-18>RP-8>RP-2。表 1-8 列举了一些主要的非极性键合相色谱介质。键合相的烷基链长和键合量是影响固定相样品容量、溶质 k 值、柱效和分离选择性等色谱性能的重要因素。在非极性键合相硅胶中 RP-18 应用较普遍,它对极性及非极性化合物均适用,常用甲醇-水、乙腈-水、四氢呋喃-水等为洗脱剂。

表 1-8　常见的非极性键合相色谱介质

名　称	骨架或功能基团	粒　径(μm)	厂　家
Utrasphere C_{18}	C_{18}	5	Beckman
Hi-Pore RP-304	C_{18}/C_4	5	Bio Rad
Bio-Sil ODS	C_{18}	5/10	Bio Rad
Necleosil C_8	C_8	5/7/10	Macherey Nagel
Necleosil C_{18}	C_{18}	3/5/7/10/30	Macherey Nagel
Lichrospher RP_8	辛基二甲基(C_8-硅烷)	5/10	Merck
Lichrospher 100 RP_{18}	十八烷基二甲基	5/10	Merck
Lichrospher 500 RP_8	辛基二甲基	10	Merck
Lichrospher1000 RP_8	辛基二甲基	10	Merck
μ-Bondapak C_{18}	C_{18}	10	Waters
μ-Bondapak Phenyl	苯基	10	Waters
TSK gel ODS-80T	C_{18}	5	TOSOH
TSK gel ODS-120T	C_{18}	5	TOSOH
TSK gel ODS-120A	C_{18}	5	TOSOH

(3) 空间排阻色谱固定相:空间排阻色谱法是利用凝胶微孔的分子筛作用对分子大小不同的物质进行分离的方法,又称为分子排阻色谱(size-exclusion chromatography,SEC)。以有机溶剂为流动相者称为凝胶渗透色谱(gel-permeation chromatography,GPC),以水为流动相者称为凝胶过滤色谱(gel-filtration chromatography,GFC)。

1) 空间排阻色谱的分离原理:空间排阻色谱的分离过程没有固定相与流动相的相互作用,分离结果只取决于凝胶的孔径与被分离组分线团尺寸的关系,与流动相的性质无关。假定从柱上加入试样算起,至某个组分集中流出时所需溶剂体积为 V_e(称为洗脱体积),则 V_e 与组分分子量之间有下列关系:

$$V_e = K_1 - K_2 \lg M \tag{1-10}$$

因 K_1、K_2 均为常数,故洗脱体积(V_e)取决于分子量(M)的大小,M 越大,则 V_e 越小;M 越小,则 V_e 越大。

　　凝胶具有三维空间的网状结构,有分子筛的性质。如葡聚糖凝胶在水中不溶,但可膨胀。当在水中充分膨胀后装入色谱柱中,加入试样混合物,用同一溶剂洗脱时,由于凝胶网孔半径的限制,大分子将不能渗入凝胶颗粒内部而在颗粒间隙移动,并随溶剂一起从柱底先行流出;小分子因可自由渗入并扩散到凝胶颗粒内部,故通过色谱柱时阻力增大、流速变缓,将较晚流出。试样混合物中各个成分因分子大小各异,渗入至凝胶颗粒内部的程度也不尽相同,在经历一段时间流动并达到动态平衡后,即按分子由大到小顺序先后流出,得到分离(图1-23)。这种方法在蛋白质及多糖等大分子化合物的分离中应用较普遍。

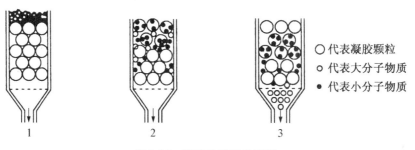

图 1-23　凝胶色谱简单原理

1.待分离的混合物在色谱床表面;2.试样进入色谱床,小分子进入凝胶颗粒内部,大分子
随溶液流动;3.大分子物质行程短,流出色谱床,小分子物质仍在缓慢移动

　　2)葡聚糖凝胶:葡聚糖凝胶由一定平均分子量的葡聚糖和交联剂(一般为环氧氯丙烷)以醚桥交联而成,其部分结构如图1-24所示。

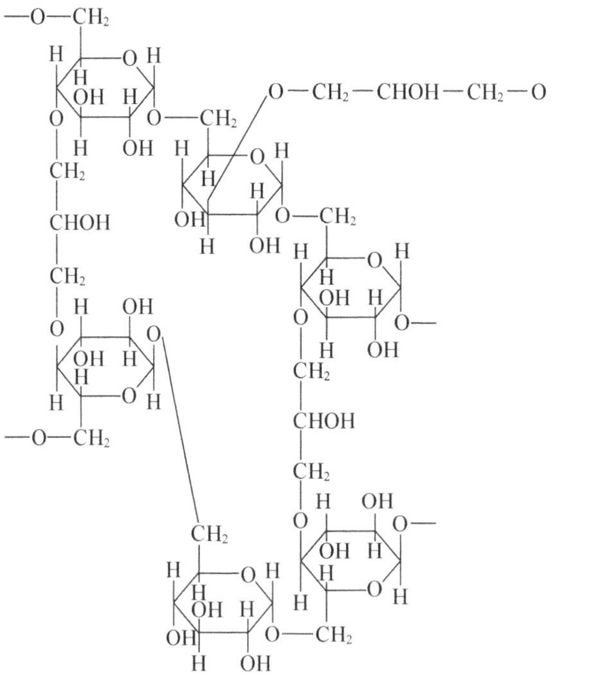

图 1-24　交联葡聚糖的化学结构

　　葡聚糖凝胶为水不溶性白色球状颗粒,在酸性环境中能水解,在碱中稳定。凝胶颗粒表面

网孔取决于葡聚糖与交联剂的配比及反应条件。交联度越大,网状结构越紧密,吸水膨胀就越少;反之,网状结构越疏松,孔隙越大,吸水膨胀就越大。商品型号即按凝胶的交联度大小分类,并以吸水量来表示:英文字母 G 代表葡聚糖凝胶,后附数字表示凝胶的吸水量再乘以 10 的值,例如,Sepbadex G-25 的吸水量为 2.5mL/g。不同型号的葡聚糖凝胶的性能见表 1-9 所示。

表 1-9　交联葡聚糖凝胶的性质

型　号	吸水量 (mL/g)	柱床体积 (mL/g)	分离范围(分子量)		最少溶涨时间(小时)	
			肽与蛋白质	多　糖	室　温	沸水浴
G-10	1.0±0.1	2～3	<700	<700	3	1
G-15	1.5±0.2	2.5～3.5	<1500	<1500	3	1
G-25	2.5±0.2	4～6	1000～5000	100～5000	6	2
G-50	5.0±0.3	9～11	1500～30000	500～10000	6	2
G-75	7.5±0.5	12～15	3000～70000	1000～50000	24	3
G-100	10.0±1.0	15～20	4000～150000	1000～100000	48	5
G-150	15.0±1.5	20～30	5000～400000	1000～150000	72	5
G-200	20.0±2.0	30～40	5000～800000	1000～200000	72	5

注:以颗粒直径表示粒度大小,粗:100～300μm,中:50～150μm,超细:10～40μm。

Sephadex G 型适于在水中应用,且不同规格适合分离不同分子量的物质。在天然药物分离中运用较多的类型为高交联度的 G-10 和 G-15,它们也可在二甲基甲酰胺、二甲基亚砜、含水甲醇中膨胀使用。

3)羟丙基葡聚糖凝胶(Sephadex LH-20):为 SephadexG-25 经羟丙基化得到的产物,即在 G-25 上引入羟丙基基团。与 Sephadex G 相比,Sephadex LH-20 分子中羟基总数虽无改变,但碳原子所占比例却相对增加,即在保留原亲水性的同时,亲脂性增大。因此 Sephadex LH-20 不仅可在水中应用,也可在极性有机溶剂或与水组成的混合溶剂中应用,可分离溶于有机溶剂的成分,有效分离范围在 100～4000,尤其适用于从植物提取物中除去叶绿素。表 1-10 表示 Sephadex LH-20 在不同溶剂中湿润膨胀后得到的柱床体积及保留溶剂数量。

Sephadex LH-20 保留着 Sephadex G-25 原有的分子筛特性,当使用单一

表 1-10　Sephadex LH-20 对各种溶剂的保留量

溶　剂	溶剂保留量 (mL 溶剂/g 干凝胶)	柱床体积 (mL/g 干凝胶)
二甲基甲酰胺	2.2	4.0～4.5
水	2.1	4.0～4.5
甲醇	1.9	4.0～4.5
乙醇	1.8	3.5～4.5
三氯甲烷 (经 1% 乙醇稳定)	1.8	3.5～4.5
三氯甲烷	1.6	3.0～3.5
正丁醇	1.6	3.0～3.5
二氧六环	1.4	3.0～3.5
四氢呋喃	1.4	3.0～3.5
丙酮	0.8	3.3～3.6
乙酸乙酯	0.4	1.6～1.8
甲苯	0.2	1.5～1.6

溶剂时以凝胶过滤原理、可按分子量大小分离物质;在由极性与非极性溶剂组成的混合溶剂中发挥反相分配色谱的效果,适用于不同类型有机物的分离,在天然药物分离中得到了越来越广泛的应用。Sephadex LH-20 价格比较昂贵,用过的凝胶可以反复再生使用,而且柱子的洗脱过程往往就是柱子的再生过程。

如长期不用,可将再生后的凝胶用大量水洗涤,然后逐步提高酒精的浓度,使之逐步皱缩,在 60～80℃ 干燥,或最后用乙醚洗涤快速干燥后保存。

（4）离子交换色谱固定相:天然药物成分中有许多分子结构内有带电荷或可电离的基团,可用离子交换法进行分离。

1）离子交换色谱的分离原理:离子交换色谱是利用被分离组分离子交换能力的差异而实现分离。分离过程是组分中带电荷的分子通过置换离子交换剂中可交换离子、可逆吸附到交换剂中相反电荷基团上,从而得到保留的过程。这一过程可简单用以下方程表示:

$$R-B+A \underset{\text{再生}}{\overset{\text{交换}}{\rightleftharpoons}} R-A+B \tag{1-11}$$

交换反应达到平衡时,以浓度表示的平衡常数为:

$$K_{A/B} = \frac{[R-A][B]}{[R-B][A]} \tag{1-12}$$

$K_{A/B}$ 称为离子交换反应的选择性系数,[R-B]和[R-A]分别为 A、B 在树脂相中的浓度,[A]、[B]为 A、B 在流动相中的浓度。选择性系数 $K_{A/B}$ 衡量离子对树脂亲和能力的相对大小,若 $K_{A/B}$ 越大,则 A 的交换能力大,越易保留。

2）离子交换树脂的结构及性质:离子交换树脂是一种具有特殊性能的高分子化合物。外观为球形或无定形颗粒,不溶于水,但可在水中膨胀。其基本结构以强酸性阳离子交换树脂为例,如图 1-25 所示。

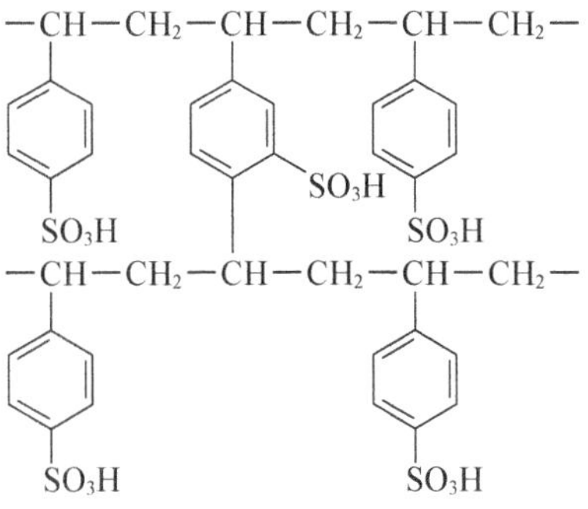

图 1-25　强酸性阳离子交换树脂的结构

离子交换树脂的结构为基质材料上共价键合着正、负电荷基团,可交换离子与这些基团结合维持相的电中性。离子交换树脂由以下两部分组成:

① 母核部分:由合成高分子材料、硅胶、多糖等多种聚合物构成。其中聚苯乙烯树脂是运用较多的基质材料。聚苯乙烯为苯乙烯通过二乙烯苯（DVB）交联而成的大分子网状结构,网孔大小用交联度（即加入交联剂的百分比）表示。交联度越大,则网孔越小,质地越紧密,在水中越不易膨胀;交联度越小,则网孔越大,质地疏松,在水中易于膨胀。常见交联度等级如表 1-11 所示。不同交联度适于分离不同大小的分子。

表 1-11　离子交换树脂的等级

等　　级	阳离子交换树脂	阴离子交换树脂
低交联度	3%～6%	2%～3%
中等交联度	7%～12%	4%～5%
高交联度	13%～20%	8%～10%

② 离子交换基团:如磺酸（—SO₃H）、磷酸（—PO₃H₂）、羧酸（—COOH）和酚性羟基（—OH）等酸性基团和季铵、伯、仲、叔胺等碱性

基团。离子交换基团的性质决定了离子交换过程和树脂的类型。根据交换基的不同,离子交换树脂分为:

阳离子交换树脂:

　　强酸性($-SO_3^- H^+$),交换反应是与磺酸基中的 H^+ 进行交换。

　　弱酸性($-COO^- H^+$),交换反应是与羧基中的 H^+ 进行交换。

阴离子交换树脂:

　　强碱性($-N^+(CH_3)_3OH^-$),交换反应是与季铵基在水中离解出的 OH^- 进行交换。

　　弱碱性($-NH_2$, $\diagdown NH \diagup$, $-N\diagup$),交换反应是与胺基在水中离解出的 OH^- 进行交换。

　　以上是离子交换树脂的四种基本类型。在实际使用中,常将这些树脂转变为其他离子型式运行,以适应各种需要。例如,常将强酸性阳离子树脂与 NaCl 作用,转变为钠型树脂再使用。工作时,钠型树脂释放出 Na^+ 与溶液中的阳离子交换吸附。反应时没有放出 H^+,可避免溶液 pH 值下降和由此产生的副作用(设备腐蚀等)。以钠型使用后,可用盐水再生(不用强酸)。又如阴离子树脂可转变为氯型使用,工作时放出 Cl^- 而吸附交换其他阴离子,再生只需用食盐水溶液。氯型树脂也可转变为碳酸氢型(HCO_3^-)运行。强酸性树脂及强碱性树脂在转变为钠型和氯型后,就不再具有强酸性及强碱性,但它们仍然有这些树脂的典型性能,如离解性强和工作的 pH 范围宽广等。

　　离子交换树脂的交换能力取决于离子交换基团的数量,并用交换当量(1g 干树脂可交换离子的毫克当量数)表示。

　　3) 离子交换色谱法的应用:离子交换法常用于氨基酸、肽类、生物碱、有机酸、酚类等成分的分离。图 1-26 列举了根据上述原理,采用不同型号的离子交换树脂分离酸性、碱性和两性成分的流程。

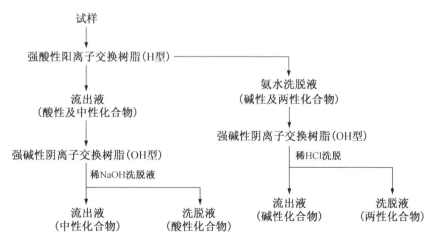

图 1-26　离子交换树脂法分离物质流程

2. 液-固色谱操作技术

　　液-固色谱分离,固定相可铺在玻璃板或其他载体上,称为薄层色谱;也可填装在色谱柱内,称为柱色谱。

（1）薄层色谱（thin-layer chromatography，TLC）

1）制备型薄层色谱（preparative thin-layer chromatography，PTLC）：将吸附剂均匀地铺在玻璃板上，把欲分离的样品点加到薄层上，然后用合适的溶剂系统展开而达到分离目的。一般来说，PTLC 主要作为分离过程最后的纯化步骤，含有 3 种以内成分的样品可考虑用 PTLC 分离。它具有简便易行、快速灵敏等优点。

薄层板最好先用溶剂展开一次，以减少可能混入的杂质。将样品用少量溶剂溶解后上样。点样带应尽可能狭窄、均匀，以获得更好的分离效果。然后将薄层板干燥，再用所需溶剂展开。展开前，层析缸要预先被溶剂饱和以改善色谱行为。PTLC 所用的展开剂可通过分析型 TLC 选择，或参考 Stahl 方案。在溶剂系统中加入少量的乙酸或二乙胺可改进对酸性或碱性化合物的分离效果。

一般一块 1mm 厚的 20cm×20cm 硅胶板或氧化铝板可分离 10～100mg 的样品。样品量较大时，可在层析缸内放入多块制备型薄层板同时展开。展开完成后，根据色带的位置将其从薄层板上刮取，然后用极性尽可能低的溶剂如丙酮、乙醇或氯仿将化合物从吸附剂上洗脱下来。

2）离心制备薄层色谱（centrifugal PTLC，CPTLC）：离心制备薄层色谱是运用离心力促使流动相加速流经固定相。分离过程如图 1-27 所示。加入样品后，随着洗脱剂的洗脱，可得到各组分的同心圆状色带。在色谱板的边缘，色带快速旋转脱离色谱板，经收集器收集。色谱板可置于覆盖石英玻璃的色谱室内，可借助紫外灯对无色但有紫外吸收的色带进行观察。为防止样品被氧化，可持续向色谱室内通入氮气。

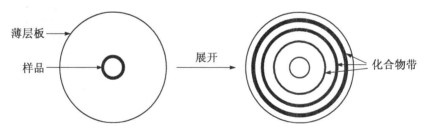

图 1-27 离心薄层色谱分离过程

制备型离心薄层色谱所用固定相有硅胶、氧化铝、键合相硅胶等，可用于分离 100mg 左右的样品。其分辨能力低于制备型 HPLC，但操作简单，分离所需时间短。

（2）柱色谱（column chromatography，CC）

1）常压柱色谱：常压柱色谱是靠重力驱动流动相流经固定相的一种分离方法，因操作简单而得到普遍应用。但只适合使用粒径较大的固定相，因而柱效较低，费时。根据需要固定相可选用硅胶、氧化铝、键合相硅胶、凝胶和离子交换剂等。以硅胶柱色谱为例，可用匀浆填装或干法填装柱，固定相的用量一般为试样的 30～60 倍。试样难以分离者，可适当提高至试样量的 100～200 倍。柱平衡后，可用少量初始洗脱溶剂溶解样品，均匀加到固定相顶端。当拟分离样品在初始洗脱剂中不溶解时，可采用干法上样，即先将样品溶在极性较大的溶剂中，然后加入约 3～5 倍量的固定相（或硅藻土）拌合均匀，低温蒸干或自然挥干，研细，加到柱床上端。常压柱色谱通常用于粗提取物的初步分离或 R_f 值相差较大的混合物的分离。采用梯度洗脱的方式可以提高分离效能。

2）制备型加压液相色谱：加压液相色谱所用载体多为颗粒直径较小、机械强度及比表面积均大的球形硅胶微粒，如 Zipax 类薄壳型或表面多孔型硅球以及 Zorbax 类全多孔硅胶微球，其上键合不同基团以适应不同类型分离工作的需要，因而柱效大大提高。依所加压力不同，加压液相色谱分为快速色谱（flash chromatography，约 $2.02×10^5$ Pa）、低压液相色谱（LPLC，$<5.05×10^5$ Pa）、中压液相色谱（MPLC，$(5.05～20.2)×10^5$ Pa）及高压液相色谱（HPLC，$>20.2×10^5$ Pa）等。所用仪器配以高灵敏度的检测器，以及自动描记、分部收集的装置，并用计算机进行色谱条件的设定及数据处理。故无论在分离效能及分离速度方面，加压液相色谱均远远超过了常压液相色谱，在天然药物分离工作中得到了越来越广泛的应用。图 1-28 为高压液相色谱装置的模式图。

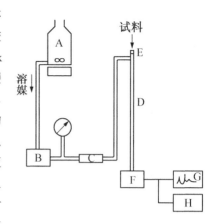

图 1-28　高压液相色谱装置
A. 溶剂贮槽　B. 高压液送泵　C. 防止脉冲装置　D. 色谱柱　E. 进样阀　F. 检出装置　G. 记录装置　H. 计算机

中低压液相色谱系统近年来国内外都有较多开发，如日本山善株式会社 Hi-Flash 中低压制备系列产品。E. Merek 公司生产的 Lobar 柱系列产品，因分离规模较大、分离效果较好、分离速度较快、分离条件可由相应的 TLC 结果直接选出，操作方便，得到了广泛使用。预制色谱柱是由玻璃制成，规格分为 A、B、C 三种型号，预制色谱柱的填料有硅胶、RP-18、RP-8、NH₂—、CN—及 diol 键合相硅胶等。表 1-12 列出了各种规格色谱柱的尺寸及最大上样量。

表 1-12　常用 Lobar 柱的型号及可能分离规模

规格	填充剂	长度(mm)	内径(mm)	外径(mm)	上柱可能试样量
A	LiChroprep Si60	240	10	13	～0.2g/0.3～1.0mL
A	LiChroprep Rp-8	240	10	13	～0.2g
B	LiChroprep Si60	310	25	28	～1.0g/1.0～5.0mL
B	LiChroprep DIOL	310	25	28	～1.0g/1.0～5.0mL
B	LiChroprep Rp-8	310	25	28	～1.0g
C	LiChroprep Si60	440	37	42	～3.0g/2.0～10.0mL
C	LiChroprep Rp-8	440	37	42	～3.0g/2.0～10.0mL

Lobar 柱可用于分离克级的样品，其分离效果有时可接近 HPLC 的分辨率，并可以反复使用。

与 Lobar 色谱分离系统相比，瑞士 Büchi 公司生产全套的中压液相色谱装置，其中包括各种规格的 flash 柱、中压色谱柱，柱体积大小可从 130mL 直至 1880mL，可用于分离 100mg 至 150g 的样品。压力范围高达 50bar，流速可高达 250mL/min；该系统接有溶剂梯度形成装置，并可用紫外检测仪检测。各种加压液相色谱的分离规模如图 1-29 所示。

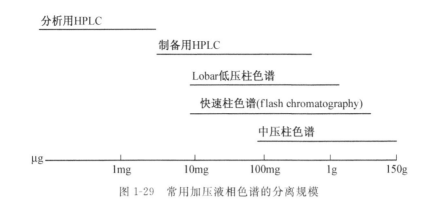

图 1-29 常用加压液相色谱的分离规模

常见的 Zorbax 系列 HPLC 填充柱型号见表 1-13 所示,可根据需要选择使用。

表 1-13　HPLC 用 Zorbax 系列填充柱

柱子名称	键合固定相组成	适用分离方式
Zorbax ODS	十八烷基组,—$C_{18}H_{37}$	反相
Zorbax C_8	辛基组,—C_8H_{17}	反相
Zorbax NH_2	胺基组,—NH_2	正相、反相、阴离子交换
Zorbax CN	氰基丙基组,—C_3H_7CN	反相、正相
Zorbax TMS	三甲基硅组,—$Si(CH_3)_3$	反相
Zorbax SAX	季铵组,—N^+R_3	阴离子交换
Zorbax SIL	氧化硅,—$SiOH$	吸附
Zorbax SCX-300	磺酸基组,—SO_3H	阳离子交换

3) 减压液相色谱:减压液相色谱是利用真空为动力来加速流动相流经固定相的一种分离方法,适用于在薄层色谱、中压、高压液相色谱分离之前对提取物进行初步分离。硅胶、氧化铝、聚酰胺、键合相硅胶等材料均可用作固定相。操作方式是用短柱或布氏漏斗干法加入固定相,然后通过三通活塞抽真空,并用一橡皮塞压紧,使其致密。放气之后,快速向吸附剂的表面加入初始洗脱溶剂,并继续抽真空。当溶剂流经全部柱体后,将柱抽干,即可准备上样。可将样品溶于适当的溶剂中直接加在柱上部,然后将样品抽入吸附剂。也可将样品与少量固定相拌合干法上样。继之减压洗脱或梯度洗脱,在收集每份馏分后将柱体抽干(可减少馏分之间的相互交叉)。减压液相色谱因其操作简便,分离速度快,分辨率高而在天然药物化学研究中获得广泛应用。

4) 干柱色谱:干柱色谱法是制备型薄层色谱形式上的变化,是将干的吸附剂装入色谱柱中,将待分离的样品滴加于柱上,或吸附于少量填料上,然后再上样。让洗脱液流经色谱柱(如尼龙柱),当接近色谱柱底部时,停止洗脱。将吸附剂从柱中挖出或根据展开的色带位置,用刀将色谱柱或管切成若干段,然后把被分开的化合物用溶剂洗脱下来并进行过滤。溶剂系统可利用薄层色谱选择。干柱色谱耗时短,且节省溶剂。

1.3.4　液-液色谱分离

液-液色谱分离如逆流色谱(counter-current chromatography,CCC)是一种连续高效的液-液分配色谱技术。因不需要固体支撑体,物质的分离依据其在互不相溶的两相液体中的分配系数的差异而实现。逆流色谱技术从早期的液滴逆流色谱(DCCC)、旋转腔室逆流色谱(RLCCC)到新一代仪器如高速逆流色谱(HSCCC)、高性能分配色谱(HPCPC 或 FCPC)等,近30 余年来得到了快速发展。以下介绍液滴逆流色谱和高速逆流色谱。

1. 液滴逆流色谱

液滴逆流色谱(droplet counter-current chromatography,DCCC)是在一组垂直排列的分离管内充满液态固定相,流动相成液滴上升或下降通过固定相的液柱,溶质在两相间连续分配而实现逆流色谱分离(图 1-30)。

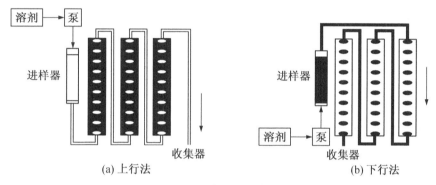

图 1-30　液滴逆流色谱分离

液滴逆流色谱的溶剂系统通常需要用三元或四元溶剂系统来制备两相溶剂,用附加的第三种或第四种溶剂既可调和其他溶剂组成和减少原始两相溶剂的极性差异,也可用来调节界面张力和减小黏度。最常用的溶剂系统见表 1-14。

表 1-14　液滴逆流色谱的溶剂系统

被分离的物质	基本双相溶剂	辅助溶剂
极性大的物质	正丁醇-水	甲醇、乙醇、丙酮、乙酸、吡啶
极性物质	氯仿-水	甲醇、正丁醇、异丙醇
脂溶性物质	正庚烷-甲醇	氯烷烃、丙酮
	正庚烷-乙腈	氯烷烃、丙酮

根据所选定的固定相与流动相的比重决定液滴按上行法还是下行法操作。

2. 高速逆流色谱

高速逆流色谱(high-speed countercurrent chromatography, HSCCC)是基于样品在旋转螺旋管内的互不混溶的两相溶剂间分配不同而获得分离。HSCCC 利用了单向流体动力学平衡原理,为一根 100 多米长的螺旋空管,注入固定相、样品溶液,然后做行星运动;同时不断注入流动相,由于行星运动产生的离心力场使得固定相保留在螺旋管内,流动相则不断穿透固定相,这样两相溶剂在螺旋管中实现高效接触、混合、分配和传递。样品中各组分在两相中的分配比不同而得到分离,如图 1-31 所示。

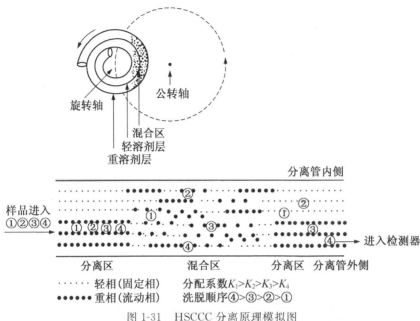

图 1-31 HSCCC 分离原理模拟图

高速逆流色谱操作包括选择两相溶剂系统,测定分析物在溶剂系统中的分配系数,制备两相溶剂系统和样品溶液,选择洗脱模式、流量、转速,洗脱液的检测等步骤。选择溶剂体系是决定 HSCCC 分离能否成功的关键。两相溶剂通常需要用三元或四元溶剂系统来制备,溶剂系统应满足以下条件:① 不造成样品的分解或变性,并有足够大的溶解度;② 能够以合适的体积比分成两相;③ 对样品有合适的分配系数($0.5 \leqslant K \leqslant 1$);④ 固定相在柱中有足够高的保留值。

有多种经验方法可帮助较好地选择溶剂系统,如 Ito 法、HBAW 法和 ARIZONA 法等。国内研究单位也总结出一套溶剂系统选择方案如表 1-15 所示,可参考应用。

在用 HSCCC 分离纯化天然药物有效成分时,应先根据相应化学成分的溶解特点和极性强弱,选择相应的两相溶剂体系,然后通过测定相应成分在不同比例溶剂体系中的分配系数确定各种溶剂的具体比例,从而确定最佳的两相溶剂系统。分配系数通常采用高效液相色谱法(HPLC)进行测定。

采用高速逆流色谱分离酸性、碱性成分可采用 pH-区带精制逆流色谱技术(pH-zone-refining countercurrent chromatography),它是依据物质的解离常数(pK_a)和疏水性的不同而实现分离。

pH-区带精制逆流色谱是在固定相中加入一种保留酸或保留碱,用于把样品各组分保留在管柱内,而流动相中加入一种洗脱碱(或洗脱酸),用

表 1-15 国内 HSCCC 常用两相溶剂体系

分离成分性质	溶剂体系
水溶性和强极性	正丁醇-乙酸-水
	正丁醇-甲醇-水
	正丁醇-乙酸乙酯-水
	乙酸乙酯-水
中等极性(氯仿溶解)	氯仿-甲醇-水
	乙酸乙酯-甲醇-水
	正己烷-乙酸乙酯-甲醇-水
	石油醚-乙酸乙酯-甲醇-水
弱极性(正己烷溶解)	正己烷-乙腈
	正己烷-甲醇-水
	正己烷-乙酸乙酯-甲醇-水
	石油醚-乙酸乙酯-甲醇-水

来根据各组分的 pK_a 值和疏水性把这些组分逐一洗脱出来。其色谱呈逐一连接的类似替代色谱峰型的矩形峰型,如图 1-32 所示。pH-区带精制逆流色谱所用溶剂系统如表 1-16 所示,可参考应用。

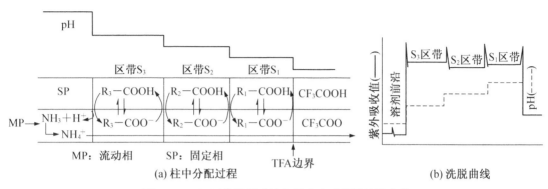

图 1-32 pH-区带精制逆流色谱分离过程及洗脱曲线

表 1-16 pH-区带精制逆流色谱常用溶剂体系

溶剂体系 1	正己烷-乙酸乙酯-甲醇-水	极性
	10 : 0 : 5 : 5	
	9 : 1 : 5 : 5	
	8 : 2 : 5 : 5	
	7 : 3 : 5 : 5	疏水性
	6 : 4 : 5 : 5	
	5 : 5 : 5 : 5	
溶剂体系 2	甲基叔丁基醚-正丁醇-乙腈-水	极性
	1 : 0 : 0 : 1	
	4 : 0 : 1 : 5	
	6 : 0 : 3 : 8	亲水性
	2 : 0 : 2 : 3	
	4 : 2 : 3 : 8	
	2 : 2 : 1 : 5	

HSCCC 具有以下优点:避免了样品在分离过程中的不可逆吸附、分解等导致可能的样品变性;滞留在柱中的样品可以通过多种洗脱方式予以完全回收;粗品可以直接上样且不会对柱子造成任何损害;通过改变溶剂系统实现对不同极性物质的分离;被分离组分在柱中保留时间或保留体积可通过分配系数进行预测;制备量大,费用低。

1.4 结构研究方法[4,7,33~38]

结构研究是天然药物化学的重要研究内容。从天然药物中分离得到的单体化合物即使具有很强的活性与较大的安全性,如果结构不清楚,则无法进行进一步的药效学和毒理学研究,更不可能开展结构修饰和人工合成及高质量的新药研究。

天然有机化合物结构较复杂,即使不是新化合物,未知因素也很多。目前,主要依靠谱学方法,在尽可能不消耗或少消耗样品的条件下,通过测定得到各种图谱,获得尽可能多的结构信息,必要时辅以化学手段,综合分析以推断确认化合物的平面结构乃至立体结构,并充分利用文献数据进行比较鉴别。

1.4.1　化合物的纯度测定

在结构研究前必须首先确定化合物的纯度。如纯度不合格,会给结构测定带来更大难度,甚至会导致结构测定工作的失败。判断纯度的方法有多种,最常用的是各种色谱方法,如TLC、PC、GC、HPLC等。无论采用何种色谱法检验,一般样品用三种以上差别较大的溶剂系统或色谱条件进行展开或洗脱,均显示单一的斑点或谱峰时方可确认其为单一化合物。个别情况甚至需使用正相和反相色谱方法加以确认,以保证结论的正确性。

此外,固体物质还可通过检查有无均匀一致的晶形,有无明确、敏锐的熔点等。固体纯物质的熔点,其熔距应在 $0.5 \sim 1.0$ ℃ 范围内,如熔距过大,则可能存在杂质,应进一步精制直至熔点恒定为止。有些化合物仅有分解点,而熔点不明确时无法根据熔点判断纯度。液体物质可通过测定沸点、沸程、折光率及相对密度等判断纯度。液体纯物质应有恒定的沸点,除高沸点物质外,其沸程不应超过5℃的范围。

1.4.2　理化常数的测定

物理常数是表明该物质性质的重要依据,在天然化合物结构研究中经常测定的重要物理常数有熔点、沸点、比旋光度等。液体纯物质还应测定折光率及相对密度。此外,记录和测定化合物的其他理化常数,如 pH、不同溶剂中溶解度及色谱行为、灼烧试验、化学定性反应等,能为化合物结构的推测和确定提供必要的线索。

1.4.3　结构研究的主要程序

对于未知天然化合物,结构研究并没有一个固定的模式。表 1-17 列出了化合物结构研究的主要程序及采用的方法,可供参考。

表 1-17　结构研究的主要程序及采用的方法

程　　　序	方　　　法
物理常数的测定	熔点、沸点、比旋光度和折光率等常数的测定
分子式的确定	(1) 元素分析进行分子量的测定; (2) 同位素丰度比法估算分子量; (3) 高分辨质谱法(HR-MS)精确测定分子量
化合物官能团、结构片段的确定	(1) 计算不饱和度,推算结构中含有的双键数或环数; (2) UV、IR 可提供有关共轭体系、官能团信息; (3) ^{1}H-NMR、^{13}C-NMR(DEPT)结合 ^{1}H-^{1}H COSY 和 ^{1}H-^{13}C COSY(HMQC,HSQC)确认分子中所含 $^1J_{\text{C-H}}$ 和 H-H 偶合片段
化合物基本骨架和平面结构的推断	(1) 采用 HMBC 检测分子内的 $^2J_{\text{C-H}}$ 和 $^3J_{\text{C-H}}$ 相关信息,进行跨越非接氢 C 原子和杂原子的连接,将结构片段通过季碳进行连接,从而得到分子的平面结构; (2) 通过波谱数据(NMR、MS 裂解、IR、UV)与已知类似物比较进行一致性验证

程　　序	方　　法
化合物相对构型的推断	(1) 利用一维 NOE 差谱; (2) 利用二维 NOESY 或 ROESY 谱; 　通过 NOESY 或 ROESY 实验,检测质子间的 NOE 相关,利用 NOE 提供的空间相关信息,补充和完善分子的平面构造解析,并在此基础上进一步讨论分子的相对构型和在溶液中的构象等立体化学问题
化合物绝对构型的推断	(1) 测定 CD 或 ORD 谱; (2) 利用手性位移试剂测定绝对构型; (3) 培养单晶进行 X-单晶衍射分析; (4) 进行全合成验证

1.4.4　结构研究中采用的主要方法

1. 确定分子式并计算不饱和度

确定分子式采取的主要方法有:① 元素定量分析配合分子量测定;② 同位素丰度比法;③ 高分辨质谱法(HR-MS);核磁共振谱(NMR)可以佐证分子式的正确与否。

(1) 测定分子式:

1) 元素定量分析配合分子量测定:一般应在进行元素定量分析前先进行元素定性分析,如采用钠熔法等。元素定性分析一般委托专门的实验室进行。如果化合物只含 C、H、O 时,通常只作 C、H 定量,O 则由扣除法求得。所用样品量通常为几毫克。通过元素分析,可以获得化合物中碳、氢、氧、氮和硫等几种元素各自的比例。如果能提供的样品有足够多的量(几十毫克)时,还可以测定出某些金属元素在化合物中所占的比例,如钠等。结合分子量的测定结果,可推定出化合物的分子式。以刺果甘草(*Glycyrrhiza pallidiflora* Maxim)根中分得的某白色针晶为例。

元素定量分析得到下列结果:

C:79.35%;　　　　　　　H:10.21%

从 100 中扣除 C、H 后,得 O%=(100−79.35−10.21)×100%=10.44%

分别以该元素的百分含量除以该元素的原子量,即可求出三种元素在结构中所占的比例,继以其中数值最小的一项除以各数,即得三者原子比。

$$\left.\begin{array}{l} C:79.35÷12.01=6.61 \\ H:10.21÷1.008=10.13 \\ O:10.44÷16.00=0.65 \end{array}\right\}×1/0.65 \qquad \begin{array}{l} \text{原子比} \\ 10.16 \\ 15.58 \\ 1 \end{array}$$

按倍比定律,原子间的化合一定是整数,故上述原子比可化约为 $C_{10}H_{16}O_1$,计算该实验式中各元素的百分含量,并与实测值对照如下:

实验式:$C_{10}H_{16}O_1$

理论值:C　79.29%;　　　H　10.13%;　　　O　10.57%

实测值:C　79.35%;　　　H　10.21%;　　　O　10.44%

显然理论值与实测值比较相近,故确定该化合物分子式为 $(C_{10}H_{16}O)_n$,n=1,2,3。确切的分子式则等分子量测定后才能确定。

分子量的测定有冰点下降法(固体物质)、沸点上升法(液体物质)、黏度法、凝胶滤过法等,但目前最常用的是质谱法(MS)。因该化合物由电子轰击质谱(EI-MS)法测得的分子离子峰($M^{\ddot{+}}$,m/z)为 456,即:

$$(C_{10}H_{16}O) \times n = 456 \qquad n = 456/152 = 3$$

故分子式为 $C_{30}H_{48}O_3$。以上就是刺果甘草皂苷元 A(glypallisapogenin A)分子式的推定过程。

2)同位素丰度比法:如表 1-18 所示,已知组成化合物的主要元素(除氟、磷、碘外)均由相对丰度比一定的同位素所组成,且重元素一般比轻元素重 1~2 个质量单位,故重元素组成的分子将比由轻元素组成的分子重 1~2 个质量单位。据此,在大多数有机化合物的 MS 图上,如能见到稳定的分子离子峰$[M]^+$时,则在高出其 1~2 个质荷比(m/z)处还可同时见到$[M+1]^+$及$[M+2]^+$两个同位素峰。对一定的化合物来说,其$[M]^+$、$[M+1]^+$及$[M+2]^+$峰的相对强度应为一定值(含 Cl、Br 时除外)。同位素丰度比法之所以能求算分子式系根据这一原理。

表 1-18　若干同位素及其丰度比

同位素	质　量	丰度比(%)	同位素	质　量	丰度比(%)	同位素	质　量	丰度比(%)
^{1}H	1.007825	99.9855	^{2}H	2.01410	0.0145	—		
^{12}C	12.00000	98.8292	^{13}C	13.00335	1.1080	—		
^{14}N	14.00307	99.635	^{15}N	15.00011	0.365	—		
^{16}O	15.99491	99.759	^{17}O	16.99914	0.037	^{18}O	17.99916	0.204
^{19}F	18.99840	100	—			—		
^{28}Si	27.97693	92.20	^{29}Si	28.97649	4.70	^{30}Si	29.97376	3.10
^{31}P	30.97376	100	—			—		
^{32}S	31.97207	95.018	^{33}S	32.97146	0.750	^{34}S	33.96786	4.21
^{35}Cl	34.96885	75.537	^{37}Cl	36.96590	24.463	—		
^{79}Br	79.9183	50.52	^{81}Br	80.9163	49.48	—		
^{127}I	126.9044	100	—			—		

同位素丰度比法因试样用量少,对分子量在 500 以下,又能生成稳定分子离子的化合物是一种值得优先选用的方法。

3)高分辨质谱法(high resolution mass spectrometry,HR-MS):高分辨质谱仪可将物质的质量精确测定到小数点后 4~6 位。如表 1-19 所示,国际上把^{12}C 的原子量定为整数 12,以^{12}C=12.00000 为基准,则^{1}H 并不正好是一个原子质量单位(amu),而是 1.007825、^{14}N 为 14.00307、^{16}O 为 15.99491。因此,表中所列 $C_8H_{12}N_4$、$C_9H_{12}N_2O$、$C_{10}H_{12}O_2$、$C_{10}H_{16}N_2$ 四个化合物的分子量虽都为 164,但精确质量并不相同,在 HR-MS 仪上可以很容易地进行区别。

表 1-19　四个化合物的精确质量

序　号	分 子 式	精 确 质 量	序　号	分 子 式	精 确 质 量
M_1	$C_8H_{12}N_4$	164.1063	M_3	$C_{10}H_{12}O_2$	164.0837
M_2	$C_9H_{12}N_2O$	164.0950	M_4	$C_{10}H_{16}N_2$	164.1315

以有机化合物中常见元素的原子精确质量数为基准,HR-MS 测得化合物的分子离子峰的精确质量数,其数值不是整数,一般给出小数点后 4～6 位。符合一定实验误差之内的可能分子式数目将大大减少。据此,不仅可给出化合物的精确分子量,还可以直接给出化合物的分子式。如某一化合物的 HR-MS 谱中,分子离子峰为基峰 m/z 414.16777,从 HR-MS 谱可得到如下数据:

测定值	%基峰	分子式	计算值	误差	不饱和度
414.16777	100.0	$C_{30}H_{22}O_2$	414.16197	−5.8	20.0
		$C_{25}H_{24}{}^{13}C_2O_4$	414.17414	6.4	16.0
		$C_{23}H_{26}O_7$	414.16785	0.1	11.0
		$C_{22}H_{25}{}^{13}CO_7$	414.16337	−4.4	11.5
		$C_{21}H_{24}{}^{13}C_2O_7$	414.15890	−8.9	12.0

由此,可推断该化合物的分子式为 $C_{23}H_{26}O_7$。

（2）不饱和度的计算:分子式确定后,可按下式计算不饱和度（u）。

$$u = Ⅳ - Ⅰ/2 + Ⅲ/2 + 1$$

式中:Ⅰ为一价原子(如 H、D、X)的数目;Ⅲ为三价原子(如 N、P)的数目;Ⅳ为四价原子(如 C、S)的数目。

O,S 等二价原子与不饱和度无关,故不予考虑。

以 $C_{30}H_{48}O_3$ 化合物为例,不饱和度 $u = 30 - 48/2 + 0/2 + 1 = 7$。

2. 紫外-可见吸收光谱

分子中的电子可因光线照射从基态(ground state)跃迁到激发态(excited state),其中 $\pi \rightarrow \pi^*$ 跃迁以及 $n \rightarrow \pi^*$ 跃迁可因吸收紫外光及可见光而引起,吸收光谱将出现在光的紫外及可见区域 (200～700nm),所测得的光谱叫紫外-可见光谱(ultraviolet-visible,UV-vis)。图 1-33 为 β-藏茴香酮(β-carvone) 的 UV 吸收光谱图,横轴为波长,以 nm 表示,纵轴为吸收度(absorbance, A)。UV 光谱对于分子中含有共轭双键、α、β-不饱和羰基(醛、酮、酸、酯)结构的化合物以及芳香化合物结构鉴定是一种重要手段,主要用于推断化合物的骨架类型。如黄酮类化合物,它们的 UV 光谱在加入某种诊断试剂后可因分子结构式中取代基的类型、数目及排列方式不同而发生不同的改变,故还可用于测定化合物的精细结构。

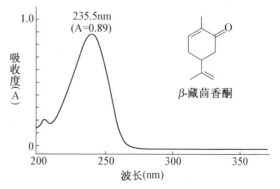

图 1-33　β-藏茴香酮的 UV 吸收光谱

3. 红外光谱

分子中价键的伸缩及弯曲振动在光的红外区域即 $4000 \sim 500 \mathrm{cm}^{-1}$ 处引起吸收,测得的吸收图谱叫红外光谱(infrared spectm,IR)(图 1-34)。其中 $4000 \sim 1500 \mathrm{cm}^{-1}$ 的区域为特征频率区,一般含有各种含氢单键的伸缩振动峰,各种叁键、双键的伸缩振动峰,以及部分含氢单键的面内弯曲振动峰。故许多特征官能团如羟基、氨基及重键(如 C═C、C≡C、C═O、N═O)、芳环等吸收均出现在这一区域,并可据此进行鉴别。通过该区内查找特征峰,确定是否有官能团的存在,以确定化合物的类型。$1500 \sim 600 \mathrm{cm}^{-1}$ 为指纹区,指纹区内一般含有各种单键的伸缩振动峰,多种基团的面外弯曲振动峰,可据此进行化合物的真伪鉴别。

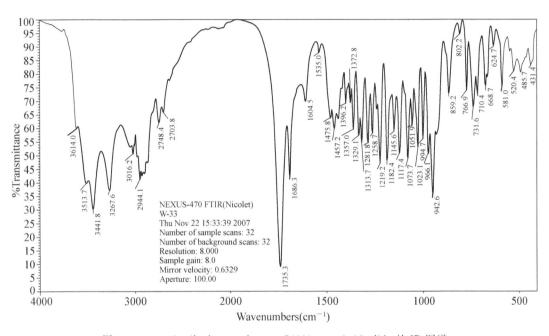

图 1-34 1,4,8-trihydroxyeudesman-7(11)- ene-8,12-olide 的 IR 图谱

4. 核磁共振谱

(1)氢核磁共振谱(^{1}H-NMR):氢同位素中,^{1}H 丰度比最大,信号灵敏度高,故 ^{1}H-NMR 的测定比较容易,应用最广泛。^{1}H-NMR 谱的化学位移(δ)范围在 $0 \sim 20$ 化学位移单位。^{1}H-NMR谱中通过峰的化学位移(δ)、偶合裂分(重峰数及偶合常数 J)及峰面积,可提供分子中 ^{1}H 的类型、数目及相邻原子或原子团等重要结构信息。

1)化学位移(δ):^{1}H 核因周围化学环境不同,其外围电子云密度及绕核旋转产生的磁屏蔽效应也不同,不同类型的 ^{1}H 核均有各自特征的化学位移范围,据此可以识别。

2)峰面积:^{1}H-NMR 谱上积分面积与分子中的总质子数相当。分析图谱时,只要通过比较共振峰的面积,就可判断氢核的相对数目。当化合物分子式已知时,可以求出每个吸收峰所代表氢核的绝对个数。

3)峰的裂分及偶合常数(J):磁不等同的两个或两组氢核在一定距离内因相互自旋偶合干扰而使信号发生分裂,表现出不同裂分,如 s(singlet,单峰)、d(doublet,二重峰)、t(triplet,三重峰)、q(quartet,四重峰)及 m(multiplet,多重峰)等。

在低级偶合系统中,某一质子裂分后的谱线数为 $n+1$,其中 n 为干扰核的数目。裂分间的距离为偶合常数(coupling constant,J,Hz),用于表示相互干扰的强度,其大小取决于间隔键的距离。间隔的键数越少,则 J 的绝对值越大,反之则越小。一般相互偶合的两个或两组 ^{1}H 核信号其偶合常数相等,所以测量并比较裂分间的距离对于判断 ^{1}H 核之间是否相关很有用处。通常超过三根单键以上的偶合可以忽略不计。但在 π 系统中,如烯丙基及芳环,因电子流动性较大,即使间隔超过了三根键,仍可发生偶合,但作用较弱,如下所示:

$$J_{ac}(trans)=1.6\sim2.0\ Hz$$
$$J_{bc}(cis)=0\sim1.5\ Hz$$

$$J_o=6\sim10\ Hz$$
$$J_m=1\sim3\ Hz$$
$$J_p=0\sim1\ Hz$$

自旋偶合引起的谱线分裂可以提供结构信息,但有时谱线太复杂,造成谱图解析困难。目前多采用同核去偶技术(homodecoupling)消除或部分消除相邻 ^{1}H 核的偶合影响,以利简化图谱,更加明确质子间的偶合关系。

如图 1-35 为 arnebinol 的 400MHz ^{1}H-NMR 图,其中 δ5.67 处的烯烃质子(1H)表现为一组宽三重峰(br.t),表示除有两个相邻 ^{1}H 与之偶合($J=7$Hz)外,还存在远程偶合影响。在去偶试验中,当用另一电磁辐射分别照射 δ3.07~3.30(2H,br.s×2)、δ2.34(2H,$J=7$Hz)及 δ1.24(3H,s)处的信号时,这些质子对 δ5.67 信号的偶合影响即消除。δ5.67 处的 ^{1}H 核信号在不同的去偶谱中分别表现为宽单峰(br.s)、有着细微结构的三重峰,故意味着分子中存在下列结构片断(结构式中用黑体表示的部分)。

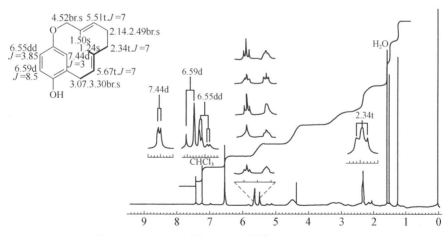

图 1-35　arnebinol 的 ^{1}H-NMR 图谱(400MHz,CDCl$_3$)

在推断化合物平面和立体结构时,^{1}H-NMR 谱可提供重要信息。当两个(组)不同类型质子位于相近的空间距离时,照射其中一个(组)质子会使另一(组)质子的信号强度增强,这种现象称为核 Overhauser 效应(nuclear Overhauser effect,简称 NOE)。NOE 差谱是研究分子中质子空间相互接近的有效方法。先记录一个在某一位置去偶照射的 ^{1}H 谱,再选择一个远离照射位点的地方用相同的条件记录去偶^{1}H谱,二谱相减,达到差谱。在差谱中,只有信号强度增加(正NOE信号)或减小(负NOE信号)的信号被保留。根据这些信号可以确定相关的质子在空间上是相互靠近的。图1-36是化合物β-紫罗兰酮(β-ionone)的NOE差谱,(a)是照射1,1′-二甲基时的NOE差谱,从高场测起,2-H、8-H和7-H信号分别增强了5.5%、9.8%和12.9%,7-H和8-H都显示NOE增强,并且7-H的NOE比8-H大,表明分子内$C_5=C_6$和$C_7=C_8$两个双键的平面相互垂直,C_6-C_7键是扭转的。(b)是照射5-甲基得到的NOE差谱,对4-H、7-H和8-H都观测到了NOE增强。(c)是照射10-H(酰甲基)得到的NOE差谱,从结构式判断,8-H应该有较大的NOE增强,但7-H的NOE较大,这是由于分子中羰基和乙烯基呈E式共轭为主构象的缘故。

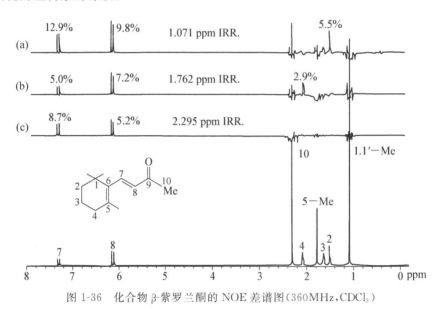

图1-36　化合物β-紫罗兰酮的NOE差谱图(360MHz,CDCl₃)

　　NOE效应不仅能够提供有关分子构型和构象等立体化学信息,而且可提供分子片断之间的连接信息。上述β-紫罗兰酮化合物中六元环的6位是季碳原子,无法简单地通过邻位HH之间的偶合与侧链连接。由于7-H显示与1,1′-二甲基和5-甲基的NOE相关,因此可以推测侧链连接于六元环的6位。这种借助于NOE进行的连接称为通过空间的连接,在结构鉴定中当缺乏通过键的连接信息时,往往能够提供有用的分子骨架的连接信息。

　　(2)碳核磁共振谱(^{13}C-NMR):碳原子构成有机化合物的骨架,所以在决定结构时,^{13}C-NMR可提供重要的信息。NMR的测定灵敏度与磁旋比(r)的三次方成正比,而^{13}C的磁旋比仅约为^{1}H的1/4,天然丰度也仅为^{1}H的1/100,因而灵敏度很低,致使^{13}C-NMR长期以来不能投入实际应用。脉冲傅里叶变换核磁共振(pulse FT-NMR)仪的出现,碳谱才能用于常规分析。^{13}C-NMR谱提供的结构信息是分子中各种不同类型及化学环境的碳核化学位移、异核偶合常数(J_{CH})及弛豫时间(T_1),其中利用度最高的是化学位移(δc)。

　　1)^{13}C的信号裂分:^{13}C和^{1}H均为磁性核,故在间隔一定键数范围内也可通过自旋偶合使对方信号产生裂分。^{1}H-NMR谱中,因为^{13}C的自然丰度比较小,这种偶合干扰极小,表现为微弱的"卫星峰"形式,埋在噪声之中,可以忽略不计。通常只须注意^{1}H-^{1}H之间的同核偶合影响。^{13}C-NMR谱中,两个^{13}C相连的概率只有0.1%,^{13}C-^{13}C之间的同核偶合影响一般可以不予考虑;相反,¹H 的偶合影响(异核偶合)却表现得十分突出,因¹H 核自旋偶合干扰产生的裂分数目仍遵守 $n+1$ 规律。以直接相连的¹H 的偶合影响为例,¹³C 信号将分别表现为 s(C)、d(CH)、t(CH₂)、q(CH₃),$^1J_{CH}$ 约为 120～250Hz。

实际上,除了 $^1J_{CH}$ 的影响外,由于还可能同时存在二键($^2J_{CH}$)及三键($^3J_{CH}$)范围内的远程偶合影响,¹³C 信号还进一步裂分,表现为更复杂的图形。以图 1-37 所示 β-紫罗兰酮为例,2-C 因直接相连的两个 2-H 的偶合影响($^1J_{CH}$)裂分为三重峰,又 3-H($^2J_{CH}$)、4-H($^3J_{CH}$)及 1-CH₃($^3J_{CH}$)的远程偶合影响,所以其裂分很复杂,但 $^2J_{CH}$、$^3J_{CH}$ 甚小,仅为 $^1J_{CH}$ 的 1/10,故综合表现为具有复杂细微结构的三重峰。为指认各信号可通过 2D-NMR 的测试。综合分析这些图谱提供的结构信息,对于天然化合物的结构测定具有重要的意义。

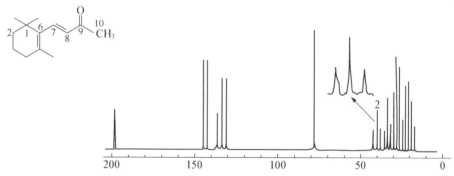

图 1-37 β-紫罗兰酮的质子非去偶谱(62.5MHz,¹³C-NMR,CDCl₃)

2) 常见的¹³C-NMR 测定技术:

① 质子噪音去偶谱(proton noise decoupling spectrum):也称全氢去偶(proton complete decoupling,COM)或质子宽带去偶(broad band decoupling,BBD)。方法是采用宽频的电磁辐射照射所有¹H 核使之饱和后测定¹³C-NMR 谱,此时¹H 对¹³C 的偶合影响全部被消除,从而简化了图谱。在分子中没有对称因素和不含 F、P 等元素时,每个碳原子都会给出一个单峰,互不重叠,所以宽带去偶碳谱具有信号分离度好、强度高的优点,常用于确定分子中不等价碳的数目,以及测定各碳的化学位移值,但不能区别伯、仲、叔碳。另外,因照射¹H 后产生 NOE 现象,连有¹H 的¹³C 信号强度增加,季碳信号因不连有¹H,表现为较弱的峰,见图 1-38 所示。

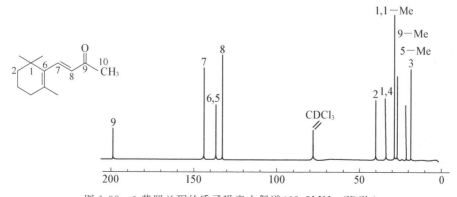

图 1-38 β-紫罗兰酮的质子噪音去偶谱(62.5MHz,CDCl₃)

② DEPT（distortionless enhancement by polarization transfer）：DEPT 法系通过改变照射^{1}H 核的脉冲宽度（θ）或设定不同的弛豫时间（delay time，2D$_3$），使不同类型的^{13}C 信号在谱图上呈单峰并分别呈现正向峰或倒置峰，故灵敏度高，信号之间很少重叠，目前已成为^{13}C-NMR谱的一种常规测定方法，见图 1-39 所示。

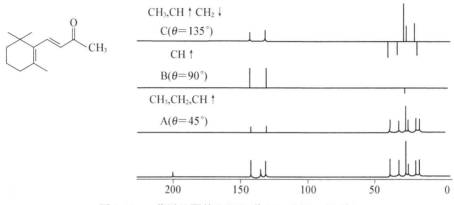

图 1-39　β-紫罗兰酮的 DEPT 谱（62.5MHz，CDCl$_3$）

3）^{13}C 信号的化学位移：^{13}C-NMR 谱与^{1}H-NMR 谱相比，化学位移幅度较宽，约为 200化学位移单位，故信号之间很少重叠，识别比较容易，如图 1-40 所示。和^{1}H-NMR 谱一样，^{13}C信号的化学位移也取决于周围的化学环境及磁环境，并可据此判断^{13}C 的类型。显然，改变某个^{13}C 核周围的化学环境或磁环境，如引入某个取代基，则^{13}C 信号即可能发生位移（取代基位移，substitution shift）。常见的有苯的取代基位移、羟基的苷化位移（glycosylation shift）、酰化位移（acylation shift）等，在结构研究中均具有重要的作用。

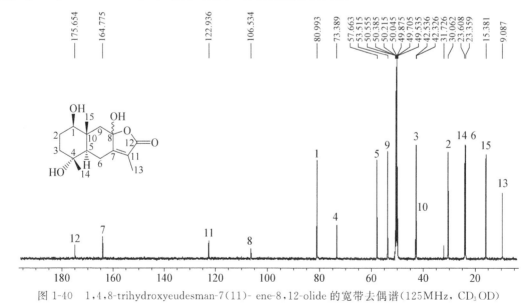

图 1-40　1,4,8-trihydroxyeudesman-7(11)- ene-8,12-olide 的宽带去偶谱（125MHz，CD$_3$OD）

（3）二维核磁共振谱（2D-NMR）：将 NMR 提供的信息如化学位移-偶合常数或化学位移-化学位移对核磁信号作二维展开所绘制的图谱，称二维核磁共振谱。二维核磁共振可大概分为 J 分辨谱（J resolved spectroscopy）和化学位移相关谱（chemical shift correlation

spectroscopy）。以下仅讨论常用的化学
位移相关谱。

　　1）^{1}H-^{1}H COSY 谱：是指在同一偶
合体系中质子之间的偶合相关谱。其可
以确定质子化学位移以及质子之间的偶
合关系和连接顺序。图谱多以等高线图
表示。对角线上的峰为一维谱，对角线
两边相应的交叉峰与对角线上的峰连成
正方形，该正方形对角线上的两峰即表
示有偶合关系，如图 1-41 所示，化合物
1，4，8-trihydroxyeudesman-7（11）-ene-
8，12-olide 的 ^{1}H-^{1}H COSY 谱。因此，通
过 ^{1}H-^{1}H COSY 谱，从任一交叉峰即可
确定相应的两峰的偶合关系。

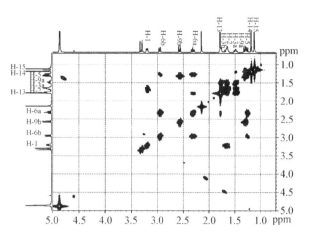

图 1-41　　1，4，8-trihydroxyeudesman-7(11)- ene-8，12-olide
的 ^{1}H-^{1}H COSY 谱(500MHz，CD$_3$OD)

　　2）NOESY 谱：是在二维谱上观测 NOE 效应，与 ^{1}H-^{1}H COSY 谱相像。对角线上有对角
峰，对角线外显示相关峰，但是相关峰揭示的是质子与质子间的相接近关系，而非质子与质子
通过键的标量偶合。NOESY 谱能通过分子内质子与质子在空间上的相互位置关系，提供有
关分子相对立体化学和溶液构象方面的重要信息，是研究分子构型、构象和运动性的重要工
具。图 1-42 是 1，4，8-trihydroxyeudesman-7(11)-ene-8，12-olide 的 NOESY 谱，从 NOESY 谱
中可以观察到 H-14(δ1.19) 和 H-15(δ1.12) 有 NOE 效应，表明两者位于同侧，故确定为 β 构
型，H-14(δ1.19) 和 H-3β(δ1.76) 有 NOE 效应，而 H-1(δ3.21) 与 H-3α(δ1.48) 有 NOE 效应，
表明 H-1(δ3.21) 为 α 构型，此外，H-1(δ3.21) 与 H-5(δ1.26) 也有 NOE 效应，表明 H-5(δ1.
26) 也是 α 构型。

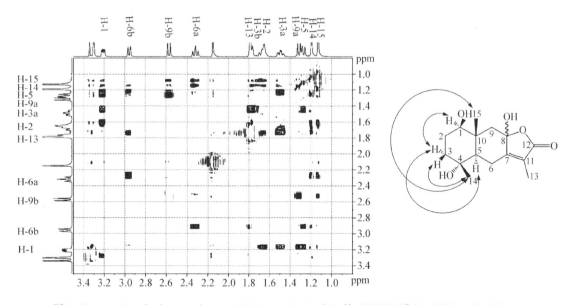

图 1-42　　1，4，8-trihydroxyeudesman-7(11)-ene-8，12-olide 的 NOESY 谱(500MHz，CD$_3$OD)

3) ^1H 检测的异核化学位移相关谱：异核化学位移相关谱特别是^{13}C-^1H COSY 谱对于鉴定化合物结构是十分重要的,常用的有 HMQC 谱和 HMBC 谱。

① HMQC 谱：是通过^1H 核检测的异核多量子相关谱(^1H detected heteronuclear multiple quantum coherence,HMQC),此谱能反映^1H 核和与其直接相连接的^{13}C 的关联关系,以确定 C-H 偶合关系($^1J_{CH}$)。图 1-43 为 1,4,8-trihydroxyeudesman-7(11)- ene-8,12-olide 的 HMQC 谱,水平轴为^1H 化学位移,垂直轴为^{13}C 化学位移。直接相连的^{13}C 与^1H 将在对应的^{13}C 和^1H 化学位移的交点处给出相关信号。由相关信号分别沿两轴画平行线,就可将相连的^{13}C 与^1H 信号予以直接归属。

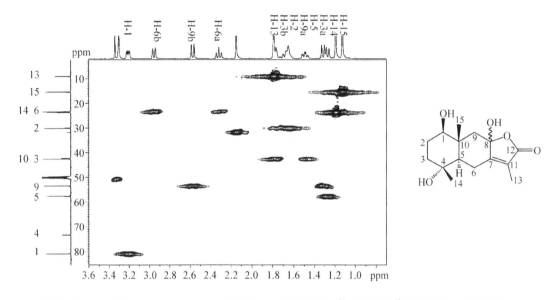

图 1-43   1,4,8-trihydroxyeudesman-7(11)- ene-8,12-olide 的 HMQC 谱(500MHz,CD$_3$OD)

② HMBC 谱：是通过^1H 核检测的异核多键相关谱(^1H detected heteronuclear multiple bond correlation,HMBC),把^1H 核和与其远程偶合的^{13}C 核关联起来。在 HMBC 谱中,水平轴为^1H 化学位移,垂直轴为^{13}C 化学位移,HMBC 可以高灵敏地检测相隔 2 键或 3 键的 C-H 远程偶合相关(即$^2J_{CH}$或$^3J_{CH}$)。从 HMBC 谱中可以得到有关碳链骨架的连接信息,有关季碳的结构信息及杂原子存在而被切断的偶合系统之间的结构信息。图 1-44 为 1,4,8-trihydroxyeudesman -7(11)- ene-8,12-olide 的 HMBC 谱,可以看到δ：1.78 的甲基与 C-7(δ164.8)、C-11(δ122.9)、C-12(δ175.7)的相关,δ：1.19 的甲基与 C-3(δ42.5)、C-4(δ73.4)、C-5(δ57.7)的相关,δ：1.12 的甲基与 C-1(δ81.0)、C-5(δ57.7)、C-9(δ53.5)、C-10(δ42.3)的相关等信息。

5. 质谱

有机质谱提供的分子结构信息主要有分子量、元素组成,通过解析由质谱裂解反应产生的碎片离子或丢失基团可推定或复核分子的官能团、部分结构甚至整个分子结构。由于在一定条件下化合物的开裂遵循一定规律,比较试样与标准品在同一装置、同一条件下测得的 EI-MS 图,可以鉴别是否为同一化合物。离子源的性能决定了离子化效率,很大程度上决定了质谱仪的灵敏度。以下是常用的电离方式及相应特点。

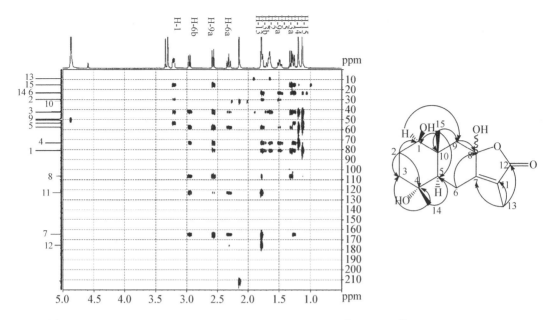

图 1-44　1,4,8-trihydroxyeudesman-7(11)-ene-8,12-olide 的 HMBC 谱(500MHz，CD₃OD)

（1）电子轰击质谱（electron impact mass spectrometry，EI-MS）：气化后的样品分子进入离子化室后，受到由钨或铼灯丝发射并加速的电子流的轰击产生正离子（图 1-45）。轰击电子的能量大于样品分子的电离能，使样品分子电离或碎裂。电子轰击质谱能提供有机化合物最丰富的结构信息，有较好的重现性，其裂解规律的研究也最为完善，已经建立了数万种有机化合物的标准谱图库可供检索，已成为最常用的离子源。但当样品相对分子质量较大难以气化或对热稳定性较差时，常常得不到准分子离子峰，因而不能测定这些样品的相对分子质量。

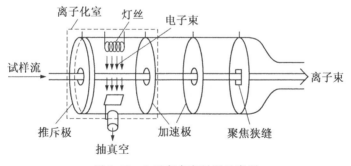

图 1-45　电子轰击离子源示意图

（2）场解析质谱（field desorption mass spectrometry，FD-MS）：将样品沉积在直径约 10mm、长满细微碳针钨丝发射极上，通过真空密闭系统进入离子室作为阳极，在距离其 2mm 的对面安装阴极，并加 10kV 的高压电使样品电离。样品分子不经气化而直接得到准分子离子，故特别适用于难气化和热稳定性差的固体样品分析，如有机酸、甾体类、糖苷类、生物碱、氨基酸、肽和核苷酸等。检出灵敏度高，谱图比较简单。如在糖苷的 FD-MS 谱图中（图1-46）可见到由[M+H]⁺ 或[M+Na]⁺ 及依次脱去糖的碎片，这对确定分子量、糖链连接顺序提供了较多的信息。

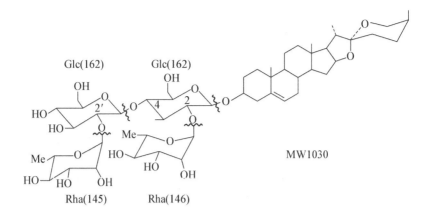

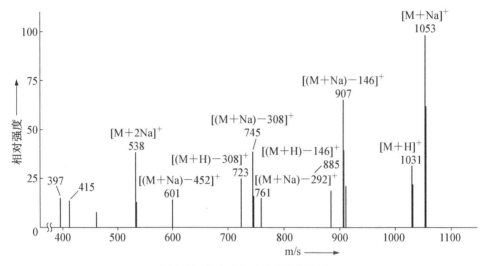

图 1-46　Balanitin-1 的 FD-MS 图

（3）快原子轰击质谱（fast atom bombardment mass spectrometry，FAB-MS）：如图 1-47 所示，从离子枪射出的一次离子 Ar_A^+ 经加速后在碰撞室与 Ar_B 碰撞，交换电荷，产生高速中性粒子 Ar_A，轰击试样（调在基质中）使之电离。FAB-MS 谱中生成的常见分子离子峰为 $[M+H]^+$，还根据分解反应产生 $[M-H]^+$，容易提供电子的芳烃及酚类化合物可产生 M^+ 离子，甾体类可出现 $[M+NH_4]^+$，糖苷、核苷等常观察到 $[M+Na]^+$；由基质与轰击粒子碰撞诱导发生还原反应，可产生二聚体 $[2M+H]^+$ 及 $[M+H+B]^+$（B 为基质分子）。由于配备了阴离子捕获器，还可给出相应的阴离子质谱，与阳离子质谱互相补充，大大增加了信息来源及可信程度。FAB-MS 可用于强极性、挥发性低、热稳定性

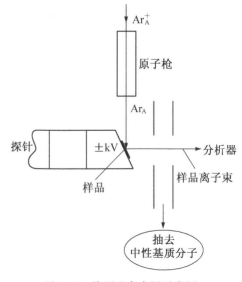

图 1-47　快原子轰击源示意图

差和相对分子质量大及 EI 难于得到有意义质谱的样品。FAB 比 EI 容易得到比较强的分子离子或准分子离子,所得质谱有较多的碎片离子峰信息,有助于结构解析。

（4）电喷雾电离质谱(electrospray ionization mass spectrometry,ESI-MS)：如图 1-48 所示,溶剂化的样品分子从高电压喷枪中喷出,形成的小液滴在热气流加热下挥发溶剂,表面电荷不断增大后发生库仑爆破,形成更小的液滴,反复多次,最后剩下的样品加合离子溅射出来,并进入质量分析器被检测。不容易溅射的生物大分子,以溶剂挥干后的残余样品加合离子的形式被检测。整个离子化过程条件温和,可用正离子或负离子模式进行检测,通常小分子得到$[M+H]^+$ 或 $[M-H]^+$ 等单电荷离子,生物大分子容易形成一系列多电荷离子,因此利用 ESI-MS 还可分析检测蛋白质、寡核苷酸等化合物。这一技术与 ESI-MS/MS 或 LC-(ESI)MS/MS 等联用广泛用于有机物裂解规律研究及天然药物分析。

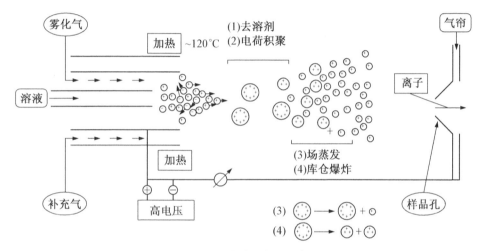

图 1-48　电喷雾电离化示意图

（5）基质辅助激光解吸电离质谱(matrix-assisted laser desorption mass spectrometry MALDI-MS)：是将样品溶解于所用激光波长下有强吸收的基质中,利用激光脉冲辐射分散在基质中的样品使其解离成离子,并根据不同质荷比的离子在仪器无场区内飞行和到达检测器的时间,即飞行时间的不同而形成质谱。此种质谱技术适用于结构复杂、不易气化的大分子(如多肽、蛋白质等)的研究,可得到分子离子、准分子离子和具有结构信息的碎片离子。

6. 旋光光谱与圆二色谱

平面偏振光通过光学活性分子后,由于左、右圆偏振光的折射率不同,偏振面将旋转一定角度,这种现象称为旋光。偏振面旋转的角度称为旋光度 α。平面偏振光通过光学活性分子时不但产生旋光现象,而且还产生因吸收系数不同而导致的"圆二色性"。

用不同波长(200～760nm)的偏振光照射光学活性物质,并用波长 λ 对比旋光度 $[\alpha]$ 或摩尔旋光度 $[\varphi]$ 作图所得到的曲线即旋光光谱(ORD)。以左旋圆偏振光和右旋圆偏振光的吸收系数之差或摩尔椭圆度 $[\theta]$ 为纵坐标,波长为横坐标记录的谱线即为圆二色谱(CD),如果分别用 ε_L 和 ε_R 表示平面偏振光的左旋圆偏振光和右旋圆偏振光的吸收系数,那么 $\Delta\varepsilon=\varepsilon_L-\varepsilon_R$ 表示的是 CD 的强度,而摩尔椭圆度与 $\Delta\varepsilon$ 之间的关系为 $[\theta]=3300\Delta\varepsilon$。

（1）旋光光谱：常见有下列几种类型：

1）平坦谱线：分子中虽有不对称碳原子,但在 200～700nm 处无紫外吸收时所得图谱无峰谷之分,如图 1-49 所示,其中谱线在短波处升起者(1)为正性谱线,降低者(2,3)为负性谱线。

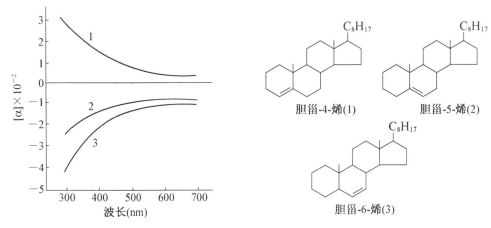

图 1-49 平坦旋光曲线

2)单纯 Cotton 效应谱线:光学活性分子若含有发色团,则产生异常的旋光光谱,出现峰和谷,得到所谓的 Cotton 效应谱线。如图 1-50 所示,5α-胆甾烷-3-酮及 5β-胆甾烷-3-酮 ORD 谱线中均只见一个峰与谷,称为单纯 Cotton 效应谱线,其中 a(amplitude)为振幅,b(breadth)为宽幅。峰在长波部分,谷在短波部分者(4)称为正性 Cotton 效应谱线;反之,谷在长波部分,峰在短波部分者(5)称为负性 Cotton 效应谱线。

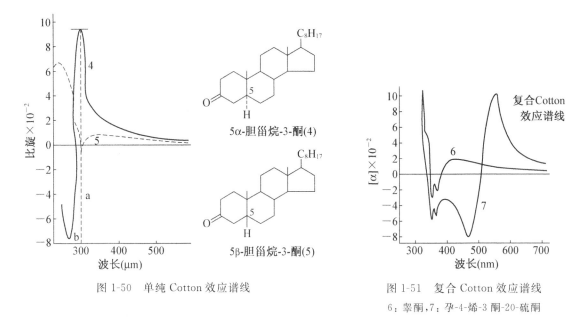

图 1-50 单纯 Cotton 效应谱线   图 1-51 复合 Cotton 效应谱线
                                              6:睾酮,7:孕-4-烯-3 酮-20-硫酮

3)复合 Cotton 效应谱线:如图 1-51 所示,ORD 谱中出现两个或更多峰与谷时,则称为复合 Cotton 效应谱线。

(2)圆二色谱:CD 谱也可分为正 Cotton 效应谱线和负 Cotton 效应谱线,即呈现正峰的为正性曲线,呈现负峰的为负性曲线,如图 1-52 所示。

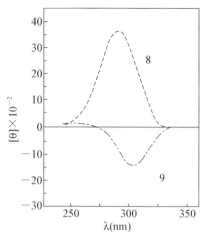
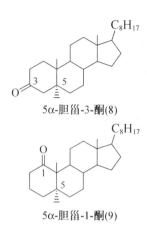

图 1-52　正性和负性的 CD 曲线图谱

（3）旋光光谱和圆二色谱在分子结构测定中的应用：在立体化学中利用 ORD 和 CD 测定有机化合物分子的构型、构象，建立了一些经验规则，如八区律，利用 ORD 和 CD 的八区律可以测定含有酮基、共轭双键、不饱和酮、内酯、硝基以及通过简单的化学沟通能够转换成含有上述基团的化合物的立体化学。

羰基具有两个相互垂直的对称平面，通常不具光学活性。但当存在于非对称分子中时，其对称的电子分布受到分子内不对称因素的干扰，诱发成为一个新的不对称中心，即呈现光学活性，导致 ORD 谱线在 270～310nm 处出现 Cotton 效应。

Cotton 效应的符号及谱型取决于羰基所处的不对称环境，故在非对称分子内，不对称中心离羰基越近，则 Cotton 效应越显著。当这些不对称中心的构型、构象发生变化时，Cotton 效应的谱线甚至符号也随之发生明显变化。八区律概括了这种变化的经验规律，对于饱和环酮，尤其环己酮及甾酮的立体化学研究具有重要意义。

八区律利用三个相互垂直交叉的平面，将周围的空间分割成八个区域，如图 1-53 所示，将旋光贡献大的基团（如羰基等），放在三个平面交叉的中心，氧原子处在中心的前方。分子的其他部分就分布到后面四个区域，所以只考虑后四区域的状况决定了分子的旋光方向和 Cotton 效应。

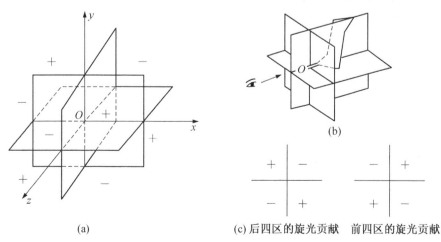

图 1-53　八区划分示意图（a），羰基在八区的视角（b），各分区的 Cotton 效应（c）

以（＋）-樟脑为例，樟脑中 10 个碳原子与 1 个氧原子的编号如图 1-54a 所示，将分子置于八区图上，羰基放在三个平面交叉的中点，氧原子处在中心前方，如图 1-54b 所示，O_9 在中心 O 点，C_5 与 O_9 在 Oz 轴上，C_1、C_2、C_6 在 Oxz 平面上，C_3 在 Oyz 平面，它们对旋光性都没有贡献，而 C_7、C_8、C_{10}、C_{11} 在后左上方，为右旋区，即正 Cotton 效应，C_4 在后下方，为左旋区，即负 Cotton 效应，两者相加得出正 Cotton 效应。

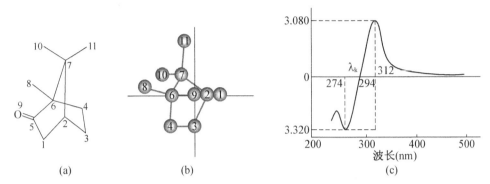

图 1-54　（＋）-樟脑的结构式(a)、八区划分图(b)和 ORD 谱(c)

对于一个未知绝对构型的化合物，可以将它们存在的几种立体构型都画出来，并按照八区律放在八区图中，分别预测各种立体构型的 Cotton 效应，然后根据实际测得的 CD 或 ORD 光谱与预测情况相对应即可得出该化合物的绝对构型。

6. 晶体 X-射线衍射法

晶体 X-射线衍射法(X-ray diffraction method)是一种独立的结构分析方法。单晶体分子中的原子是有序重复排列的，当 X-射线照射单晶时，晶体中的原子会对 X-射线产生衍射，由于单晶内原子的有序规律排列，使原子对 X-射线产生的衍射波也必然有一定的规律。将衍射波用电子计算机按照一定的程序处理后，就可得到各种原子在分子中的位置，并能够在计算机的显示屏上直接显示并打印出分子结构，同时还能得到分子的各种键长、键角、二面角等数据。

单晶 X-射线衍射结构分析过程包括单晶体的生长、衍射实验、结构解析与分析模型建立、结构精确化与结构描述。

（1）单晶体生长：获得适合 X-射线衍射实验用尺寸的单晶体样品。

（2）衍射实验：应用各种型号的单晶 X-射线衍射仪收集被测晶体的衍射强度，获得衍射图谱，即完成第一次 Fourier 变换，单晶 X-射线衍射图与四谱之间存在较大差别，由成千上万条数据组组成，数据组的数量多少与被测样品的组成元素、分子量、晶体对称性等相关。对于分子量在 500～1000 左右的天然有机化合物其衍射图谱一般有 2000～6000 条独立的衍射数据组。

（3）结构解析与分子模型建立：在微机上通过各种数据计算方法寻找在衍射实验中丢失的相位，最终建立正确的分子模型，天然有机分子一般由碳、氢、氮、氧等元素组成，除氢原子以外的其他 3 种元素由于原子序数比较接近，可以视为"等同重量"的原子，采用"直接法"计算，建立初步分子模型，利用"差值 Fourier 综合法"与"最小二乘法"交替计算获得化合物分子的非氢原子位置，利用几何计算法与差值 Fourier 综合法计算获得氢原子位置，最终获得被测化合物样品分子的正确模型，完成第二次 Fourier 变换。

（4）结构精确化：分别使用"块矩阵"或"全矩阵"的最小二乘法计算方法，对包括多个原子的坐标、位置占有率、热振动因子逐一进行修正,目的是获得准确的分子立体结构参数与分子三维结构模型。

(5)结构描述:包括结果描述与图形描述。单晶 X-射线衍射结构分析可以提供准确定量的分子结构数据描述信息,包括原子坐标与占有率、成键原子间的键长值、键角值、扭角值、环间二面角值、最小二乘平面值等。分子结构图形描述信息为分子相对构型图、分子绝对构型图、分子立体结构投影图、分子晶胞堆积图等各种反映分子立体结构和分子排列规律的信息。

晶体 X-射线衍射法不仅可用于天然有机小分子的晶体结构测定,而且对分子量上百万的生物大分子样品也能完成晶体结构测定。

【参考文献】

[1] Butler MS. The role of natural product chemistry in drug discovery. J Nat Prod,2004,67:2141-2153

[2] Newman DJ, Cragg GM. Natural products as sources of new drugs over the last 25 years. J Nat Prod, 2007,70(3):461-477

[3] 彭司勋. 药物化学进展(第一卷).北京:中国医药科技出版社,2000:193-200

[4] 吴继洲,孔令义.天然药物化学.北京:中国医药科技出版社,2008:11,91

[5] 彭司勋. 药物化学进展(3).北京:化学工业出版社,2004:182-197

[6] 杨秀伟.天然药物化学发展的历史变迁.北京大学学报(医学版),2004,36(1):9-11

[7] 吴立军.天然药物化学.第 5 版.北京:人民卫生出版社,2008:3-57

[8] Murata M,Yasumoto T. The structure elucidation and biological activities of highmolecular weight algal toxins:maitotoxin,prymnesins and zooxanthellatoxins. Nat Prod Rep,2000,17(3):293-314.

[9] Suh EM,Kishi Y. Synthesis of palytoxin from palytoxin carboxylic acid. J Am Chem Soc, 1994,116 (24):11205-11206

[10] Butler MS. Natural products to drugs:natural product derived compounds in clinical trials. Nat Prod Rep,2005,22:162-195

[11] Tan RX. Natural products chemistry in China. Nat Prod Rep,2006,23:667-668

[12] Wu QX,Shi YP,Jia ZJ. Eudesmane sesquiterpenoids from the asteraceae family. Nat Prod Rep, 2006,23:699-734

[13] Wu QQ, Ma DW. Recent progress on the total synthesis of natural products in China. Nat Prod Rep,2006,23:772-788

[14] Zhou LG,Wu JY. Development and application of medicinal plant tissue cultures for production of drugs and herbal medicinals in China. Nat Prod Rep,2006,23:789-810

[15] Deng ZX, Bai LQ. Antibiotic biosynthetic pathways and pathway engineering—a growing research field in China. Nat Prod Rep,2006,23:811-827

[16] Sun HD, Huang SX,Han QB. Diterpenoids from Isodon species and their biological activities. Nat Prod Rep,2006,23:673-698

[17] Zhang HW,Song YC,Tan RX. Biology and chemistry of endophytes. Nat Prod Rep,2006,23: 753-771

[18] Paul MD. Medicinal natural products:A biosynthetic approach. 娄红祥译.北京:化学工业出版社, 2008:7-9

[19] Jorg S,Myriam S,Hartmut KL,*et al*. Biosynthesis of isoprenoids(carotenoids,sterols,prenyl side-chains of chlorophylls and plastoquinone) via a novel pyruvate/glyceraldehyde 3-phosphate non-mevalonate pathway in the green alga Scenedesmus obliquus. Biochem J,1996,316:73-80

［20］Jonathan EP，Hause G，Gao WY，et al. Functional analysis of the final steps of the1-deoxy-D-xylulose 5-phosphate（DXP）pathway to isoprenoids in plants using virus-induced gene silencing. Plant Physiology，2004，134：1401-1413

［21］Buchanan BB，Gruissem W，Jones RL. Biochemistry and molecular biology of plants. American Society of Plant Physiologists，Rockville，MD，USA. 2000：1250-1317

［22］Khosla C，Keasling JD. Metabolic engineering fro drug discovery and development. Nature Reviews，2003，2：1019-1025

［23］Floss HG. Combinatorial biosynthesis：potential and problems. Journal of Biotechnology，2006，124 （1）：242-257.

［24］Wilkinson B，Micklefield J. Mining and engineering natural-product biosynthetic pathways. Nature Chemical Biology，2007，3（7）：379-386

［25］Sticher O. Natural product isolation. Nat Prod Rep，2008，25：517-554

［26］marston A，hostettmann K. Modern separation methods. Nat Prod Rep，1991，8：391-413

［27］Sarker SD，Latif Z，Gray AI. Natural Product Isolation. 2nd ed. Totowa. New Jersey：Humana Press，2006：1-25

［28］徐任生.天然产物化学.北京：科学出版社，2004：6

［29］Ito Y. Golden rules and pitfalls in selecting optimum conditions for high-speed counter-current chromatography. J Chromatogr A，2005，1065：145-168

［30］吴立军.实用天然有机产物化学.北京：人民卫生出版社，2007：203

［31］姚舜，柳仁民，黄雪峰，等.高速逆流色谱在天然产物分离中的方法学研究.中国天然药物，2008，6 （1）13-19

［32］柳仁民.高速逆流色谱及其在天然产物分离中的应用.青岛：中国海洋大学出版社，2008：59-65

［33］Steinbeck C. Recent developments in automated structure elucidation of natural products. Nat Prod Rep，2004，21，512-518

［34］宁永成.有机化合物结构鉴定与有机波谱学.第 2 版.北京：科学出版社，2002：385-398

［35］中国医学科学院药物研究所.中草药现代研究.北京：北京医科大学中国协和医科大学联合出版社，1999：1-3

［36］杨世林，杨学东，刘江云.天然产物化学研究.北京：科学出版社，2009：92

［37］方起程.天然药物化学研究.北京：中国协和医科大学出版社，2006：57

［38］张正行.有机光谱分析.北京：人民卫生出版社，2009：40-47

【思考与练习】

1. 天然药物化学的主要研究内容有哪些？
2. 天然药物化学主要研究对象是二次代谢产物，试述主要的代谢途径。
3. 聚酰胺分离化合物的基本原理是什么？简述其基本用途。
4. 测定化合物纯度的方法有哪些？
5. 确定化合物分子量的方法有哪些？

（董建勇）

第 2 章

糖和苷类化合物

➡️ **本章要点**

　　本章主要介绍糖和苷的分类、理化性质、苷键裂解的各种方法,糖和苷提取分离及结构测定的一般方法。

　　糖(saccharides)是自然界中分布最广的一类重要有机化合物。糖、核酸、蛋白质和脂质为生命活动必需的四大物质。糖的经验式大多符合通式 $C_m H_{2n} O_n$[或表示为 $C_m(H_2O)_n$],因其分子中氢与氧的原子个数之比为 2∶1,与水分子中氢和氧的原子个数比相同,最初人们不知道这类化合物的结构,所以又将其称为碳水化合物(carbohydrate)。后来发现许多糖类化合物的组成与 $C_m H_{2n} O_n$ 不符,这类化合物的结构类型很多,难以用一个普遍适用的名称来表示,所以仍保留了碳水化合物这个不很确切的名称。

　　糖是生物体代谢过程中的初生产物,在植物体中经光合作用而产生,叶绿素吸收日光能量自身被活化后,用其获得的能量经过复杂的生化过程由水和从空气中吸收的二氧化碳合成糖类化合物。

$$mCO_2 + nH_2O + 太阳能 \xrightarrow{\text{叶绿素}} C_m(H_2O)_n + mO_2$$

　　在动植物体内的代谢过程中,糖类化合物被氧化成二氧化碳和水,同时释放出能量:

$$C_m(H_2O)_n + mO_2 \xrightarrow{\text{酶}} mCO_2 + nH_2O + 能量$$

　　其中一部分能量以热的形式释放,大部分以其他形式储存于体内,为生命活动或体内所需各种物质的生物合成提供能量。因此,糖类化合物是储存太阳能的物质,是人类和动植物维持生命不可缺少的。

　　糖类化合物除了作为生物体能量的贮备形式和植物骨架结构材料之外,还是生物体中其他有机物质生化合成的前体,通过它进而合成了生物体中的绝大部分成分。越来越多的研究表明,糖类还参与了许多重要的生理过程,如糖与蛋白质结合生成的糖蛋白镶嵌于细胞膜上作为膜受体,参与细胞内外物质的传递与信号传导;一些多糖具有营养、强壮等重要作用,为药用植物的活性成分,如山药、何首乌、大枣等中药均含有大量糖类物质。

糖的端基碳通过多种形式与非糖物质相连而成的化合物称为苷或甙(glycoside),这类化合物广泛存在于植物中。苷类化合物种类繁多,结构不一,生理活性多种多样,在心血管、呼吸、消化、神经等系统以及抗菌消炎、增强免疫功能、抗肿瘤等方面表现出不同的活性,已成为天然药物研究中不可忽视的一类重要成分。许多常用中药如人参、甘草、柴胡、黄芪、黄芩、桔梗、芍药等都含有苷类化合物。

2.1　糖和苷的分类

2.1.1　糖的分类

根据糖是否可水解为更简单的糖及水解得到简单糖分子数的多少,将其分为单糖、低聚糖和多糖。

1. 单糖

单糖(monosaccharide)是一类不能再水解为更简单结构单元的多羟基醛或酮,所以将其分为醛糖(aldose)和酮糖(ketose),它们是组成糖类及其衍生物的基本结构单元。

已发现的天然单糖有 200 余种,碳原子数从三到九的单糖均有存在,而以五碳和六碳单糖最为常见。除葡萄糖、果糖等少数的几种单糖在生物体内可以游离状态存在外,多数单糖是以与其他结构单元相连接呈结合状态存在。

(1)单糖的结构:单糖具有良好的光学活性,其旋光方向、旋光度、比旋光度以旋光仪实际测定的为准。它们的旋光性与分子的立体结构相关联。单糖分子的绝对构型习惯上由其分子中位号最大的不对称碳原子的构型来表示。在其 Fischer 投影式中,位号最大的手性碳原子上羟基向右伸展的为 D-型,向左伸展的为 L-型。

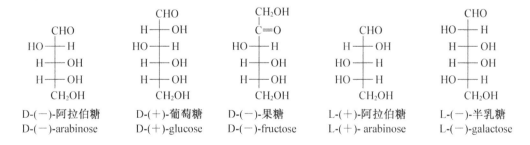

| D-(−)-阿拉伯糖 | D-(+)-葡萄糖 | D-(−)-果糖 | L-(+)-阿拉伯糖 | L-(−)-半乳糖 |
| D-(−)-arabinose | D-(+)-glucose | D-(−)-fructose | L-(+)-arabinose | L-(−)-galactose |

其实,单糖可通过链状结构中羰基与分子内羟基间的亲核加成作用转变为含氧杂环,以半缩醛(或半缩酮)的环状结构为其主要的存在形式。在所有的环状结构中,以 5-位羟基或 4-位羟基与羰基加成形成的六元环或五元环张力较小,所以自然界中的糖几乎都以六元环或五元环的含氧杂环形式存在。六元环状结构称为吡喃糖(pyranose),五元环状结构称为呋喃糖(furanose),它们的环状结构可用 Haworth 式来表示。以 D-葡萄糖为例,开链的 Fischer 投影式可以用下面的方法改写成 Haworth 环状结构式:

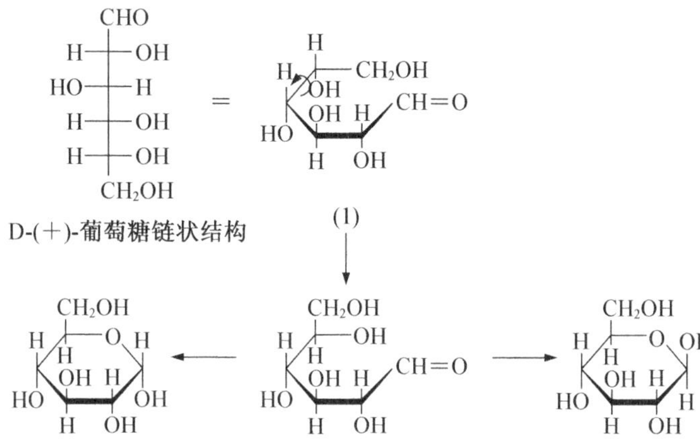

D-(+)-葡萄糖链状结构

(1)

α-D-(+)-吡喃葡糖
环状结构的Haworth式

β-D-(+)-吡喃葡糖
环状结构的Haworth式

以结构式 1 中位号最大手性碳原子上的羟基在空间伸展的方向为参照,单糖形成环状结构时产生的半缩醛羟基可以伸向该羟基的同侧或异侧,从而分别得到手性端基碳(anomeric carbon)构型不同的两个立体异构体,这种立体异构称为正位异构。半缩醛(酮)羟基与式 1 中位号最大手性碳上的羟基同侧者定义为 α-构型,异侧者为 β-构型。在 D-(+)-葡萄糖水溶液中,形成链状与环状结构的动态平衡体系,约 36% 为 α-D-(+)-吡喃葡糖(萄字可省去),64% 为 β-D-(+)-吡喃葡糖,α-、β-D-(+)-呋喃葡糖和链状结构之和小于 1%。将 α-葡萄糖配成溶液,最初的比旋光度为 +113°,逐渐降低到 +52.7°;β-葡萄糖配成的溶液最初的比旋光度为 +17.5°,逐渐升高到 +52.7°。这种现象称为变旋。新配制的己糖溶液在放置时,其比旋光度都会逐渐变化,最后达到一个恒定数值。

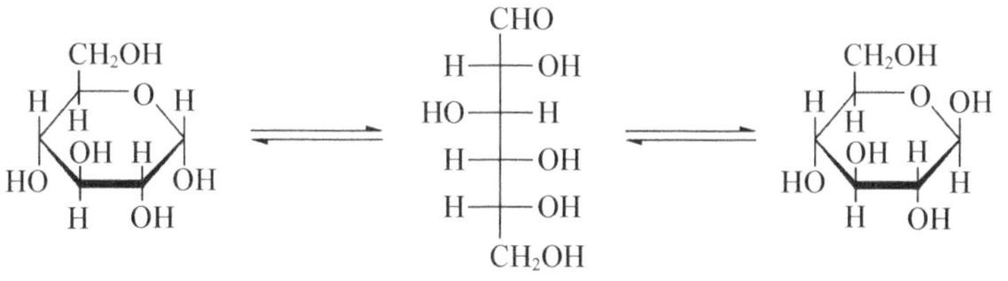

α-D-(+)-吡喃葡糖
环状结构的Haworth式

D-(+)-葡萄糖
链状结构

β-D-(+)-吡喃葡糖
环状结构的Haworth式

在书写糖结构时,为了方便,大多数情况下可将与碳直接相连的氢原子省略掉,如上式可以简写为:

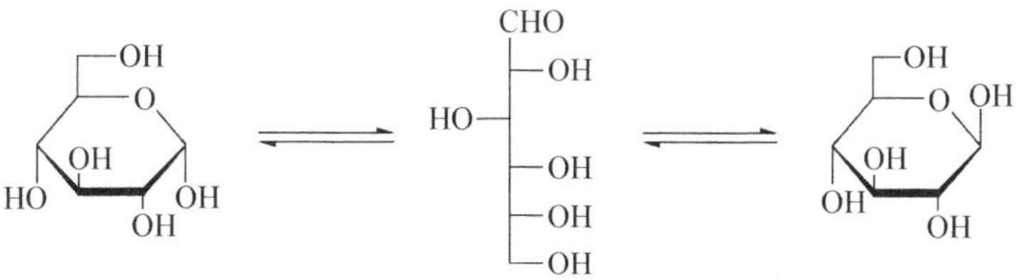

有时不需要指明化合物是哪一种正位异构体,就把半缩醛(酮)羟基写在水平位置。

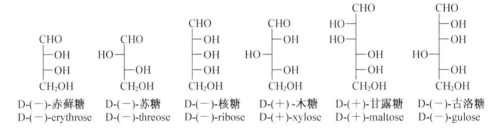

呋喃糖以信封式构象存在；吡喃糖的稳定（优势）构象为椅式，α-和 β-D-（＋）-吡喃葡糖的稳定构象可分别表示为：

α-D-(＋)-吡喃葡糖的椅式构象   β-D-(＋)-吡喃葡糖的椅式构象

（2）单糖的分类：单糖可按分子中碳原子数的多少分为四碳糖，如 D-（一）-赤藓糖、D-（一）-苏糖等，五碳糖，如 D-（一）-核糖、D-（＋）-木糖等和六碳糖，如 D-（＋）-甘露糖、D-（一）-古洛糖等。一些单糖的链状结构如下：

| D-(一)-赤藓糖 | D-(一)-苏糖 | D-(一)-核糖 | D-(＋)-木糖 | D-(＋)-甘露糖 | D-(一)-古洛糖 |
| D-(一)-erythrose | D-(一)-threose | D-(一)-ribose | D-(＋)-xylose | D-(＋)-maltose | D-(一)-gulose |

下面按单糖分子中碳原子数的多少分别列出一些常见的单糖及其衍生物。

1）五碳醛糖（aldopentose）

α-L-(＋)-吡喃阿拉伯糖   β-D-(＋)-吡喃木糖

α-D-(一)-吡喃来苏糖   β-D-(一)-吡喃核糖

2）六碳醛糖（aldohexose）

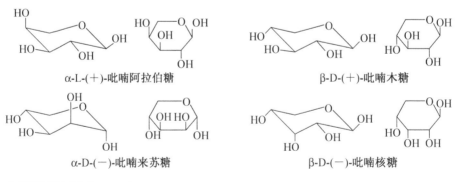

β-D-(＋)-吡喃葡糖   α-D-(＋)-吡喃甘露糖

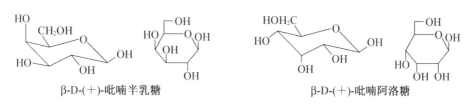

β-D-(＋)-吡喃半乳糖　　　　　　　　　　β-D-(＋)-吡喃阿洛糖

3）六碳酮糖（ketohexose 或 hexulose）

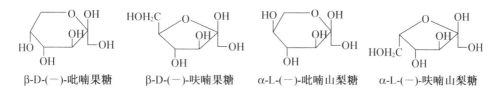

β-D-(－)-吡喃果糖　　　β-D-(－)-呋喃果糖　　　α-L-(－)-吡喃山梨糖　　　α-L-(－)-呋喃山梨糖

4）甲基五碳醛糖

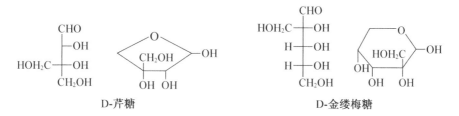

L-岩藻糖　　　　　　　　L-鼠李糖　　　　　　　　D-鸡纳糖

5）支碳链糖

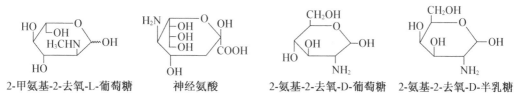

D-芹糖　　　　　　　　　　　　　D-金缕梅糖

6）氨基糖（amino sugar）或糖胺（glycosamine）

一些单糖分子中因含有氨基而被称为氨基糖或糖胺。

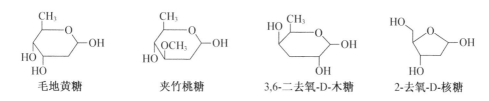

2-甲氨基-2-去氧-L-葡萄糖　　　神经氨酸　　　2-氨基-2-去氧-D-葡萄糖　　2-氨基-2-去氧-D-半乳糖

7）去氧糖（deoxysugar）

一些分子中因羟基为氢原子所置换而被称为去氧糖或脱氧糖。

毛地黄糖　　　　　　　夹竹桃糖　　　　　　3,6-二去氧-D-木糖　　　　2-去氧-D-核糖

8）糖醛酸（uronic acid）

因含有羧基而称为糖醛酸。

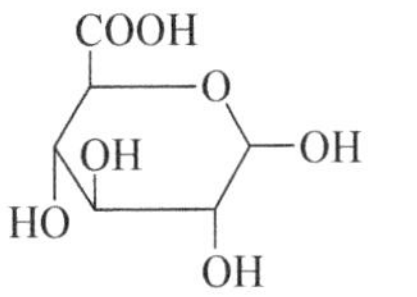

D-葡萄糖醛酸 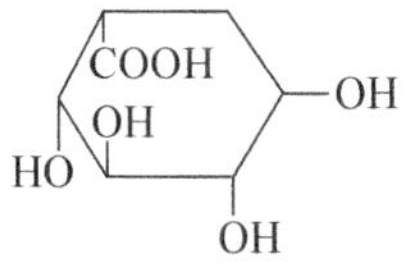　　　　　　　　　　L-伊杜糖醛酸

9）糖醇

分子中无醛基或酮基，而相应为醇羟基所置换的糖类化合物被称为糖醇。

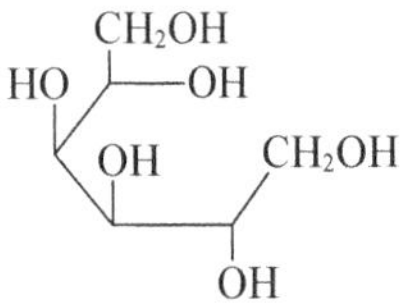

卫矛醇 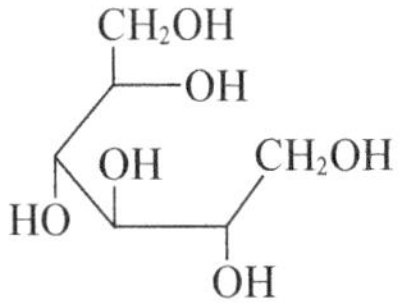　　　　　　　D-山梨醇 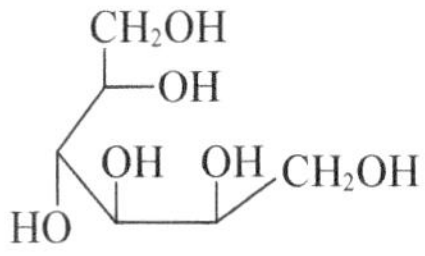　　　　　　　D-甘露醇

10）伪糖

单糖环状结构中的环上氧原子被氮原子所取代得到的一类化合物称为伪糖。这类化合物大多具有抗肿瘤、抗病毒和免疫刺激等生理活性，其中一些对治疗糖尿病有效。

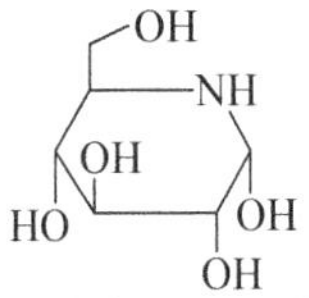

1-去氧甘野尻霉素 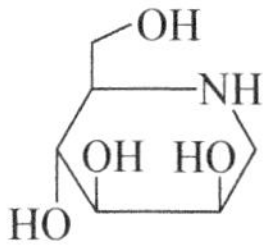　　　　1-去氧野尻霉素 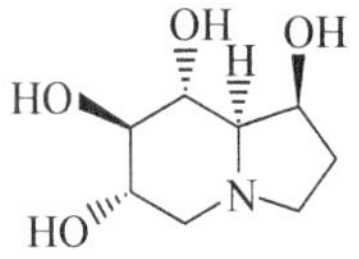　　　　栗子豆碱

11）糖的磷酸酯

糖的磷酸酯是一类十分重要的糖类衍生物。生物体内糖的合成或分解过程中，有一系列糖磷酰化的中间体参与，如在肌肉中糖原分解为乳糖，糖发酵生成醇；在植物体内光合作用合成糖类化合物的过程中也有糖的磷酸酯参与。多糖的解聚也通过糖的磷酰化过程进行。

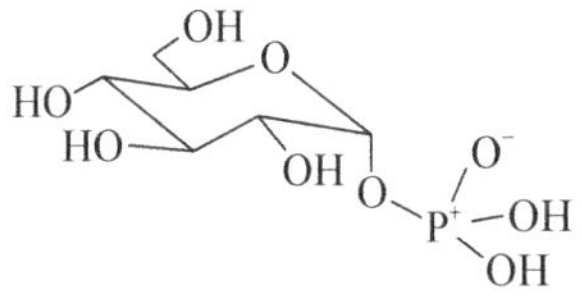

α-D-葡萄糖磷酸酯 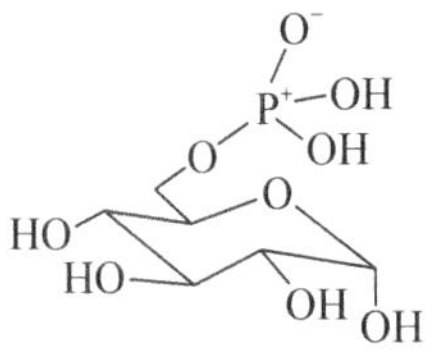　　　　　　　　α-D-葡萄糖-6-磷酸酯

一些常见的单糖及其缩写符号如表 2-1 所示。

表 2-1　常见的单糖及其缩写符号

单糖名称		缩写符号	单糖名称		缩写符号
阿洛糖	allose	All	来苏糖	lyxose	Lyx
阿卓糖	altrose	Alt	甘露糖	mannose	Man
阿拉伯糖	arabinose	Ara	细胞壁糖	muramic acid	Mur

单糖名称		缩写符号	单糖名称		缩写符号
果　糖	fructose	Fru	神经胺酸	neuraminic acid	Neu
岩藻糖	fucose	Fuc	鼠李糖	rhamnose	Rha
半乳糖	galactose	Gal	核　糖	ribose	Rib
葡萄糖	glucose	Glc	塔罗糖	talose	Tal
古罗糖	gulose	Glu	木　糖	xylose	Xyl
艾杜糖	idose	Ido			

2. 低聚糖

由 2～9 个糖基通过苷键连接而成的直链或支链聚糖称为低聚糖(oligosaccharide)或寡糖。以分子中糖基的数目将低聚糖分为二糖(双糖)、三糖、四糖等。分子中的糖基可以相同或不相同,低聚糖通过完全水解可生成单糖。常见的二糖有麦芽糖(maltose)、纤维二糖(cellubiose)、乳糖(lactose)、蔗糖(sucrose)、海藻糖(trehalose)等。

麦芽糖　　　　　纤维二糖　　　　　乳糖

蔗糖　　　　　海藻糖

麦芽糖和纤维二糖经酸催化水解后均得两分子葡萄糖;麦芽糖可被 α-葡萄糖苷酶催化水解,而纤维二糖不能被 α-葡糖苷酶所催化水解,却能被 β-葡萄糖苷酶催化水解成两分子葡萄糖;所以在麦芽糖的分子中,两个葡萄糖结构单元以 α-苷键的形式相连,在纤维二糖的分子中两个葡萄糖结构单元则以 β-苷键的形式相连。其他的证据表明,麦芽糖和纤维二糖的苷键在两个糖基的 1,4-位之间。低聚糖的命名是把除末端之外的糖结构单元叫糖基,并标明连接的位置和苷键的构型。所以,麦芽糖和纤维二糖分别命名为 4-O-(α-D-吡喃葡糖基)-D-吡喃葡糖和 4-O-(β-D-吡喃葡糖基)-D-吡喃葡糖;也可将它们分别命名为 D-葡萄糖 1α→4-D-葡萄糖 和 D-葡萄糖 1β→4-D-葡萄糖。为了比较简明地表达低聚糖的结构,常以单糖的缩写符号表示组成(见表 2-1),如蔗糖可表示为 α-D-Glc$_p$-(1→2)-β-D-Fru$_f$,其中 p 和 f 分别代表糖基为吡喃型和呋喃型,1→2 代表前一个糖基的 1-位与下一个糖基的 2-位相连。

在麦芽糖、纤维二糖和乳糖的分子中,有一个糖结构单元中的半缩醛羟基是游离的,可开环形成游离的醛羰基,能被一些弱的氧化剂所氧化,故将这些糖称为还原性糖。在蔗糖和海藻糖的分子中,两个糖结构单元经两个半缩醛(酮)羟基间脱水后形成的苷键相连,使分子中不再有游离的半缩醛(酮)羟基存在,一般条件下较难开环形成游离的羰基,使其不具有还原性,所以将这些糖称为非还原性糖。

因还原性低聚糖分子中有游离的半缩醛（酮）羟基存在，所以这些糖具有 α 和 β 两种异构体。以麦芽糖为例，当将其分子中的两个六元环以稳定的椅式构象表示时，它的两种异构体可表示为：

α-麦芽糖
4-*O*-(α-D-吡喃葡糖基)-α-D-吡喃葡糖
α-D-Glc$_p$-(1→4)-α-D-Glc$_p$

β-麦芽糖
4-*O*-(α-D-吡喃葡糖基)-β-D-吡喃葡糖
α-D-Glc$_p$-(1→4)-β-D-Glc$_p$

自然界中游离存在的二糖有蔗糖、麦芽糖、乳糖和海藻糖等几种，多数二糖由多糖或多糖苷水解而来。

植物中的三糖（trisaccharide）大多是以蔗糖为基本结构再接上其他单糖而成的非还原性糖。游离存在的三糖有龙胆三糖（gentianose）和棉子三糖（raffinose）等。有一系列低聚糖是以蔗糖为基础，连一个、二个或多个半乳糖而成，称其为棉子糖，属低聚糖，可从多种植物中分离而得到。

龙胆三糖
β-D-Glc$_p$-(1→6)-α-D-Glc$_p$-(1→2)-β-D-Fru$_f$

棉子糖
α-D-Glc$_p$-(1→6)-α-D-Glc$_p$-(1→2)-β-D-Fru$_f$

许多低聚糖在生物体内并非以游离形式存在，而是多糖或苷在酶或酸催化下的水解产物。

环糊精（cyclodextrin，CD）是一类特殊结构的低聚糖。*Bacillus macerans* 等菌产生的一种淀粉酶可催化淀粉生成一种由 6～8 个葡萄糖基以 α-1,4 苷键结合的环状低聚糖，这类结晶性低聚糖称为环糊精。有六、七、八个葡萄糖基的环状低聚糖分别称为 α-环糊精、β-环糊精和 γ-环糊精（图 2-1）。因环糊精具有疏水的内腔和亲水的外壁使其具有许多特殊的用途，现已被广泛地用做药物载体、不对称催化、手性分离和主-客超分子体系的研究。

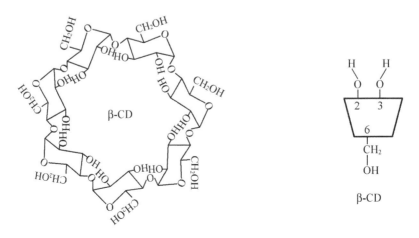

β-CD

β-CD

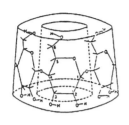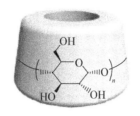

图 2-1　环糊精的结构

3. 多聚糖

由 10 个以上单糖通过苷键连接而成的糖称为多聚糖（polysaccharide），或多糖。多聚糖可分两大类，一类主要形成动植物的支持组织，该类多糖不溶于水，分子呈直链型，如纤维素、甲壳素等；另一类是动植物的贮存养料，可溶于热水成胶体溶液，可经酶催化水解释放单糖以供应能量，这类糖多数分子呈支链型，如淀粉、肝糖原等。其中，淀粉由直链的糖淀粉和支链的胶淀粉组成。糖淀粉遇碘显蓝色，胶淀粉遇碘显紫红色。由一种单糖组成的多糖称均聚多糖或均多糖（homosaccharide）；由两种以上单糖组成的多糖为杂聚多糖（heterosaccharide）或杂多糖。均多糖的英文命名是在单糖名后加字尾 an，如葡聚糖为 glucan，果聚糖为 fructan，木聚糖为 xylan 等。杂多糖的英文命名用几种糖名按字母顺序排列先后，再加字尾 an，如葡萄甘露聚糖为 glucomannan，半乳甘露聚糖为 galactomannan。

许多多糖分子中还含有糖醛酸、去氧糖、氨基糖、糖醇等结构单元和其他取代基，如 O-乙酰基、N-乙酰基、磺酸基等。复杂多糖的结构常用其重复单元的结构来叙述，单糖及其衍生物用英文缩写来表示。例如，欧洲落叶松（*Larix decidua*）中含有的一类 L-阿拉伯-D-半乳聚糖结构表示如下：

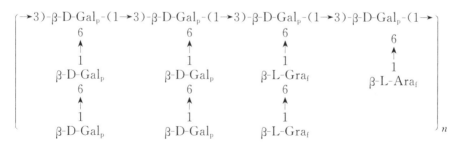

多糖像蛋白质等生物大分子一样，也具有明确的三维空间立体结构，同样可以用一、二、三、四级结构来描述。目前其他的生物大分子如 DNA、蛋白质已可以通过特定的方法进行碱基序列或氨基酸序列的测定，甚至可进行立体结构的测定。尽管多糖结构测定人们已做出了许多努力，但由于单糖的种类比碱基或氨基酸种类多、糖基之间连接位置也多，使其具有多种分支结构，致使对于复杂多糖糖基间的连接顺序确定要比其他生物大分子的序列测定困难得多。

多糖按其来源可将其分为植物多糖和动物多糖。

（1）植物多糖：

1）葡聚糖（glucan）：由多个葡萄糖基以苷键相连而形成的链状化合物称为葡聚糖。

淀粉（starch）：淀粉分直链淀粉（amylose）和支链淀粉（amylopectin）两种，前者也称糖淀粉,后者称胶淀粉。淀粉中直链淀粉与支链淀粉的相对含量与淀粉的来源有关,在大多数淀粉中直链淀粉含量在 15%～35% 之间。直链淀粉是多个 α-D-吡喃型葡萄糖基以(1→4)苷键相连而形成的链状高分子化合物,聚合度为 300～500;支链淀粉也是 α1→4 苷键连接的葡聚糖,

在一些葡萄糖基的 6 位上连有支链。支链淀粉的聚合度在 3000 以上,支链平均长 25 个葡萄糖单位。直链淀粉可溶于 70℃ 热水成澄明胶状溶液,支链淀粉在热水中成黏胶状。直链淀粉分子呈螺旋状,每一螺环约由六个葡萄糖基组成,遇碘形成包结复合物而呈色,色调与螺旋通道的长度有关。聚合度为 4～6 的不呈色,12～18 的呈红色,20～25 的呈紫红色,50以上的呈蓝色。支链淀粉聚合度虽高,但糖链在分支处中断,链的平均聚合度为 20～25,所以遇碘只呈紫红色。这种呈色行为也可定性地测定淀粉的水解程度。淀粉与碘所形成的这种呈色复合物遇热不稳定而分解可使颜色褪去。

支链淀粉的结构

　　动物吃了淀粉以后,在体内的 α-葡萄糖苷酶催化下水解成葡萄糖,为生命活动提供能量。淀粉是植物的主要能量储备,也是人类膳食中碳水化合物的主要来源,因此具有重要的经济价值。在工业上可从多种来源分离淀粉,植物的种子、果实、叶、块茎、球茎中都含有不同量的淀粉,谷物中淀粉的含量在 75% 以上。淀粉为粒状,在冷水中膨胀,干燥后又收缩为粒状,工业上利用这一性质来分离淀粉。

　　纤维素(cellulose):纤维素是高等植物细胞壁的主要成分,也是多糖中最丰富的一类化合物,它占多年生植物质量的一半,一年生植物质量的三分之一左右。纤维素是多个 β-D-吡喃型葡萄糖基以(1→4)位相连而组成的链状高分子化合物。

纤维素的结构

　　由于其结构单元的立体规整性和链状结构,纤维素分子在延伸很长的区域内呈晶形结构,形成纤维束。食草动物的消化道中寄生着一些微生物,它们产生的纤维酶能使纤维素水解成葡萄糖,因此能以纤维素为食。纤维素的主要工业来源是木材、棉花和亚麻。在木材中纤维素与木质素紧密结合在一起,通过制浆操作可以得到高质量的纤维素,用于造纸,生产人造丝和无纺布等。

　　纤维素分子中每个葡萄糖单元的 C_2、C_3 和 C_6 上有 3 个羟基,它们可以被酯化或醚化而得到具有重要用途的纤维素衍生物。

　　其他葡聚糖:在高等植物、细菌、真菌和藻类中含有许多其他类型的葡聚糖,其中有些因

有较好的生理活性引起了人们的重视。例如，黄芪多糖 AG-1 为 α1→4 和 α1→6 葡聚糖，其中 α1→4 与 α1→6 苷键糖基的组成比例为 5：2。地衣类 Cetraria 属植物中的地衣多糖 (lichenan) 是具有 $180\sim200$ 个葡萄糖基的葡聚糖，其中 2/3 为 β1→4、1/3 为 β1→3 结合。香菇多糖为 β1→3 结合的葡聚糖。

2）果聚糖 (fructan)：果聚糖存在于一些高等植物和微生物中。菊科、龙胆科、桔梗科等高等植物中不含淀粉，而是以菊糖为其储备养料。菊糖 (inulin) 也被称为菊淀粉，是果聚糖的一种，由约 35 个 D-呋喃果糖以 β2→1 连接而成，末端接有一个 D 吡喃葡糖单元。

3）半纤维素 (hemicellulose)：半纤维素是一类不溶于水而能被稀碱 $(2\%\sim20\%\ NaOH)$ 溶出的酸性多糖的总称。它包括木聚糖、甘露聚糖和半乳聚糖等，也包括含有两种以上糖的杂多糖，如葡萄甘露聚糖、阿拉伯半乳聚糖等。阔叶树木质细胞及禾本科植物中半纤维素的主要成分是木聚糖 (xylan)，其以 β1→4 连接成主链，在 C_2 或 C_3 处有 L-阿拉伯糖和 D-葡萄糖醛酸的分支糖链。木聚糖在稻草和荞糠中很丰富，可用以制备糠醛。半纤维素、纤维素和木质素共同组成细胞壁，是植物的支持组织。

4）树胶 (gum)：树胶是树木伤裂或受毒菌类侵袭后分泌的黏胶液干涸而成的无定形物质，主要成分为多糖醛酸。常见的有阿拉伯胶、西黄蓍胶和桃胶等。阿拉伯胶 (acacia) 是阿拉伯胶树 (Acacia senegal) 的分泌物，是一种有分支结构的杂多糖，以 D-半乳糖 β1→3 连接成主链，在 C_6 处有分支，支链由 L-阿拉伯糖、L-鼠李糖、D-葡萄糖醛酸等组成。其外观呈浅黄至黄褐色固体、性脆、有光泽。它是工业上用途最广的树胶，常用于食品、医药、化妆品、颜料、墨水、印刷、纺织等方面。西黄蓍胶 (tragacanth) 是胶黄蓍树 (Astragalus gummifera) 等的分泌物，在树胶中以它所得溶液的黏度最高，主要用于食品、医药和化妆品。

5）黏液质 (mucilage) 和黏胶质 (pectic substance)：黏液质是存在于海藻和植物种子、果实、根茎中的一类黏多糖，是植物水分得以保持的基本物质。黏胶质是一些高等植物间质的构成物质，此类物质可溶于热水，冷后呈胶胨状。果胶 (pectin) 是黏胶质的典型代表，其分子中以 D-半乳糖醛酸 α1→4 连接形成直链，羧基部分可以甲酯或游离形式存在。琼脂 (agar) 存在于海藻之中，具有低浓度下形成胶胨的能力，它是一种多糖的混合物。琼脂多糖 (agarose) 由 1→3 连接的 β-D-半乳糖基和 1→4 连接的 3,6-脱水-α-L-半乳糖组成。此类化合物在食品、医药和生物大分子的电泳分离中得到了广泛的应用。

6）卡拉胶 (carageenan)：也称鹿角菜胶或鹿角藻胶，是从红藻中提取的天然多糖植物胶，是某些红藻类的细胞壁多糖。卡拉胶是由 1,3-β-D-吡喃半乳糖和 1,4-α-D-吡喃半乳糖作为基本骨架，交替连接而成的线性多糖类硫酸酯的铵、钾、钠、镁、钙盐和 3,6-脱水半乳糖直链聚合物所组成。其相对分子质量一般介于 $1\times10^5\sim5\times10^5$ 之间。

卡拉胶具有形成亲水胶体、增稠、乳化、稳定分散等特性，因而被广泛应用于乳制品、冰淇淋、果汁饮料、面包、水凝胶 (水果冻)、肉食品、调味品、罐头食品等方面。

（2）动物多糖

1）糖原 (glycogan)：动物体内多余的葡萄糖，则在体内酶催化下转变为糖原。糖原的结构与支链淀粉相似，但支链更多，更短。糖原是动物体内的储备糖，存于肝及肌肉中。营养好的成人体中约有糖原 350g。在运动时肌肉中的糖原转化成乳酸，同时释出能量。

2）甲壳素 (chitin)：也叫壳多糖或壳聚糖，是由 β-N-乙酰基-D-吡喃型葡糖胺 (β-N-acetyl-D-glucosamine，NAG) 以 β1→4 反向连接的苷键形成的多糖，其构造和稳定性与纤维素类似。

甲壳动物和甲虫的外壳中含有甲壳素。

3）酸性黏多糖（acid mucopolysaccharide）：又称糖胺多糖（glycosaminoglycan），是自然界中存在的一大类由氨基己糖和糖醛酸组成重复结构单元的杂多糖。不同的酸性黏多糖中不仅氨基己糖和糖醛酸种类、苷键类型、苷键位置不同，而且糖单元上的取代基也会不同。由于分子中含有许多羧基和硫酸基，故都呈酸性。酸性黏多糖在体内往往以与蛋白质结合的状态存在，所以称这类糖为蛋白多糖（proteogylcan）。这类糖中主要包括肝素、软骨素、透明质酸和硫酸角质素等。

β-N-乙酰基-D-吡喃型葡糖胺（NAG）

① 肝素（heparin）：肝素是高度硫酸酯化的糖胺聚糖，又将其称为硫酸类肝素。由于最早是从动物肝脏中提取而得，故得名"肝素"。肝素是由糖醛酸和葡萄糖胺以 1→4 键连接起来的呈线性结构的聚糖，分子量在 4000～20000 之间，约含 10～30 个二糖单元。肝素主要含有两种二糖单元 A 和 B，A 为 L-iduronic 酸通过 α1→4 与葡糖胺相连，而 B 为 D-葡萄糖醛酸通过 β1→4 与葡萄糖胺相连。

肝素表现出许多重要的生理活性，如抗凝血、消除血液脂质、抗平滑肌增生、抗炎、抗病毒等。因其高度硫酸酯化而在提取时比较容易用乙醇沉析出来。

② 软骨素（chondroitin）：软骨素有 A、B、C 等数种，软骨素 A 是软骨的主要成分，由 D-葡萄糖醛酸和 N-乙酰-D-氨基半乳糖以 β1→3 糖苷键连接形成二糖，而二糖单元之间以 β1→4 糖苷键连接而成，在半乳糖胺的 C_4-羟基上被硫酸酯化。软骨素 B 由半乳糖胺和 L-伊杜糖醛酸组成双糖重复单元。软骨素 C 的结构与软骨素 A 相似，不同点在于其硫酸酯化在 C_6-羟基上。

软骨素 A 的二糖单元

软骨素在动物体内用以保持组织的水分和弹性，可用于改善动物动脉粥样硬化症状，并具有降低血脂的作用。

③ 透明质酸（hyaluronic acid）：由 D-葡萄糖醛酸和 N-乙酰氨基葡萄糖以 β1→3 糖苷键连接形成二糖，而二糖单元之间以 β1→4 糖苷键连接而成多糖。透明质酸是一种广泛分布于人和动物体内的大分子酸性黏多糖。20 世纪 30 年代 Mayer 首次从动物眼玻璃体中提取得到透明质酸。透明质酸有独特的黏弹性和生理功能，是细胞外基质的主要成分，具有保水、润滑、调节渗透压等作用，可保护正常细胞免受毒性细胞、自由基等的侵袭，并可影响细胞增生、分化等。因此，透明质酸被广泛用于骨科、眼科、妇科、外科手术后防粘连、整形美容及保健食品等领域。

④ 硫酸角质素（keratin sulfate）[1]：硫酸角质素的基本结构单元为 D-吡喃半乳糖以 β1→

4 连接的 N-乙酰基吡喃葡萄糖胺形成二糖,此二糖中葡萄糖胺的 C_6 被硫酸所酯化。二糖间以 β1→3 苷键连接成多糖,其二糖单元的结构如下:

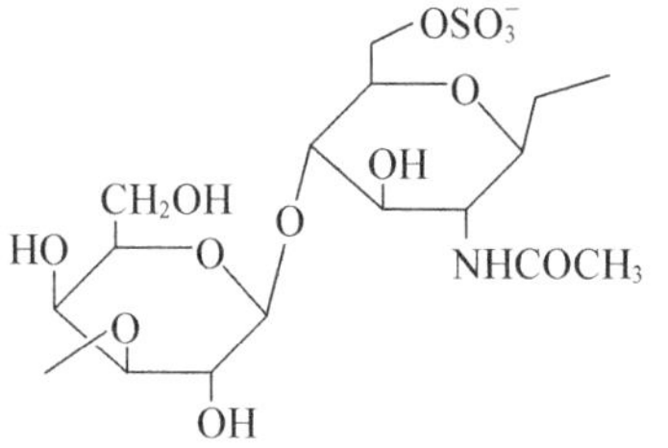

硫酸角质素首先从角膜蛋白的水解液中分离出来,后证明它也存在于人主动脉和人、牛的髓核中。婴儿几乎不含硫酸角质素,随着年龄的增大逐渐增加,直到 20～30 岁时,它的含量约占肋软骨中黏多糖总量的 50%。

2.1.2　苷的分类

苷类化合物(glycoside)是糖或糖的衍生物如氨基糖、糖醛酸、去氧糖等与非糖物质通过糖的端基碳原子连接而成的一类化合物。其中,非糖部分称为苷元(aglycone)或配基(genin);苷元与糖连接的键称苷键,苷键有 α- 和 β- 两种构型。苷类化合物的英文命名常以-in 或-oside 作为后缀。

苷类化合物的共性在糖基部分,而苷元部分几乎包罗各种类型的天然成分,故其结构多样,性质各异。这类化合物的类型可以有多种分类方法,如按在生物体内是原存的,还是次生的可分为原生苷或次级苷;按连接单糖基的个数分为单糖苷、二糖苷、三糖苷等;按苷元上连接的糖链多少分为单糖链苷、二糖链苷等;按糖的名称分为木糖苷、葡萄糖苷;按苷元不同可分为香豆素苷、木脂素苷、黄酮苷、蒽醌苷、吲哚苷等;依苷键原子不同分为氧苷、硫苷、氮苷和碳苷,其中氧苷最为常见。现以后一分类方法对其进行简述。

1. 氧苷(O-苷)(最常见的一类苷)

氧苷是苷元结构中的各种羟基与糖端基上的半缩醛羟基间脱水所得到的一类化合物。

(1) 醇苷:通过醇羟基与糖端基半缩醛羟基脱水而成的苷,如从中药山芝麻(*Heliicteres angustifolia* Linn.)[2] 根中分离得到的 3-O-β-D-吡喃葡萄糖-谷甾-5-烯-3β-醇苷[3]、从红景天分离得到的红景天苷等均属于醇苷类化合物。

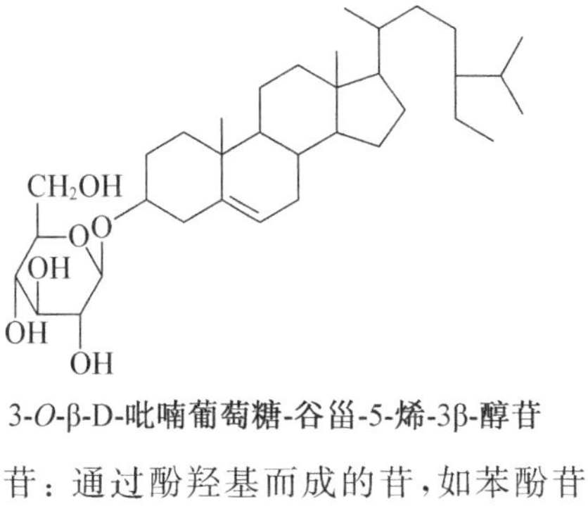

3-O-β-D-吡喃葡萄糖-谷甾-5-烯-3β-醇苷 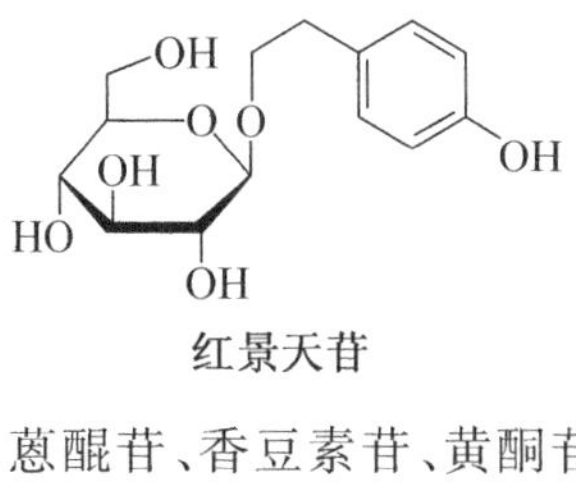　　　　　　　红景天苷

(2) 酚苷:通过酚羟基而成的苷,如苯酚苷、萘酚苷、蒽醌苷、香豆素苷、黄酮苷、木脂素苷等。其中两种白藜芦醇苷[4]、天麻苷(gastrodin)[5] 以及从翼蓼(*Pteroxygonum giraldii* Damm. et Diels)块根中分离得到的荞麦七素 A[6] 都属于酚苷,它们的化学结构表示为:

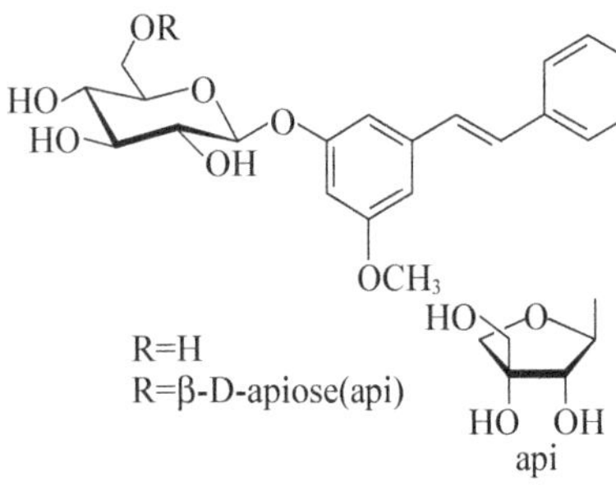

两种白藜芦醇苷 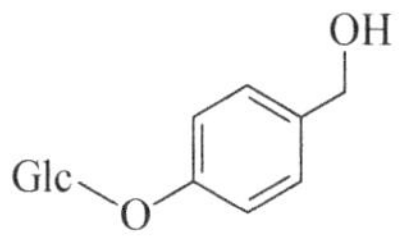　　　　**天麻苷** 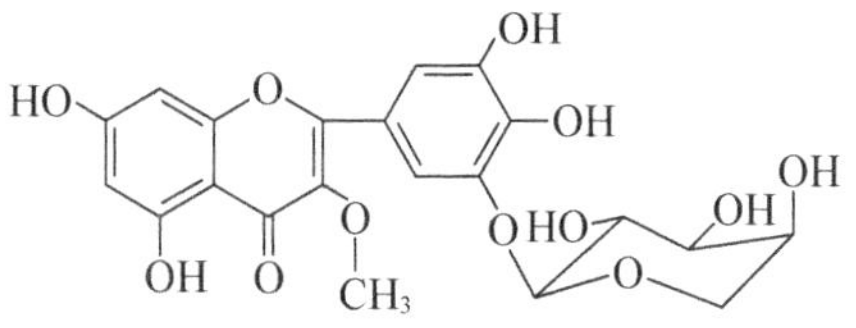　　　　**荞麦七素A**

R=H
R=β-D-apiose(api)

（3）氰苷：主要是指 α-羟腈的苷，如苦杏仁苷（amygdalin）[7]。此类苷多数为水溶性，易水解，水解生成的苷元 α-羟基腈很不稳定，易发生分解或异构化。氰苷中除 α-羟腈苷外还发现有 γ-羟腈苷等，如垂盆草苷（sarmentosin）[8]就属于 γ-羟腈苷。

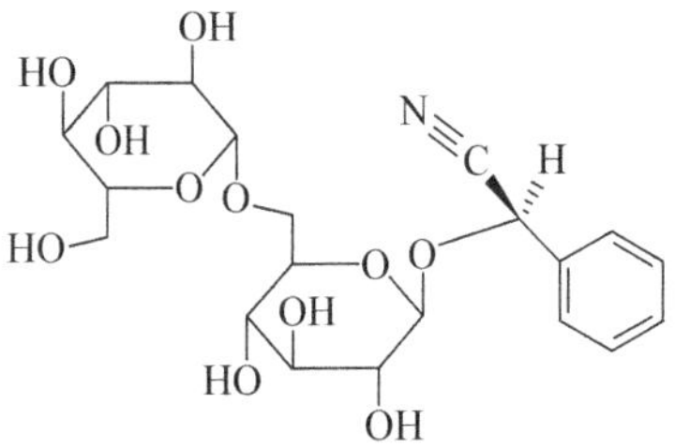

苦杏仁苷 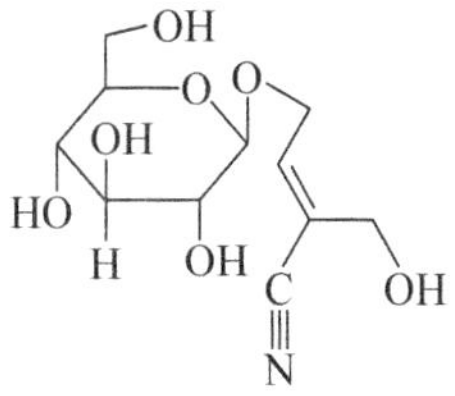　　　　**垂盆草苷**

（4）酯苷：以苷元的羧基和糖的端基碳相连接而成，酯苷的苷键既有缩醛性质又有酯的性质，易为稀酸和稀碱所水解。结构如下的化合物是一酯苷[9]：

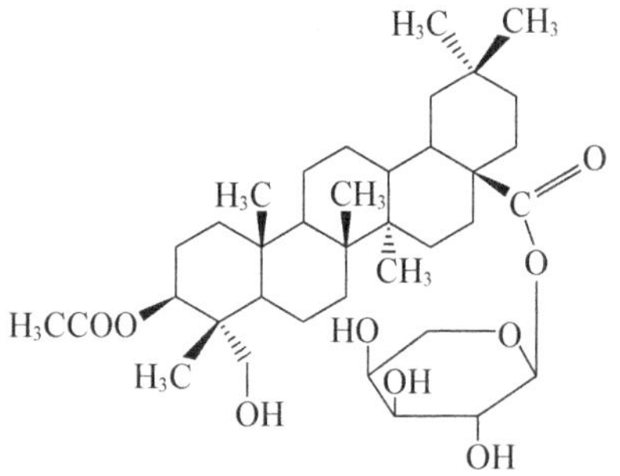

（5）吲哚苷：分子中的苷元部分为吲哚醇，其代表性化合物是存在于豆科植物蓼蓝中的靛苷（indicum）。由靛苷制得无色的吲哚醇，易于被氧化成暗蓝色的靛蓝（indigo）。靛蓝也存在于板蓝根之中[10]。中药青黛就是粗制的靛蓝，用于外治腮腺炎，且具有抗病毒等作用。

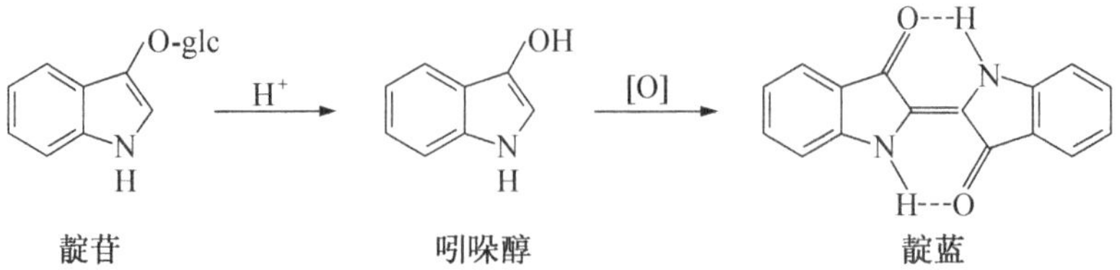

靛苷　　　　**吲哚醇**　　　　**靛蓝**

2. 硫苷(S-苷)

苷元上巯基与糖端基碳上的羟基缩合而成的苷称为硫苷。萝卜苷和黑芥子苷为硫苷。

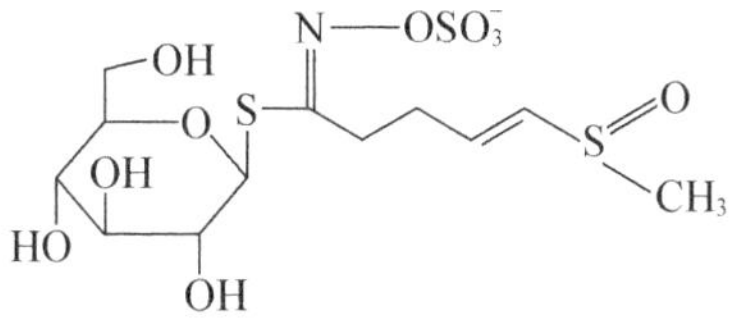

萝卜苷 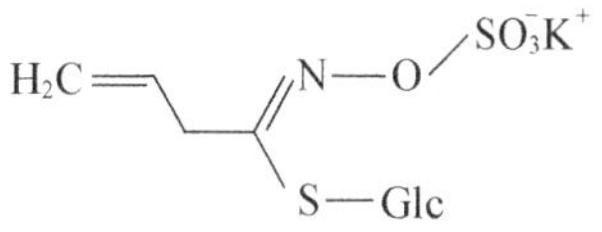　　　　　　　　　　黑芥子苷

3. 氮苷(N-苷)

苷元上氮原子与糖端基碳相连而成的苷称为氮苷。构成 DNA 和 RNA 基本结构单元的核苷酸就是嘧啶碱、嘌呤碱与脱氧核糖或核糖所形成的氮苷与磷酸酯化的产物。

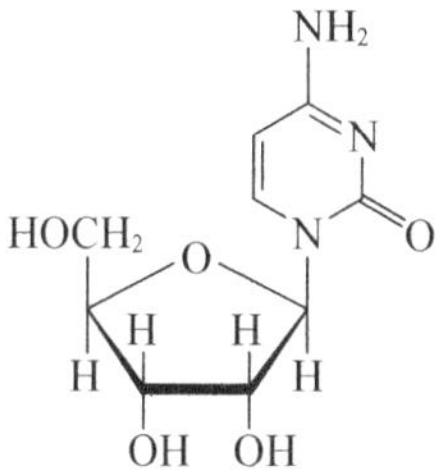

胞苷
cytidine

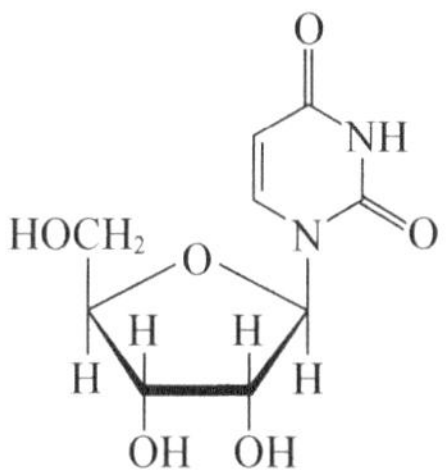

尿苷
uridine

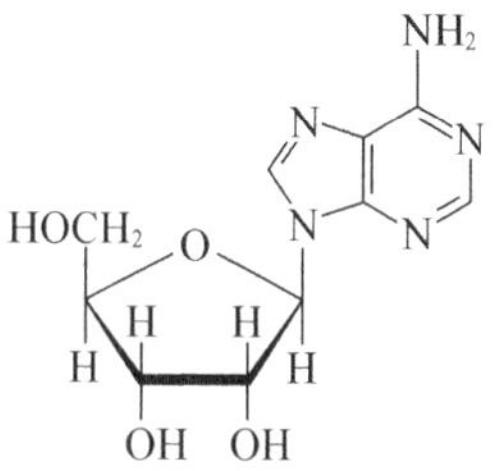

腺苷
adenosine

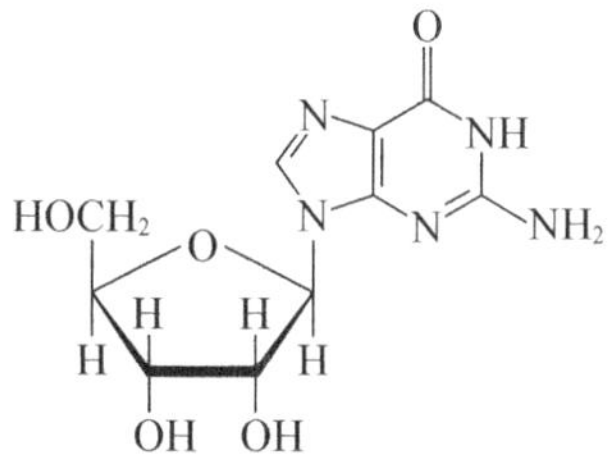

鸟苷
guanosine

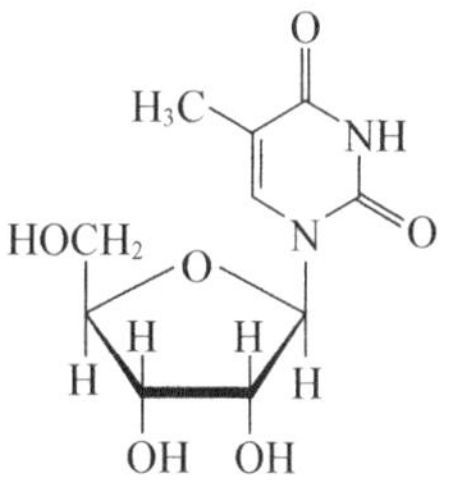

脱氧胸苷
2-deoxythymidine

4. 碳苷(C-苷)

碳苷是糖基直接以碳原子与苷元碳原子相连的苷类化合物。碳苷的苷元有黄酮、查耳酮、蒽酮、蒽醌和没食子酸等。以黄酮碳苷最为常见,如具有明显扩张冠状血管作用的葛根素(puerarin)[11]、具有抗甲状腺作用的牡荆素(vitexin)[12]等。芦荟苷(barbaloin)[13]为第一个发现的结晶性蒽酮碳苷;主要存在于虎耳科、金缕梅科植物中具有止咳抗炎作用的岩白菜素(bergenin)[14]为甲基没食子酸 C-葡萄糖苷的内酯。

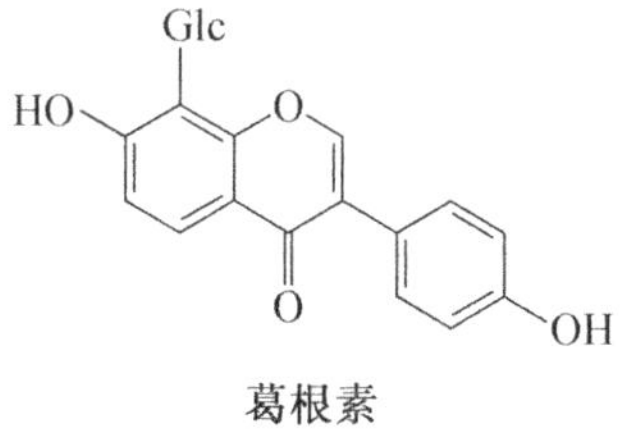

葛根素 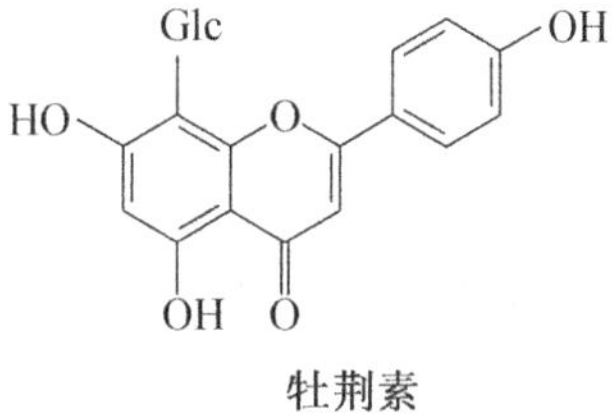　　　　　　　　　　牡荆素

芦荟苷

岩白菜素

2.2　糖和苷的理化性质

2.2.1　糖的理化性质

1. 糖的物理性质

糖的物理性质随分子中糖基数目不同差异较大。单糖都是白色晶体,难溶于醇等有机溶剂,由于分子中有多个羟基,水溶性较大,常易形成过饱和溶液(糖浆)。单糖均有甜味,但程度各不相同,果糖最甜。除丙酮糖外,单糖均有旋光性和变旋现象。

低聚糖性质差异较大,一些为有甜味结晶性化合物,一些为无甜味的无定形粉末;一些为还原性糖,而一些则无还原性;多具有光学活性和变旋作用。(+)-蔗糖是一最为常见的低聚糖,其无变旋现象也无还原性。低聚糖的水溶性随分子量的增大而降低。

多糖大多数为无定形粉末,无甜味,除了由于链端可能有自由的还原基而具有微弱的还原性外,一般不具有还原性。多糖有旋光活性,但不呈变旋作用。多糖的分子量常随来源不同而异,在水中的溶解度通常随分子量的增大而降低,不溶于有机溶剂中。

2. 糖的化学性质

(1)糠醛形成反应:单糖在酸的作用下,失去三分子水生成具有呋喃环结构的糠醛或糠醛衍生物。多糖在矿酸的存在下先水解成单糖,再脱水生成糠醛或其衍生物。五碳糖脱水生成糠醛,甲基五碳糖生成 5-甲基糠醛,六碳糖生成 5-羟甲基糠醛。

$$R\overset{O}{\diagup}\!\!-\!CHO$$

五碳糖	R=H	糠醛
甲基五碳糖	R=CH₃	5-甲基糠醛
六碳糖	R=CH₂OH	5-羟甲基糠醛

糠醛及其衍生物能与许多芳胺和酚类化合物缩合生成有色物质,许多糖的显色反应都是根据这一原理设计的。由浓硫酸和 α-萘酚形成的 Molish 试剂是鉴别糖类化合物最常用的显色剂。Molish 试剂与单糖、低聚糖和多糖一般都可发生显色反应,但氨基糖不发生此反应。此外,丙酮、甲酸、乳酸、草酸、葡萄糖醛酸、各种糠醛衍生物和甘油醛等均与 Molish 试剂作用产

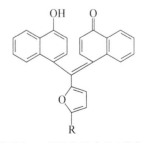

糠醛与 α-萘酚的缩合物(紫色)

生近似的颜色。因此,与 Molish 试剂发生反应可能有糖的存在,仍需要进一步做其他试验才能肯定,而不发生此反应则为无糖物质存在的确证。常用邻苯二甲酸和苯胺的混合物为糖纸色谱和薄层色谱的显色剂,以进行糖的定性鉴定[15]。

在酸的作用下,六碳酮糖较醛糖易于脱水生成 5-羟甲基糠醛,且 5-羟甲基糠醛的得率较高。当产生的 5-羟甲基糠醛与间苯二酚等多元酚反应时有氧杂蒽类鲜红色物质生成。因此,利用这个反应可区别酮糖与醛糖。这个显色反应称为 Selivanoff 反应[16]。酮糖进行此反应的速度很快,仅需 20~30 秒钟;在同样条件下,因醛糖形成 5-羟甲基糠醛的速度较慢,只有在糖浓度较高时,或煮沸时间较长时,才能出现微弱的红色反应。含有酮糖基的多糖水解物也能与间苯二酚等发生显色反应。

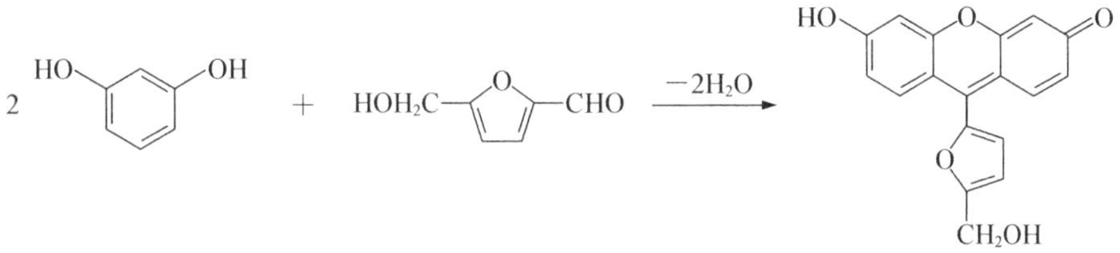

氧杂蒽有色物质

（2）氧化反应:糖分子中有游离醛基及伯醇、仲醇羟基和邻二醇结构单元时,会与多种氧化剂发生氧化还原反应。醛糖与酮糖在碱性条件下可发生相互间的转化,反应可能是通过烯二醇进行的:

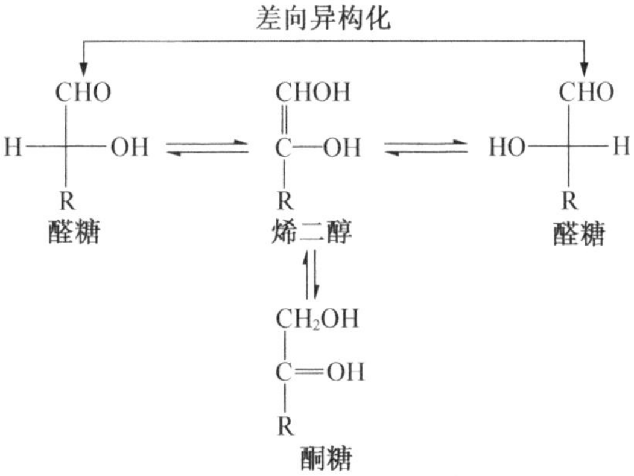

如 D-葡萄糖在浓度为 8×10^{-3} mol/L 氢氧化钠溶液中,35℃下反应 4 昼夜后生成 D-果糖（28%）、D-甘露糖（3%）和 D-葡萄糖的混合物。所以酮糖也会像醛糖一样发生类似的氧化反应。

糖比较重要的氧化反应主要有:① 与弱氧化剂的氧化还原反应,如与 Tollen、Benedict、Fehling 试剂这些弱氧化体系间的反应,前者有银镜生成,后两者则有红色氧化亚铜生成,此类反应用于分子中具有游离醛、酮羰基的定性鉴别。若能与这些弱氧化剂发生阳性反应则称之为还原性糖,否则称为非还原性糖。多糖因分子中的游离羰基存在于链端,相对含量少,所以难以与这些弱氧化剂发生阳性反应,为非还原性糖。② 溴水可将糖的醛基氧化为羧基。③ 硝酸可将醛糖氧化为糖二酸。④ 与高碘酸之间的氧化反应,这种氧化反应选择性较高,一般只发生在糖分子中邻二羟基,和羟基与羰基相邻的 C—C 键上,反应常是定量的。如 D-葡萄

糖氧化时,消耗 5mol 高碘酸,生成 5mol 甲酸和 1mol 甲醛:

$$
\begin{array}{c}
\text{CHO} \\
\text{HO}\!-\!\text{OH} \\
\text{OH} \\
\text{OH} \\
\text{CH}_2\text{OH}
\end{array}
+ 5\text{IO}_4^- \longrightarrow
\begin{array}{c}
\text{HCOOH} \\
+ \\
\text{HCOOH} \\
+ \\
\text{HCOOH} \\
+ \\
\text{HCOOH} \\
+ \\
\text{HCOOH} \\
+ \\
\text{HCHO}
\end{array}
$$

糖苷也可以用高碘酸氧化,例如,α-D-甲基吡喃葡糖苷消耗 2mol 高碘酸,同时生成 1mol 甲酸:

$$
\text{(结构式)} + 2\text{IO}_4^- \longrightarrow \text{(结构式)} + \text{HCOOH}
$$

在氧化产物中只剩下两个手性碳原子,即 C_1 和 C_5。因此,所有的 α-D-甲基吡喃己醛糖苷都生成同一氧化产物。

高碘酸氧化的机理是先生成五元环酯中间体。在酸性或中性介质中,高碘酸以 $H_2IO_5^-$ 离子的形式参与反应:

$$
\text{(结构式)} + H_2IO_5^- \longrightarrow [\text{(结构式)}] \longrightarrow \text{(结构式)} + HIO_3 + H_2O
$$

这种机理表明在糖的分子中有顺式邻二醇结构单元时,要比反式邻二醇结构单元发生高碘酸氧化的速度快,其至当反式邻二醇结构单元被固定在环中无扭转余地时不发生反应。但在弱碱性条件下顺式和反式邻二醇羟基的反应速度相差不大。应当注意的是,α-氨基醇、α-羟基酸、邻二酮、酮酸和某些活性次甲基也可与高碘酸发生氧化反应,所以利用高碘酸反应判断糖分子中邻二醇结构单元时要谨慎。

（3）羟基反应:在糖分子中有多种不同环境下的羟基,它们的反应活性有明显的差异。端基碳上的半缩醛羟基、伯醇羟基的反应活性较高;仲醇羟基的反应活性较小。在己醛糖中,2-位仲醇羟基团受 1-位羰基诱导效应的影响,其反应活性较高于其他位置的仲醇羟基。糖分子中羟基所能发生的重要反应主要为醚化、酰化、缩醛(酮)化和与硼酸的络合反应。

1）醚化反应:最常用的糖及苷的醚化反应有甲醚化、三甲基硅醚化和三苯甲醚化等。常用的甲醚化方法有以下几种:Haworth 法,即用硫酸二甲酯和浓氢氧化钠溶液反应,该方法要完全实现甲基化,往往要经多次反复;Purdic 法是用碘甲烷在氧化银存在下进行甲醚化;Kuhn 法和 Hakomori(箱守)法较为常用,是 Purdic 法的改进,使碘甲烷与羟基间的 S_N2 亲核取代反应的活性增强。Kuhn 法是在强极性的 N,N-二甲基甲酰胺(DMF)中用 CH_3I 和 Ag_2O,或 $(CH_3)_2SO_4$ 和 $BaO/Ba(OH)_2$ 进行甲基化反应;而 Hakomori 法则是在强极性的二甲基亚砜(DMSO)中用 CH_3I 在 NaH 的存在下进行甲基化反应的。后一方法往往会使分子中的乙酰键、酯苷键发生断裂,因此常依据具体的情况将 Kuhn 法和 Hakomori 法配合使用。

若要使分子中的羟基发生部分的甲基化反应,则需要对不需甲基化的羟基进行选择性保护,保护的方法有酯化、缩醛(酮)化等方法。三苯甲醚化也是选择性保护羟基的有效方法,由于三苯甲基有较大的空间位阻,糖与三苯甲基氯在吡啶溶液中,可以优先与伯醇羟基发生反应生成三苯甲基醚。待其他位置所需反应进行完后,三苯甲基的脱除也很方便,在氢溴酸的乙酸溶液中室温下放置便可。三苯甲醚化反应也可用三苯甲基吡啶氟硼酸盐来进行[17]。

2) 酰化反应:常用的糖及苷的酰化反应是对甲苯磺酰化和乙酰化。对甲苯磺酰化所用的试剂为对甲基苯磺酰氯,由于对甲苯磺酰基有较大体积,所以它对羟基的空间要求较高,多作用在伯醇羟基上。反应所得的磺酸酯水解时常引起磺酸酯所在手性碳原子构型发生转变;分子中如有游离羟基存在,水解时常生成含三元环氧或五元环氧的化合物。

乙酰化反应所用试剂多为乙酸酐,在乙酸钠或氯化锌的存在下进行反应,也可用乙酸酐的吡啶溶液使糖发生乙酰化。此反应比较容易,可得到全乙酰化的糖。一般室温下放置即可反应,必要时可加热。对碱不稳定的苷进行乙酰化时,应避免使用含吡啶的体系。糖的乙酰化反应无空间选择性,但环状结构中半缩醛(酮)羟基的乙酰化,在不同的条件下可得不同构型的产物,如 D-葡萄糖,用 $Ac_2O/ZnCl_2$ 体系进行乙酰化时主要得 α-乙酰化产物,而用 $Ac_2O/NaOAc$ 体系乙酰化时则主要得 β-乙酰化产物。如将糖先制成缩醛(酮)后再乙酰化,则可达到部分乙酰化的目的。乙酰化反应在糖的分离、鉴定和合成中经常使用。

3) 缩醛(酮)化反应:酮或醛在无水酸的催化下,易与具有适当空间的 1,3-二醇羟基或邻二醇羟基生成环状的缩酮(ketal)或缩醛(acetal)。如 α-D-吡喃半乳糖在硫酸的存在下与丙酮作用得 1,2;3,4-二-O-异丙叉-α-D-吡喃半乳糖;β-D-吡喃葡萄糖在同样条件下得 1,2;5,6-二-O-异丙叉-α-D-呋喃葡萄糖;α-D-吡喃葡萄糖甲苷在酸的存在下与苯甲醛作用则得 4,6-O-苯甲叉-α-D-吡喃葡萄糖甲苷。

α-D-吡喃半乳糖　　　　　　　　　1,2;3,4-二-O-异丙叉-α-D-吡喃半乳糖

β-D-吡喃葡萄糖　　　　　　　1,2;5,6-二-O-异丙叉-α-D-呋喃葡萄糖

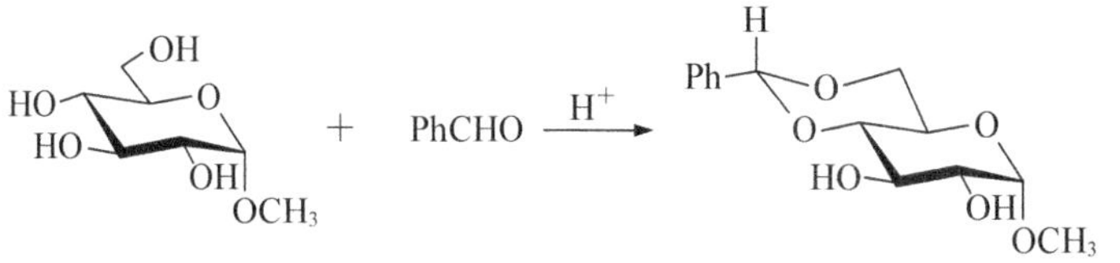

α-D-吡喃葡萄糖甲苷   4,6-O-苯甲叉-α-D-吡喃葡萄糖甲苷

缩酮或缩醛对含水酸敏感,在碱性条件下稳定,所以利用此反应常用于糖分子中某些羟基的保护,待所需反应完成后可用温和的酸水解除去,如在合成 3-O-甲基葡萄糖时用到了这个策略:

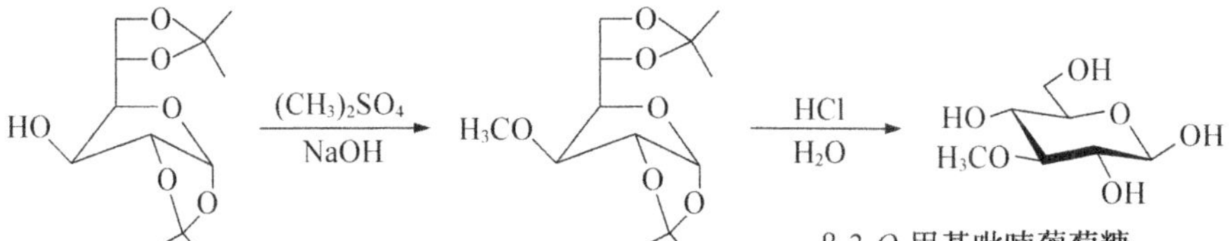

β-3-O-甲基吡喃葡萄糖

4)硼酸络合反应:许多具有邻二羟基的化合物可与硼酸、钼酸、铜氨、碱金属等试剂反应生成络合物,使它们的理化性质发生较大改变,据此可用于糖、苷等化合物的分离、鉴定以及构型的确定。近期许多研究基于硼酸与糖之间的络合作用,给硼酸分子中引入荧光基团,以此开发出选择性优良的糖类化合物的传感器[18]。

多羟基化合物与硼酸的络合反应对羟基位置的要求比较严格,只有处在同一平面上的羟基才能形成稳定的络合物。多羟基化合物与硼酸的络合反应如下所示:

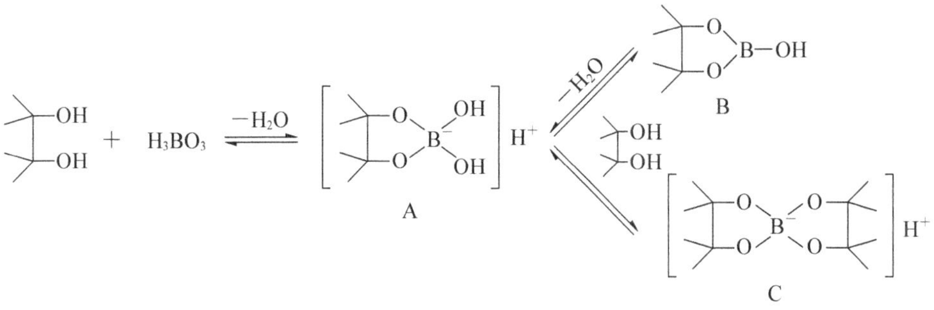

以上 A、B 和 C 三种络合物在硼酸的溶液中建立起动态平衡,三者所占的份额受溶液 pH 值、多羟基化合物与硼酸的比例、多羟基化合物的立体结构等多种因素的影响。糖分子中的羟基与硼酸发生络合反应,通常硼酸的量大而糖的量较少时,络合物中以 A 的形式占优势。糖与硼酸络合后,溶液由原来的中性变为酸性,溶液的电导率增大,旋光度增大,甚至糖在 NMR 谱中的化学位移发生变化。这一系列的变化可以被用来进行糖的离子交换色谱分离[19]、电泳鉴定[20]、分子中羟基立体结构的确定等[21]。

(4)羰基反应:糖分子中的羰基除了发生上述氧化反应外,糖的羰基还可被催化氢化或金属氢化物还原,其产物叫糖醇。也可以与多种亲核试剂发生亲核加成反应。对糖结构鉴定比较重要的反应是糖分子中的羰基与过量苯肼之间的成脎反应。生成的糖脎具有良好的结晶和一定的熔点,根据糖脎晶体的形状和熔点可以鉴别不同的糖[22]。果糖、葡萄糖和甘露糖分子结构的区别仅在 C_1 和 C_2 上,所以这三种不同结构的糖能形成相同的糖脎。虽然这三种糖形成相同的糖脎,但是由于反应速度不同,析出糖脎所需的时间不同,所以还是可以用这一反应加以区别和鉴定的。

$$
\begin{array}{ccc}
\text{CHO} & & \text{HC=NNHC}_6\text{H}_5 & & \text{CHO} \\
\text{—OH} & \xrightarrow{3\text{C}_6\text{H}_5\text{NHNH}_2} & \text{C=NNHC}_6\text{H}_5 & \xleftarrow{3\text{C}_6\text{H}_5\text{NHNH}_2} & \text{HO—} \\
\text{HO—} & & \text{HO—} & & \text{HO—} \\
\text{—OH} & & \text{—OH} & & \text{—OH} \\
\text{—OH} & & \text{—OH} & & \text{—OH} \\
\text{CH}_2\text{OH} & & \text{CH}_2\text{OH} & & \text{CH}_2\text{OH} \\
\text{D-葡萄糖} & & \text{D-葡萄糖脎} & & \text{D-甘露糖}
\end{array}
$$

$$
\begin{array}{c}
\uparrow \scriptstyle{3\text{C}_6\text{H}_5\text{NHNH}_2} \\
\text{CH}_2\text{OH} \\
\text{C=O} \\
\text{HO—} \\
\text{—OH} \\
\text{—OH} \\
\text{CH}_2\text{OH} \\
\text{D-果糖}
\end{array}
$$

低聚糖由于糖基间结合的方式不同,有些分子中有游离的半缩醛(酮)结构,能成脎,如麦芽糖、乳糖和纤维二糖等;有些分子中没有游离的半缩醛(酮)结构,所以不能成脎,如蔗糖等。多糖也不能成脎。

2.2.2　苷的理化性质

1. 苷的物理性质

（1）形：苷类化合物多数是固体,其中糖基少的可以成结晶,糖基多的如皂苷,则多呈具有吸湿性的无定形粉末。

（2）味：苷类一般是无味的,但也有很苦的苷和有甜味的苷,如从甜叶菊的叶子中提取得到的多糖苷甜菊苷(stevioside)比蔗糖甜 300 倍,可作为糖尿病患者食用的甜味剂。

（3）色：苷类化合物的颜色是由苷元部分决定的,糖部分没有颜色。

（4）溶解性：苷在中草药各类化学成分中属于极性较大的物质,在甲醇、乙醇、含水正丁醇等极性大的有机溶剂中有较大的溶解度,一般也能溶于水。苷的亲水性大小取决于组成这个苷分子中的苷元和糖两部分,假如在一个苷类化合物的结构中,苷元部分的极性很小,上面连的糖也很少,此时苷所表现出来的极性不会很大;假如苷元本身极性就比较大,上面又连了较多的糖,对应苷的极性肯定也会比较大。因此,苷的极性大小是苷元和苷中糖两部分极性的综合表现。苷的糖基增多,极性增大,亲水性增强,在水中的溶解度也就增加。在用不同极性的溶剂顺次提取中草药时,除了挥发油部分、石油醚部分等非极性部分外,在极性小、中等极性、极性大的溶剂提取部分中都有存在苷类化合物的可能,但主要存在于极性大的溶剂提取部位。碳苷的溶解性较为特殊,与一般苷类不同,无论是在水还是在其他溶剂中溶解度一般都较小。

（5）旋光性：苷类化合物因分子中都有含有不对称结构的糖基单元,都会表现较强的旋光性。而苷元可能会有旋光性,也可能没有旋光性。旋光性的有无取决于整体分子结构的对称性。

2. 苷的化学性质

苷的化学性质比较复杂,这是因为它的性质决定于构成苷的苷元结构、糖基的结构及苷键的类型和构型。主要是因苷元的类型很多,几乎所有的非糖有机物均可以与糖通过苷键结合成苷。不同的苷元具有不同的化学性质,这些性质导致了苷类化合物化学性质的多样性。同样由于苷分子中存在有糖基,所以苷也表现出糖类化合物的一般性质。

苷类化合物中苷元与糖链,糖链中糖基与糖基间以多种不同类型和构型的苷键相连接,这些苷键可以发生多种裂解反应。鉴于这些裂解反应在苷类化合物和糖的结构确定及苷元药物化合物制备上的重要性,将其在第 2.3 节中单独讨论。

2.3 苷键的裂解

苷类化合物和糖的分子中均会有苷键存在。苷类化合物的分子中包含苷元和糖结构单元两部分。要了解苷类化合物的结构必先知道苷元的结构;苷元与糖链连接的位置及苷键为 α- 还是 β-构型;糖链部分中单糖的组成,糖基与糖基间连接的顺序、位置及其苷键的构型。同样,糖类化合物结构的确定,也少不了从这些方面入手。这些信息的获得大多需经过苷键的裂解。甚至一些具有重要生理活性的苷元类药物也是通过苷键的裂解而得到的。苷键的裂解主要包括酸催化水解、乙酰解、碱催化水解、酶催化水解和氧化开裂等方法。

2.3.1 酸催化水解

苷键常见有 O-苷、N-苷、S-苷和 C-苷四种类型。O-苷具有缩醛(酮)结构,易为稀酸催化水解,对碱较为稳定。N-苷和 S-苷中苷键原子 N 和 S 具有与 O-苷中的 O 原子类似的性质,所以这两类苷键也可发生酸催化的水解反应(Hydrolysis);C-苷与其他类型的苷键性质相差较大,一般情况下很难发生水解。

酸催化水解反应一般在水或稀醇溶液中进行,常用的酸有盐酸、硫酸、乙酸、甲酸等。其比较公认的机理是苷键原子先质子化,然后断键生成氧鎓离子中间体,再与水发生溶剂化而成糖[23,24]。以 D-葡萄糖氧苷为例对其酸催化水解机理表示如下,其中的 R 代表苷元:

各种不同苷类化合物发生水解反应的活性有所不同,主要影响因素有如下几种:

(1) 按苷键原子不同,接受质子的能力不同,几种苷中 N 原子接受质子的能力最强,O 次之,C 不能接受质子,所以酸水解的易难顺序为:N-苷＞O-苷＞S-苷＞C-苷。C-苷难于发生水解反应。N-苷中 N 原子如以酰胺的形式存在,或在嘧啶环上时,水解活性也较小。

(2) 呋喃糖苷较吡喃糖苷易于水解。吡喃糖为六元含氧杂环,能形成较稳定的椅式构象,呋喃糖为五元含氧杂环,可以信封式构象存在,环中有较大的张力,本身稳定性较差,致使其易于发生水解。

(3) 酮糖苷较醛糖苷易水解。酮糖主要以呋喃环的形式存在,而醛糖大多以吡喃环存在于苷类化合物分子中,在一些苷中往往最先水解下来的为果糖,就是因为该酮糖在苷分子中以呋喃环的形式存在。

（4）吡喃糖苷中吡喃环的 C_5 上取代基体积越大，反应的空间位阻越大，越难水解。因五碳糖以吡喃环存在时，C_5 上只有氢原子，位阻小，所以最易水解。含不同碳原子数的糖所形成的苷水解反应由易到难的次序为：五碳糖＞甲基五碳糖＞六碳糖＞七碳糖。如果在糖的 C_5 上接有—COOH，则最难水解。

（5）氨基糖苷较羟基糖苷难水解，羟基糖苷又较去氧糖苷难水解。氨基糖苷中的氨基 N 原子会与苷键原子发生对质子的竞争性结合，且 N 原子与质子的结合能力较强，致苷键的水解活性降低。去氧糖苷与质子竞争性结合的能力进一步减小，所以其水解反应活性增大。

（6）蒽醌、香豆素等酚苷较萜类、甾族等脂肪族苷易于水解，有时不用加酸，只加热也可发生水解。

苷类化合物水解的反应条件选择比较重要，如选择不当，会使苷元发生不希望的反应，最后得到的苷元可能已不再是原有的结构。水解常采用稀酸，遇到难水解的苷才采用较剧烈的条件。一些对酸不稳定的苷水解时，可选用二相水解反应，即在含水的混合体系中加入与水不溶的有机溶剂，使水解后所得到的苷元及时被萃取到有机相，避免苷元与酸长时间接触。例如，以盐酸为催化剂在对 3-吲哚基-β-D-吡喃葡萄糖苷（3-indolyl-β-D-glucopyranoside，1）进行水解时，当对所用溶液进行脱氧处理后，在氮气保护下进行反应，可得到 3-羟基吲哚苷元（2）；而当在一般条件下反应时，却会有深色的靛蓝染料（3）生成[25]。

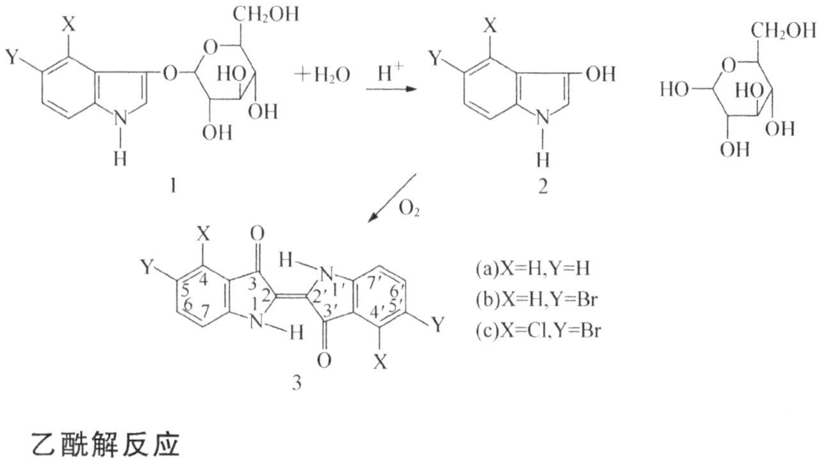

(a)X=H,Y=H
(b)X=H,Y=Br
(c)X=Cl,Y=Br

2.3.2　乙酰解反应

苷的乙酰解反应（acetolysis）是苷在乙酸酐与酸共存条件下，发生苷键断裂的反应。乙酰解反应的机理与酸解相似，以乙酰基正离子（CH_3CO^+）代替酸解中的质子与底物作用[26,27]，表示如下：

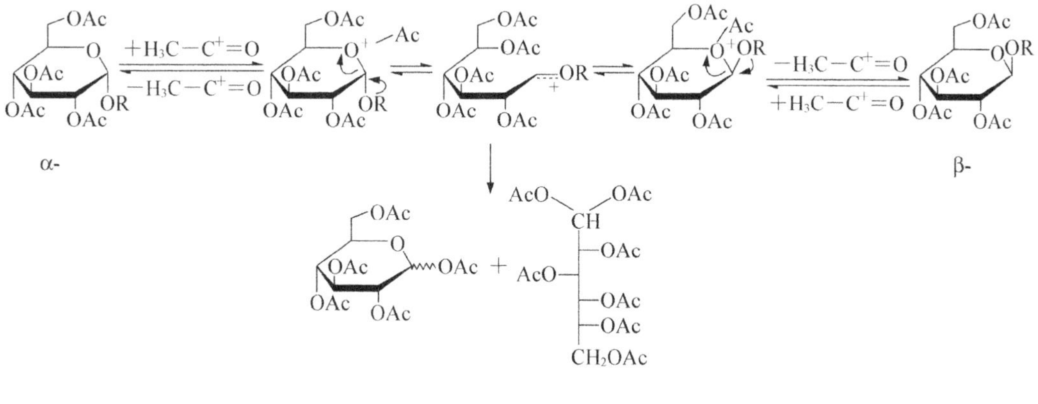

反应机理表明,在乙酰解反应中易发生糖的端基异构化。

此反应苷键断裂的难易有与酸水解相同之处,如五碳糖苷键较六碳糖易于开裂。也有与酸水解相反之处,如 1→6 苷键在酸中稳定,而在乙酸酐中易于起乙酰解反应。通过对许多二糖乙酰解反应的研究,发现苷键邻位有可以酰化的羟基或环氧基时,较难起乙酰解反应。在二糖中苷键乙酰解的活性有如下规律:$(1→6)≫(1→4)>(1→3)>(1→2)$[28]。利用这种活性顺序,可使分子中一部分苷键开裂,而另一部分苷键保留,得到乙酰化的低聚糖;同时酰化反应也可以使苷元部分的羟基发生乙酰化而得以保护,得到一些亲脂性产物,使提纯和鉴定都比较方便。

乙酰解的操作比较简便,具体方法是将苷或多糖溶于含有 3%～5% 硫酸的乙酸酐或乙酸酐与乙酸的混合液中,0℃或室温下放置 1～10 天后,将反应液倾入冰水,以 $NaHCO_3$ 中和至 pH 3～4。用氯仿萃取后,色谱分离纯化得到乙酰化的单糖或乙酰化的低聚糖,时常用 TLC 法与标准品在同一块板上展开,对产物作定性鉴定,以获得苷中糖基的种类及相互间连接的顺序。反应所用的酸除硫酸外,高氯酸或 Lewis 酸,如 $ZnCl_2$、BF_3 等亦可使用。

苷的乙酰解与酸水解两种方法可得到不同组成的低聚糖,所以两者配合使用,对糖链结构的推断十分有用。例如去硫酸基的 λ-角叉菜胶用酸水解时断 1→3 苷键,乙酰解时断 1→4 苷键,得到不同的二糖[29]。

$$β\text{-}D\text{-}Gal_p\text{-}(1→3)\text{-}α\text{-}D\text{-}Gal_p$$

$$↑ 乙酰解$$

$$\cdots→4)\text{-}β\text{-}D\text{-}Gal_p\text{-}(1→3)\text{-}α\text{-}D\text{-}Gal_p\text{-}(1→4)\text{-}β\text{-}D\text{-}Gal_p\text{-}(1→3)\text{-}α\text{-}D\text{-}Gal_p\text{-}(1\cdots$$

$$λ\text{-}角叉菜胶$$

$$↓ 部分酸水解$$

$$α\text{-}D\text{-}Gal_p\text{-}(1→4)\text{-}β\text{-}D\text{-}Gal_p$$

2.3.3　醇解反应

醇解(alcoholysis)是苷或糖在酸的催化下与醇作用发生分子中苷键全部断裂或部分断裂的反应。通常是对全甲醚化的苷或糖进行甲醇解[30,31,32],以确定糖与苷元、糖基与糖基之间连接的位置。全甲醚化的苷或糖发生甲醇解后,原位于最末端的糖基转变为全甲基化的单糖,其他糖基中原苷键所在—OH 会以游离状态存在,以此可以推断苷键所在的位置。另外,甲醇解后所得不同类型单糖数目可推测多糖重复结构中这种键型单糖的数目。

苷或糖的甲醇解方法是将全甲醚化的苷或糖溶于无水甲醇与干的 HCl 形成的 1%～6% HCl/MeOH 液中,糖的浓度为 1%～2%,加热回流到旋光度恒定。难甲醇解的可用封管加热。冷后反应液用 Ag_2CO_3 中和或阴离子交换树脂去酸,浓缩至糖浆备用。若需进一步用气相色谱法定量分析,则浓缩时应避免甲基糖的挥发而损失。

有时也用酸催化的硫醇解[33],它与甲醇解相似。硫醇解可使酸中易破坏的糖,由于还原性端基生成硫代缩醛(酮)而得以保护。水解糖的硫代缩醛(酮)衍生物易结晶,也易纯化。琼脂多糖由此得琼脂双糖的硫代缩醛;角叉菜胶由此得角叉菜双糖的硫代缩醛。前者是 3,6-脱水-4-O-(β-D-吡喃半乳糖)-L-半乳糖,后者是 3,6-脱水-4-O-(β-D-吡喃半乳糖)-D-半乳糖。酸水解易使 3,6-脱水半乳糖结构破坏,硫醇解则各以二乙基二硫代缩醛出现而稳定。

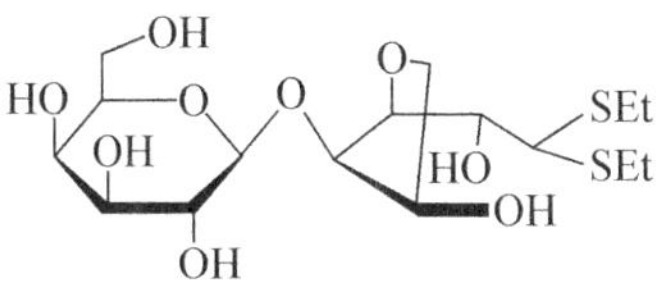

琼脂双糖的硫代缩醛 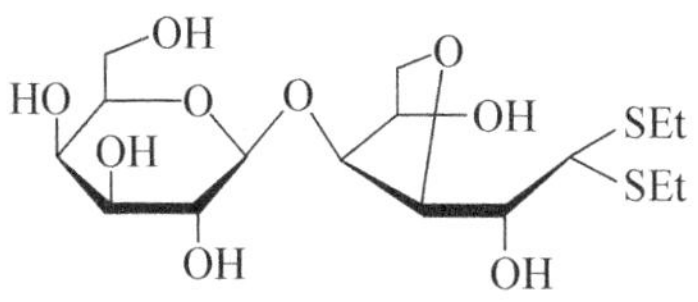　　　　　　　　角叉菜双糖的硫代缩醛

硫醇解是将糖于 0℃溶入浓盐酸,缓缓加入乙硫醇,0℃放置数小时,热至室温,放置几天即可。后处理是在甲醇悬液中加碳酸铅中和、过滤、浓缩,产物柱色谱分离,可得结晶性的二乙基二硫缩醛衍生物,以温热的 $HgCl_2$ 和 $CdCO_3$ 水溶液使其分解恢复为糖。

酸催化的苯甲醇解也有报道[34],它的优点是所得到的苄基糖苷能通过 Pd/C 催化的氢解反应而释放出糖。

2.3.4　碱催化水解和 β-消除反应

一般苷键为缩醛(酮)结构,缩醛(酮)对酸不稳定,对碱稳定,因此大多苷键对碱稳定。但当苷元以羧基、苯氧基、烯醇氧基与糖的端基碳相连时,所形成的苷键对碱敏感而易于发生水解反应。如乙酰葡萄糖、水杨苷和 4-羟基香豆素苷等均可发生碱水解反应。

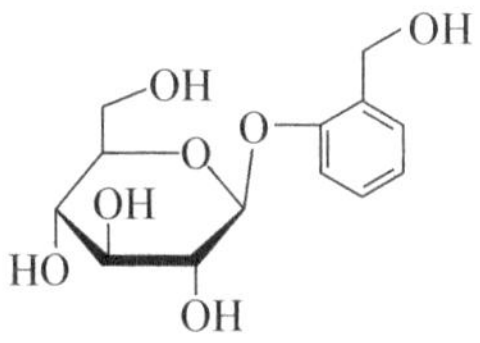

水杨苷 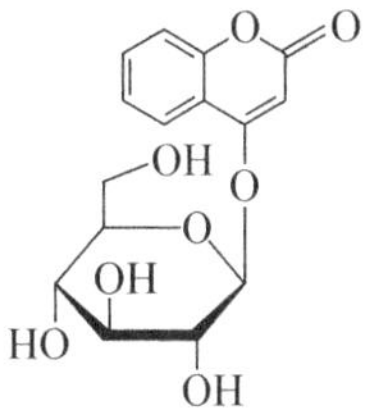　　　　　　　　　　　　　4-羟基香豆素苷

C_1 和 C_2 的羟基处于反式的 β-D-葡萄糖的酚苷或苷元体积较大的酯苷,碱水解时往往形成 1,6-脱水葡萄糖,而 C_1 和 C_2 的羟基处于顺式的 α-D-葡萄糖酚苷和酯苷碱水解时无 1,6-脱水葡萄糖形成,这是由于前者水解时在 C_1 上发生了两次亲核取代,使其碳原子的构型发生了两次转化(Walden 转化)所致。利用这种性质可推断苷键的构型。

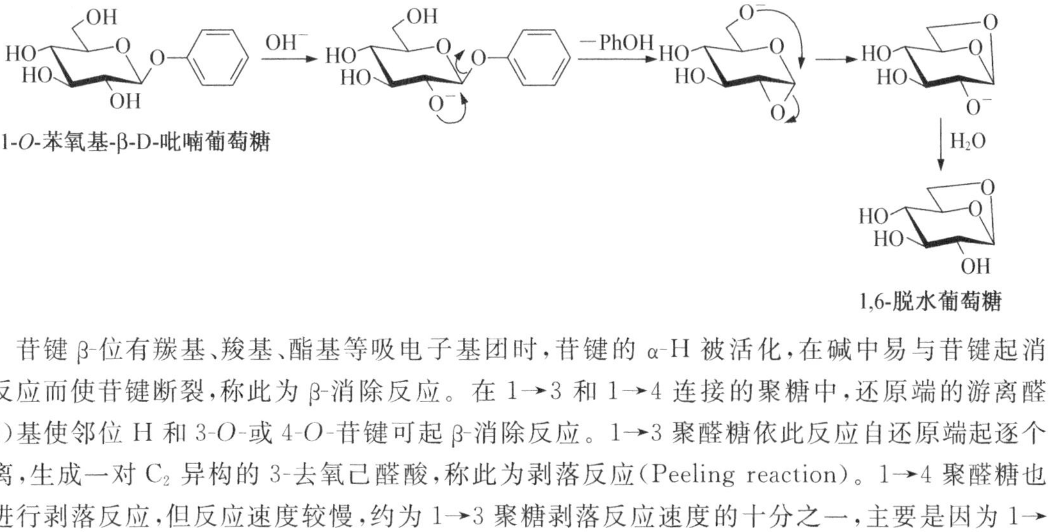

1-*O*-苯氧基-β-D-吡喃葡萄糖　　　　　　　　　　　　　　　　　1,6-脱水葡萄糖

苷键 β-位有羰基、羧基、酯基等吸电子基团时,苷键的 α-H 被活化,在碱中易与苷键起消除反应而使苷键断裂,称此为 β-消除反应。在 1→3 和 1→4 连接的聚糖中,还原端的游离醛(酮)基使邻位 H 和 3-O-或 4-O-苷键可起 β-消除反应。1→3 聚醛糖依此反应自还原端起逐个脱离,生成一对 C_2 异构的 3-去氧己醛酸,称此为剥落反应(Peeling reaction)。1→4 聚醛糖也可进行剥落反应,但反应速度较慢,约为 1→3 聚糖剥落反应速度的十分之一,主要是因为 1→

4 聚糖先须经醛糖转化为酮糖后才发生剥落反应。

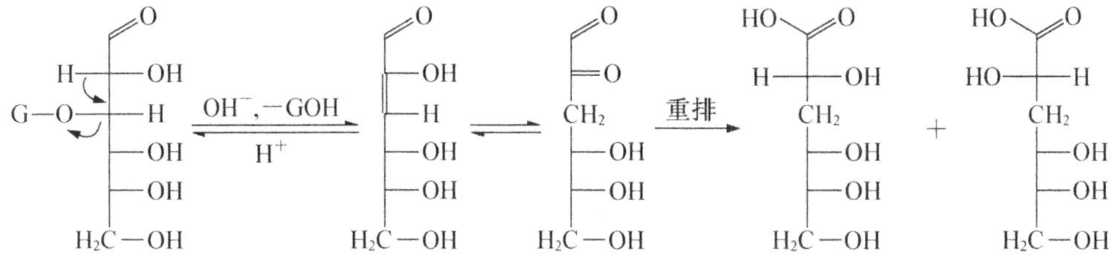

C_2异构的3-去氧己醛酸

1→4 聚糖的 β-消除反应尚有 3-OH 与 4-OG 竞争消除的存在,由 3 OH 的消除生成两种异构化的 3-脱氧糖酸苷使剥落反应停止。

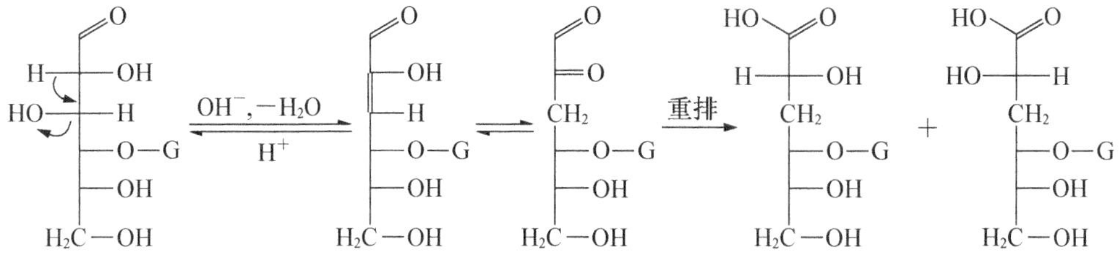

利用剥落反应可研究糖链中单糖连接的顺序,但直接用于多糖有一定局限性,因副反应的存在,当三四个糖基消除后,降解往往停止。此反应在 Ca^{2+} 离子存在下反应会加速,可使多糖逐个脱离单糖至尽。常用不含氧的石灰水室温处理,最后以阳离子交换树脂去 Ca^{2+},浓缩后加乙醇或丙酮沉淀出未反应的多糖,降解产物留存于溶液中,以钙盐形式重结晶或色谱纯化。

2.3.5　酶催化水解

在酶催化下苷或糖可以水解生成苷元、低聚糖或单糖。酶催化的水解反应不同于酸催化水解。酸催化水解在许多情况下会有副产物生成或苷元结构发生变化,且不能提供较多的关于苷键构型的结构信息。酶催化反应具有专属性高、条件温和等特点。酶催化的专一性使它只能对一定类型的、有特定立体化学环境的苷键发生作用。酶催化下苷及糖中苷键水解的反应可以获得苷键的构型信息,可保持苷元结构不变,可保留部分苷键得到次级苷或低聚糖,由此获得苷元与糖、糖基与糖基间连接方式的结构信息。所以酶催化的水解反应在苷和糖的结构确定、苷元物质和具有特殊结构糖的制备中被广泛应用。

已发现的能催化苷键水解的酶较多,现列举几种常见的如下:

（1）转化糖酶（invertase）:即 β-呋喃果糖苷酶,专使 β-呋喃果糖苷水解,因此用此酶水解蔗糖、龙胆糖、棉子糖、水苏糖都是去一果糖而保持其他结构。

（2）麦芽糖酶（maltase）:专使 α-葡萄糖苷水解的酶,存在于小肠中,原来是对可使麦芽糖水解生成 2 分子葡萄糖的酶所用的名称,但现在一般是作为作用于结合各种配糖基的 α-D-葡萄糖苷的 α-葡萄糖苷酶的别名来使用的。

（3）杏仁苷酶（emulsin）:一种混合酶,其中存在 β-葡萄糖苷酶（β-glucosidase）。专属性较低,一般用于水解 β-葡萄糖苷和有关己醛糖苷。

（4）纤维素酶（cellulase）:是 β-葡萄糖苷水解酶。依据其适宜作用的酸碱环境可分为酸性、中性或碱性纤维素酶,如由放线菌间孢囊菌属 *Intrasporangium* sp. 培养物中可获得碱性纤维素酶[35]，该酶适应于在碱性条件下对 β-葡萄糖苷的酶催化水解。

　　酶对特定立体结构苷键的催化水解作用，在苷键构型的确定中具有重要的意义。例如存在于月季(*Bulbinella floribunda*)根中对 HSC-2 肿瘤细胞具有特异毒性作用的化合物 bulbineloneside A 和 B[36]，分别用 β-葡萄糖苷酶和柚皮苷酶(naringinase)进行催化水解后前者生成 knipholone 和 D-葡萄糖，后者有 4′-demethylknipholone 和 D-木糖生成。据此，结合两个化合物的波谱数据，确定 bulbineloneside A(1)和 B(2)分别为 knipholone 6′-O-β-D-glucopyranoside 和 4′-demethylknipholone 6′-O-β-D-xylopyranoside。

	R¹	R²
1	Me	Glc
2	H	Xyl

bulbineloneside A 和 B

　　酶的纯度对反应具有较大影响，随着酶纯度的提高，催化专一性会有很大改变。因此在利用酶催化水解法确定苷键的构型时，如对酶的纯度有怀疑，应先用此酶对已知构型的苷进行水解，以对酶的专一性进行验证；或对其进一步提纯后再用。如早期在对槲皮素葡萄糖苷等的苷键构型确定时，对所用的 α-葡萄糖苷酶用电泳技术进行了纯化，而对杏仁苷酶以纤维二糖、水杨苷和 α-D-葡萄糖甲基苷等已知苷键构型的化合物进行催化水解试验来确认其专一性[37]。

　　pH 条件对酶水解反应是十分重要的，例如，芥子苷酶水解芥子苷，在 pH 7 时酶解生成异硫氰酸酯，在 pH 3~4 时酶解则生成腈和硫黄。

　　酶催化水解一般是将待水解苷或糖与酶加于缓冲溶液中，在室温下孵育一定时间后，对水解产物进行色谱分离或将其与标准样品在同一块 TLC 板上展开进行对比，以对化合物的结构进行鉴定。

　　由于一些酶较难提纯，所以可直接用微生物培养法来水解苷或糖类化合物，利用微生物体内的酶促反应将苷键水解。某些微生物能将苷中的糖当作自身繁殖的碳源消耗掉，只留下苷元，这种方法对苷元的提取分离很有用。

2.3.6　高碘酸裂解

　　高碘酸可将相邻的两个羟基氧化，使 C—C 键断裂而转化为醛基，反应是定量进行的。每断裂一个邻二醇的 C—C 键需消耗一分子高碘酸，以消耗高碘酸的量可以推断分子中邻二醇结构单元的数目。这是一种比较温和的氧化方法，稍加改进可用于苷键的断裂研究。为了使氧化生成的醛基在后处理中不发生其他反应，例如与适当位置的羟基间发生亲核加成生成半缩醛或缩醛结构，需将生成的醛基进行还原处理，常用的方法是用 NaBH₄ 对其进行还原；随后对还原产物进行酸水解，以水解所得产物的结构来确定苷键的位置。这种使苷键断裂的方法称为 Smith 降解法[38]。聚糖中不同位置的苷键经 Smith 降解后所得产物不同，它们中有代表性的表示如下：

　　(1) 1→2 苷键的降解，生成甘油和甘油醛。

（2）1→3 苷键的降解，因没有邻二醇结构单元，不与高碘酸发生作用，仅发生酸水解，产物中可检出完整的单糖。

（3）1→4 苷键的降解，生成四元醇和乙醇醛。四元醇中手性碳的构型对应于糖基中的手性碳，可由此推断糖基中 C_4 和 C_5 的构型。

（4）1→5 苷键的降解，生成甘油和乙醇醛。

（5）1→6 苷键的降解，虽也生成甘油和乙醇醛，但要消耗 2 分子的高碘酸。

（6）非还原端的戊碳吡喃糖苷键降解，有乙二醇生成。

可见利用 Smith 降解法，通过分析高碘酸的用量及产物结构等可以获知苷键的连接位置和一些糖基的结构。

这种方法对于 C-苷的水解很有用。酸水解法很难使 C-苷水解，而用 Smith 降解法可使其发生如下反应，获得一个连有醛基的苷元。

可以看出，如在苷元部分也有邻二醇结构单元存在时，会使 Smith 降解法的利用受到限制。

另一种对高碘酸氧化反应的改进是 Barry 降解法，即用高碘酸氧化多糖后，用苯肼、异烟酰肼、硫代半缩氨基脲等含氮的亲核试剂与氧化生成的醛基进行羰基的亲核加成反应，再用乙酸水解其邻近的苷键,以所得产物的结构亦可推断苷键的位置及糖基的结构。Barry 降解法用于 3,6-二取代 D-半乳糖聚糖的降解时,其末端 D-半乳糖发生降解反应。

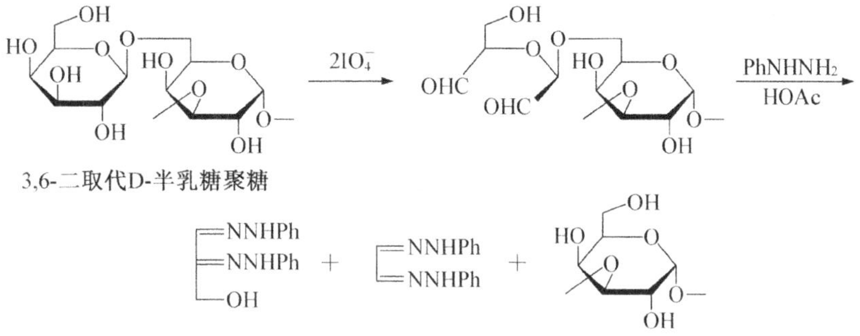

3,6-二取代D-半乳糖聚糖

2.4　糖及苷的提取分离

2.4.1　糖类化合物的提取与分离

随着人们对糖在生物体内重要性认识的日益深入,糖类化合物的提取与分离,获得纯净的糖类化合物显得十分重要。糖类化合物的分离与纯化是糖研究中的难点之一,主要原因在于糖类化合物分子中糖基间有多种连接方式和顺序、不同的苷键构型、支链有不同的分支形式,导致其结构复杂多样,而这些结构复杂多样的糖之间却具有相似的理化性质,相互间的分离难度较大;其次,糖类化合物分子中缺乏生色团或荧光团,所以直接高灵敏度地检测提取与分离的结果比较困难。因此,进行糖类化合物提取与分离是一项技术性很强的研究工作。

1. 糖类化合物的提取

糖为多羟基化合物,极性较大。单糖及低聚糖和一些多糖在水中具有良好的溶解性能,而在低极性有机溶剂中的溶解度较小或不溶。多糖随着聚合度的增加,性质与单糖相差越来越大,一般为非晶形物质,难溶于冷水,或溶于热水成胶体溶液。

糖类化合物的提取主要依据糖的溶解性能和分子中一些基团的酸碱性。依据糖在水和醇中的溶解性能可将其分为七类:

(1) 易溶于冷水和温乙醇的糖:各种单糖、双糖、三糖和糖醇。

(2) 易溶于冷水而不溶于乙醇的糖:果胶、树胶类物质,它们常以钙、镁盐的形式存在。

(3) 易溶于温水而难溶于冷水,不溶于乙醇的糖:黏液质、木聚糖、菊糖、直链淀粉、支链淀粉、糖原等。

(4) 难溶于冷水和热水,可溶于稀碱的糖:半纤维素(酸性多糖),如半乳聚糖、甘露聚糖等,这些糖的分子中有时会包含一些糖醛酸的结构单元。

(5) 不溶于水和乙醇,部分溶于碱液的糖:氧化纤维素类,它可溶于氢氧化铜的氨溶液。

(6) 可溶于稀酸的糖:碱性多糖,如含有氨基的多糖。

(7) 以上溶剂中均不溶的糖:纤维素等。

依据所要提取糖的理化性质选择所用的溶剂及提取方法。一般所用的溶剂为水、醇或稀碱、稀酸和稀盐的水溶液。常用的稀碱为热或冷的 0.1～1.0mol/L NaOH 或 KOH 水溶液。常用的稀酸为热或冷的 1% HAc 或苯酚的水溶液。为了防止糖的降解,用稀酸提取时时间宜短,温度最好不要高于 5℃;用碱提取时,最好通入氮气或加入硼氢化钾,提取结束后要迅速中和或透析除去碱。醇易引起苷键的交换反应,如用乙醇时,会得到无还原性的乙苷。提取的方法可选用浸渍法、渗漉法、回流提取法等。为了提高提取的效率也有用微波或超声波促进的方法进行糖的提取。

在糖的提取时,若先以低极性溶剂去除亲脂性成分,再以水或稀醇提取可以减少杂质。对水溶而醇不溶的糖类化合物,也可先用醇处理去除杂质后,再进行水提取,这样有利于粗产品的后处理。由于生物体内酶的存在,提取糖时必须先采用适当方法破坏或抑制酶的活性,以避免糖的酶促降解反应发生,主要采用的方法是新鲜采集、迅速干燥、冷冻保存,用沸醇或加 CaCO₃ 等盐类处理。

获得的糖粗提物中常含有一定量的色素(游离色素或结合色素),依据其不同的性质采用不同的方法进行去除。常用脱色方法有:离子交换法、氧化法、金属络合法、吸附法(用纤维素、硅藻土、活性炭等吸附)。DEAE-纤维素(即二乙氨基乙基纤维素)是一种具有阴离子交换性能的纤维素衍生物,以此为固定相的离子交换色谱法不仅可以达到脱色的目的,而且还可以进行多糖的分离。双氧水是一种氧化脱色剂,浓度不宜过高,应在低温下进行,否则引起多糖的降解,如红毛五加多糖采用的就是这种脱色方法。对于同时含有游离蛋白质和色素的多糖,可通过生成金属络合物的方法,同时除去蛋白质和色素,方法是加入费林试剂生成不溶性络合物,经分离后用阴离子交换树脂分解络合物。吸附脱色法也常用,如桑叶多糖采用活性炭吸附脱色。大孔吸附树脂柱色谱法也可用于有色物质的除去。

糖的粗提物中常混有较多的蛋白质,脱去蛋白质的方法有多种,可以选择能使蛋白质沉淀而不使多糖沉淀的酚、三氯甲烷、鞣质等试剂来处理。如用酸性试剂处理,试剂作用时间要短,温度宜低,以免多糖降解。常用的方法有以下四种:

(1) Sevag 法[39]:将氯仿按多糖水溶液 1/5 体积加入,然后加入氯仿体积 1/5 的丁醇,剧烈振摇 20 分钟,离心,分去水层与氯仿层交界处的变性蛋白质。此法较温和,但需要重复多次才能除去大部分蛋白质。最好先用其他方法去除大部分蛋白质后,再用之去除剩余的蛋白质。此法不能用于脂蛋白,因为脂蛋白溶于氯仿。此法比较适宜于微生物中多糖的处理。

(2) 酶解法:在样品溶液中加入蛋白质水解酶,如胃蛋白酶、胰蛋白酶、木瓜蛋白酶、链霉蛋白酶等,使样品中的蛋白质降解。通常将此法与 Sevag 法综合使用除蛋白质效果较好。

(3) 三氟三氯乙烷法:将 1 份三氟三氯乙烷加入到 1 份多糖溶液中,冷却下高速搅拌数分钟,蛋白质结成胶胨状,离心去之,反复数次,最后水层只对 Molish 试剂呈色,而对茚三酮试剂呈阴性。水层中加乙醇或丙酮沉淀多糖,重复溶于水,透析,冻干。此法也比较适宜于微生物中多糖的处理。

(4) 三氯乙酸法:在多糖水溶液中滴加 3% 三氯乙酸,直到不再继续混浊为止,5～10℃放置过夜,离心除去胶状沉淀即可。此法常用于植物体中多糖的处理。

2. 糖类化合物的分离

得到的糖粗提物经上述简单处理后,仍不能满足对其结构和性能进一步研究的要求,必须对其作进一步的分离纯化以获得均一成分。糖的分离与纯化必须依据具体情况综合使用以下多种方法。

（1）分级沉淀法：分级沉淀法是利用不同多糖分子量和溶解度不同，通过改变溶剂极性使之分离的方法，常用的为有机溶剂沉淀法。此外，还可用改变酸度的方法如季铵盐沉淀法。金属离子沉淀法也可选用。当向糖溶液中逐步添加无机盐，如硫酸铵等进行盐析或将热的糖溶液逐步冷却也可使不同糖达到分离。多糖分子量范围广，且有共沉淀现象。此法只作粗分离用，需反复进行及综合使用别的方法才能达到糖的组分均一、物理常数恒定。

1）有机溶剂沉淀法：糖类多数可溶于水，三糖以下尚可溶于乙醇。随着聚合度的增大，糖类在乙醇中的溶解度逐步降低。根据这一性质，在浓的糖水溶液中，分次加入乙醇，使醇浓度渐增，分取各次析出的沉淀，在产量和醇浓度之间画出曲线，以此可以粗略地观察出糖的组分。沉淀一般在 pH 7 时进行，此时糖的性质稳定，但酸性多糖在 pH 7 时是以盐的形式存在的，此时宜调至 pH 2～4 进行。为避免酸性介质中苷键水解，操作应迅速，以小量为宜。若遇糖的衍生物，如甲醚、乙酸酯，其极性低于糖，可在有机溶剂中进行分级沉淀，如先溶于丙酮，逐步加乙醚，再逐步加低沸点石油醚沉淀。如安络小皮伞粗多糖的纯化，在多糖溶液中加入不同浓度乙醇溶液，得到多个多糖；天门冬冷水浸提物采用丙酮分级沉淀法得到 3 种多糖。

2）季铵盐沉淀法[40]：季铵盐及其氢氧化物是一类表面活性剂，如十六烷基三甲铵盐（CTA 盐）及其氢氧化物和十六烷基吡啶盐（CP 盐）等，它们能和酸性多糖阴离子形成不溶于水的沉淀，使酸性多糖自水溶液中沉淀出来，中性多糖留在母液中而分离。若在硼酸存在下，糖与硼酸形成络合物，致使中性多糖亦可被季铵盐沉淀出来。在高 pH 条件下，增加了中性糖羟基的解离度而使之可与季铵盐发生沉淀。因此将十六烷基三甲铵溴化物（CTAB）依次加入不同 pH 的多糖水溶液中，即在酸性、中性、微碱性、强碱性溶液中可分步沉淀多糖。加少量（0.02mol/L）硫酸钠可促进沉淀聚集，由此达到分离目的。各沉淀部分为多糖与季铵盐或其氢氧化物形成的复合物，一些可溶于无机盐溶液，一些可溶于乙醇或丙醇等有机溶剂，而一些在盐水和有机溶剂中均不溶。将所得复合物的沉淀恢复为多糖时，可依据复合物的溶解性能作相应的处理后加酸，使糖游离出来。

3）金属离子沉淀法：糖类化合物可与一些金属离子形成不溶性复合物自溶液中沉淀出来，沉淀经适当方法处理可游离出糖，从而达到分离糖的目的。

① 铜盐沉淀法：可用 $CuCl_2$、$CuSO_4$、$Cu(OAc)_2$ 溶液或 Fehling 试剂、乙二胺铜试剂。通常需加过量的试剂用于沉淀，但 Fehling 试剂不可过量太多，因其有使多糖铜复合物沉淀重新溶解的可能。沉淀分解恢复为糖可用酸的醇溶液或用螯合试剂处理。

② 氢氧化钡沉淀法[41]：饱和 $Ba(OH)_2$ 溶液可使树胶类多糖沉淀，特别容易使 β(1→4)-D-甘露聚糖沉淀而与木聚糖分离。葡萄甘露聚糖（glucomannan）、半乳甘露聚糖（galactomannan）和其他甘露聚糖在 $Ba(OH)_2$ 浓度低于 0.03mol/L 时几乎可以沉淀完全。而阿聚糖、半乳聚糖在任何浓度时均不沉淀。4-O-甲基-葡萄糖醛酸木聚糖在 $Ba(OH)_2$ 浓度达 0.15mol/L 时才能沉淀。水溶性多糖在水溶液中加饱和 $Ba(OH)_2$ 溶液沉淀，沉淀以乙酸（2mol/L）分解，乙醇再沉淀可获得糖。水不溶多糖可溶于 10% NaOH 溶液，加 $Ba(OH)_2$ 溶液，或加 $BaCl_2$ 或 $Ba(OAc)_2$ 溶液可得沉淀，沉淀以 5% NaOH 洗涤后，用乙酸分解，用乙醇再沉淀出多糖。

（2）色谱分离法：利用色谱法进行糖的分离，无疑是十分有效的。在糖分离中常用的色谱方法有以下几种：

1）活性炭色谱法：活性炭与天然硅藻土等量混合作为固定相，进行吸附柱色谱分离寡糖,是较传统的寡糖分离技术。天然硅藻土的作用使溶液易于流过。在活性炭柱上流动相的极性愈大时吸附力愈强,所以流动相采用梯度洗脱,先用水洗脱单糖,继而在水中增加乙醇的浓度逐步洗出二糖、三糖以及更高分子量的低聚糖类。糖类在活性炭上的吸附能力有如下渐增顺序:L-鼠李糖、L-阿糖、D-果糖、D-木糖、D-葡萄糖、D-半乳糖、D-甘露糖、蔗糖、乳糖、麦芽糖、棉子糖、毛蕊糖等。对吸附力强的糖类洗脱有困难者,可在洗脱液中加入吸附力更强的碱性或酸性物质进行取代色谱分离。活性炭吸附容量大、色谱分离效率甚高,并不因洗脱液组成或溶液浓度的改变或者无机盐的存在而受影响。

石墨化的碳色谱是一种不同于活性炭色谱的分离方法,它的分离机制不仅基于与样品间的疏水相互作用,而且还包括电子受体-供体之间的相互作用。该色谱柱的容量更大,非常适合于寡糖的制备性分离,而且洗脱时只要用易于除去的水溶性有机溶剂即可。

2) 凝胶色谱法:常用的凝胶有葡聚糖凝胶(Sephadex)、琼脂糖凝胶(Sepharose 和 Segarol)和聚丙烯酰胺凝胶(Bio-Gel)。葡聚糖凝胶和琼脂糖凝胶的缺点是本身也是糖类,难免在色谱的洗脱液中存在有自凝胶上洗脱下来的糖分,因此一些非糖凝胶更适合于糖的分离。聚丙烯酰胺凝胶色谱是低聚糖分离的主要技术之一。有孔玻璃珠(Bio-glass)可用于分子筛色谱进行糖类化合物的分离,其优点是不怕热、不发生化学反应和细菌降解。

3) 纤维素色谱法:纸色谱用于单糖的分离与鉴定特别有效。同样,纤维素柱色谱用于单糖的分离也可得到好的结果。纤维素色谱对多糖的分离,是利用混合糖的溶液,流经预先以另一种溶剂如乙醇混悬的纤维素柱,多糖在此多孔支持介质上析出沉淀,再以递减醇浓度的稀醇逐步洗脱,溶出各种多糖。此法较分级沉淀法为优,因为其接触面大。纤维素柱色谱还可用丙酮、水饱和丁醇、异丙醇、水饱和甲乙酮等,或用丁醇∶乙酸∶水(9∶2∶1)、乙酸乙酯∶乙酸∶水(7∶2∶2)等系统。混合溶剂可调节其组成比例,以达到较佳的分离效果。酸性多糖利用纤维素柱色谱时,可利用其与季铵盐络合沉淀的反应,在洗脱剂中加少量十六烷基吡啶氯化物,会使糖的分离效果更好,如软骨素硫酸盐的分离利用此法可获得较好的效果。

4) 离子交换色谱法:具有离子交换性能的树脂在糖的分离中,可用于除去水提液中的酸、碱成分和无机离子。糖分离所用的离子交换色谱要注意固定相的酸碱性,强碱性易与还原性糖结合,引起糖的异构化和降解;强酸性易使不稳定的苷键裂解,尤其是呋喃糖苷键。所以在分离糖时宜采用弱酸弱碱型、交联度较小的离子交换固定相。将纤维素改性可得到一系列具有离子交换性能的纤维素衍生物,用于多糖的分离[42]。常见的阳离子交换纤维素有CM-cellulose、P-cellulose、SE-cellulose、SM-cellulose;阴离子交换纤维素有 DEAE-cellulose、ECTEOLA-cellulose、PAB-cellulose 和 TEAE-cellulose 等。ECTEOLA-cellulose 为3-氯-1,2-环氧丙烷三乙醇胺纤维素,常用于肝素、硫酸软骨素和透明质酸等黏多糖的分离。DEAE-cellulose 为二乙氨基乙基纤维素,在糖的分离中最为常用。在 pH 大约为 6 时,酸性多糖易于吸附在 DEAE-cellulose 上。中性多糖在 pH 5~6 时与 DEAE-cellulose 的吸附力很弱,在碱性介质中吸附力增强。中性多糖与硼酸络合后可增加酸性,所以与用硼酸处理过的阴离子交换纤维素可以起选择性交换作用,然后用不同浓度的硼酸盐溶液洗脱可使中性多糖得以分离。该法对单糖及低聚糖的分离效果较好,缺点是因洗脱体积较大,使后处理比较麻烦。

5) 硅胶色谱法:糖的极性强,在硅胶上吸附作用较强,在进行硅胶色谱分离时,如承载的样品量较大时色点形状变长,R_f 值下降,这样对一些 R_f 值比较接近的糖分离就有影响,所以一般上样量较小。在进行硅胶薄层分离糖时,这种缺点可以用硼酸溶液或一些无机盐的水溶液代替水调制吸附剂涂铺薄层而得到改进。在这些特殊处理的硅胶薄层上,样品载样量可以显著提高,并且分离效果也有改善。用无机盐水溶液制备薄层,所用的盐主要是强碱与弱或中等强度的酸所形成的盐,较好的如0.3mol/L磷酸氢二钠溶液或磷酸二氢钠溶液,在用这种盐溶液制备的硅胶薄层上分离糖的样品量可以加大很多。同时,这种处理使得硅胶薄层吸附能力下降,从而获得比较集中的色点。为减小糖在硅胶柱上的吸附,可在展开剂中加入碱性试剂。

（3）膜分离法：透析法是膜分离法的一种,是利用一定大小孔目的膜,使无机盐或小分子糖透过而达到分离。孔目较大时,较大分子的糖也能透过,因此选择适当的透析膜是十分重要的。纤维膜(celluphan)的孔小于 2～3nm,适用于糖类分离,可使单糖分子通过。孔目稍大的如 3～5nm 可使小分子透过加速,多糖留在不透析部分。纤维膜可用乙酰化法使孔目变小,透析在逆相流水中进行或需经常换水,pH 保持在 6.0～6.5,时间可达数天,透析液浓缩后可用乙醇沉淀出多糖。

超滤也是一种膜过滤技术,其作用原理主要是筛分作用。分子的大小是分离的基础,此外分子的形状和电荷也起重要的作用[43]。

（4）生物分离法：生物分离法主要通过生物发酵法将功能性低聚糖中的非功效组分选择性除去。Isao 等利用酵母(*Candida parapsilosis* var. *komabaensis* K275)在 30℃ 条件下发酵木糖和木二糖的混合溶液后,可将混合液中的木糖选择性发酵而除去,离心除去酵母后便得到了纯化的木二糖溶液。酿酒酵母(*Saccharomyces cerevisiae*)可以将功能性低聚糖混合物中的葡萄糖发酵成酒精而除去,利用此法纯化低聚异麦芽糖,可使其纯度超过 90%。

（5）电泳法：电泳法有多种形式,如毛细管电泳、凝胶电泳等,后者比较适应于多糖的制备性分离。一般是用水将玻璃粉拌成胶状,装柱,用电泳缓冲液(如0.05mol/L硼砂水溶液,pH 9.3)平衡 3d,将多糖加于柱上端,接通电源,上端为正极(多糖的电泳方向是向负极),下端为负极,其单位厘米的电压为 1.2～2V,电流为 30～35mA,电泳时间为 5～12h。电泳完后将玻璃粉推出柱外,分割后分别洗脱,检测。该方法分离效果较好,但只适宜于实验室小规模使用,且电泳柱中必须有冷却层。用于制备性电泳分离的还有聚丙烯酰胺凝胶电泳和乙酸纤维素薄膜电泳等。

近年来,高效毛细管电泳技术在多糖的分离分析中有所应用。除少数带有羧基、磺酸基的糖类化合物外,绝大多数的糖类化合物不带电荷、极性很大,且分子中没有发色基团和荧光基团。因此,毛细管电泳法用于多糖的分离分析必须对糖进行适当处理,使之能产生电迁移而得以相互分离,或带上发色基团或荧光基团或用质谱法而得以被检测。

3. 糖的纯度及含量测定

衡量多糖纯度的标准与一般化合物不同,多糖纯度是指一定分子量范围的均一组分,代表相似链长的平均分布。即使说某多糖为纯品,其微观上也并不均一。将粗多糖各组分分离后,还要测定所得各组分是否为一定分子量范围的均一组分。测定多糖纯度的方法有比旋光度、纸色谱、高效液相色谱、高压电泳和超滤离心分析法等。其中高效液相色谱和电泳法较常用。若为纯品,则在色谱检测中应当呈单一对称峰。电泳鉴定纯度一般是在硼酸盐缓冲液(pH 9～12)中进行高压电泳。电泳支持物常用纸、醋酸纤维膜和玻璃纤维纸。聚丙烯酰胺凝胶电泳也可用于糖纯度的鉴定。电泳后单糖、低聚糖因分子中有游离的半缩醛(酮)结构单元而可发生显色反应,但多糖不明显。多糖的显色多用 p-茴香胺硫酸(anisidine-H_2SO_4)、过碘酸希夫试剂等。若为纯品糖,电泳后显色检测应得单一斑点。

糖含量的测定主要是利用光度分析法或比色法,即通过一定的方法使糖呈色,测其呈色后的吸光度或直接进行比色分析。测定还原性多糖可用 3,5-二硝基水杨酸盐比色法;或利用多糖在强酸性条件下脱水生成糠醛或其衍生物,然后再与酚类或胺类化合物缩合,生成有特殊颜色的物质进行测定,这类方法有地衣酚-硫酸法、苯酚-硫酸法和蒽酮-硫酸法。苯酚-硫酸法用得较多,苯酚-硫酸试剂可与游离的寡糖、多糖中的己糖、糖醛酸起显色反应,己糖呈色后在 490nm 处有最大吸收,吸光度与糖的含量呈线性关系。利用这一关系可进行糖含量的定量分析。

4. 糖类化合物的提取分离实例

以上是糖类化合物提取分离的一般方法,使用时应当依据研究的具体对象进行灵活应用。下面以香菇(*Lentinus edodis*)中糖类化合物的提取分离为例作进一步的说明。

对 200kg 的香菇用热水提取,利用不同量的乙醇和在不同 pH 条件下用氢氧化的三甲基十六烷基铵(CTA-OH)进行分级沉淀;结合 Sevag 法除蛋白质、DEAE-cellulose 柱层析分离纯化,得到六种不同结构的多糖化合物 Ⅰ~Ⅵ[44],其中香菇多糖(Ⅰ)和化合物 Ⅱ 在 5mg/kg 的剂量下,对肿瘤抑制率分别达到 97.5% 和 93.6%。具体提取分离流程如图 2-2 所示。

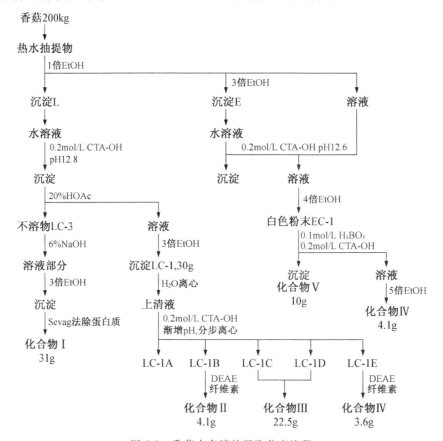

图 2-2　香菇中多糖的提取分离流程

2.4.2　苷的提取与分离

1. 苷类化合物的提取

苷类化合物在植物体内的存在有原生苷和次生苷的区分,在提取苷类化合物时,必须首先明确提取的目的,即要求提取的是原生苷、次生苷、还是苷元,然后根据要求进行提取。由于植物体内有酶共存,在提取过程中易使苷类物质变化,因此在提取原生苷时,必须设法抑制或破坏酶的活性,常用方法是在待提物中加入碳酸钙,或采用甲醇、乙醇或沸水提取。同时在提取过程中还须尽量避免与酸、碱接触,以免苷键水解。次生苷的提取有时恰好需要利用酶的活性使原生苷发生所希望的转化之后,再依据具体的情况选择其提取的方法。

苷类化合物的提取方法依据其极性大小也即溶解性能来决定。苷类化合物的极性随着糖的增多而增大,极性低的大分子苷元,如萜醇、甾醇的单糖苷往往可溶于低极性有机溶剂。糖基增多,苷元所占份额相应变小,极性增大,亲水性增大。因此当用不同极性的溶剂顺次萃取时,在各部分都有发现苷的可能。通常是将生药的乙醇或甲醇提取物顺次以石油醚脱脂,以乙醚或氯仿抽提出苷元,以乙酸乙酯抽提出单糖苷或寡糖苷,再以丁醇提取多糖苷。

2. 苷类化合物的分离

苷类化合物中苷元部分结构的多样性及糖部分糖链的长短、糖链的多少、糖链所在位置等因素的影响,致使苷的分离方法难以有一个固定的模式,而要依据具体的分子结构和物理性状来选用适当的分离方法。在许多情况下用于糖分离的方法也可以用于分离苷类化合物。

3. 苷类化合物提取分离实例

以唇形科植物 *Stachys lanata* 地上部分甲醇提取物中苷类化合物的提取分离为例说明苷提取与分离的一般方法。*Stachys lanata* 的甲醇提取物经乙醚脱去极性较小的化合物后,对极性较大的部分以甲醇与水组成的混合液为洗脱剂,在 HP-20 大孔吸附树脂上进行梯度洗脱。对 80% 甲醇的洗脱物反复进行色谱分离得纯的苷类化合物 1~16[45]。具体提取分离流程如图 2-3 所示,其中化合物 11、14 和 15 为黄酮苷,化合物 1 和 2 的结构为:

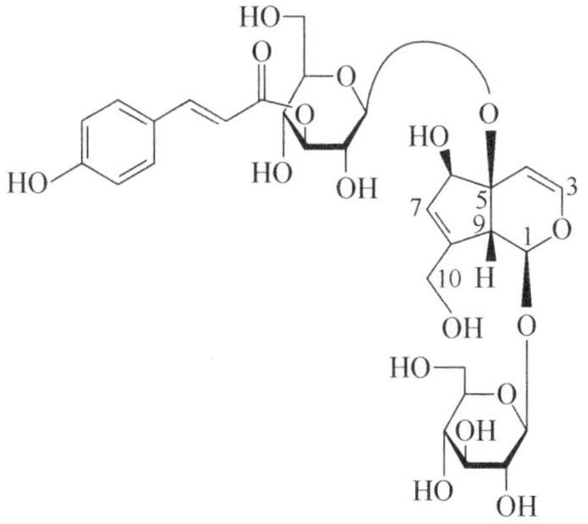

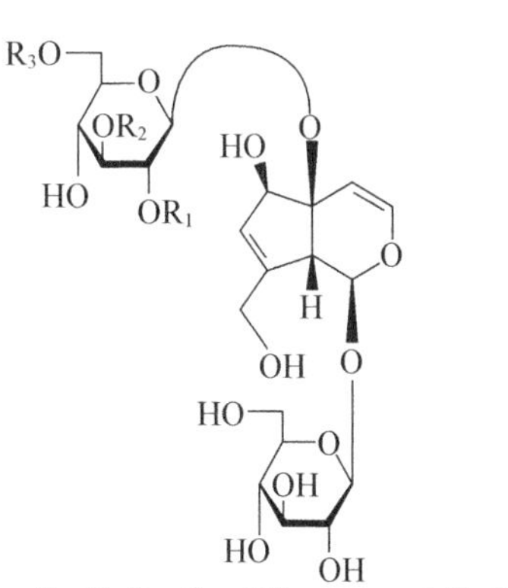

$R_1=H, R_2=O\text{-}\rho\text{-}(Z)\text{-coumaroyl}, R_3=H$

(1)　　　　　　　　　　　　　　　　(2)

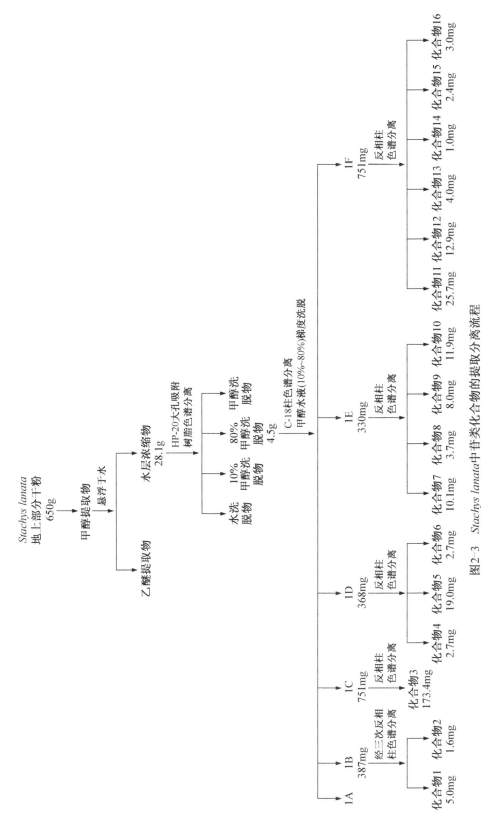

图2-3 Stachys lanata中苷类化合物的提取分离流程

2.5 糖及苷的结构测定

结构测定是糖和苷研究中十分重要的部分,也是较难的一项工作。对这些化合物认识的深度、开发利用的程度依赖于对其结构的确定。

2.5.1 糖结构的测定

1. 糖的核磁共振性质

核磁共振谱(NMR)在糖的结构测定中具有十分重要的意义,多种 NMR 谱综合利用可以推知糖基间相互连接的位置、顺序及苷键的构型。鉴此,首先应对糖的 NMR 性质作一简单讨论。

(1) 糖的 ^{1}H-NMR:糖的 ^{1}H-NMR 谱中,一般端基质子信号的化学位移在 δ4.3～5.5 之间,其余部分在 δ3.2～4.2 之间,可见端基质子的信号可与其他碳上质子的信号区分开来,因此可以从端基质子共振峰的面积积分值(即端基质子的个数)推知糖链中单糖的种类和个数。端基碳上质子共振峰的识别对其他质子共振峰的归属十分重要,以此峰为起点通过 ^{1}H-^{1}H COSY 谱可实现对糖基上其他质子的归属。少数单糖没有端基质子,如 D-神经胺酸,这就要寻找别的起始点。6-去氧糖,如鼠李糖,它的甲基氢的化学位移在 δ1.3 附近,也可作为 ^{1}H-NMR 归属的起始点。

聚糖的端基碳上质子共振峰的识别有时会遇到困难,原因在于 NMR 测定时一般以 D_2O 为溶剂。溶剂峰正好落在端基质子信号区域,当溶剂峰较强时,会妨碍 NMR 谱的解析。温度升高,D_2O 溶剂峰的化学位移会减小,约每升高 1℃化学位移减小 0.01,所以通过改变 NMR 的测定温度可解决这一问题。

有时从糖的 1-位 H 和 2-位 H 的偶合常数 $J_{1,2}$,可推断六碳吡喃糖端基碳的立体结构属 α-构型还是 β-构型。如葡萄糖或半乳糖,β-构型由于 1-位 H 和 2-位 H 间的二面角近于 180°,其 $J_{1,2}$ 较大,为 8Hz 左右,而 α-构型二面角近于 60°,$J_{1,2}$ 为 4Hz 左右,由此可以区分苷键的 α-和 β-构型。而甘露糖和鼠李糖的 C_2 构型与葡萄糖相反,2-位 H 在平伏键上,无论在 α-还是在 β-异构体中,与端基碳上质子间的二面角相近,约在 60°,所以 α-构型 $J_{1,2}$ 为 1.6Hz 左右,β-构型 $J_{1,2}$ 为 0.8Hz 左右,两者相差不大,难以区分端基碳的构型。六碳呋喃糖的 $J_{1,2}$ 在 0～5Hz,也缺乏测定端基碳构型的特征。

(2) 糖的 ^{13}C-NMR:^{13}C-NMR 有较宽的化学位移范围,使得信号之间的重叠减少,特别是 ^{13}C-NMR 已有多种脉冲序列和作谱方式,如 DEPT 谱能够区分伯、仲、叔和季碳原子,所以 ^{13}C-NMR 在糖结构的测定中已成为一个很得力的工具。表 2-2 为一些常见单糖及其衍生物的 ^{13}C-NMR 化学位移值[46]。

表 2-2 常见单糖及其衍生物的 ^{13}C-NMR 化学位移值

化 合 物	C_1	C_2	C_3	C_4	C_5	C_6	OCH_3
α-D-glucopyranose	92.9	72.5	73.8	70.6	72.3	61.6	
β-D-glucopyranose	96.7	75.1	76.7	70.6	76.8	61.7	
methyl-α-D-glucopyranoside	100.0	72.2	74.1	70.6	72.5	61.6	55.9

续　表

化　合　物	C_1	C_2	C_3	C_4	C_5	C_6	OCH_3
methyl-β-D-glucopyranoside	104.0	74.1	76.8	70.6	76.8	61.8	58.1
α-D-glucopyranosepentaacetate	89.2	69.3	69.9	68.0	69.9	61.6	
β-D-glucopyranosepentaacetate	91.8	70.5	72.8	68.1	72.8	61.7	
α-D-galactopyranose	93.2	69.4	70.2	70.3	71.4	62.2	
β-D-galactopyranose	97.3	72.9	73.8	69.7	76.0	62.0	
methyl-α-D-galactopyranoside	100.1	69.2	70.5	70.2	71.6	62.2	56.0
methyl-β-D-galactopyranoside	104.5	71.7	73.8	69.7	76.0	62.0	58.1
α-D-galactopyranose pentaacetate	89.5	67.2	67.2	66.2	68.5	61.0	
β-D-galactopyranose pentaacetate	91.8	67.8	70.6	66.8	71.5	61.0	
α-D-fructopyranose	65.9	99.1	70.9	71.3	70.0	61.9	
β-D-fructopyranose	64.7	99.1	68.4	70.5	70.0	64.1	
α-D-fructofuranose	63.8	105.5	82.9	77.0	82.2	61.9	
β-D-fructofuranose	63.6	102.6	76.4	75.4	81.6	63.2	
α-D-mannopyranose	95.0	71.7	71.3	68.0	73.4	62.1	
β-D-mannopyranose	94.6	72.3	74.1	67.8	77.2	62.1	
methyl-α-D-mannopyranoside	101.9	71.2	71.8	68.0	73.7	62.1	55.9
methyl-β-D-mannopyranoside	101.3	70.6	73.3	67.1	76.6	61.4	56.9
α-L-rhamnopyranose	95.1	71.9	71.1	73.3	69.4	17.9	
β-L-rhamnopyranose	94.6	72.5	73.9	72.9	73.2	17.9	
methyl-α-rhamnoside	102.6	72.1	72.7	73.8	69.5	18.6	
methyl-β-rhamnoside	102.6	72.1	75.3	73.7	73.4	18.5	
α-D-arabinopyranose	97.6	72.9	73.5	69.6	67.2		
β-D-arabinopyranose	93.4	69.5	69.5	69.5	63.4		
methyl-α-D-arabinopyranoside	105.1	71.8	73.4	69.4	67.3		58.1
methyl-β-D-arabinopyranoside	101.0	69.4	69.9	70.0	63.8		56.3
α-D-arabinofuranose	101.9	82.3	76.5	83.8	62.0		
β-D-arabinofuranose	96.0	77.1	75.1	82.2	62.0		
methyl-α-arabino furanoside	109.2	81.8	77.5	84.9	62.4		
methyl-β-arabino furanoside	103.1	77.4	75.7	82.9	62.4		
α-D-ribopyranose	94.3	70.8	71.1	68.1	63.8		
β-D-ribopyranose	94.7	71.8	69.7	68.2	63.8		

续　表

化　合　物	C_1	C_2	C_3	C_4	C_5	C_6	OCH_3
α-D-ribofuranose	97.1	71.7	70.8	83.8	62.1		
β-D-ribofuranose	101.7	76.0	71.2	83.3	63.3		
α-D-xylopyranose	93.1	72.5	73.9	70.4	61.9		
β-D-xylopyranose	97.5	75.1	76.8	70.2	66.1		
methyl-α-D-xylopyranoside	100.6	72.3	74.3	70.4	62.0		56.0
methyl-β-D-xylopyranoside	105.1	74.0	76.9	70.4	66.3		58.3

表中数据表明糖中碳的信号可以分为以下几类：

1）甲基五碳糖 C_6 信号：化学位移在 δ18.0 左右，可以与其他的共振信号明显分开，此处有几个峰（除苷元中的甲基外）表示糖分子中有几个甲基五碳糖。

2）羟甲基的信号：化学位移在 δ62.0 左右，在六碳吡喃糖或五碳呋喃糖中有羟甲基存在，它们在 δ62.0 附近出现共振峰。

3）端基碳的信号：端基碳（C_1 或 C_2）因能形成半缩醛（酮），其共振峰的化学位移较大，在 δ98.0～110.0 之间。在此区域内有几个信号表示可能有几种不同的单糖存在于糖链的重复单位之中。端基碳上的半缩醛（酮）羟基在竖立键时该碳的化学位移较小于羟基在平伏键时的化学位移，以此可以区分该单糖为 α-构型还是 β-构型。

端基碳的共振信号具有苷化位移现象，即当端基碳上的半缩醛（酮）羟基被烷基或酰基苷化以后，端基碳和苷元 α-碳的化学位移许多情况下均有增大，而相邻的碳（β-C）的化学位移稍有减小，对其余碳的影响不大，这种苷化前后的化学位移变化，称为苷化位移（glycosidation shift）。苷化位移的大小与苷元的结构有关，而与糖的种类关系不大。苷化位移可推测糖与苷元、糖基与糖基间连接的位置。

4）吡喃环或呋喃环上碳的信号：在这些含氧杂环上的 CHOH 结构单元，其碳的化学位移在 70～85 之间。呋喃糖的碳信号较相应的吡喃糖的碳信号化学位移大，由此可以区别糖环的大小。

通过端基碳与氢的一键偶合常数 $^1J_{H,C}$ 也可推断六碳吡喃糖端基碳的立体结构属 α-构型还是 β-构型，前者 $^1J_{H,C}$ 为 170～175Hz，后者 $^1J_{H,C}$ 为 160～165Hz。

2. 糖结构的测定

在测定糖的结构前，首先必须保证糖成分的均一性。糖结构的测定对于聚糖（低聚糖和多糖）需主要解决三方面的问题：单糖的组成、糖基与糖基间连接的位置与顺序、苷键的构型。

现以聚糖结构测定的一般工作流程，分别进行讨论。

（1）聚糖分子量的测定：糖分子量的测定现多用质谱法（MS）。以前使用电子轰击离子源质谱（EI-MS），为了使气化温度降低，需先对糖样品进行衍生化处理。衍生化的方法有乙酰化、甲基化或三甲基硅烷化等。由于多种不同原理软电离方法的产生，使糖不经衍生化直接发生电离从而使测定成为可能。通过测定软电离方法所产生的准分子离子的质荷比，可以方便地获得糖的分子量或平均分子量。比较有用的为配备有电喷雾离子源（ESI）、基质辅助激光解吸离子源（MALDI）和快原子轰击离子源（FAB）的质谱。质谱法不仅可以获得糖的分子量，而且有时对糖基连接的顺序也会提供有益的信息。

糖的分子量也可通过凝胶色谱法测定。在不同型号的 Sephadex 或 Sepharose 柱色谱上测定多糖的分子量具有用量小、操作简便等优点。选择合适分子量分离范围的凝胶柱,用已知分子量的葡聚糖在规定条件下层析,制作标准曲线。然后在同一柱上同一条件下对未知糖样品进行层析来求得分子量。

糖分子量测定方法还有渗透压法、黏度法、超速离心法、光散射法等物理方法。通过测定还原端糖基含量和非还原端糖基含量的化学方法可以求知糖链的平均链长。还原端糖基含量常由高碘酸氧化后测定甲醛的含量而获得。非还原端糖基的含量用全甲基化物水解后获得的全甲基化单糖的量来计算。通过求算这些产物在水解物中的比例就可得知平均链长。当得知糖链中单糖的组成后,以平均链长可推算出平均分子量。

(2)聚糖中单糖种类及分子比的测定:利用稀酸将低聚糖或多糖水解成单糖,水解液去无机离子后浓缩,用多种色谱方法可进行单糖的定性和定量分析。单糖的定性获知聚糖中单糖的种类,定量分析获知各种单糖含量从而求得它们的分子比。如用纸色谱或硅胶薄层色谱与已知糖对照,可决定单糖的种类;洗脱后利用显色剂,如苯酚、浓硫酸等,显色后作比色定量,可求出各单糖间粗略的分子比。也可以直接在纸或硅胶薄层上,利用显色剂显色后进行薄层扫描测定糖的相对量。对聚糖进行甲醇解生成单糖甲苷或硫醇解生成单糖的二乙基二硫代缩醛,这两种产物易于结晶、纯化和进行结构鉴定。对聚糖的酸解或甲醇解所得的产物三甲基硅醚化后生成高挥发性的衍生物,对这些衍生物进行气相色谱[47]或GC-MS分析[48],以已知单糖的相同衍生物为对照,依保留时间和峰面积,也可求出单糖种类和分子比。

(3)单糖间连接位置的测定:单糖之间连接位置的确定主要有两种方法,一是将糖链完全甲基化,然后水解苷键,鉴定所获得的甲基化单糖,其中游离羟基所在的位置就是连接的位置。全甲基化的单糖则是末端糖(含分支末端糖)。从不同类型甲基化单糖的相对比例,还可以推测糖链重复单位中各种单糖的数目。甲基单糖的定性与定量可用气相色谱等方法获得。苷键的水解要尽可能温和,否则会发生去甲基化反应和降解反应。

利用糖端基碳在[13]C NMR中所表现出来的苷化位移,进行单糖连接位置的推断是一简单可行的方法。当端基碳上半缩醛(酮)羟基被烷基或酰基苷化以后,端基碳和苷元 α-碳的化学位移许多情况下均有增大。通过归属各碳的共振信号及与类似物的[13]C NMR 数据比较,以确定产生苷化位移的碳,从而获知单糖间连接的位置。

(4)单糖在糖链中连接顺序的测定:早期测定糖连接顺序的方法主要是缓和水解法,即用稀酸(包括有机酸)水解、酶解、乙酰解、碱水解等方法,将糖链进行有限水解使之成为较小的片段(各种低聚糖),然后分析这些低聚糖的连接顺序,从低聚糖的结构拼凑出整个糖链的结构。Smith 降解法也可用于糖连接顺序的测定。

近年来进行糖链中单糖连接顺序的测定主要有两种方法,一是质谱法(MS),二是 NMR法。在快原子轰击质谱(FAB-MS)中有时会出现糖分子中依次脱去末端单糖的碎片离子峰;电喷雾质谱能够在温和的条件下使样品分子离子化;串联质谱能够使待测分子发生分级裂解。一系列软电离的方法及串联质谱的使用,使质谱法已成为糖结构鉴定的有力工具。质谱法在单糖连接顺序测定中的应用,请从后面糖结构鉴定的实例中加以体会。

NMR 技术在确定糖链连接位置和顺序的研究中得到了广泛的应用。在对[1]H-和[13]C-NMR谱归属的基础上,多种二维核磁共振(2D-NMR)谱可用于糖连接顺序的确定。利用[1]H 与[1]H 之间的 NOESY 相关谱,^{1}H 与[13]C 之间的 HMBC 多键相关谱可比较确切地推断出糖间连接的顺序。

测定聚糖分子在 NMR 中的纵向弛豫时间 T_1 也可用于糖连接顺序的确定。T_1 的大小由核的本性、核的化学环境及样品的物理状态而定,并受温度影响。处于不同化学环境下的碳核弛豫时间不同,所以外侧糖与内侧糖的 T_1 值不同,而同一单糖结构单元上各碳的 T_1 基本相同。可以根据这种性质推测哪些单糖位于糖链的外侧,哪些位于内侧。同时,弛豫时间也可以为各糖基碳信号的归属提供有力的依据。

(5)聚糖中苷键构型的测定:苷键构型是需要解决的一个重要问题。确定聚糖分子中苷键构型主要有四种方法,即酶选择性催化水解方法、分子旋光差法(Klyne 法)、红外光谱法和NMR 法。目前最常用的为 NMR 法,此法如前所述。

2.5.2　苷类化合物结构的测定

苷类化合物的分子中包含糖和苷元两部分,其结构鉴定的主要内容包括糖链部分的结构确定、苷元部分的结构确定、糖链与苷元之间相连接的位置及苷键的构型确定。鉴定时可将苷水解后分别对糖部分和苷元部分进行鉴定,最后将两部分结构拼凑在一起,推断出一个苷的完整结构。而现代波谱学技术的发展使苷不经水解对整体分子直接进行结构鉴定已成为了可能。

苷类化合物结构鉴定工作的大部分与糖结构的鉴定是相一致的,不相一致的部分仅在于苷元部分的结构确定。由于苷元结构的种类繁多,结构推断方法各异,已超出了本章讨论的范围,这些内容将放在其他各章分别进行讨论。

2.5.3　糖及苷结构鉴定实例

下面通过实例对糖与苷结构的测定作进一步的讨论。

1. 大肠杆菌 O-抗原多糖结构的鉴定[49]

大肠杆菌 O-抗原是一脂多糖的糖蛋白。大肠杆菌的细胞膜经用热的苯酚与水混合物处理后,水相经透析、减压浓缩、冷冻干燥得脂多糖粗品。粗品经超高速离心除去核酸杂质后得O-抗原的脂多糖部分。对所得脂多糖在 pH 4.2,100℃下,用 0.1mol/L 乙酸钠作用 5h 后,超速离心除去脂质得 O-抗原的多糖,将该多糖再经凝胶色谱纯化得均一性多糖。

取一定量的 O-抗原多糖用 2mol/L 三氟乙酸在 120℃下水解 30min。水解样品经 NaBH$_4$还原和乙酰化后,用 GLC 进行组成分析。或将 O-抗原多糖在酸性条件下经甲醇解后,用 GLC进行组成分析。糖组成分析的结果表明该多糖的水解液中含有 3-氨基-3-脱氧岩藻糖(Fuc3N)和 2-氨基-2-脱氧葡萄糖(GlcN),醇解液中含有半乳糖醛酸(GalA)。通过与标准样品的色谱比对,此三种糖的绝对构型分别确定为 D-Fuc3N、D-GlcN 和 D-GalA。

O-抗原多糖的[1]H-NMR 谱中在化学位移 4.91、4.59、4.49 和 4.46 ppm 处的四个峰为四个单糖端基碳上质子所产生的共振峰,表示在多糖的重复单元中有四个单糖结构单元(图 2-4)。而组成分析表明多糖中只有三种糖,这表示在多糖的重复单元中有某一糖基出现了两次。为了讨论的方便,将四个单糖分别用 A、B、C、D 来表示。在 δ_H 2.04(3H),2.05(3H)和 2.07(3H)处信号为位于 N 原子上的乙酰基所产生,表明多糖中的 D-Fuc3N,D-GlcN 结构单元中的 N 原子上连有乙酰基,可分别表示为 D-Fuc3NAc、D-GlcNAc。δ_H 1.25(3H)处信号为 D-Fuc3NAc 中 6-位 3 个甲基 H 所产生的共振信号。这些也进一步为多种 2D-NMR 谱所证实。

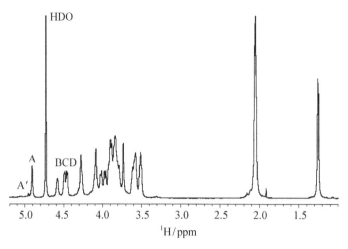

图 2-4 O-抗原多糖的^{1}H-NMR 谱

综合 1D-和 2D-NMR 谱对糖基上信号进行的归属。图 2-5 为 O-抗原多糖^{1}H-^{13}C HSQC NMR 谱的一部分。在该谱中,端基碳上氢的区域内有四个相关峰,以此可以对四个相应的端基碳的共振峰得以指认。以这些为起点,通过 HMBC、^{1}H-^{1}H TOCSY、^{1}H-^{1}H NOESY 2D-NMR 谱对部分波谱数据进行了归属,具体归属结果列于表 2-3。糖基 A 端基碳与氢的一键偶合常数$^1J_{H,C}$ 为 173 Hz,表明糖基 A 以 α-苷键与其他糖基相连;而糖基B~D 则以 β-苷键的形式存在,因它们端基碳与氢的一键偶合常数$^1J_{H,C}$ 均约为 160 Hz。NMR 数据表明糖基 A 和 B 具有葡萄糖残基的结构,所以它们应当为 D-GlcNAc。同样,由 NMR 数据可认定剩下的糖基 C 和 D 分别为 D-GalA 和 D-Fuc3NAc。通过将这些 NMR 数据与标准物质的波谱数据比对也进一步表明糖基 A~D 均以吡喃环的形式存在。

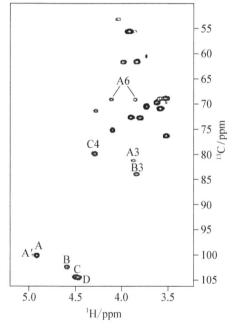

图 2-5 O-抗原多糖的^{1}H-^{13}C-HSQC NMR 谱的一部分

表 2-3 O-抗原多糖的^{1}H,^{13}C,^{15}N NMR 数据和糖基间的 NOESY 与 HMBC 谱

Sugar residue		^{1}H/^{13}C								^{1}H/^{15}N	Correlation to atom (from anomeric atom)	
		1	2	3	4	5	6	Me	CO	NH[b]	NOE	HMBC
→3,6)-α-D-Glc$_p$NAc-(1→	A	4.91[3.8][a]	4.03	3.86	3.58	4.28	3.84,4.10	2.04		8.03	H-4,C	C-4,C
		(−0.30)	(0.15)	(0.11)	(0.09)	(0.42)	(−0.02)					
		100.1{173}	53.1	81.3	68.9	71.4	69.1	23.2	175.5	122.0		H-4,C
		[8.3]	(−1.9)	(9.6)	(−2.4)	(−1.1)	(7.3)	(0.3)	(0.4)			

续　表

Sugar residue		1H/13C								1H/15N	Correlation to atom (from anomeric atom)	
		1	2	3	4	5	6	Me	CO	NHb	NOE	HMBC
→3)-β-D-Glcp NAc-(1→	B	4.59[8.3]a	3.90	3.83	3.61	3.52	3.83,3.97	2.07		8.49	H-6a,A	C-6,A
		(−0.13)	(0.25)	(0.27)	(0.15)	(0.06)		(0.01)			H-6b,A	
		102.4{161}	55.6	84.0	69.7	76.4	61.6	23.2	175.5	122.2		
		(6.6)	(−2.3)	(9.2)	(−1.4)	(−0.4)	(−0.3)	(0.1)	(0.0)			
→4)-β-D-Galp A-(1→	C	4.49[7.1]a	3.59	3.79	4.29	4.09					H-3,B	C-3,B
		(−0.07)	(0.08)	(0.10)	(0.06)	(0.06)						
		104.3{~160}	70.9	72.8	79.9	75.2			174.0			H-3,B
		(7.4)	(−1.7)	(−1.0)	(8.7)	(−1.2)			(−1.6)			
β-D-Fucp3NAc-(1→	D	4.46[7.7]a	3.52	3.92	3.73	3.89	1.25	2.05		8.35	H-3,A	C-3,A
		(−0.18)	(0.05)	(−0.01)	(0.03)	(0.02)	(0.02)	(−0.01)		(0.02)		
		104.6{~160}	68.8	55.6	70.5	72.6	16.3	22.8	175.1	125.1		H-3,A
		(7.0)	(−1.7)	(−0.1)	(−0.4)	(−0.1)	(−0.1)	(0.0)	(0.0)	(0.1)		

a $J_{H1,H2}$ 值列于方括号中,$J_{H1,C1}$ 值列于花括号里,与单糖的化学位移之差列于圆括号里。

b 作谱温度为 10℃。

通过 ^{15}N NMR 和酰胺基上氢与氮之间的 ^1H-^{15}N HSQC 一键相关谱(图 2-6)进一步支持有三个氨基糖存在于多糖的重复单元中,并结合 ^1H-^1H TOCSY、^1H-^1H NOESY 谱对酰胺基 N 和 H 进行了归属,结果已列于表 2-3 之中,且进一步肯定了在多糖的重复单元中存在两个 D-GlcNAc 残基和一个 D-Fuc3NAc 残基。

糖基间相互连接的位置通过 ^{13}C NMR 的苷化位移来确定。在糖基 A 中除端基碳外,C-3 和 C-6 表现出明显的苷化位移,分别为 Δδc 9.6 和 7.3,这表明糖基 A 具有二取代的结构,应表示为 →3,6)-α-D-Glcp NAc-(1→。糖基 B 除端基碳之外,C-3 的苷化位移为 Δδc 9.2,对应结构为 →3)-β-D-Glcp NAc-(1→。糖基 C 除端基碳之外,C-4 的苷化位移为 Δδc 8.7,对应结构为 →4)-β-D-Galp A-(1→。糖基 D 的结构确定为 β-D-Fucp3NAc-(1→,因为在糖基 D 中只在端基碳上显示出明显的苷化位移。

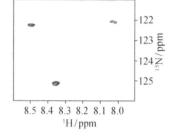

图 2-6　O-抗原多糖的 ^1H-^{15}N HSQC 一键相关谱

通过 ^1H-^1H NOESY 和 HMBC 谱分析确定糖基按 A-C-B 的顺序连接构成 O-抗原多糖重复单元的基本骨架,糖基 D 连在糖基 A 的 3-位 O 之上。因此,大肠杆菌 O-抗原多糖的结构表示为:

$$\underset{A}{→6)-α-D-Glcp NAc-(1}\underset{C}{→4)-β-D-Galp A-(1}\underset{B}{→3)-β-D-Glcp NAc-(1→}$$
$$|$$
$$β-D-Fucp3NAc-(1→3)$$
$$D$$

2. 某皂苷结构的鉴定

苷类化合物的结构鉴定只要知道苷元的结构之后,糖链的结构以及与苷元连接的位置与构型的确定方法与聚糖的结构确定方法一致。这里仅以某皂苷结构的鉴定为例来说明串联质谱在苷及糖结构鉴定中的应用。

某皂苷[50]的苷元部分结构为：

该皂苷经水解,测得其糖的组成为 D-核糖、L-鼠李糖和 D-葡萄糖,分子比为 1：1：1。该皂苷在 FAB MS 谱中的主要碎片有 m/z：877[M＋Na]$^+$,855[M＋H]$^+$,721,575,413,397。对其中 m/z 为 855 的碎片再经 MS/MS 二级裂解,产生的主要碎片有 m/z：721,575,413,397。根据这些碎片即可推断该苷的末端糖为木糖,中间连接的为鼠李糖,与苷元相连接的是葡萄糖。其苷键构型由 NMR 测定后,该皂苷的结构确定为：

【参考文献】

[1] 沈同,王镜岩.生物化学.第 2 版.北京：高等教育出版社,1990：37-38

[2] 江苏新医学院编.中药大词典(上册).上海：上海人民出版社,1997：338-339

[3] 郭新东,安林冲,徐迪,等.中药山芝麻的化学成分研究(Ⅰ).中山大学学报(自然科学版),2003,42(2)：52-55

[4] Hyekyung Yang, Sang Hyun Sung, Young Choong Kim. Two new hepatoprotective stilbene glycosides from *acer mono* leaves. J Nat Prod,2005,68：101-103

[5] 黄占波,宋冬梅,陈发奎.天麻化学成分的研究(Ⅰ).中国药物化学杂志,2005,15(4)：227-229

[6] 李宝林,张喜全,杨战军,等.中国发明专利,申请号：CN200810123645.9

[7] 闫肖波,苏宝根,杨亦文,等.纯苦杏仁苷的制备.中国医药工业杂志,2006,37(3)：165-167

[8] 方圣鼎,严修璈,李静芳,等.垂盆草化学成分的研究.化学学报,1982,40：273-280

[9] Kazuhiro Ohtani,Kenji Mizutani,Ryoji Kasai,*et al*.Selective cleavage of ester type glycoside-linkages and its application to structure determination of natural oligoglycosides. Tetrahedron Letters,1984,25：4537-4540

[10] 范丽芳,张兰桐,袁志芳,等.HPLC 法测定板蓝根药材中靛蓝和靛玉红的含量.药物分析杂志,2008,28(4)：540-543

[11] 孙文基,绳金房.天然活性成分简明手册.北京：中国医药科技出版社,1998：472

[12] Gaitan E,Cooksey RC,Legan J,*et al*.Antithyroid effects in vivo and in vitro of vitexin：a C-glucosylflavone in millet. J Clin Endocrinol Metab,1995,80(4)：1144-1147

[13] Tan P, Hou CY, Liu YL, *et al*. Swertipunicoside. The first bisxanthone C-glycoside. J Org Chem, 1991, 56: 7130-7133

[14] 王继良,何瑾,邹澄,等.岩白菜素的研究进展.中国民族民间医药杂志,2006(6): 321-325

[15] Manguro LOA, Ugi I, Lemmen P, *et al*. Flavonol glycosides of *Warburgia ugandensis* leaves. Phytochemistry, 2003, 64: 891-896

[16] 黄涛.有机化学实验.北京:高等教育出版社,1983: 233

[17] 姚新生.天然药物化学.第 3 版.北京:人民卫生出版社,2001: 75

[18] 朱文兵,吴芳英.硼酸类荧光受体识别单糖.化学进展,2009(6): 1241-1253

[19] 雷引林,刘坐镇,邬行彦.硼酸络合法脱糖的研究.中国抗生素杂志,1999(5): 334-336

[20] 刘景瑶,蒋丽金.单糖和硼酸形成络合物的讨论.有机化学,1984(6): 428-433

[21] 方一苇,严琳,梁曦云.葡萄糖苷和半乳糖苷的鉴定——正丁基硼酸衍生物的快原子轰击质谱.药学学报,1988(12): 895-901

[22] 王清廉.沈风嘉.有机化学实验.第 2 版.北京:高等教育出版社,1994: 304

[23] Jensen HH, Bols M. Steric effects are not the cause of the rate difference in hydrolysis of stereoisomeric glycosides. Org Lett, 2003,5(19): 3419-3421

[24] Jensen HH, Bols M. Stereoelectronic substituent effects. Acc Chem Res, 2006, 39: 259-265

[25] Horwitz JP,Easwaran CV,Kowalczyk LS. A kinetic study of the acid-catalyzed hydrolysis of some indolyl beta-D-glucopyranosides. J Org Chem,1968, 33(8): 3174-3178

[26] Miljkovic M, Habash-Marino M. Acetolysis of permethylated O-alkyl glycopyranosides: kinetics and mechanism. J Org Chem,1983,48:855-860

[27] Mcphail DR,Lee JR,Fraser-Reid B. Exo and endo activation in glycoside cleavage: acetolysis of methyl alpha- and beta-glucopyranosides. J Am Chem Soc, 1992,114,1905-1906

[28] Rossenfeld L, Ballou CE. Acetolysis of disaccharides: comparative kinetics and mechanism. Carbohydr Res, 1974,32: 287-298

[29] 徐任生.天然产物化学.北京:科学出版社,1997: 434

[30] Whit EV. The constitution of arabo-galactan. Ⅰ. The components and position of linkage. J Am Chem Soc, 1941,63: 2871-2875

[31] Whit EV. The constitution of arabo-galactan. Ⅱ. The isolation of heptamethyl- and octamethyl-6-galactosidogalactose through partial hydrolysis of methylated arabogalactan. J Am Chem Soc, 1942, 64: 302-306

[32] Whit EV. The constitution of arabo-galactan. Ⅲ. The location of the arabinose component. J Am Chem Soc, 1942,64: 1507-1511

[33] 徐任生.天然产物化学.北京:科学出版社, 1997: 433

[34] Combs EE, Mccloskey CM, Sundberg RL, *et al*. The alcoholysis of sugar derivatives. J Am Chem Soc, 1949,71: 276-278

[35] 阎春娟,李忠玲,李本光.产碱性纤维素酶 Mys-5 发酵条件优化.中国酿造,2009(5): 32-34

[36] Kuroda M, Mimaki Y, Sakagami H, *et al*. Bulbinelonesides A—E, phenylanthraquinone glycosides from the roots of *Bulbinella floribunda*. J Nat Prod, 2003, 66: 894-897

[37] Nystrom CW, Williams BL, Wender SH. Enzymatic hydrolysis studies on certain flavonoid glycosides. J Am Chem Soc, 1954,76: 1950-1951

[38] 高锦明.植物化学.北京:科学出版社,2003: 74

[39] 徐任生.天然产物化学.北京:科学出版社, 1997: 475

[40] 姚新生.天然药物化学.第 3 版.北京:人民卫生出版社,2001: 100

[41] Gyaw MO, Timell TE. Constitution of a glucomannan from the wood of eastern white pine. Can J Chem, 1960,38: 1957-1966

[42] Neukom H, Deuel H, Heri WJ, et al. Chromatographische fraktionierung von polysaccharidenan cellulose-anionenaustauschern. 13. Mitteilung über ionenaustauscher. Helv Chem Acta, 1960,43: 64-71

[43] Ishihara M, Uemura S, Hayashi N, et al. Semicontinuous enzymatic hydrolysis of lignocelluloses. Biotech Bioengin, 2004,37: 948-954

[44] Chihara G, Hamuro J, Maeda YY, et al. Fractionation and purification of the polysaccharides with marked antitumor activity, especially lentinan, from *Lentinus edodes* (Berk.) Sing. (an Edible Mushroom). Cancer Research, 1970,30: 2776-2781

[45] Murata T, Endo Y, Miyase T, et al. Iridoid glycoside constituents of *stachys lanata*. J Nat Prod, 2008, 71: 1768-1770

[46] Bock K, Pedersen C. Carbon-13 nuclear magnetic resonance spectroscopy of monosaccharides. Adv Carbohydr Chem Biochem, 1983,41: 27-66

[47] 苏桂琴,高润雄,殷元琪.稀水溶液中葡萄糖和多元醇的气相色谱分析.色谱,1988,6(4): 242-244

[48] 佘志刚,唐小江,郭志勇,等.两种毛大丁草多糖 Gbp 和 Gcp 的组成研究.中草药,2004,35(6): 614-616

[59] Jonsson KM, Weintraub AJ, Widmalm G. Structural determination of the O-antigenic polysaccharide from *Escherichia coli* O74. Carbohydr Res, 2009,344: 1592-1595

[50] 蔡孟深,李中军.糖化学.北京:化学工业出版社,2008: 376

【思考与练习】

1. 能与 Molish 试剂成阳性反应的化合物有(　　)。
   A. 山奈酚　　　　　　　　　B. 芦丁　　　　　　C. 芹菜素-7-O-葡萄糖苷
   D. 木犀草素-7-O-葡萄糖苷　　E. 橙皮苷

2. 从中药中提取原生苷可采用的方法有(　　)。
   A. 水浸渍法　　B. 沸水煮沸法　C. 乙醇提取法　D. 乙醚提取法　E. 酸水提取法

3. 要从含苷类中药中得到较多的有生物活性的游离苷元,最好的方法是(　　)。
   A. 用乙醇提取,回收乙醇,加酸水解后用乙醚萃取
   B. 用乙醚直接萃取
   C. 用水提取,提取液加酸水解后萃取
   D. 用水提取,提取液直接用乙醚萃取
   E. 用乙醇提取,回收乙醇后用乙醚萃取

4. 从(1)~(5)中选择适当解决 A~E 问题的方案:
   A. 确定糖的种类　　　　　　B. 确定苷元的种类
   C. 确定苷的分子量　　　　　D. 确定单糖间连接位置
   E. 确定苷键的构型

（1）苷经酸水解后有机溶剂层的薄层色谱可检识

（2）苷经酸水解后水层的纸色谱可检识

（3）苷的 ^{1}H-NMR 谱中的 $J_{\text{H1—H2}}$ 可确定

（4）苷的 ^{13}C-NMR 谱的苷化位移可确定

（5）苷的 FAB-MS 可确定

5. 三个单糖和过量苯肼作用后，得到同样晶形的脎，其中一个单糖的投影式为：

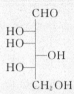

写出其他两个单糖的投影式。

6. 纤维素以下列试剂处理时，将发生什么变化？如果有反应发生，试写出产物的结构式或部分结构式。

a. 过量稀硫酸加热　　　　　　b. 热水

c. 热碳酸钠水溶液　　　　　　d. 过量硫酸二甲酯及氢氧化钠

7. 海藻糖是一种非还原性二糖，没有变旋作用，不生成脎，也不能用溴水氧化成糖酸，用酸水解只生成 D-葡萄糖，可以用 α-葡萄糖苷酶水解，但不能用 β-葡萄糖苷酶水解；甲基化后水解生成两分子 2,3,4,6-四-*O*-甲基-D-葡萄糖。试推测海藻糖的结构，并用构象式表示。

8. 蜜二糖是一种还原性糖，有变旋作用，也能生成脎，用酸或 α-半乳糖酶水解生成 D-半乳糖和 D-葡萄糖；用溴水氧化生成蜜二糖酸，后者水解时生成 D-半乳糖和 D-葡萄糖酸，蜜二糖酸甲基化后再水解，生成 2,3,4,6-四-*O*-甲基-D-半乳糖和 2,3,4,5-四-*O*-甲基-D-葡萄糖酸；蜜二糖甲基化后水解生成 2,3,4,6-四-*O*-甲基-D-半乳糖和 2,3,4-三-*O*-甲基-D-葡萄糖。试推测蜜二糖的结构。

（李宝林）

第 3 章

苯丙素类

> **本章要点：**
>
> 　苯丙素类指结构中含有一个或几个 C_6-C_3 单元的天然有机化合物类群，包括苯丙烯、苯丙醇、苯丙酸及其缩脂、香豆素、木脂素和木质素等。本章主要介绍了香豆素、木脂素的结构特征、分类、理化性质、提取分离方法、鉴别及波谱特征。对苯丙素类化合物的分布、生源途径、生理活性及苯丙酸类的结构特点作了一般说明。

　　苯丙素类（phenylpropanoids）是指结构中含有一个或几个 C_6-C_3 单元的天然有机化合物类群，在苯环上常有酚羟基或烷氧基取代。这类成分主要包括苯丙烯、苯丙醇、苯丙酸及其缩脂、香豆素、木脂素和木质素等[1,2]。从生物合成途径上看，苯丙素类化合物均由桂皮酸途径（cinnamic acid pathway）合成而来。它们多数通过苯丙氨酸或酪氨酸脱氨、氧化生成最基本单元——对羟基桂皮酸，进而通过多种反应生成苯丙素类产物（图 3-1）。

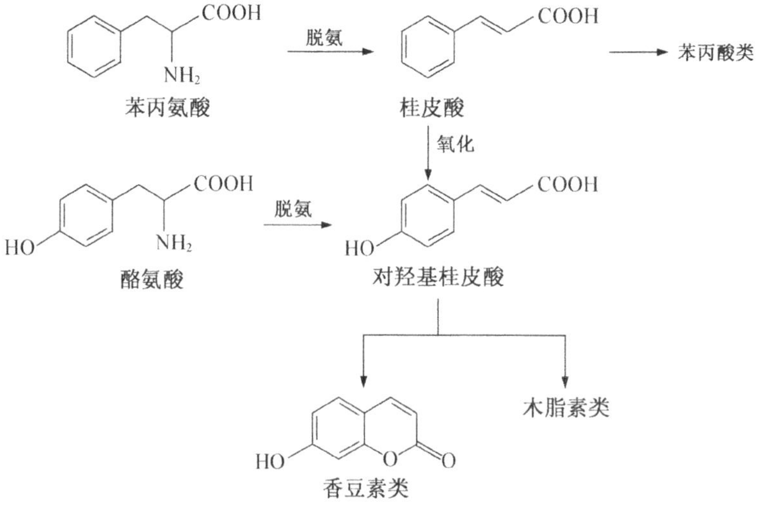

图 3-1　苯丙素类化合物的生源途径

3.1　苯丙酸类

3.1.1　苯丙酸类化合物的类型

苯丙酸类化合物的基本结构由芳香环与丙烯酸构成。苯环上有羟基取代,羟基数目、排列方式、甲基化程度有所不同,常与不同的醇、氨基酸、糖、有机酸结合成酯。有的是以两个或多个分子聚合物存在。常见的苯丙酸有:

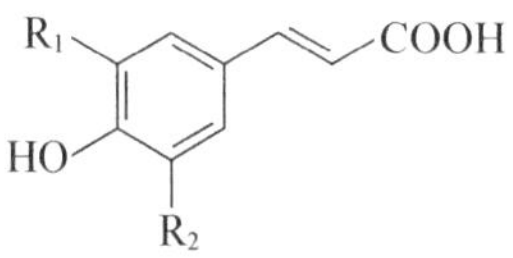

1	对羟基桂皮酸	$R_1 = H$	$R_2 = H$
2	咖啡酸	$R_1 = OH$	$R_2 = H$
3	阿魏酸	$R_1 = OCH_3$	$R_2 = H$
4	芥子酸	$R_1 = OCH_3$	$R_2 = OCH_3$

苯丙酸类在植物中广泛存在,而且许多是中草药的有效成分,具有多方面的生理活性。如桂皮酸(cinnamic acid)具有抗癌作用;咖啡酸(caffeic acid)具有抑菌、抗病毒、抗氧化作用;阿魏酸(ferulic acid)具有抗血栓形成、抗氧化、抗过敏等作用[3~5]。

绿原酸(chlorogenic acid)是咖啡酸与奎宁酸(quinic acid)的酯,具有抗菌、抗病毒、利胆等作用,存在于金银花、苎麻、茵陈等中药中。3,4-二咖啡酰基奎宁酸(3,4-dicaffeoyl quinic acid)也是金银花中的抗菌成分。

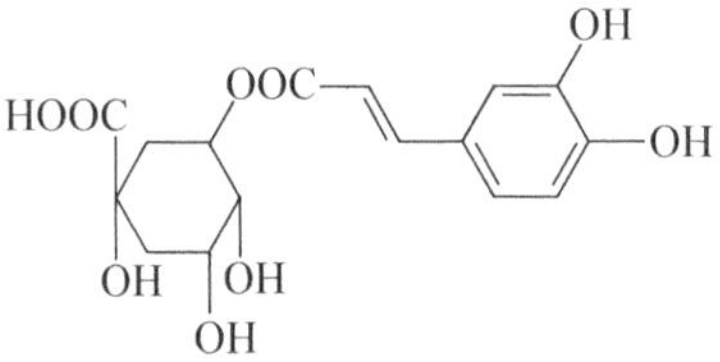

绿原酸 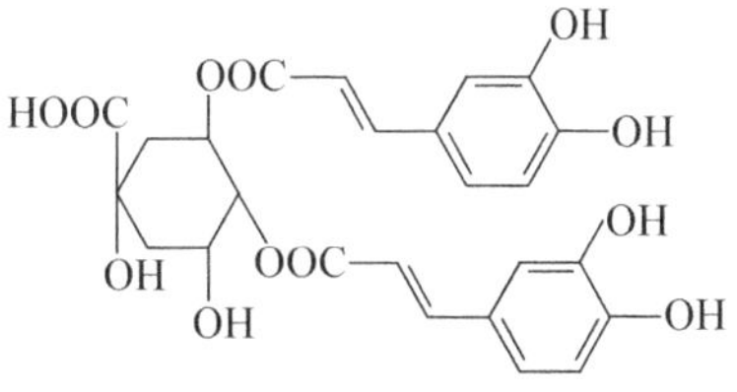　　　　　　　　　　　3,4-二咖啡酰基奎宁酸

丹参素、迷迭香酸和丹酚酸 A、B、C 是中药丹参的主要水溶性有效成分,具有抗氧化、抗冠状动脉粥样硬化、抑制血小板聚集和治疗消化性溃疡等作用。丹酚酸 A 为一分子丹参素和两分子咖啡酸缩合而成,丹酚酸 B 为三分子丹参素和一分子咖啡酸缩合而成,丹酚酸 C 是由两分子丹参素缩合而成。它们在受热后缩合键断裂而成丹参素和咖啡酸。迷迭香酸为一分子丹参素和一分子咖啡酸缩合而成[6]。

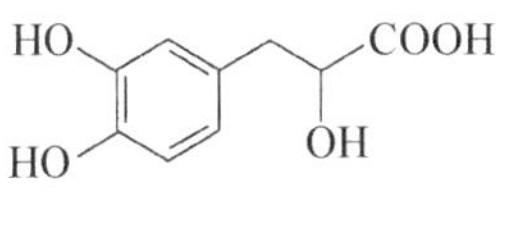

丹参素 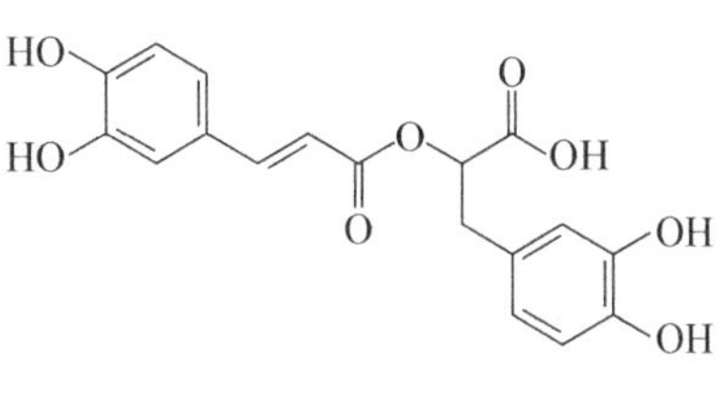　　　　　　　　　　　迷迭香酸

丹酚酸A   丹酚酸B   丹酚酸C

松柏苷(coniferin)和咖啡酸葡萄糖苷是从日本蛇菰等植物中分离得到的具有抗组胺作用的有效成分,是苯丙酸衍生物与糖形成的苷。

松柏苷(coniferin)   咖啡酸葡萄糖苷

胡黄连苦苷Ⅰ、Ⅱ、Ⅲ(picroside Ⅰ、Ⅱ、Ⅲ)是从印度胡黄连和西藏胡黄连等植物中分离得到的具有保肝利胆作用的有效成分,是苯丙酸与环烯醚萜苷形成的酯。

胡黄连苦苷Ⅰ:R₁=cinnamony(肉桂酰基),R₂=H
胡黄连苦苷Ⅱ:R₁=H,R₂=vanilloy(香兰酰基)
胡黄连苦苷Ⅲ:R₁=feruloyl(阿魏酰基),R₂=H

3.1.2　苯丙酸类化合物的提取分离

苯丙酸类及其衍生物大多具有一定的水溶性,常与其他一些酚酸、鞣质、黄酮苷等共存,分离有一定困难。一般采用纤维素、硅胶、大孔吸附树脂或聚酰胺等色谱方法反复分离才能纯化。利用酚羟基性质,可在薄层色谱上鉴别苯丙酸类成分。常用的显色剂有:① 1%～2% $FeCl_3$甲醇溶液。② Pauly 试剂:重氮化的磺胺酸。③ Gepfner 试剂:1%亚硝酸钠溶液与相同体积 10%乙酸混合,喷雾后在空气中干燥,再用 0.5mol/L 苛性碱甲醇溶液处理。④ Millon 试剂:在紫外光下,这些化合物为无色或呈现蓝色荧光,用氨水处理后呈蓝色或绿色荧光。

丹参有效成分可分为脂溶性和水溶性两大类。水溶性成分主要有丹参素、迷迭香酸和丹酚酸 A、B、C 等,都是苯丙酸类及其衍生物。提取分离方法如下:用 95%乙醇浸提丹参,浸提液回收乙醇后,用热水溶解,静置后过滤沉淀,水液用乙醚萃取,醚液浓缩后与硅胶拌样进行干柱色谱,洗脱液为氯仿:甲醇:甲酸(85:15:1),将柱分为 16 等份,分别用温乙醇洗脱,洗脱液用薄层制备,其中第 7~9 份得迷迭香酸,第 10~12 份得丹酚酸 A 与 C,第 13~14 份得丹酚酸 B。近年来多采用大孔吸附树脂来分离纯化酚酸类,效果较好[7]。

3.2　香豆素类

香豆素(coumarin)类是具有苯骈 α-吡喃酮母核的天然活性化合物,有芳香气味。母核在结构上可视为顺式邻羟基桂皮酸脱水形成的内酯。绝大多数香豆素在 7-位有羟基或者醚基。

顺式邻羟基桂皮酸　　　　　　香豆素

香豆素广泛存在于高等植物中,据统计,有 100 多科属植物中含有香豆素类成分,主要分布在芸香科、伞形科、豆科、菊科、茄科、瑞香科、木犀科等植物。苔藓植物和蕨类植物鲜见香豆素的存在,裸子植物只见于少数种。香豆素在植物的花、叶、茎、皮、果(种子)、根等各部位均有存在,其中以根、果(种子)、皮、幼嫩的枝叶中含量较高。同科属植物中的香豆素常有相同的结构特点,往往是一族或几族化合物共存。

香豆素类成分大部分以单香豆素形式存在,少数以双分子或三分子聚合物形式存在;也可与其他结构单元结合形成香豆素复合物,如与糖结合形成苷,与倍半萜结合形成倍半萜香豆素等。部分香豆素在生物体内以邻羟基桂皮酸苷的形式存在,酶解使邻羟基桂皮酸内酯化成香豆素。

香豆素类化合物是一类重要的天然活性成分,具有抗病毒、抑制肿瘤、抗菌、消炎、抗凝血等多方面生物活性。如从胡桐中得到的 calanolide A 可显著抑制 HIV-1 逆转录酶,作为抗艾滋病药物已进入临床试验。从补骨脂中分离的补骨脂素(psoralen)、8-甲氧基补骨脂素(8-methoxpsoralen)和异补骨脂素(isopsoralen)有较好的抗癌活性。从秦皮中分离的七叶内酯(esculetin)和七叶苷(esculin)是治疗细菌性痢疾的有效成分;从假密环菌代谢物中分离出的亮菌甲素(armillarisin A)可治疗胆囊炎。从紫花前胡中分离的紫花前胡苷(nodakenin)、紫花前胡内酯(nodakenetin)以及 decuroside Ⅲ、Ⅳ 对血小板聚集均有很强的抑制作用。

3.2.1　香豆素的结构与分类

香豆素母核为苯骈 α-吡喃酮,在苯环或 α-吡喃酮环上常有羟基、烷氧基、苯基、异戊烯基等取代基。其中异戊烯基中的双键可与苯环上的邻位羟基环合,形成呋喃或吡喃香豆素。因此,根据香豆素结构中取代基的位置和环合情况,可将其分为四类:简单香豆素、呋喃香豆素、吡喃香豆素和其他香豆素。

1. 简单香豆素类

简单香豆素是指只在苯环一侧有取代基的香豆素。绝大部分香豆素 7-位有含氧基团存在,因此,常将伞形花内酯(umbelliferone)即 7-羟基香豆素视为香豆素类的母体。在苯环的各个位置均可能有取代基,常见的取代基有羟基、甲氧基、亚甲二氧基、异戊烯基和异戊烯氧基等,其中侧链异戊烯基有一个、二个或三个以不同方式相连,其上双键有时转换成环氧、邻二醇、酮基或接糖基而成苷。由于 C-6 和 C-8 位的电负性较高,易于烷基化,所以含氧取代基也较多出现在 6、8 位上,如瑞香内酯(daphnetin)、蛇床子素(osthole)、九里香定(paniculatine)等。

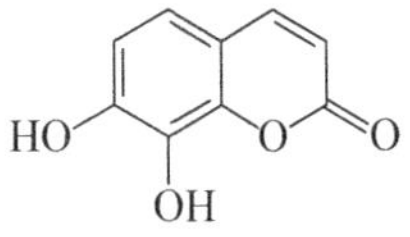

瑞香内酯 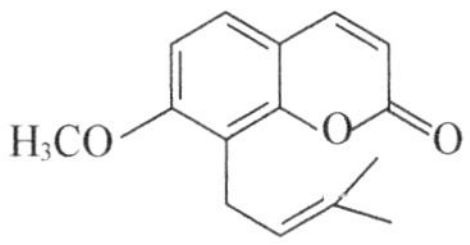   蛇床子素 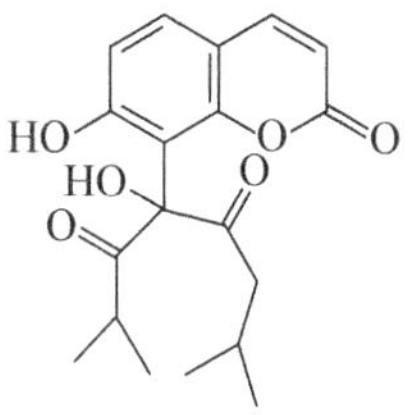   九里香定

2. 呋喃香豆素类

呋喃香豆素(furocoumarins)是指母核苯环上的异戊烯基与邻位酚羟基环合成呋喃环的化合物。成环后常伴随降解而失去 3 个碳原子。根据呋喃环的位置不同可分为直线型(liner)和角型(angular)。

直线型呋喃香豆素是由 6-异戊烯基与 7-OH 环合而成,3 个环在一直线上,如花椒毒酚(xanthotoxol)、异欧前胡内酯(isoimperatorin)、5-香叶氧基补骨脂素(5-geranyloxy psolaren)、紫花前胡内酯(nodakenetin)及其苷(nodakenetin)等。其中紫花前胡内酯及其苷为直线型二氢呋喃香豆素。

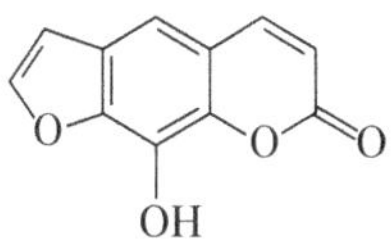

花椒毒酚 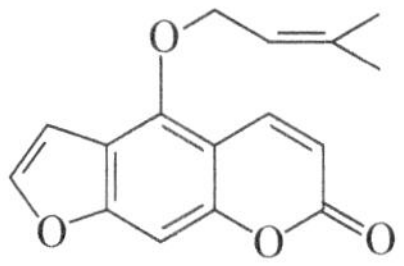   异欧前胡内酯

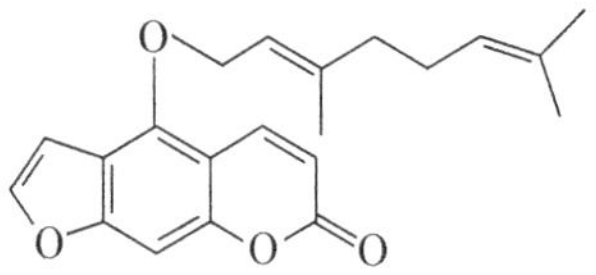

5-香叶氧基补骨脂素 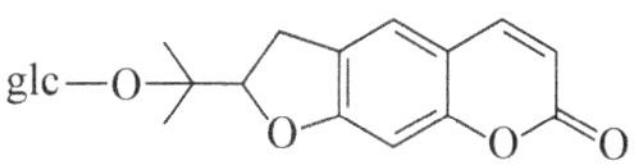   紫花前胡内酯苷

角型呋喃香豆素是由 8-异戊烯基与 7-OH 环合而成,3 个环在一折角线上,如茴芹内酯(pimpinellin)、6-羟基白芷内酯(6-heratonol)、哥伦比亚内酯(columbianadim)、旱前胡甲素(daucoidin A)等。其中哥伦比亚内酯和旱前胡甲素为角型二氢呋喃香豆素。

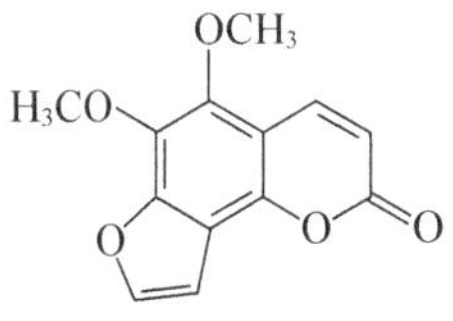

茴芹内酯 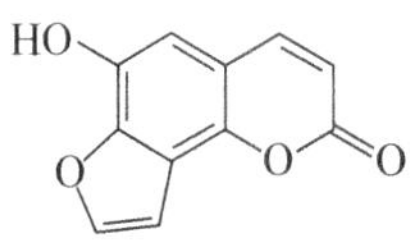   6-羟基白芷内酯

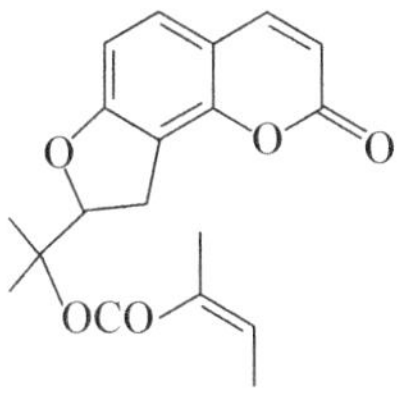

哥伦比亚内酯 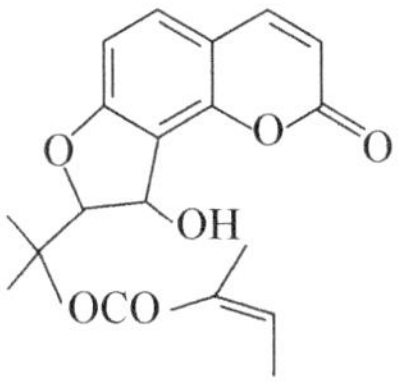　　　　　　　　　　　旱前胡甲素

3. 吡喃香豆素类

吡喃香豆素(pyranocoumarins)是指母核苯环上的异戊烯基与邻位酚羟基环合成 2,2-二甲基-α-吡喃环的化合物。与呋喃香豆素类似,也可分为直线型和角型。6-异戊烯基与 7-OH 环合成吡喃环为直线型吡喃香豆素,而 8-异戊烯基与 7-OH 环合成吡喃环为角型吡喃香豆素。吡喃环被氢化,成为二氢吡喃香豆素。

直线型吡喃香豆素如枸橘内酯(poncitrin)、鲁望橘内酯(luvangetin)、紫花前胡素(decursitin)、紫花前胡醇(decursinol)等。

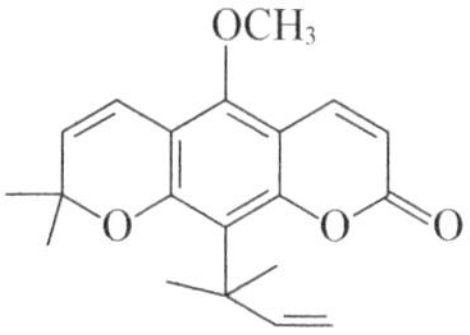

枸橘内酯 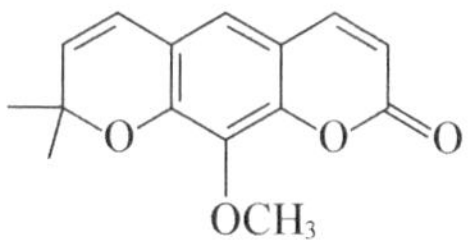　　　　　　　　　　　　　鲁望橘内酯

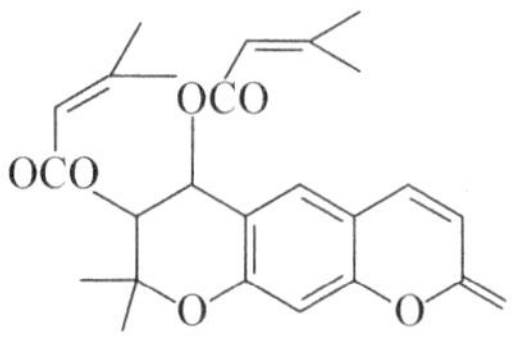

紫花前胡素 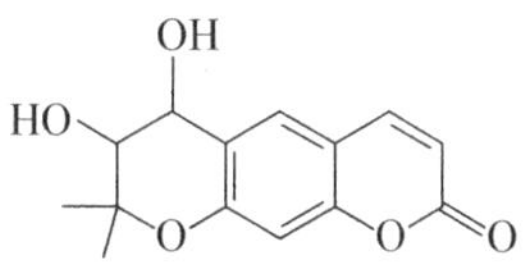　　　　　　　　　　　　紫花前胡醇

角型吡喃香豆素如邪蒿内酯(seselin)、布拉易林(braylin)、前胡香豆素 C(qianhucoumarin C)、南岭前胡素 A(longshengensin A)等[8,9]。

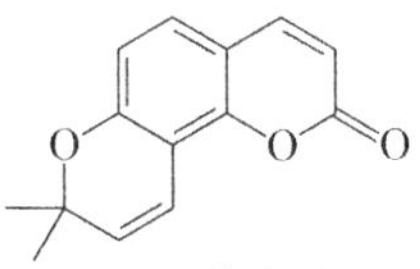

邪蒿内酯 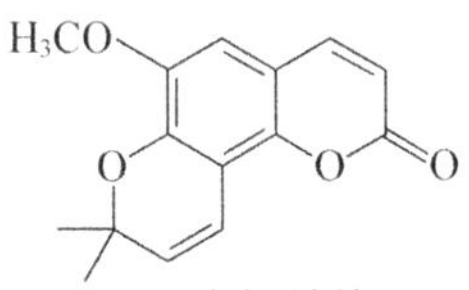　　　　　　　　　　　　　布拉易林

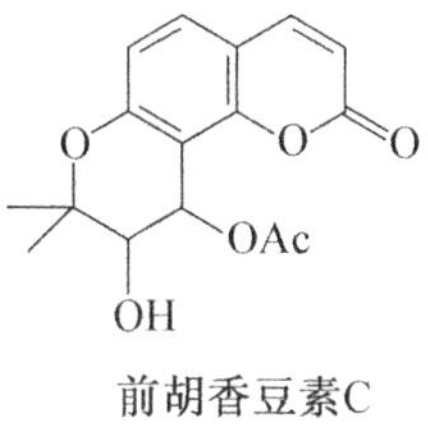

前胡香豆素C 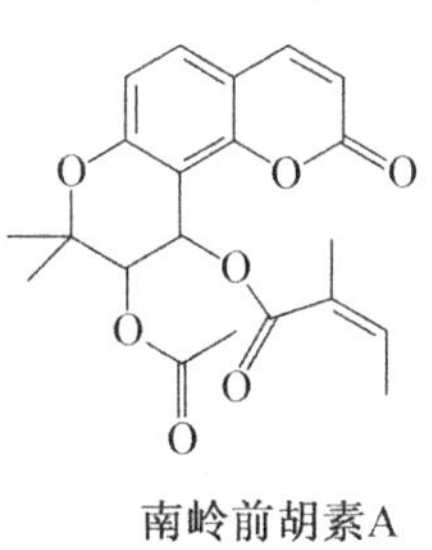　　　　　　　　　　　南岭前胡素A

另外，自然界中也存在 5,6-吡喃香豆素和双吡喃香豆素，如长春七甲素（libanotin A）、绵毛胡桐内酯 A（calanolide A）等[10]。

长春七甲素   绵毛胡桐内酯A

4. 其他香豆素类

不能归属于以上三类的香豆素都称为其他香豆素类，主要包括 α-吡喃酮环上有取代基的香豆素以及香豆素的二聚体、三聚体等。如胀果香豆素甲（inflacoumarin A）、去甲蟛蜞菊内酯（demethylwedelolactone）[11]、daphsaifnin[12]等。另外，还有异香豆素类，是香豆素的异构体，如 diaportinol[13]。

胀果香豆素甲   去甲蟛蜞菊内酯

daphsaifnin   diaportinol

3.2.2 香豆素的理化性质

1. 性状

游离香豆素多为晶体，有固定的熔点，也有一些呈玻璃态或液态，具有芳香气味。分子量小的多具有挥发性和升华性，能随水蒸气蒸馏。香豆素苷一般呈粉末或晶体状，无挥发性和升华性。香豆素类成分在紫外光下多显蓝色或紫色荧光。

2. 溶解性

游离香豆素多为亲脂性，易溶于乙醚、氯仿、苯、乙醇和甲醇等有机溶剂，一般不溶或难溶于冷水，部分可溶于热水。香豆素苷能溶于水、甲醇和乙醇，难溶于乙醚、氯仿等极性小的有机溶剂。

3. 内酯的碱水解

香豆素类母核中有 α,β-不饱和内酯结构，表现出内酯环的通性：在碱性条件下可水解开环，生成顺式邻羟基桂皮酸盐；加酸后又闭环恢复内酯结构，呈沉淀析出，此原理可用于香豆素类的提取、分离。但是,如果长时间在碱液中放置或用紫外光照射,开环产物顺式邻羟基桂皮酸盐会发生双键构型异构化,转变为稳定的反式邻羟基桂皮酸盐,此时再酸化不能闭环恢复内酯结构。香豆素类若与浓碱共沸时,会得到裂解产物酚类或酚酸类。所以在利用碱溶酸沉法提取香豆素类成分时,必须注意碱的浓度与加热时间,以免结构破坏。

另外,若香豆素类结构中还含有其他酯基,如侧链上的酯基,在内酯环发生碱水解的同时,也会发生水解。

4. 显色反应

（1）异羟肟酸铁反应：香豆素类成分具有内酯结构,在碱性条件下开环,与盐酸羟胺缩合生成异羟肟酸,在酸性条件下再与 Fe^{3+} 络合而显红色。

（2）酚羟基反应：香豆素类成分常具有酚羟基取代,可与三氯化铁溶液反应产生绿色至墨绿色沉淀。若取代酚羟基的邻、对位无取代,则可与重氮化试剂反应而显红色至紫红色。

（3）Gibb's 反应：香豆素类成分在碱性条件(pH9～10)下内酯环水解生成酚羟基,如果其对位（6 位）无取代,那么与 2,6-二氯苯醌氯亚胺（Gibb's 试剂）反应而显蓝色。利用此反应可判断香豆素分子中 C_6 位是否有取代基存在。

（4）Emerson 反应：与 Gibb's 反应类似,香豆素类成分如在 6 位无取代,内酯环在碱性条件下开环后与 Emerson 试剂（4-氨基安替比林和铁氰化钾）反应生成红色。此反应可用于判断 C_6 位有无取代基存在。

3.2.3　香豆素类的提取分离

1. 香豆素类的提取

（1）溶剂提取法：一般极性较小的游离香豆素可用乙醚、氯仿或乙酸乙酯提取，而极性较大的香豆素苷类可用丙酮、乙醇、甲醇等提取。采用系统溶剂法提取香豆素类成分时，可先用乙醇回流提取，减压回收乙醇，浓缩液再用极性由小到大的溶剂依次进行萃取可得到极性不同的化合物。如从前胡中提取香豆素类成分时即可用此法。

（2）碱溶酸沉法：香豆素类成分具有内酯结构，遇碱会开环生成邻羟基桂皮酸盐而溶于水，酸化后又可闭环恢复内酯结构而沉淀析出，也可用乙醚或乙酸乙酯等萃取得到。但使用此法必须严格控制提取条件，尽量避免碱浓度过高，加热时间过长，以免破坏香豆素结构。

另外，一些对酸碱敏感的香豆素类不能用此法提取。如结构中有其他酯基存在时，特别是苄基上的酯基，在碱液中更易发生水解或酯交换反应；若 5 位有羟基，则闭环时可能发生异构化；若 8 位有酰基则碱开环后不能酸化闭环等。

（3）水蒸气蒸馏法：部分分子量小的游离香豆素具有挥发性，可采用水蒸气蒸馏法提取。但该法只适用于能随水蒸气蒸馏而结构不被破坏、与水不发生反应、难溶或不溶于水的香豆素类成分的提取。该法适应面窄，现已少用。

除了以上三种经典的方法外，超临界流体萃取技术已广泛应用于香豆素类成分的提取。极性小的游离香豆素可直接提取，苷类则可通过加入乙醇等极性溶剂提取。如用超临界 CO_2 萃取技术提取白芷、蛇床子、羌活等中药中的香豆素类成分效果较好。

2. 香豆素类的分离

经以上提取所得提取物基本上还是混合物，需进一步分离、纯化、精制。常用的分离方法主要为色谱法。

硅胶柱色谱是分离香豆素类成分的常用方法。一般采用从低极性逐步递增极性的梯度洗脱方式，并借助薄层色谱筛选洗脱剂。此外，葡聚糖凝胶 Sephadex LH-20 和大孔吸附树脂柱色谱等也用于香豆素类成分的分离。

香豆素类成分在紫外光下产生蓝色荧光斑点，容易定位，因而制备薄层色谱也是分离和纯化香豆素的有效方法。常用的展开剂有环己烷（石油醚）-乙酸乙酯、氯仿-甲醇等。

高效液相色谱普遍应用于香豆素类成分的分离，特别对极性小的多酯基香豆素类成分和极性较大的苷类成分分离效果较好。香豆素一般用正相色谱（Si-60 等）或反相色谱；而苷类一般用反相色谱（Rp-18、Rp-8）等。

下面举例说明：

白芷为伞形科植物白芷 *Angelica dahurica* （Fisch. ex Hoffm.）Benth. et Hook. f. 或杭白芷 *A. dahurica* （Fisch. ex Hoffm.）Benth. et Hook. f. var. formosana（Boiss.）shan et Yuan 的干燥根，用于风寒感冒、鼻渊头痛、风湿痹痛等疾病。白芷的主要化学成分为多种香豆素，包括异欧前胡素、欧前胡素、蛇床子素、东莨菪内酯、花椒毒素、比克白芷素、水合氧化前胡素等，提取分离工艺流程如图 3-2 所示[14]。

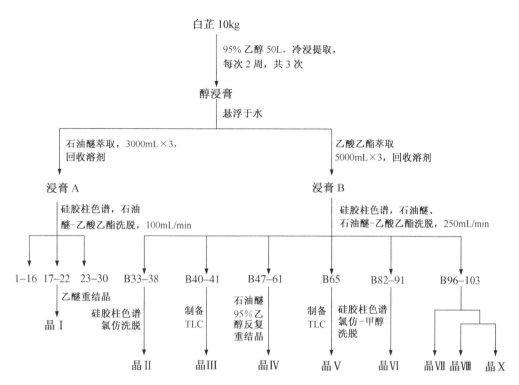

图 3-2 白芷香豆素的分离流程图

Ⅱ为异欧前胡素;Ⅲ为蛇床子素;Ⅳ为欧前胡素;Ⅴ为花椒毒素;Ⅵ为比克白芷素;
Ⅶ为水合氧化前胡素;Ⅷ为东莨菪内酯

3.2.4 香豆素的结构研究

1. 香豆素的检识

（1）荧光：香豆素类成分在紫外光下显蓝色或紫色荧光,可用于检识。荧光强弱与分子中取代基种类和位置有关。一般香豆素遇碱后荧光加强。7 位引入羟基有较强的蓝色荧光,甚至在可见光下也可辨认。羟基香豆素醚化或引入非羟基取代基会使荧光强度减弱,色调变紫;多烷氧基取代的呋喃香豆素类一般呈黄绿色或褐色荧光。

（2）显色反应：香豆素类结构中的内酯环,常用异羟肟酸铁反应来检识。在碱性条件下内酯环打开,与盐酸羟胺缩合生成异羟肟胺,再在酸性条件下与 Fe^{3+} 络合形成红色的异羟肟酸铁。同时,可利用三氯化铁反应来判断酚羟基的有无。

Gibb's 反应和 Emerson 反应可用于鉴别有游离酚羟基且其对位无取代或者 6 位碳上无取代基的香豆素类成分。Gibb's 试剂为 2,6-二氯(溴)苯醌氯亚胺,Emerson 试剂为 4-氨基安替匹林和铁氰化钾。

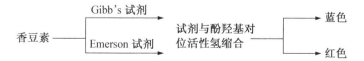

（3）色谱检识：香豆素类成分一般用薄层色谱检识,常用吸附剂为硅胶。游离香豆素常

用展开剂为环己烷(石油醚)-乙酸乙酯、氯仿-丙酮等。香豆素苷类常用不同比例的氯仿-甲醇作展开剂。展开后可在紫外光下观察荧光斑点,或喷异羟肟酸铁试剂显色。另外,纸色谱、聚酰胺色谱等也可用于香豆素类成分的检识。

2. 香豆素的波谱特征

(1) 紫外光谱:紫外光谱可提供分子中共轭体系的结构信息,用于推断化合物的骨架类型,对具有共轭体系类型的香豆素类化合物具有重要的实际应用价值。

无取代的香豆素在紫外光谱上有 2 个吸收峰:274nm($\lg\varepsilon4.03$)、311nm($\lg\varepsilon3.72$),分别是苯环和 α-吡喃酮的吸收峰。母核上若引入烷基,最大吸收值改变甚微;若有含氧基团取代,最大吸收将红移,移动多少取决于取代基团与母核共轭能力的大小。如 7 位引入含氧取代基,则在 217nm 和 315~330nm 处出现强吸收峰($\lg\varepsilon4.2$)。含有酚羟基的香豆素,在碱性溶液中的吸收峰有显著的红移现象,吸收有所增强。

呋喃香豆素的最大吸收峰在 245nm 处,并在 290nm 和 320nm 处还有两个弱峰。吡喃香豆素最大吸收峰在 265~280nm 处,并在 220~230nm 和 330~340nm 处还有两吸收峰。根据吸收带的不同,可判定香豆素的不同结构类型。

(2) 红外光谱:香豆素母核在红外光谱上的吸收峰主要来自苯环和内酯等基团(图 3-3)。内酯结构在 1750~1700cm^{-1}有一最强峰,同时在 1270~1220cm^{-1}、1100~1000cm^{-1}出现强的吸收峰。苯环一般在 1600~1660cm^{-1}之间出现三个较强的特征吸收峰。

呋喃香豆素在 3025~3175cm^{-1}有两至三个弱至中等强度的吸收峰,是结构中的 C—H 伸缩振动引起;在 1088~1109cm^{-1} 和 1253~1274cm^{-1} 内有两个吸收峰,是呋喃环的特征 C—O 伸缩振动产生;在 740~760cm^{-1} 和 870~885cm^{-1} 内的两个吸收峰分别是呋喃 C—H 键的面内和面外的弯曲振动引起。

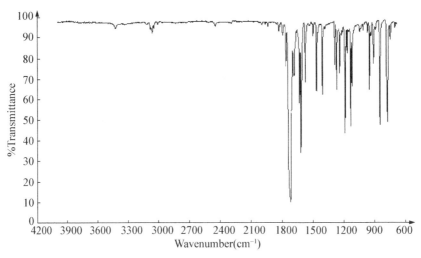

图 3-3　香豆素的红外图谱

(3) 核磁共振谱:在 ^{1}H-NMR 中,香豆素类结构中 3、4 位无取代时构成 AB 系统,为一 dd 峰,$J_{3,4}$约为 9.5Hz。受到内酯环羰基的吸电子共轭效应的影响,H-4 出现在低场,化学位移为 $\delta7.50$~8.20,而 H-3 出现在高场,化学位移为 $\delta6.10$~6.50,这是香豆素类成分在 ^{1}H-NMR 上最具鉴别特征的信号。

香豆素母核苯环上的质子信号和一般芳环质子信号特征相似,化学位移为 δ6.0～8.0。若 7 位有含氧取代基时,H-5 为 d 峰($J_{5,6}$ 约为 9.0Hz),化学位移约为 δ7.38;H-6 为 dd 峰($J_{5,6}$ 约为 9.0Hz,$J_{6,8}$ 约为 2.5Hz),化学位移约为 δ6.87;H-8 为 d 峰($J_{6,8}$ 约为 2.5Hz),化学位移约为 δ6.87。若 5 位、7 位有取代,则只有 H-6、H-8 发生间位偶合;若 6 位、7 位有取代,则 H-5 和 H-8 分别呈现单峰信号,如线型的呋喃或吡喃香豆素类成分即属此类;若 7 位、8 位有取代,则只有 H-5、H-6 发生偶合,角型的呋喃或吡喃香豆素类成分即属此类。另外,H-8 和 H-4 在高分辨谱上可观察到远程偶合,$J_{4,8}$ 为 0.6～1.0Hz。

在 ^{13}C-NMR 中,香豆素骨架中 9 个碳原子的化学位移在 δ100～160 之间,其中 C-2 是羰基碳,化学位移一般在 δ160 左右。C-3 和 C-4 在香豆素类成分一般无取代,且受苯环影响较小,化学位移值较固定,分别在 δ110～113、δ143～145 之间。C-9 和 C-10 是两个季碳,化学位移分别在 δ149～154、δ110～113 之间。C-7 常连接含氧基团,加上羰基共轭的影响,化学位移一般也在 δ160 左右。

(4) 质谱:香豆素类化合物在 EI-MS 中一般具有较强的分子离子峰。简单香豆素类和呋喃香豆素类的分子离子峰通常为基峰。在质谱图中经常出现一系列连续失去 CO、失去 OH 或 H_2O、CH_3 或 OCH_3 的碎片离子峰。另外,由于香豆素类化合物中经常具有异戊烯基、乙酰氧基、五碳不饱和酰氧等官能团,所以在质谱图中也会见到这些官能团的碎片离子峰。

3.3　木　脂　素

木脂素(lignans)是一类由苯丙素类衍生物以不同形式聚合而成的天然化合物,多数为二聚体,少数为三聚物和四聚物。因主要存在于植物的木质部和树脂中,并在开始析出时呈树脂状而得名。多数呈游离状态,少数与糖结合成苷。木脂素在自然界中分布较广泛,国内外已对 20 余种五味子属植物进行了研究,鉴定出 150 多种木脂素成分;从胡椒属植物中分出近 30 种木脂素化合物。

木脂素类结构多样,生物活性广泛,主要有抗肿瘤、抗病毒、保肝、抗氧化、血小板活化因子(PAF)拮抗、平滑肌解痉、中枢神经调节以及毒鱼、杀虫等作用;如小檗科鬼臼属八角莲所含的鬼臼毒素类木脂素具有很强的抑制癌细胞增殖作用;从五味子和华中五味子果实中分离得到的多种木脂素具有保肝和降低血清谷丙转氨酶活性;从愈创木树脂中分得的二氢愈创木脂酸(dihydroguaiaretic acid)具有抑制脂肪氧化酶和环氧化酶作用。

3.3.1　木脂素的结构和分类

组成木脂素的单体主要有四种:桂皮酸(cinnamic acid)偶为桂皮醛(cinnamaldehyde)、桂皮醇(cinnamyl alcohol)、丙烯苯(propenyl benzene)和烯丙苯(allyl benzene)。前两种单体的侧链 γ-碳原子是氧化型,后两种单体的侧链 γ-碳原子为非氧化型。

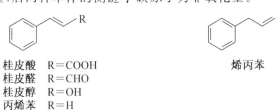

桂皮酸　R=COOH
桂皮醛　R=CHO
桂皮醇　R=OH
丙烯苯　R=H

烯丙苯

由于组成木脂素的单体缩合位置不同,以及侧链 γ-碳原子上的含氧基团相互发生脱水缩合等多种反应,形成了不同类型的木脂素。最早把单体在侧链通过 β-碳原子(8-8')聚合而成的化合物称为木脂素,而把其他位置连接而成的称为新木脂素。近年来,随着木脂素的不断发现,出现了新的分类方法,把由 γ-碳氧化型单体聚合而成的称为木脂素,而由 γ-碳非氧化型单体生成的木脂素称为新木脂素。本节按化学结构将木脂素分为以下几种类型:

1. 简单木脂素(simple lignans)

简单木脂素是由两分子苯丙素通过 β 位碳原子(8-8')连接而成,是其他类型木脂素的前体。从三白草属植物美洲三白草(*Saururus cernuus*)和三白草(*S. chinensis*)中分别得到的 sauriol A、sauriol B 和 saururin A 就属于简单木脂素[15,16]。

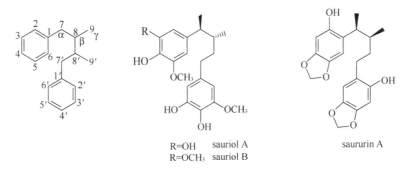

2. 单环氧木脂素(monoepoxylignans)

单环氧木脂素的结构特征是在简单木脂素基础上,还存在 7-O-7'或 9-O-9'或 7-O-9'等连接,形成四氢呋喃结构。

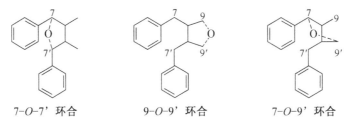

7-O-7' 环合   9-O-9' 环合   7-O-9' 环合

从天南星科崖角藤属植物爬树龙(*Rhaphidophora decursiva*)中得到的抗疟活性化合物 grandisin、兰科植物独蒜兰(*Pleione bulbocodioides*)块茎中分得的 sanjidin A 以及瑞香科植物齐墩果瑞香(*Daphne oleoides*)中分得的 daphneligin,分别属于 7-O-7'、9-O-9'、7-O-9'结构类型的单环氧木脂素。[17~19]

grandisin   sanjidin A   daphneligin

3. 木脂内酯(lignanolides)

木脂内酯是在简单木脂素的基础上,9-9'环合成内酯环,C-9 位为羰基(C═O)。

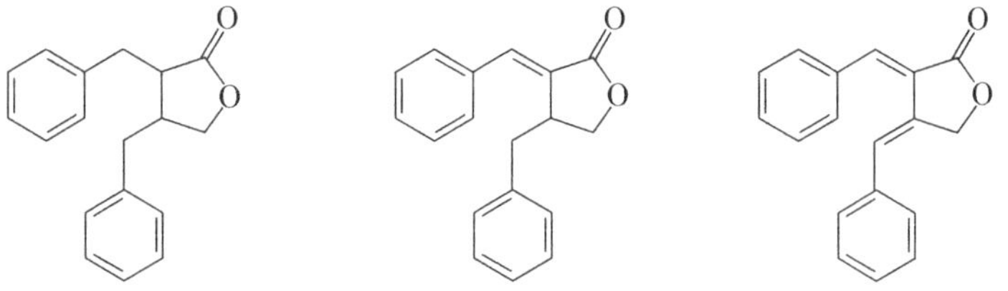

从红豆杉科植物日本榧树(*Torreya nucifera*)提取物中分离得到的(—)-4'-demethyltraxillagenin 属于木脂内酯类成分。桧柏(*Juniperus sabina*)中分得的台湾脂素 A(taiwanin A)和台湾脂素 B(taiwanin B)属于侧链去氢的木脂内酯类成分。[20-21]

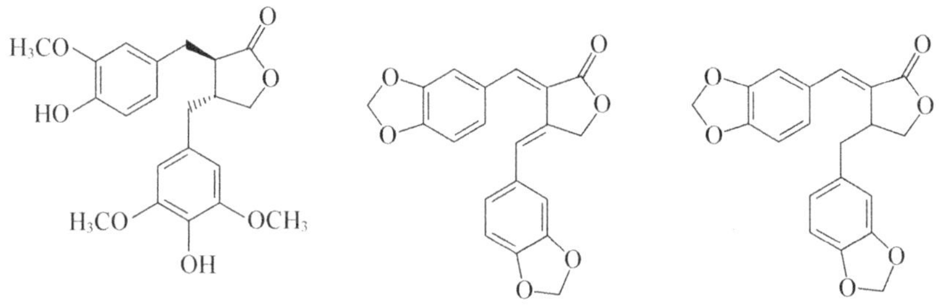

(—)-4'-demethyltraxillagenin　　　　台湾脂素A　　　　台湾脂素B

4. 双环氧木脂素(bisepoxylignans)

双环氧木脂素是在简单木脂素的基础上,由两分子苯丙素单体的侧链 9,7'和 7,9'之间通过氧原子形成两个环氧结构,即具有 2 个四氢呋喃环。该类结构在植物界普遍存在,绝大多数具有顺式连接的双并四氢呋喃环,有许多光学异构体,常见的为以下 4 种:

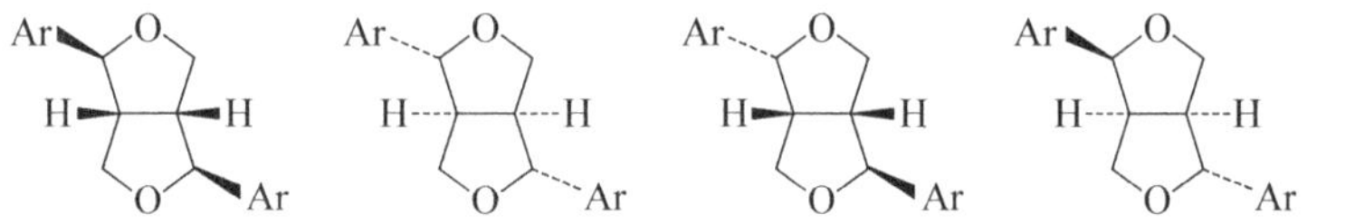

从植物 *Boronia pinnata* 根中分离得到的 boropinan、罗林果属植物罗林果(*Rollinia mucosa*)中得到的(＋)-epimembrine 以及铁线莲属植物 *Clematis chinensis* 中得到的 clemaphenol A 都属于该类成分[22,24]。

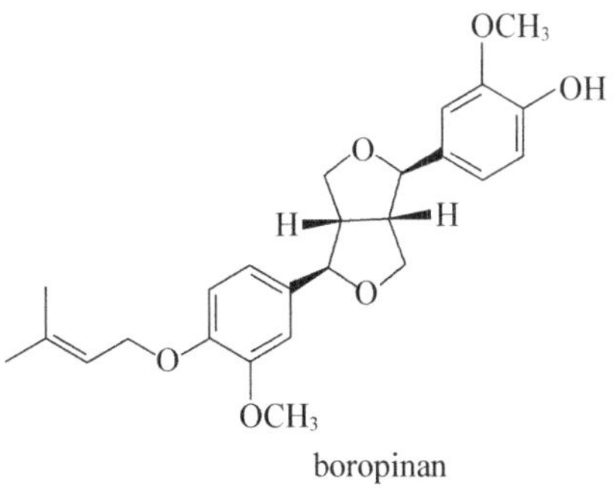

boropinan

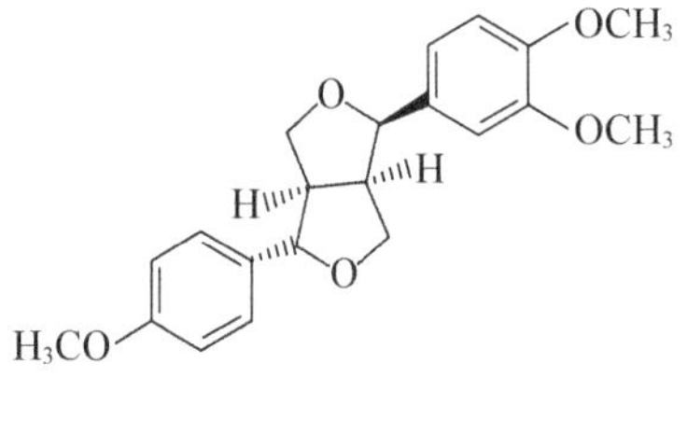

(+)-epimembrine

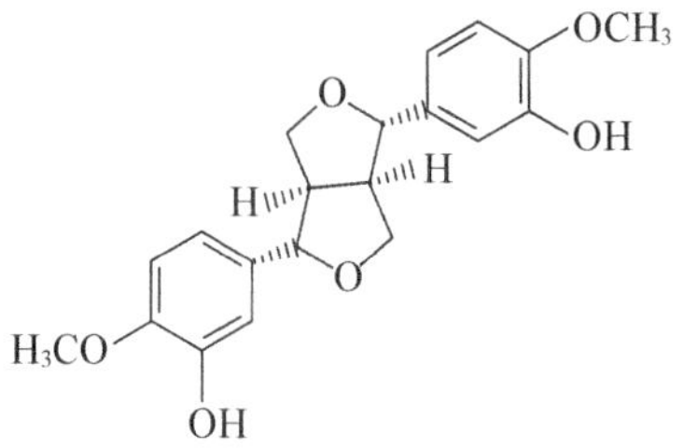

clemaphenol A

5. 环木脂素(cyclolignans)

环木脂素是在简单木脂素基础上,一个苯丙素单体中苯环的 6 位与另一个苯丙素单体的 7 位环合而形成的苯代萘结构。根据萘环的氢化程度,可进一步分为苯代四氢萘、苯代二氢萘及苯代萘等结构类型,从杜鹃花科白株树属植物滇白珠(*Gaultheria yunnanensis*)中分离得到的 gaultherins A 、大戟科植物珠子草(*Phyllanthus niruri*)中分离得到的 neonirtetralin 以及从唇形科植物鸡脚参(*Orthosiphon wulfenioides*)根中分离得到的 orthosilignin 都属于该类结构[25~27]。

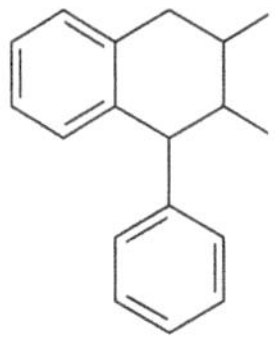

苯代四氢萘型

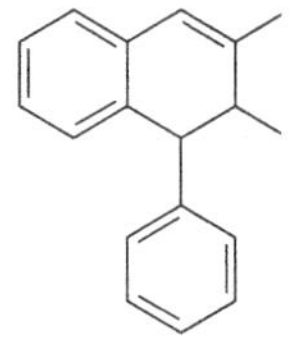

苯代二氢萘型

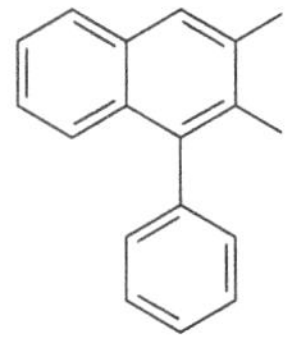

苯代萘型

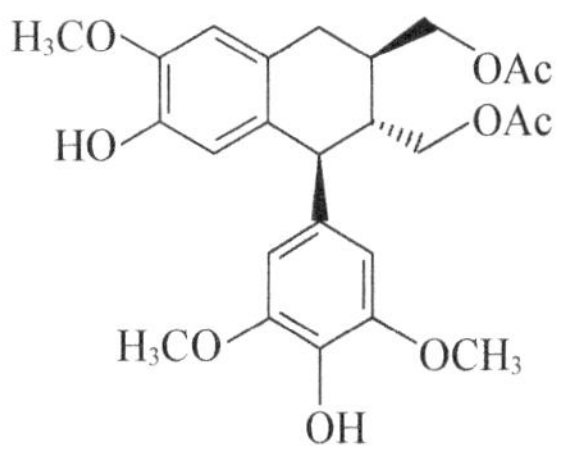

gaultherins A

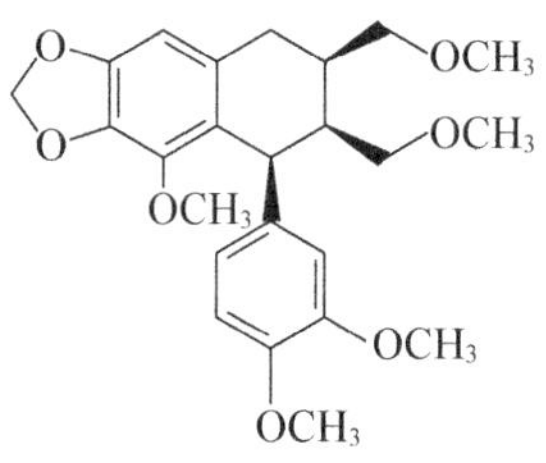

neonirtetralin

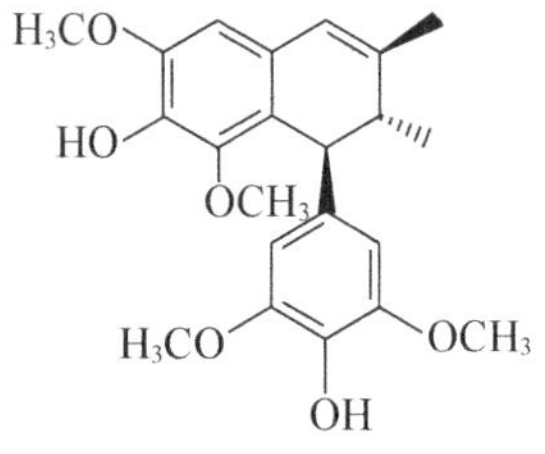

orthosilignin

6. 环木脂内酯(cyclolignolides)

环木脂内酯是在环木脂素的 C_9-$C_{9'}$ 间环合形成内酯环。按其内酯环上羰基的取向可分为上向和下向两种类型。如没药属植物 *Commiph erlangeriana* 中得到的 erlangerin B、从爵床属植物 *Justicia neesii* 中得到的具有亚甲二氧基角型稠合结构的 justirumalin 以及从该属植物 *J. diffusa* var. prostrata 中得到的 prostalidin D 都属于该类结构[28~30]。

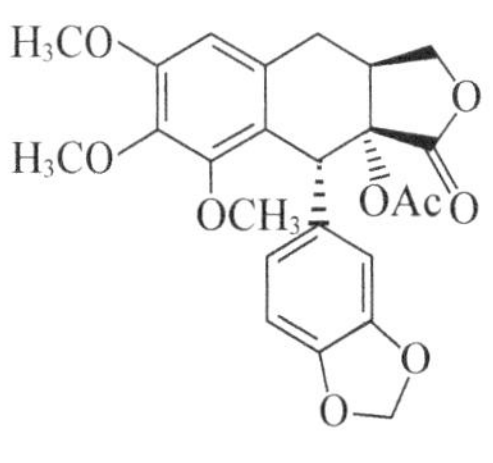

erlangerin B

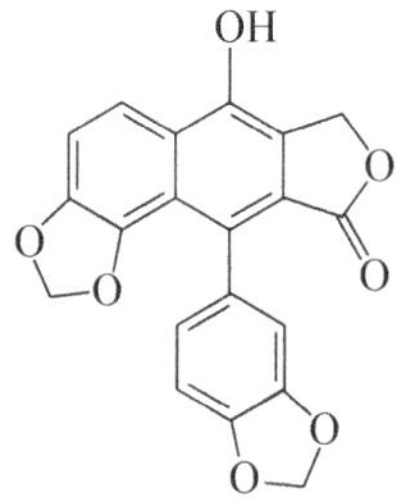

justirumalin

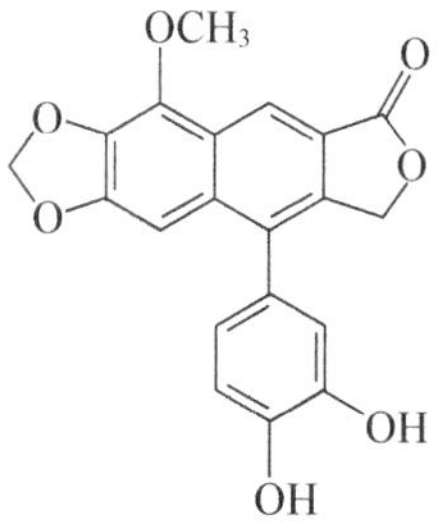

prostalidin D

7. 联苯环辛烯型木脂素(dibenzocyclooctene lignans)

联苯环辛烯型木脂素是两个苯丙素单体中两个苯环直接相连,而且丙基上的 2 个 β-碳原子相连,构成联苯与侧链环合而成八元环结构。该类木脂素目前已发现 60 多个,主要来源于五味子属植物。从南五味子属植物菠萝香藤(*Kadsura ananosma*)中分离得到的 ananosin A,窄叶五味子(*K. angustifolia*)中分离得到的 angustifolin D 属于该类结构。另外,从木兰属植物 *Magnolia pyramiddata* 和五加前胡(*Steganotaenia araliacea*)中也得到联苯环辛烯型木脂素 pyramidatin A 和 10-demethoxystegane[31~34]。

ananosin A　　　　　　　　　　　　　angustifolin D

pyramidatin A　　　　　　　　　　　10-demethoxystegane

8. 联苯型木脂素(biphenylene lignans)

该类木脂素是指两个苯丙素单体中两个苯环通过 3-3'直接相连而成的化合物。主要存在于樟科植物中,多数是从厚朴(*Magnolia officinalis*)中得到,包括厚朴酚(magnolol)、和厚朴酚(honokiol)、magnaldehyde B,magnaldehyde C 等。

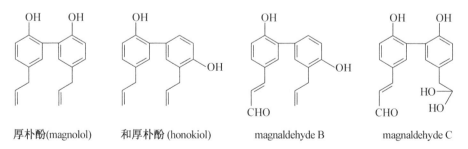

厚朴酚(magnolol)　　厚朴酚 (honokiol)　　magnaldehyde B　　　　magnaldehyde C

9. 其他类

不属于以上 8 种结构类型的木脂素统归为其他木脂素类。如从八角茴香科植物野八角(*Illicium simonsii*)中得到的新骨架化合物 simonsinol 以及圆尊刺参(*Morina chinensis*)中得到的新骨架化合物 morinol A,为三个苯丙素通过碳碳键连接的其他类木脂素,有的参考书将这类三聚物称为倍半木脂素[35,36]。

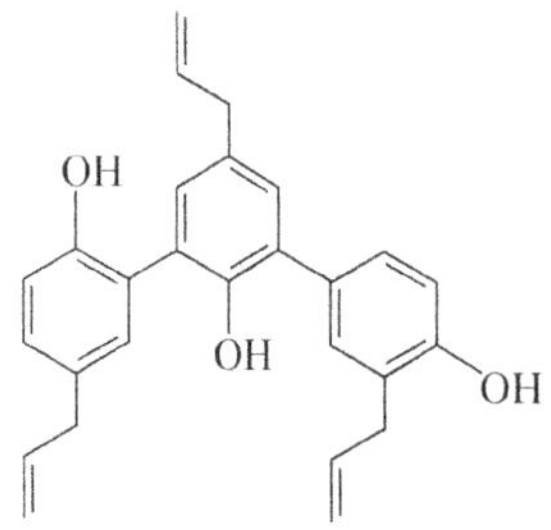

simonsinol

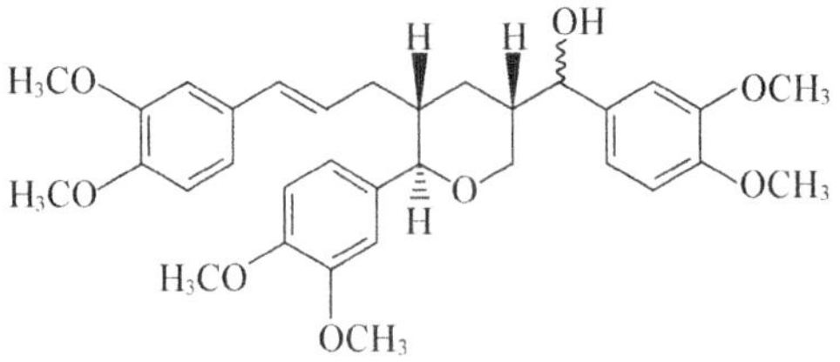

morinol A

从爬树龙（*Rhaphidophora decursiva*）茎叶中分离得到的 rhaphidecursinol A、珊瑚菜（*Glehnia littoralis*）的地下部分和云南红豆杉（*Taxus yunnanensis*）中分得的 glehlinoside C 和 taxuyunin A，为一类苯丙素单体之间通过氧原子连接而成的化合物[37~39]。

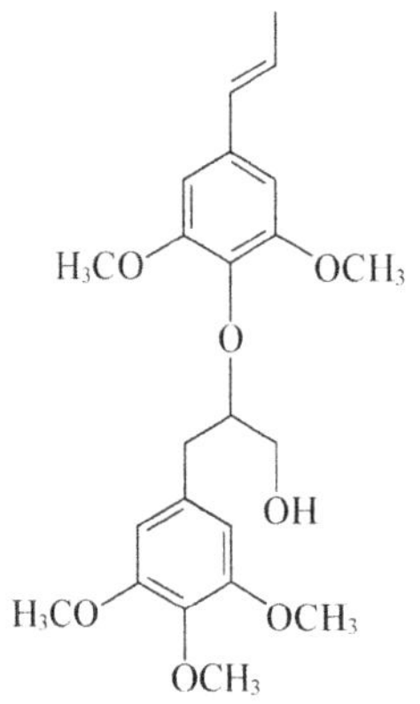

rhaphidecursinol A

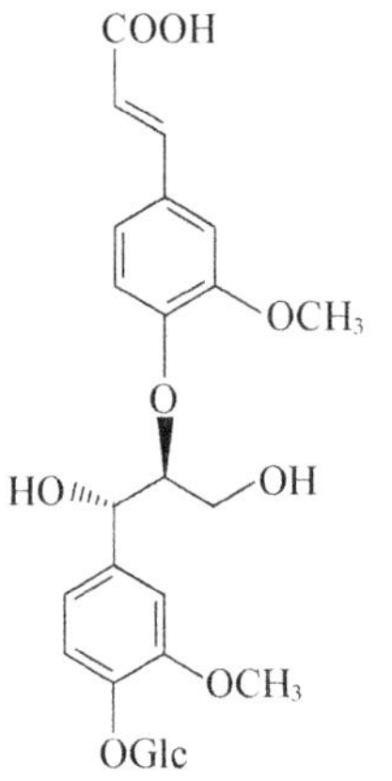

glehlinoside C

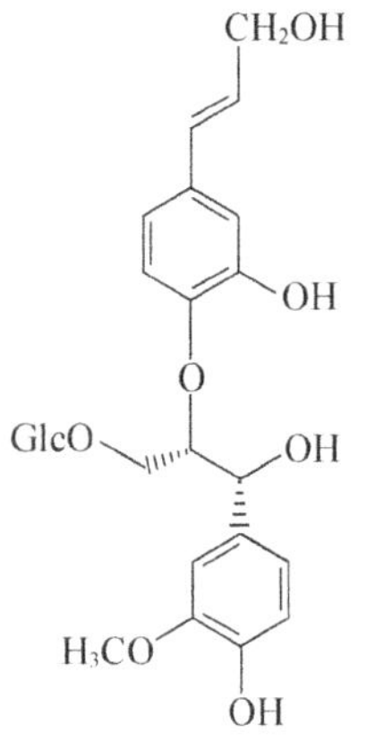

taxuyunin A

3.3.2 木脂素的理化性质

木脂素类化合物一般为无色晶体，无挥发性，少数具有升华性，如二氢愈创木脂酸。游离的木脂素多具有亲脂性，一般难溶于水，易溶于乙醚、三氯甲烷、乙醇等有机溶剂，在石油醚和苯中溶解度较小。木脂素苷类水溶性较大，易被酶或酸水解，内酯环结构易发生碱水解。

木脂素常有多个手性碳原子或手性中心，大多具光学活性，遇酸易发生异构化。如天然鬼臼毒脂素分子中有 C_1-C_2 顺式和 C_2-C_3 反式两种内酯环结构，有抗癌活性，在碱溶液中很容易转变为苦鬼臼脂素（picropodophyllin，C_1-C_2 反式和 C_2-C_3 顺式）失去抗癌活性。

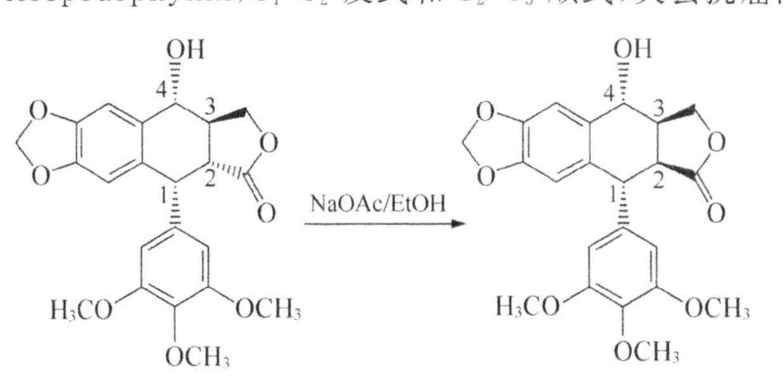

（一）-鬼臼毒脂素

NaOAc/EtOH

（一）-苦鬼臼脂素

此外,双环氧木脂素类常具有对称结构,在酸作用下,呋喃环上的氧原子与苄基碳原子之间的键易于开裂,在重新闭环时构型会发生变化。例如右旋 d-芝麻脂素(d-sesamin)从麻油的非皂化物中提得,在盐酸乙醇溶液中加热时,部分转变为立体异构体 d-细辛脂素(d-asarinin,即 d-表芝麻脂素)而达到平衡。又如左旋的 l-细辛脂素(l-asarinin,即 l-表芝麻脂素)从细辛根中得到,在盐酸乙醇溶液中加热,即部分转变为立体异构体左旋的 l-芝麻脂素(l-sesamin)而达到平衡。

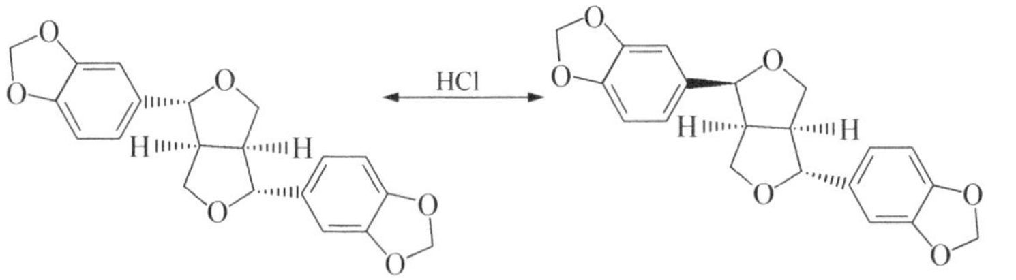

d-芝麻脂素　　　　　　　　　　　　d-细辛脂素

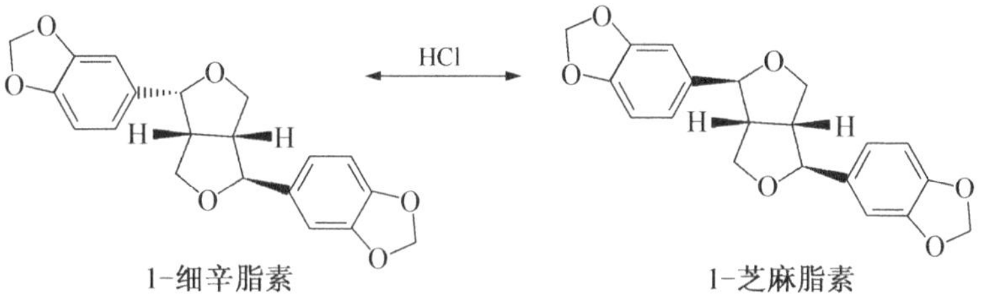

l-细辛脂素　　　　　　　　　　　　l-芝麻脂素

木脂素的生物活性常与手性碳原子的构型有关,在提取过程中应注意操作条件,避免活性丧失或减弱。

3.3.3　木脂素的提取分离

游离木脂素具有较强的亲脂性,能溶于氯仿、乙醚、乙酸乙酯等有机溶剂,在石油醚和苯中溶解度较小。由于低极性有机溶剂难透入植物细胞,一般常将药材先用乙醇或丙酮提取,提取液浓缩成浸膏后,再用石油醚、乙醚、乙酸乙酯等依次萃取,可得到极性不同的成分。木脂素苷类极性较大,可按苷类的提取方法,如用甲醇或乙醇提取。在植物内木脂素常与大量的树脂状物共存,用溶剂处理过程中容易树脂化,在提取分离时需要注意。

某些具有酚羟基或内酯环结构的木脂素可用碱液溶解,酸化使其沉淀析出,从而达到与其他组分分离。但使用酸碱法易使木脂素产生异构化而失去生物活性。

木脂素的分离需依靠各种色谱法。常用的吸附剂为硅胶和中性氧化铝,洗脱剂可根据被分离物质的极性,选用石油醚-乙醚、氯仿-甲醇等溶剂洗脱。近年来,二氧化碳超临界提取技术也用于木脂素的提取分离。

下面举例说明木脂素的提取分离方法。

长缘厚朴(*Magnolia rostrata* W. W. Smith)系木兰科木兰属植物,化学成分为多种木脂素类,包括厚朴酚(magnolol)、和厚朴酚(honokiol)、4-甲氧基和厚朴酚(4-o-methylhonokiol)、3-甲氧基厚朴酚(3-o-methylmagnolol)、厚朴木脂素(magnolignan)A、B、C 等。提取分离工艺流程如图 3-4 所示[40]。

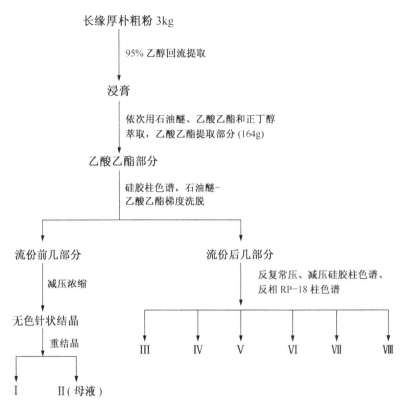

图 3-4　长缘厚朴中木脂素的分离流程

Ⅰ-和厚朴酚；Ⅱ-厚朴酚；Ⅲ-木兰醌(非木脂素类)；Ⅳ-4-甲氧基和厚朴酚；
Ⅴ-3-甲氧基厚朴酚；Ⅵ-厚朴木脂素 B；Ⅶ-厚朴木脂素 A；Ⅷ-厚朴木脂素 C

【参考文献】

[1] 吴立军.天然药物化学.第 5 版.北京：人民卫生出版社,2007：111-141

[2] 匡海学.中药化学.北京：中国中医药出版社,2003：97-132

[3] 郭玫.中药成分分析.北京：中国中医药出版社,2006：34

[4] 胡易勇,徐晓玉.阿魏酸的化学和药理研究进展.中成药,2006,28(2)：253-255

[5] 杨春欣.丹参素的药理研究进展.中国药理学通报,1997,13(4)：298-301

[6] 叶勇.丹参有效成分分离的研究进展.药品评价,2005,2(2)：146-148

[7] 中国医学科学院.中草药现代研究(第二册).北京：北京医科大学中国协和医科大学联合出版社,
1999：6

[8] 孔令义,裴月湖,李铣,等.前胡香豆素 B 和前胡香豆素 C 的分离和鉴定.药学学报,1993,28(10)：
772-776

[9] 王平,郑学忠,西正敏,等.南岭前胡素 A 的结构鉴定.药学学报,1997,32(1)：62-64

[10] 崔国友,黄初升,郑允飞,等.天然产物 calanolide A 全合成研究进展.化工技术与开发,2006,35(11)：
10-15

[11] 张金生,郭倩明.旱莲草化学成分的研究.药学学报,2001,36(1)：34-37

[12] Riaz M,Malik A. Daphsaifnin a dimeric coumarin glucoside from *Daphne oleoides*. Heterocycles,
2001,55(4)：769-773

[13] Larsen TO,Breinholt J. Dichlorodiaportin, diaportinol, and diaportinic acid: three novel isocoumarins from *Penicillium nalgiovense*. J Nat Prod,1999,62(8): 1182-1184

[14] 王梦月. 白芷的古今药用概况及香豆素类成分研究: [学位论文]. 成都: 成都中医药大学,2003

[15] Kubanek J, Fenical W, Hay ME,*et al*. Two anfeedant lignans from the freshwater macrophyte *Saururus cernuus*. Phytochemistry,2000,54(3): 281

[16] Ahn BT, Lee S, Lee SB, *et al*. Low-density lipoprotein-antioxidant constituents of *Saururus chinensis*. J Nat Prod,2001,64(12): 1562

[17] Zhang HJ,Tamez PA,Hoang VD,*et al*. Antimalarial compounds from *Rhaphidophora decursiva*. J Nat Prod,2001,64(6): 772

[18] Bai L,Yamaki M,Takagi S. Lignans and a bichroman from *Pleione bulbocodioides*. Phytochemistry, 1997,44(2): 341

[19] Ullah N,Ahmad S,Anis E,*et al*. A lignan from *Daphne oleoides*. Phytochemistry,1999,50(1): 147

[20] Jang YP,Kim SR,Kim YC. Neuroprotective dibenzylbutyrolactone lignans of *Torreya nucifera*. Planta Medica,2001,67(5): 470

[21] 陈晓青,蒋新宇,刘佳佳,等. 中草药成分分离分析技术与方法. 北京: 化学工业出版社,2005: 34

[22] Ito C,Itoigawa M,Otsuka T,*et al*. Constituents of *Boronia pinnata*. J Nat Prod,2000,63(10): 1344

[23] Estrada-Reyes R, Alvarez CAL,*et al*. Lignans from Leaves of *Rollinia mucosa*. Zeitschrift fuer Naturforschung C. Journal of Biosciences,2002,57(1/2): 29

[24] He M,Zhang JH,Hu CQ. Studies on chemical components of *Clematis chinensis*. Journal of Chinese Pharmaceutial Sciences,2001,10(4): 180

[25] Zhang ZZ,Guo D,Li CL,*et al*. Gaultherins A and B,two lignans from *Gaultheria yunnanebsus*. Phytochemistry,1999,51(3): 469

[26] Wei WX,Gong XG,Ishrud O,*et al*. New lignan isolated from *Phyllanthus niruri* Linn. Structure elucidateion by NMR spectroscopy. Bulletin of the Korean Chemical Society, 2002,23(6): 896.

[27] Xiang W,Li SH,Na Z,*et al*. New lignan from *Orthosiphon wulfenioides*. Yunnan Zhiwu Yanjiu, 2002,24(4): 535

[28] Dekebo A,Lang M,Polborn K,*et al*. Four lignans from *Commiphora Erlangeriana*. J Nat Prod, 2002,65(9): 1252

[29] Rajasekhar D,Vanisree M,Subbaraju GV. Justicia lignans:part 4-two new arylnaphthalide lignans from *Justicia neesii* Ramamoorthy. Indian Journal of Chemistry, Section B: Organic Chemistry Including Medicinal Chemistry,1999,38B(6): 713

[30] Rajasekhar D,Subbaraju GV,Pillai R. Justicia lignans Ⅵ-Prostalidin D,a new arylnaphthalide lignan from *Justicia diffusea* var. prostrata C. B. Clarke. Journal of Asian Natural Products Research, 2000,2(4): 289

[31] Chen YG,Xie YY,Cheng KF,*et al*. Compounds from *Kadsura ananosma*. Phytochemistry,2001,58 (8): 1277

[32] Chen YG,Qin GW,Xie YY,*et al*. Lignans from *Kadsura angustifolia*. Journal of Asian Natural Products Research,,1998,1(2): 125

[33] Song Q,Fronczek F R,Fischer NH. Dibenzocyclooctadiene-type lignans from *Magnolia pyramiddata*. Phytochemistry,2000,55(6): 653

[34] Meragelman KM,McKee TC,Boyd MR. 10-Demethoxystegane,a new lignan from *Steganotaenia araliacea*. J Nat Prod,2001,64(11): 1480

[35] Kouno I,Iwamoto C,Kameda Y,*et al*. A new triphenyl-type neolignan and a biphenylneolignan from

the bark of *Illicium simonsii*. Chem Pharm Bull，1994，42：112

[36] Su BN，Takaishi Y. Morinols A and B，two novel tetrahydropyran sesquineolignans with a new carbon skeleton from *Morina chinensis*. Chemistry Lett，1999，(12)：1315

[37] Zhang HJ，Tamez PA，Hoang VD，*et al*. Antialarial compounds from *Rhaphidophora decursiva*. J Nat Prod，2001，64(6)：772

[38] Yuan Z，Tezuka Y，Fan WZ，*et al*. Constituents of the underground parts of *Glehnia littoralis*. Chem Pharm Bull，2002，50(1)：73

[39] Li SH，Zhang HJ，Yao P，*et al*. Two new lignans from *Taxus yunnanensis*. Chinese Journal of Chemistry，2003，21(7)：926

[40] 邓世明，程永现，周俊，等. 长缘厚朴中的新苯醌及新木脂素类化合物. 云南植物研究，2001，23(1)：121-125

【思考与练习】

1. 苯丙素类化合物包括哪些类别？
2. 苯丙素的母核结构特征是什么？常见的香豆素结构类型有哪些？
3. 简述用碱溶酸沉法提取香豆素类化合物的原理及其注意事项。
4. 香豆素类化合物的核磁共振氢谱信号有哪些特点？

(葛海霞)

第4章

醌类化合物

➡ **本章要点**

本章主要介绍了醌类化合物的分类及结构特征、理化性质、提取分离方法及谱学、化学等方法在结构研究中的应用,对醌类化合物在自然界中的分布和生物活性做了简单介绍。

醌类化合物是指分子内具有不饱和环二酮结构(醌式结构)或容易转变为这样结构的天然有机化合物。天然醌类化合物从结构上主要分为苯醌、萘醌、菲醌和蒽醌 4 类,其中蒽醌及其衍生物是尤为常见的重要天然活性成分[1,2]。

天然醌类化合物主要分布在 50 多科 100 多种高等植物,存在于植物的根、茎、枝、叶、种子、果实及心材中。一些常用中药如巴戟天(*Morindae officinalis*)、虎杖(*Polygonum cuspidatum*)、大黄(*Rheum palmatum*,*R. tanguticum*,*R. officinale*)、番泻叶(*Cassia angustifolia*,*C. acutifolia*)、芦荟(*Aloe barbadensis*,*A. ferox*)中都含有蒽醌类成分;丹参(*Salviae miltiorrhiza*)中含有多种菲醌类成分;紫草(*Arnebia euchroma*,*A. guttata*,*Lithospermum erythrorhizon*)、白花丹(*Plumbaginis Zeylanica*)等含有萘醌成分。鸢尾属植物黄菖蒲(*Iris pseudacorus*)中的 irisquinone、马蔺子(*Iris lactea* Pall. var. chinensis(Flsch.) Koidz.)中的马蔺子乙素(pallasone B)、马蔺子丙素(pallasone C)则属于苯醌类化合物。天然醌类化合物在低等植物如藻类、菌类、地衣类中也有发现。

醌类化合物呈现出广泛的生物活性,如泻下、杀菌消炎、抗病毒、抑制肿瘤生长、扩张冠状动脉、减轻紫外线辐射损伤、提高机体免疫机能等,在天然药物研究中占有重要地位[3]。

4.1 醌类化合物的结构类型

4.1.1 苯醌类

苯醌类(benzoquinones)化合物从结构上分为邻苯醌和对苯醌 2 类,结构式如下:

对苯醌   邻苯醌

邻苯醌分子结构不稳定,故天然存在的苯醌类化合物多为对苯醌的衍生物,少为邻苯醌,如中华青荚叶中的 4,5-二甲氧基-1,2-邻苯醌[4]:

苯醌的醌核上多有—OH、—CH$_3$、—OCH$_3$ 等基团取代。

天然苯醌化合物多为黄色或橙色结晶,如从两面针中分离得到的 2,6-二甲氧基对苯醌和石菖蒲中的 2,5-二甲氧基对苯醌,均为黄色结晶[5,6];白花酸藤果(*Embelia ribes* Burm)果实及矮地茶中含有的信筒子醌,为橙红色结晶[7]。

苯醌类化合物一般具有较强的生理活性。如 2,6-二甲氧基对苯醌具有较强的抗菌作用,信筒子醌和紫金牛醌有驱除肠寄生虫作用。生物界广泛存在的泛醌类也属于苯醌化合物,作为氧化反应的一类辅酶参与生物体氧化还原反应,其中辅酶 Q_{10} 临床用于治疗心脏病、高血压及癌症。

2,6-二甲氧基苯醌   信筒子醌   辅酶 $Q_{10}(n=10)$

从中药软紫草(*Arnebia euchroma*)中分离得到的对苯醌化合物 arnebinone 对前列腺素 PGE$_2$ 的生物合成有抑制作用。从紫穗槐属植物紫穗槐(*Amorpha fruticosa*)中分离得到的 amorphaquinone 是一类黄酮型苯醌。

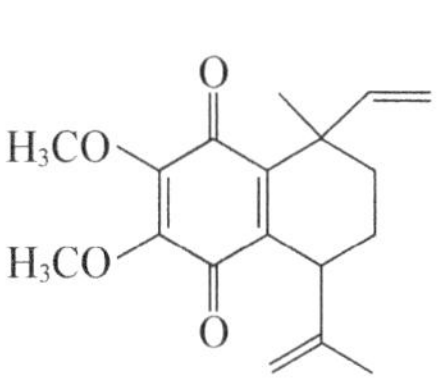

arnebinone 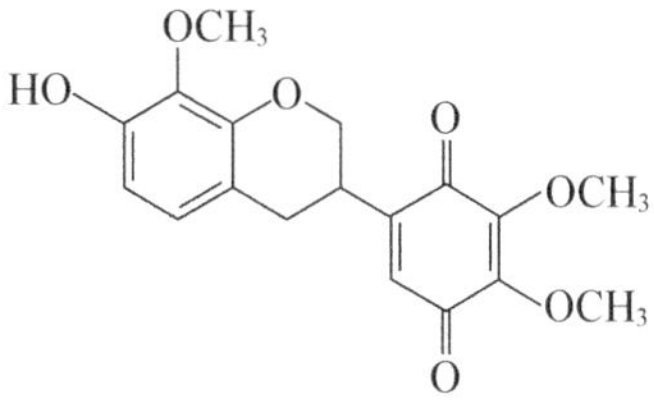　　　　　　　amorphaquinone

此外,从紫金牛科的血党(*Ardisia punctata* Lindl)、长缘厚朴(*Magnolia rostrata* W. W. Smith)中都分离到了对苯醌类化合物[8,9]。

苯醌在碱性条件下可还原成氢醌:

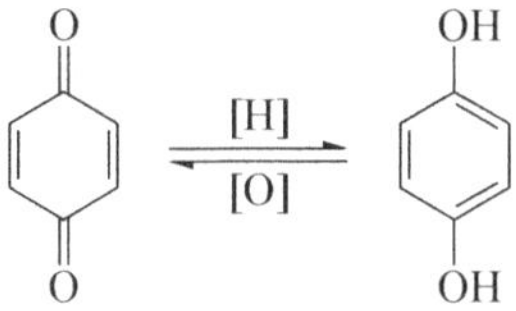

4.1.2　萘醌类

萘醌类(naphthoquinones)化合物从结构上可分为 α-(1,4)萘醌,β-(1,2)萘醌及 amphi-(2,6)萘醌 3 种类型,天然存在的萘醌以 α-萘醌类为主。

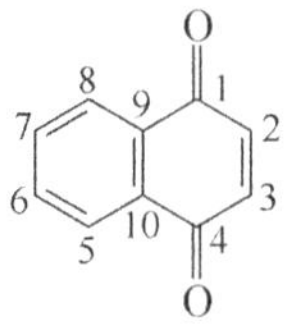

α-(1,4)萘醌 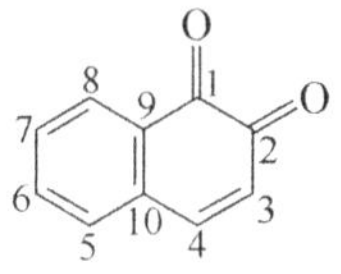　　　　β-(1,2)萘醌 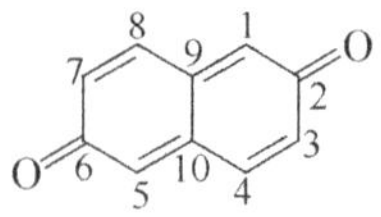　　　amphi-(2,6)萘醌

许多萘醌类化合物具有较强的生物活性,如核桃楸类植物中含有的胡桃醌(juglone)[10]具有抗肿瘤作用;中药紫草中分得的紫草素(shikonin)及异紫草素(alkanin),均属于萘醌类化合物,具有止血、抗菌、消炎、抗病毒及抑制肿瘤作用。

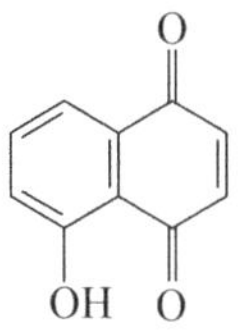

胡桃醌 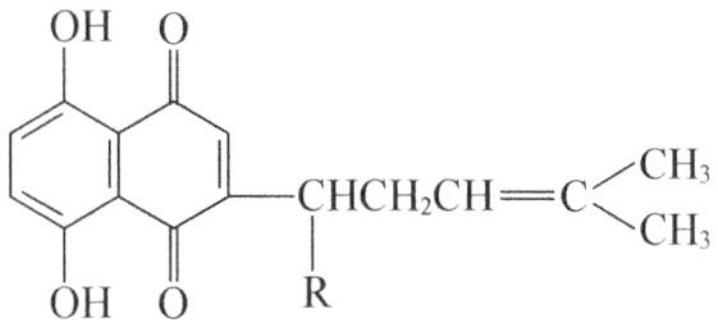　　　　　紫草素　　R=·····OH
　　　　　　　　异紫草素　R=◄OH

维生素 K 族化合物具有促凝血作用,其 K_1 和 K_2 结构属于 α-萘醌类。

维生素K₁ の構造

维生素K₁

维生素K₂

凤仙花(*Impatiens balsamina*)果实中分离得到具有止痒作用的 balsaminone A、B 属于 1, 4-萘醌化合物[11]。

balsaminone A   R=H
balsaminone B   R=glc

从虎杖中分离得到的虎杖素(2-乙氧基-8-乙酰基-1,4-萘醌)[12],羊蹄根中发现的 α-萘醌衍生物均具有很强的抑菌作用[13]。鹿蹄草(*Pyrola calliantha*)中抗菌消炎的活性成分主要为 1,4-萘醌类化合物[14]。

4.1.3　菲醌类

天然菲醌(phenanthraquinone)包括邻醌及对醌两种类型。

邻菲醌(Ⅰ)　　　　邻菲醌(Ⅱ)　　　　邻菲醌

丹参(*Salvia miltionrrhiza*)中含有多种菲醌衍生物。丹参醌类成分具有抗菌及扩张冠状动脉作用,由丹参醌ⅡA 制得的丹参醌磺酸钠注射液已用于临床治疗冠心病、心肌梗死。其中丹参醌ⅡA、丹参醌ⅡB、隐丹参醌、丹参酸甲酯、羟基丹参醌ⅡA 等为邻醌类衍生物,而丹参新醌甲、丹参新醌乙、丹参新醌丙则为对醌类化合物。

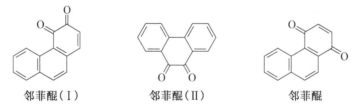

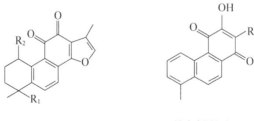

丹参醌Ⅱ_A　　R₁=CH₃　　R₂=H
丹参醌Ⅱ_B　　R₁=CH₂OH　R₂=H
羟基丹参醌Ⅱ_A　R₁=CH₃　　R₂=OH
丹参酸甲酯　　R₁=COOCH₃　R₂=H

丹参新醌甲　　R=CH(CH₃)CH₂OH
丹参新醌乙　　R=CH(CH₃)₂
丹参新醌丙　　R=CH₃

丹参醌类成分虽然在结构上属于菲醌类,但从其他共存的同系物结构、生源途径上看却属于二萜类。

从苏木亚科羊蹄甲属植物洋紫荆(*Bauhinia blakeana*)中分离得到的抗癌活性成分bauhinione,结构上也属于菲醌类[15]。从穿龙薯蓣(*Discorea nipponica*)中分离得到的 7-羟基-2,6-二甲氧基-1,4-菲醌为棕红色结晶[16]。

bauhinione

4.1.4　蒽醌类

蒽醌类(anthraquinones)成分包括蒽醌及其不同还原程度的产物,如蒽酚、氧化蒽酚、蒽酮及蒽酮的二聚体等。

1,4,5,8位为α-位
2,3,6,7位为β-位
9,10位为meso-位

按母核结构可将蒽醌类化合物分为单蒽核及双蒽核两大类。

1. 单蒽核类

(1)蒽醌衍生物:天然蒽醌类成分在蒽醌母核上常有羟基、羧甲基、甲氧基和羧基取代,以游离苷元或结合成苷的形式存在于植物中。

羟基蒽醌衍生物以羟基在蒽醌母核上的分布位置不同分为两类:

1)大黄素型:羟基分布于两侧的苯环上,化合物大多呈黄色。许多中药如大黄、虎杖、何首乌等致泻的活性成分就属于此类型。

大黄酚	$R_1 = CH_3$	$R_2 = H$
大黄素	$R_1 = CH_3$	$R_2 = OH$
大黄素甲醚	$R_1 = CH_3$	$R_2 = OCH_3$
芦荟大黄素	$R_1 = H$	$R_2 = CH_2OH$
大黄酸	$R_1 = H$	$R_2 = COOH$

羟基蒽醌类衍生物多与糖结合成苷存在于植物中。

2)茜草素型:羟基分布于一侧的苯环上,此类化合物多为橙黄色至橙红色。中药茜草(*Rubia cordifolia*)中具有抗菌活性的茜草素(alizarin)等成分即属于此类。

茜草素	$R_1 = OH$	$R_2 = H$	$R_3 = H$
羟基茜草素	$R_1 = OH$	$R_2 = H$	$R_3 = OH$
伪羟基茜草素	$R_1 = OH$	$R_2 = COOH$	$R_3 = OH$

（2）蒽酚或蒽酮衍生物：蒽醌在酸性条件下被还原，即生成蒽酚及其互变异构体的蒽酮。

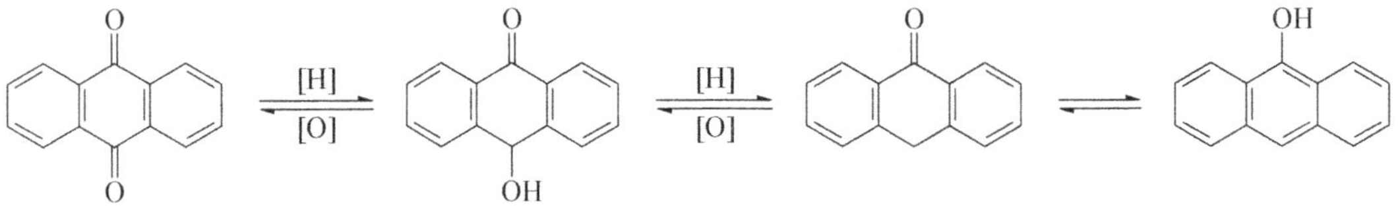

蒽醌   氧化蒽酚   蒽酮   蒽酚

蒽酚或蒽酮结构不稳定，只存在于新鲜植物中，长时间贮存则重新被氧化成蒽醌。如新鲜大黄中含有的蒽酚类成分，贮存 2 年以上则检测不到。但如果蒽酚衍生物的 meso-位羟基与糖缩合成苷，性质就比较稳定。

2. 双蒽核类

（1）二蒽酮类衍生物：二蒽酮类成分可以看成是由 2 分子蒽酮脱去 1 分子氢后结合而成的化合物。结合方式多为 C_{10}-$C_{10'}$，也有其他位置连接的。二蒽酮类衍生物多以苷的形式存在，如中药大黄、番泻叶中致泻的主要成分番泻苷 A、B、C、D 等皆为二蒽酮类衍生物。

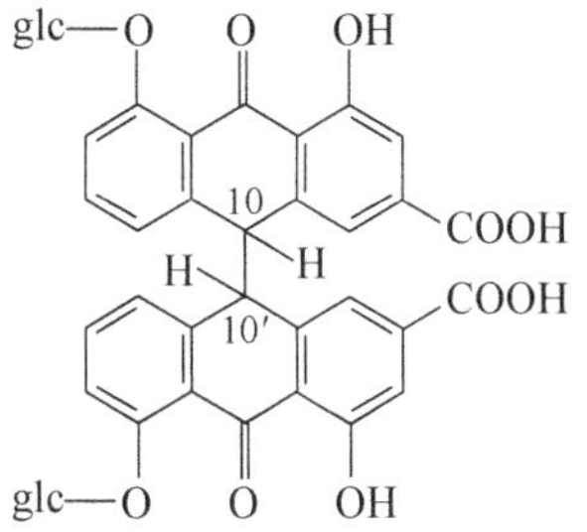

番泻苷 A

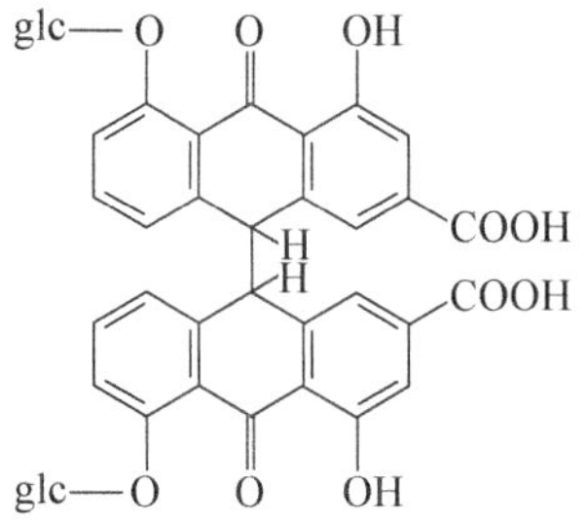

番泻苷 B

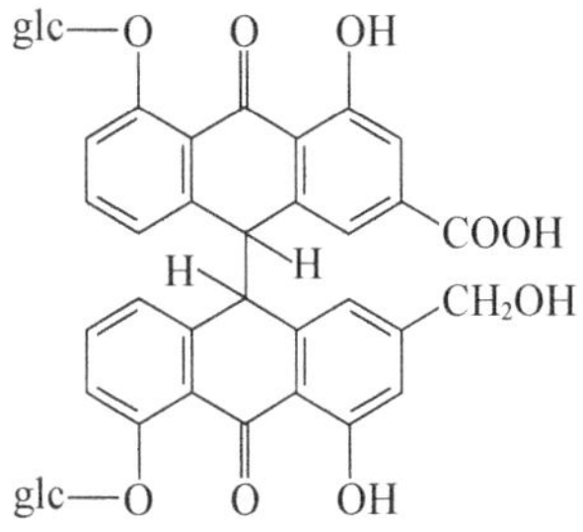

番泻苷 C

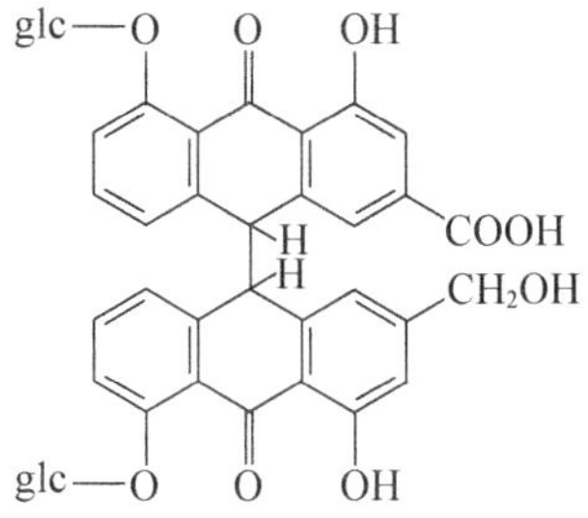

番泻苷 D

番泻苷 A（sennoside A）为黄色片状结晶，由番泻苷元 A 与 2 分子葡萄糖构成，番泻苷元 A 则由 2 分子的大黄酸蒽酮通过 C_{10}-$C_{10'}$ 反式连接而成；番泻苷 B（sennoside B）由番泻苷元 B 与 2 分子葡萄糖构成，番泻苷元 B 与番泻苷元 A 互为异构体，是由 2 分子的大黄酸蒽酮通过 C_{10}-$C_{10'}$ 顺式连接而成；番泻苷 C（sennoside C）由番泻苷元 C 与 2 分子葡萄糖构成，番泻苷元 C 则由 1 分子的大黄酸蒽酮与 1 分子的芦荟大黄素蒽酮通过 C_{10}-$C_{10'}$ 反式连接而成；番泻苷 D（sennoside D）与番泻苷 C 互为异构体，C_{10}-$C_{10'}$ 为顺式连接。

二蒽酮类化合物 C_{10}-$C_{10'}$ 键易于断裂，生成相应的蒽酮化合物。大黄中含有的番泻苷 A 就是因其在肠内转变为大黄蒽酮而发挥致泻作用。

番泻苷 A   大黄酸蒽酮

（2）二蒽醌：两分子的蒽醌脱氢缩合或二蒽酮类被氧化均可形成二蒽醌类。如具有抑制病毒 RNA 转录的醌茜素（skyrin）[17]和山扁豆双醌（cassiamine）。

skyrin   cassiamine

双蒽核类除以上类型外，还有去氢二蒽酮类、日照蒽酮类、萘骈二蒽酮类等结构，存在于金丝桃属植物中。

去氢二蒽酮   日照蒽酮   金丝桃素

4.2 醌类化合物的理化性质

4.2.1 物理性质

1. 性状

母核上无助色团取代的醌类化合物，均近乎无色。随着酚羟基等助色团的引入表现出一定的颜色。引入的助色团越多，颜色越深，可呈现出黄、橙、棕红至紫红色。天然醌类化合物因多有助色团取代而为有色晶体。苯醌和萘醌多以游离状态存在,而蒽醌则常结合成苷,因极性较大难以形成结晶。

2. 升华性

游离的醌类多具升华性,如大黄酸。小分子的苯醌类和萘醌类还具有挥发性,能随水蒸气蒸馏,可据此进行提取分离和精制。

3. 溶解性

游离醌类极性较小,易溶于甲醇、乙醇、乙酸乙酯、氯仿、乙醚、苯等有机溶剂,微溶或不溶于水。结合成糖苷后,极性增大,易溶于甲醇、乙醇、热水,几乎不溶于苯、乙醚、氯仿等极性较小的有机溶剂。

有些醌类成分含有易被氧化的取代基,对光不稳定,宜避光贮存,如丹参酮 II_A 等。

4.2.2　化学性质

1. 酸碱性

天然醌类化合物因结构中多具有酚羟基而呈酸性。在碱性水溶液中成盐溶解,加酸酸化后游离又可重新沉淀析出。分子中羧基的有无及酚羟基的数目、位置不同,酸性强弱表现出显著差异。其规律如下:

(1)带有羧基的醌类衍生物酸性强于不带羧基者,一般蒽核上羧基的酸性与芳香酸相同,可溶于 $NaHCO_3$ 水溶液。

(2)具有 β-位羟基的醌类化合物酸性强于具有 α-位羟基的。如 2-羟基苯醌或在萘醌的醌核上有羟基时,实际上为插烯酸的结构,酸性与羧基类似,可溶于 $NaHCO_3$ 水溶液。萘醌及蒽醌苯环上的 β-位羟基的酸性次之,可溶于碱性较强的 Na_2CO_3 水溶液。α-位上的羟基因与C —O形成分子内氢键,表现出更弱的酸性,只能用 NaOH 水溶液溶解。

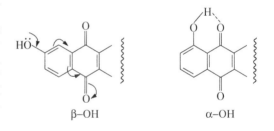

(3)酚羟基数目越多,酸性越强。

以游离蒽醌类衍生物为例,酸性强弱顺序排列为:

含—COOH>含 2 个以上 β-OH>含 1 个 β-OH>含 2 个以上 α-OH>含 1 个 α-OH

在分离工作中,常据此采用 pH 梯度萃取法分离酸性不同的蒽醌类化合物。如可从有机溶剂中依次用 5%$NaHCO_3$、5%Na_2CO_3、1%NaOH 及 5%NaOH 水溶液进行萃取,达到分离目的。

由于分子母核上氧原子的存在,导致蒽醌类化合物产生微弱的碱性而能溶于浓 H_2SO_4 中生成锌盐,再转化成阳碳离子,并伴有颜色的改变。如大黄酚为暗红色,溶于浓硫酸中转变为红色;大黄素溶于浓硫酸中由橙红变为红色。其他羟基蒽醌在浓硫酸中一般呈红至红紫色。

2. 颜色反应

醌类的颜色反应主要基于其氧化还原性质以及分子中的酚羟基性质。

（1）Feigl 反应：醌类化合物在碱性条件下经加热能迅速与醛类、邻二硝基苯发生反应，生成紫色化合物，反应机理如下：

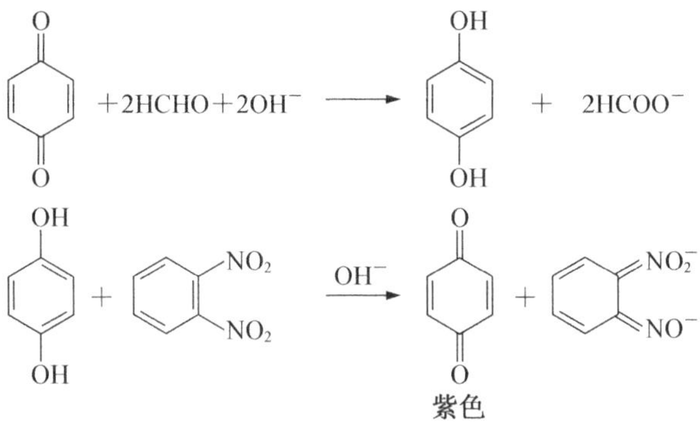

此反应中，醌类化合物在反应前后无变化，仅起传递电子的媒介作用。化合物含量越高，反应速度越快。实验时取醌类化合物的水或苯溶液 1 滴，加入 25% Na_2CO_3 水溶液、4% HCHO 和 5%邻二硝基苯的苯溶液各 1 滴，水浴共热 1~4 分钟即产生明显的紫色。

（2）无色亚甲蓝显色反应：无色亚甲蓝(leucomethylene blue)试液是检出苯醌类及萘醌类的专用显色剂，实验可在 PC 或 TLC 上进行，以无色亚甲蓝试液作为显色剂，样品在白色背景下呈现出蓝色斑点，借此可与蒽醌类区别。

无色亚甲蓝试液的配制方法：将 100mg 亚甲蓝溶于 100mL 乙醇中，再加入冰醋酸 1mL、锌粉 1g，轻轻振摇至蓝色消失即可。试样最低检出限约为 $1\mu g/cm^2$。

（3）碱性条件下的显色反应：羟基醌类在碱性溶液中发生颜色改变并加深，多呈橙、红、紫红及蓝色。如羟基蒽醌类化合物遇碱显红至紫色，称为 Borntrager's 反应，其机理如下：

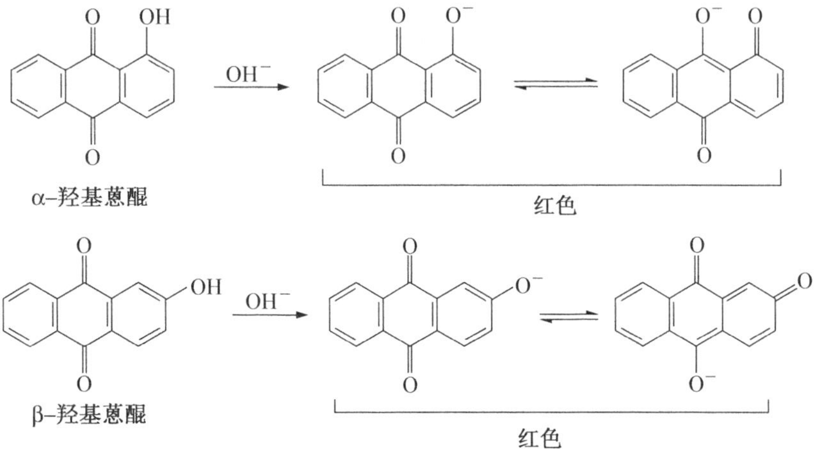

该显色反应与形成共轭体系的酚羟基和羰基有关。因此羟基蒽醌及具有游离酚羟基的蒽醌苷均可呈色，但蒽酚、蒽酮、二蒽酮类则要先氧化形成羟基蒽醌后才能反应而显色。

（4）Kesting-Craven 反应：即与活性次甲基试剂的反应。当苯醌或萘醌类化合物的醌环上有未被取代的位置时,在氨碱性条件下可与一些含活性次甲基试剂,如乙酰乙酸酯、丙二酸酯、丙二腈等的醇溶液反应,呈蓝绿色或蓝紫色。以萘醌与丙二酸酯的反应为例,先生成（1）再转化为（2）而显色：

(1)   (2)

萘醌的苯环上如有羟基取代,此反应即会受到抑制。蒽醌类化合物因醌环两侧有苯环,故不发生该反应,可用以与苯醌及萘醌类化合物区别。

（5）与金属离子的反应：蒽醌类化合物如具有 α-酚羟基或邻二酚羟基结构时,则可与 Pb^{2+}、Mg^{2+} 等金属离子形成配合物。以醋酸镁为例,其与蒽醌类化合物反应的产物可能有如下结构：

与 Pb^{2+} 形成的配合物在一定 pH 值下还能沉淀析出,故可借此精制该类化合物。

蒽醌化合物的结构不同,与 Mg^{2+} 形成的配合物颜色也有差异,依此可进行鉴别。如母核上有 1 个 α-OH 或 1 个 β-OH,或 2 个—OH 不同环时,显橙黄～橙色;如两个羟基同环,其中一个是 α-OH,而另一个在邻位,则显蓝～蓝紫色,如在间位,则显橙红～红色,在其对位,则显紫红～紫色,据此可帮助鉴别羟基的取代位置。试验时可将羟基蒽醌衍生物的醇溶液滴在滤纸上,干燥后喷以 0.5％醋酸镁甲醇溶液,于 90℃加热 5 分钟即可显色。

4.3　醌类化合物的提取与分离

4.3.1　提取

醌类化合物因结构不同,它们的物理化学性质也有差异,而且在植物体内有的为游离苷元,有的结合成苷,各类型之间极性、溶解度不同,故提取方法也多种多样,一般可分为以下几种。

1. 溶剂提取法

一般游离醌类的极性较小,可用极性小的有机溶剂如乙醚、氯仿、苯等提取;苷类极性较大,可选用水、甲醇和乙醇进行提取。一般常选甲醇或乙醇作提取溶剂,可将不同类型、不同存在状态、性质各异的醌类成分都提取出来,所得的总醌类提取物可进一步分离。

2. 碱提取酸沉淀法

适用于提取具有游离酚羟基的醌类化合物,酚羟基遇碱成盐而溶于碱水溶液中,酸化后酚羟基重新游离而沉淀析出。

3. 水蒸气蒸馏法

分子量较小的苯醌和萘醌具挥发性,可用此法提取。

4.3.2 分离

1. 游离蒽醌衍生物的分离

一般可采用溶剂分步结晶法、pH 梯度萃取法和色谱法。天然蒽醌类化合物多具酚羟基,故常据其酸性不同采用 pH 梯度萃取法来分离。如大黄蒽醌的分离流程可如图 4-1 设计。

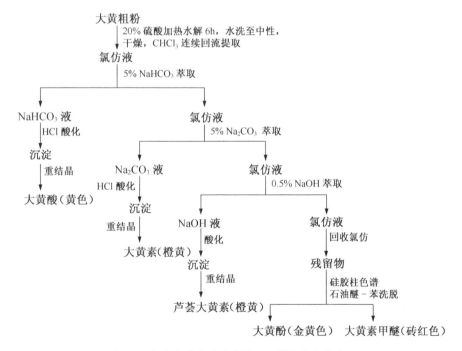

图 4-1 大黄中蒽醌化合物的 pH 梯度萃取分离

色谱方法是系统分离蒽醌类化合物的有效手段,常用的吸附剂有硅胶、聚酰胺,一般不用氧化铝,尤其是碱性氧化铝,以免发生永久性吸附。

2. 游离蒽醌衍生物与蒽醌苷类的分离

游离蒽醌衍生物为脂溶性,易溶于极性小的有机溶剂如氯仿,而蒽醌苷类为水溶性,难溶于氯仿等极性小的有机溶剂,故可用与水不相混溶的有机溶剂萃取而将两者分开。

在实际工作中,由于羟基蒽醌类化合物及其苷类在植物中多通过酚羟基或羧基与一些金属离子如镁、钾、钠、钙等结合成盐而存在,故应先加酸将其酸化成游离型后再进行提取分离。

3. 蒽醌苷类化合物的分离

蒽醌苷类由于极性较大而很难分离,一般需先对样品进行预处理,再结合色谱法分离。预处理多用铅盐法和溶剂法。铅盐法通常是在提去游离蒽醌类的水溶液中加入醋酸铅溶液,使之与蒽醌苷类结合生成沉淀,滤取沉淀用水洗净,再将沉淀悬浮于水中,按常法通入硫化氢气体使沉淀分解,释放出蒽醌苷并溶于水中,滤去硫化铅沉淀,水溶液浓缩即可用于色谱分离。溶剂法是通过乙酸乙酯、正丁醇等中等极性的有机溶剂,从已除去游离蒽醌的水溶液中萃取蒽醌苷,以使其与水溶性杂质分离。

色谱法是分离蒽醌苷类最常用的方法,根据需要可选用硅胶柱色谱、反相硅胶柱色谱和葡聚糖凝胶柱色谱等进行分离。

4.3.3 提取分离实例

1. 枳椇子中大黄素的提取分离[19]

枳椇子为鼠李科植物枳椇(*Hovenia dulcis* Thunb.)的带有肉质果柄的果实或种子,可解酒毒、止渴除烦、止呕、利大小便。所含化学成分主要有芳香酸、黄酮、蒽醌等,如图 4-2 所示为提取分离枳椇子中蒽醌成分大黄素的一种方法。

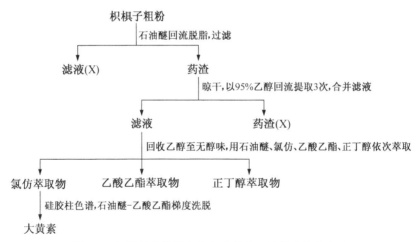

图 4-2　枳椇子中蒽醌成分大黄素的一种提取分离方法

2. 何首乌中大黄素甲醚的提取分离[20]

何首乌为蓼科植物何首乌(*Polygonum multiflorum* Thunb.)的干燥块根,具有解毒、消痈、润肠通便之功效。何首乌含较多蒽醌衍生物,主要为大黄酚、大黄素,其次为大黄酸、大黄素甲醚、大黄酚蒽酮和羟基蒽醌衍生物,如图 4-3 所示是分离何首乌中大黄素甲醚的一种方法。

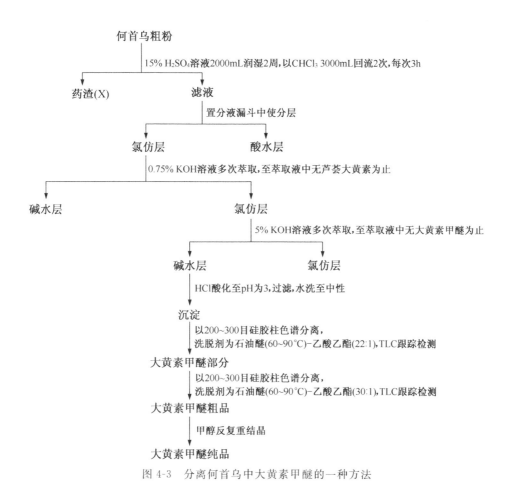

图 4-3 分离何首乌中大黄素甲醚的一种方法

4.4 醌类化合物的检识与结构测定

4.4.1 醌类化合物的检识

醌类化合物的理化检识方法已在颜色反应中进行了介绍,这里不再重复。下面介绍色谱检识法的应用。

1. 薄层色谱

天然醌类化合物多含 Ar-OH 等酸性基团,故不宜用氧化铝尤其是碱性氧化铝作为吸附剂,常用吸附剂为硅胶和聚酰胺,展开剂多用混合溶剂,如苯、苯-乙酸乙酯(3:2)、石油醚-乙酸乙酯(7:3)等,以聚酰胺为吸附剂时,展开剂可用不同浓度的醇水系统。

2. 纸色谱

PC 在醌类化合物的鉴定中也很常用,多采用正相色谱,以极性较小的溶剂展开,如甲苯、甲醇饱和的石油醚等。

天然醌类化合物多具有一定颜色,且在紫外灯下会显示红色、橙色等荧光。色谱检识常用碱性试剂显色,如用氨蒸气熏、5%NaOH 或 KOH 溶液喷雾、0.5%Mg(Ac)$_2$ 甲醇溶液喷雾等,斑点多显红色。

4.4.2 醌类化合物的波谱特征

1. 紫外光谱

醌类化合物结构中存在较长的共轭体系,在紫外区域均出现较强的紫外吸收。

(1)苯醌的紫外吸收光谱:苯醌类化合物母核结构的醌环形成了共轭体系,引起三个主要紫外吸收峰:~240nm(强峰)、~285nm(中强峰)、~400nm(弱峰)。

(2)萘醌的紫外吸收光谱:萘醌主要有四个吸收峰,其中三个由苯样结构引起,一个由醌样结构引起,如下图所示:

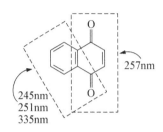

当分子中引入—OH、—OCH₃ 等助色团后,相应吸收峰将红移。

(3)蒽醌的紫外吸收光谱:蒽醌母核可以划分为 a、b 两个特征性的共轭结构,苯样结构和苯醌样结构分别引起两条紫外吸收峰,如右下图所示:

羟基蒽醌的紫外吸收与其类似,并在 230nm 左右产生一个强吸收峰,故羟基蒽醌的衍生物共有五个主要吸收谱带:

1)第 Ⅰ 峰:230nm 左右,为强峰。

2)第 Ⅱ 峰:240～260nm,由苯样结构引起。

3)第 Ⅲ 峰:262～295nm,由醌样结构引起。

4)第 Ⅳ 峰:305～389nm,由苯样结构引起。

5)第 Ⅴ 峰:400nm 以上,由醌样结构中的 C —O 引起。

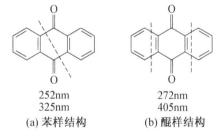

以上各吸收峰的峰位和峰强均受母核上取代基的种类、数目及位置影响,一般规律如下:

第 Ⅰ 峰的最大吸收波长随酚羟基数目增加而红移,具体峰位与分子中酚羟基数目之间的关系如表 4-1 所示。

表 4-1 羟基蒽醌化合物紫外吸收光谱中峰带 Ⅰ 的峰位与酚羟基数目的关系

OH 数	OH 位置	峰带 Ⅰ 的最大吸收波长 λ_{max}(nm)
1	1;2-	222.5
2	1,2-;1,4-;1,5-	225
3	1,2,8-;1,4,8- 1,2,6-;1,2,7-	230±2.5
4	1,4,5,8-;1,2,5,8-	236

第Ⅲ峰：受 β-酚羟基的影响,由于 β-酚羟基的存在,其峰位红移、峰强增加。

第Ⅳ峰：受供电基团(—Me,—OH,—OMe)的影响,位于 α-位时,峰位红移,强度降低;位于 β-位时,强度增大。

第Ⅴ峰：受 α-酚羟基的影响,α-酚羟基越多,峰位红移程度越大,规律如表 4-2 所示。

表 4-2　羟基蒽醌化合物紫外吸收光谱中峰带Ⅴ的峰位与 α-酚羟基数目的关系

α-OH 数		峰带Ⅴ的最大吸收波长 λ_{max}(nm)及强度($\log\varepsilon$)
无		356~362.5(3.30~3.88)
1		400~420
2	1,5-二羟基	418~440
	1,8-二羟基	430~450
	1,4-二羟基	470~500(近 500nm 处有一肩峰)
3		485~530(2 至多个吸收)
4		540~560(多个重峰)

2. 红外吸收光谱

醌类化合物红外吸收光谱的特征峰为结构中羰基、双键及苯环的吸收,羟基蒽醌化合物在红外区还会具有羟基的特征吸收峰,故其红外特征吸收将有 $1600\sim1480cm^{-1}$(苯环吸收)、$1675\sim1653cm^{-1}$(羰基吸收)、$3600\sim3130cm^{-1}$(羟基吸收)。因为 α-酚羟基与羰基形成氢键缔合后会使相应的羰基吸收产生规律性变化,可以根据羰基的峰位来推测 α-酚羟基的数目及取代位置等信息。

9,10-蒽醌母核上如无取代基,则两个羰基因化学环境相同,在红外区只出现一个羰基吸收峰,在石蜡糊中测定的峰位是 $1675cm^{-1}$;当分子中引入一个 α-酚羟基时,因与其临近羰基缔合,将使该羰基吸收显著降低,另一未缔合羰基的吸收变化不大。当芳环上的 α-酚羟基数目增多和位置不同时,两个羰基的缔合情况可能不同,而使两个羰基的红外吸收光谱也发生改变。α-酚羟基数目和位置不同对羰基红外吸收产生的影响如表 4-3 所示。

表 4-3　α-OH 数目和取代位置与 $\upsilon_{c=o}$ 的关系

α-OH 数	游离 C=O 频率(cm^{-1})	缔合 C=O 频率(cm^{-1})	$\Delta\upsilon_{c=o}$
0	1678~1653	无	无
1	1675~1647	1637~1621	24~38
2(1,4-;1,5-)	无	1645~1608	无
2(1,8-)	1678~1661	1626~1616	40~57
3	无	1616~1592	无
4	无	1592~1572	无

由表 4-3 可知：无羟基取代的蒽醌 C=O 的伸缩振动频率为 $1675cm^{-1}$ 左右,如 α 位有羟基,则产生如下变化规律：

（1）有 1 个 α-羟基的蒽醌，IR 上出现两个 C═O 峰，在 1675～1647cm^{-1} 区间的为正常羰基峰，另一个在 1637～1621cm^{-1} 之间，两峰相距为 24～38cm^{-1}。

（2）有两个 α-羟基的蒽醌衍生物，可分为以下两种情况：

1,8-二羟基蒽醌，IR 上有两个 C═O 峰，其一在 1678～1661cm^{-1} 之间，强度较低，为游离 C═O 峰，缔合 C═O 峰则在 1626～1616cm^{-1} 之间，两峰相距 40～57cm^{-1}。

1,4-或 1,5-二羟基的蒽醌 IR 上仅出现一条谱带，在 1645～1608cm^{-1}。

（3）有 3 个 α-羟基的蒽醌，如 1,4,5-三羟基蒽醌，产生 1 个频率更低的缔合 C═O 峰，大约在 1616～1592cm^{-1} 之间。

（4）有 4 个 α-羟基的蒽醌，两个缔合的 C═O 峰相同，在 1592～1572cm^{-1} 区，与 C═C 骨架振动频率重叠，很难分辨。

羟基蒽醌的羟基伸缩振动频率随取代位置而有很大变化，一般 α-酚羟基的吸收频率多在 3150cm^{-1} 以下，而 β-酚羟基则多在 3600～3150cm^{-1} 区间，若只有 1 个 β-酚羟基，则大多数在 3300～3390cm^{-1} 之间有 1 个吸收峰；若在 3600～3150cm^{-1} 之间有几个峰，则表明蒽醌母核上可能有 2 个或多个 β-酚羟基。

3. ^{1}H-NMR 谱

（1）醌环上的质子：醌类化合物只有苯醌和萘醌具有醌环质子，化学位移分别为 δ6.72(s)（p-苯醌）和 δ6.95(s)(1,4-萘醌)；如有取代基存在，取代基对醌环质子化学位移的影响与顺式乙烯的情况类似，无论是 p-苯醌还是 1,4-萘醌，当醌环上有 1 个供电取代基时，醌环上游离的其他质子都将移向高场。

（2）芳环上的质子：醌类化合物中，萘醌和蒽醌具有芳环质子，可分为 α-H 和 β-H 两类。α-H 因处于羰基的负屏蔽区，受影响较大，共振信号出现于较低场，化学位移值较大；而 β-H 受羰基影响较小，共振信号位于较高场，化学位移值较小。无取代时，α-H 和 β-H 的共振信号均为 d 峰，如 1,4-萘醌的芳氢共振信号中心位置分别为 δ8.06(α-H) 和 δ7.73(β-H)；9,10-蒽醌的芳氢信号出现在 δ8.07(α-H) 和 δ7.76(β-H)。当有取代基时，峰数和峰位都会改变。

（3）取代基质子：醌类化合物中，特别是蒽醌类化合物中常见的各种取代基质子的化学位移 δ 值一般规律如下：

1）甲基：δ2.10～2.90(3H,s)，具体峰位与甲基在母核上的位置（α 或 β）及周围环境有关。如邻位为游离芳氢，则甲基氢信号因远程偶合而变宽；若邻位有供电取代基，则该甲基氢信号移向高场。

2）甲氧基：δ3.80～4.20(3H,s)。

3）羟甲基（—CH$_2$OH）：与苯环相连的 —CH$_2$ 的质子共振信号一般在 δ4.60 左右，多为单峰，有时会因与羟基质子偶合而形成二重峰。羟基质子的化学位移一般在 δ4.00～6.00。

4）乙氧甲基（—CH$_2$—O—CH$_2$—CH$_3$）：与芳环相连的 CH$_2$ 的化学位移在 δ4.40～5.00，为单峰；乙基中 CH$_2$ 的化学位移在 δ3.60～3.80，为四重峰，CH$_3$ 的化学位移在 δ1.30～1.40，为三重峰。

5）酚羟基与羧基：α-酚羟基的质子由于受到羰基的强烈负屏蔽作用而位于低场区，化学位移为 δ11.00～12.00，β-酚羟基受到羰基的影响较小而位于高场区，化学位移值小于 11。—COOH 也在此范围内。

4. ^{13}C-NMR

作为常规测定技术，^{13}C-NMR 已广泛用于醌类化合物的结构研究。通过测定大量数据，已经总结出了醌类化合物 ^{13}C-NMR 的一些规律，这里主要对 1,4-萘醌和 9,10-蒽醌的 ^{13}C-NMR 特征进行介绍。

（1）1,4-萘醌类化合物的 ^{13}C-NMR 谱：1,4-萘醌化合物的 ^{13}C-NMR 谱化学位移值如下：

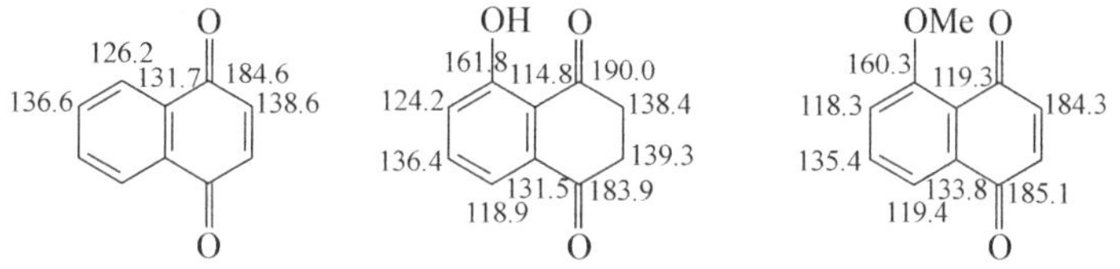

当苯环或醌环上有取代基时，相应碳原子的化学位移会发生改变，一般直接连接取代基的碳原子会移向低场区。

1）醌环上取代基的影响：取代基对醌环碳信号化学位移的影响与简单烯烃相似。例如，3-C 位有—OH 或—OR 取代时，引起 3-C 向低场位移约 20.0，并使相邻的 2-C 向高场位移 30.0。如 2-C 位有烃基（R）取代时，可使 2-C 向低场位移约 10.0，3-C 向高场位移约 8.0，且 2-C 向低场位移的幅度随烃基 R 的增大而增加，但 3-C 则不受影响。

2）苯环上取代基的影响：在 1,4-萘醌中，当 8-C 位有—OH，—OMe 或—OAc 时，因取代基引起的化学位移变化如表 4-4 所示。当取代基增多时，对 ^{13}C-NMR 信号的归属比较困难，一般须借助 DEPT 及 2D-NMR 等技术才能得到可靠结论。

表 4-4　1,4-萘醌的取代基位移（$\Delta\delta$）

取代基	1-C	2-C	3-C	4-C	5-C	6-C	7-C	8-C	9-C	10-C
8-OH	+5.4	−0.1	+0.8	−0.7	−7.3	+2.8	−9.4	+35.0	−16.9	−0.2
8-OMe	−0.6	−2.3	+2.4	+0.4	−7.9	+1.2	−14.3	+33.7	−11.4	+2.7
8-OAc	−0.6	−1.3	+1.2	−1.1	−1.3	+1.1	−4.0	+23.0	−8.4	+1.7

注："+"表示向低场位移；"−"表示向高场位移。

（2）9,10-蒽醌化合物的 ^{13}C-NMR 谱：蒽醌母核上共有 14 个 C 原子，这 14 个 C 原子可分为 4 类：α-碳，β-碳，C＝O 碳和季碳。其碳原子的化学位移如下所示：

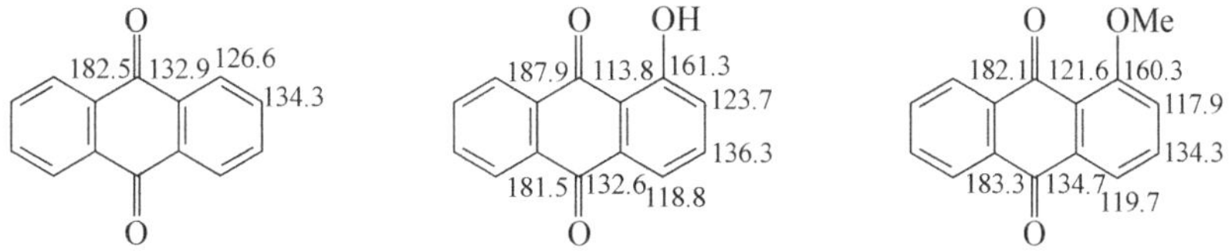

当蒽醌母核上有取代基时，取代基的性质、数目和取代位置不同，对被取代碳及其他碳的化学位移值都会产生不同的影响。当蒽醌母核每一个芳环上只有一个取代基时，母核上各碳共振信号的化学位移值呈规律性变化，如表 4-5 所示。

表 4-5　蒽醌 ^{13}C-NMR 的取代基位移值($\Delta\delta$)

C	C_1—OH	C_2—OH	C_1—OMe	C_2—OMe	C_1—Me	C_2—Me	C_1—OCOMe	C_2—OCOMe
1-C	+34.73	−14.37	+33.15	−17.13	+14.0	−0.1	+23.59	−6.53
2-C	−10.63	+28.76	−16.12	+30.34	+4.1	+10.1	−4.84	+20.55
3-C	+2.53	−12.84	+0.84	−12.94	−1.0	−1.5	+0.26	−6.92
4-C	−7.80	+3.18	−7.44	+2.47	−0.6	−0.1	−1.11	+1.82
5-C	−0.01	−0.07	−0.71	−0.13	+0.5	−0.3	+0.26	+0.46
6-C	+0.46	+0.02	−0.91	−0.59	−0.3	−1.2	+0.68	−0.32
7-C	−0.06	−0.49	+0.10	−1.10	+0.2	−0.3	−0.25	−0.48
8-C	−0.26	−0.07	0.00	−0.13	0.0	−0.1	+0.42	+0.61
9-C	+5.36	+0.00	−0.68	+0.04	+2.0	−0.7	−0.86	−0.77
10-C	−1.04	−1.50	+0.26	−1.30	0.0	−0.3	−0.37	−1.13
10α-C	−0.03	+0.02	−1.07	+0.30	0.0	−0.1	−0.27	−0.25
8α-C	+0.99	+0.16	+2.21	+0.19	0.0	−0.1	+2.03	+0.50
9α-C	−17.09	+2.17	−11.96	+2.14	+2.0	−0.2	−7.89	+5.37
4α-C	−0.33	−7.84	+1.36	−6.24	−2.0	−2.3	+1.63	−1.58

　　当蒽醌母核同一个芳环上有两个以上取代基时,取代基对碳原子信号的影响会产生较大偏差,需要在上述规律变化的基础上作适当的修正。

　　当蒽醌母核只有一个芳环有取代基时,取代基的跨环影响较小,故无取代的芳环上各碳原子化学位移变化不大。

5. 质谱

　　游离醌类化合物的质谱共同特征是分子离子峰多为基峰,且出现失去 1～2 分子 CO 的碎片离子峰。苯醌及萘醌常常会从醌环上脱去一个 CH≡CH 碎片。如醌环上有羟基存在,则断裂的同时会伴随着特征的 H 重排。

　　(1) p-苯醌的 MS：无取代 p-苯醌通过 A、B、C 三种分裂方式,分别可得到 m/z 82,m/z 80 和 m/z 54 三种碎片离子峰。

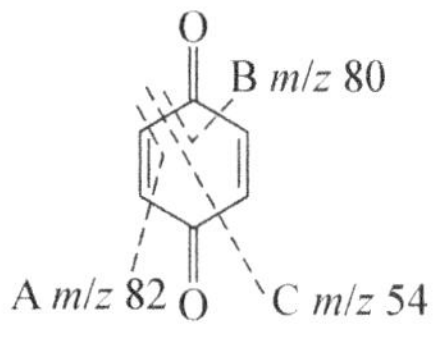

　　此外,无取代的 p-苯醌连续失去两个 CO 后,得到重要的 m/z 52 的环丁烯碎片离子:

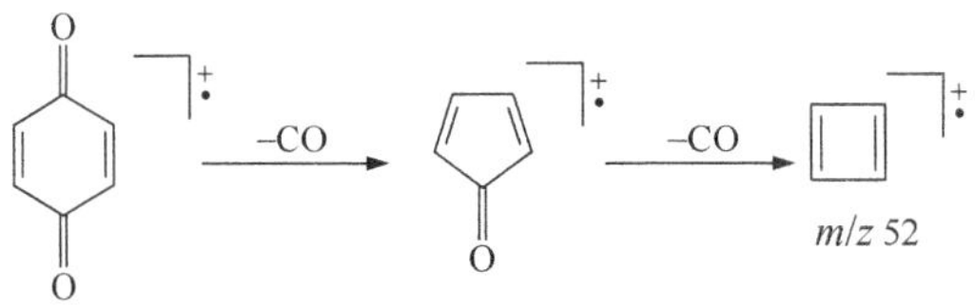

　　(2) 1,4-萘醌类化合物的 MS：当芳环无取代时,谱图中将出现 m/z 104 的特征碎片峰及其分解产物的 m/z 76 和 m/z 50 碎片离子峰;当芳环有取代时,上述各碎片峰将相应移动到高 m/z 处。以 2,3-二甲基萘醌为例,其开裂方式及形成的碎片离子如下所示:

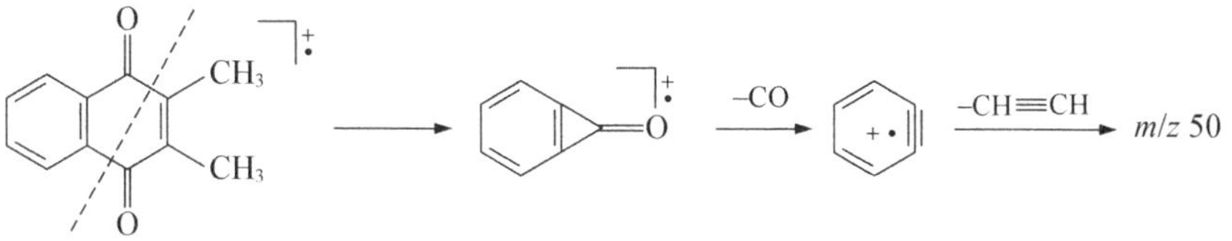

$$m/z\ 186 \qquad m/z\ 104 \qquad m/z\ 76$$

（3）9,10-蒽醌类化合物的 MS：游离蒽醌化合物裂解时会相继失去 2 分子 CO 形成 m/z 180（M-CO）及 152（M-2CO）的强峰，并在 m/z 90 及 m/z 76 出现较强的双电荷离子峰。裂解过程如下：

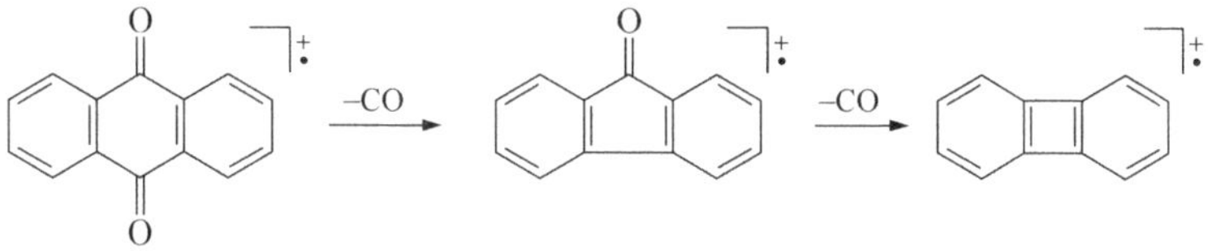

$$m/z\ 208 \qquad\qquad m/z\ 180 \qquad\qquad m/z\ 152$$

蒽醌苷类化合物用 EI-MS 通常得不到分子离子峰，基峰常是苷元离子，需要用 FD-MS 或 FAB-MS 才能测出准分子离子峰，用来推测分子量。

4.4.3　醌类化合物衍生物的制备

虽然醌类化合物的结构研究主要借助于各种谱学技术，对于一些单纯通过谱学方法难以完成的化合物结构研究，常须结合化学方法。在实际工作中主要制备醌类化合物的甲基化或乙酰化的衍生物，对于推测分子中取代基的数目和位置很有帮助。

1. 甲基化反应

醌类化合物经甲基化反应后有利于判断分子中羟基数目、羟基位置及成苷的位置。发生甲基化反应的难易程度与下列因素有关：

（1）羟基类型及其化学环境：结构类型和化学环境不同的羟基甲基化反应的难易顺序依次为醇羟基、α-酚羟基、β-酚羟基、羧基，即官能团酸性越强，甲基化越容易进行。

（2）所用甲基化试剂的种类和反应条件：常用甲基化试剂的反应能力最强的为 $CH_3I+Ag_2O+CHCl_2$，最弱的是 CH_2N_2/Et_2O，其与反应官能团之间的关系如表 4-6 所示。

表 4-6　甲基化试剂与反应官能团的关系

甲基化试剂的组成	反应功能基
CH_2N_2/Et_2O	—COOH、β-酚羟基、—CHO
$CH_2N_2/Et_2O+MeOH$	—COOH、β-酚羟基、两个 α-酚羟基之一、—CHO
$(CH_3)_2SO_4+K_2CO_3+$丙酮	β-酚羟基、α-酚羟基
$CH_3I+Ag_2O+CHCl_3$	—COOH、所有的酚羟基、醇羟基、—CHO

例如，曲菌素的甲基化反应[17]如下：

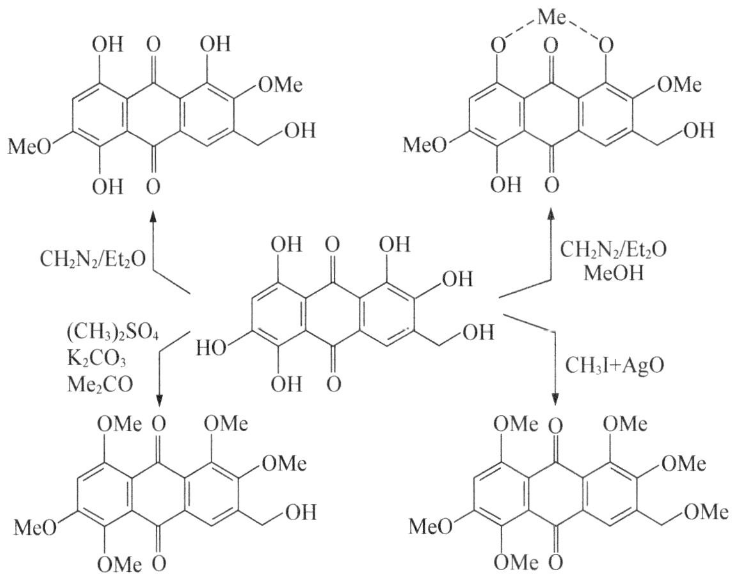

由上可知，含有不同类型羟基的蒽醌化合物，采用不同的甲基化试剂，并控制其反应条件进行甲基化反应，可以得到不同的甲醚化衍生物，然后分别作元素分析和波谱分析，确定各衍生物所含的甲氧基数目，即可推测原来分子中羟基的数目、性质。

2. 乙酰化反应

常用的乙酰化试剂和反应条件及作用规律见表 4-7 所示。

表 4-7　乙酰化试剂和反应条件及作用位置

试剂组成	反应条件	作用位置
冰醋酸(加少量乙酰氯)	冷置	醇羟基
醋酐	加热 ┌ 短时间	醇羟基、β-酚羟基
	└ 长时间	醇羟基、β-酚羟基、两个 α-酚羟基之一
醋酐＋硼酸	冷置	醇羟基、β-酚羟基
醋酐＋浓硫酸	室温放置过夜	醇羟基、β-酚羟基、α-酚羟基
醋酐＋吡啶	室温放置过夜	醇羟基、α- 及 β-酚羟基、烯醇式羟基

常用乙酰化试剂的乙酰化能力由强至弱顺序为：乙酰氯（CH_3COCl）、醋酐〔$(CH_3CO)_2O$〕、酯（CH_3COOR）、冰醋酸（CH_3COOH）。

从表 4-7 还可知，醇羟基最容易被乙酰化，α-酚羟基则较难。

此外，作为乙酰化反应的催化剂，吡啶的催化能力强于浓硫酸。

进行乙酰化时，如果只需要乙酰化 β-酚羟基而需要保护 α-酚羟基不被乙酰化，可用醋酐加硼酸试剂进行，硼酸能与 α-酚羟基形成硼酸酯而避免 α-酚羟基被乙酰化，β-酚羟基被乙酰化后的反应产物经过水解，α-羟基即游离出来，这样就可得到只有 β-酚羟基被乙酰化的乙酰化产物，例如：

4.4.4　结构研究实例

1. 红芽大戟中 1,3,6-三羟基-5-乙氧甲基蒽醌的结构鉴定[21]

化合物为橙黄色针状晶体(Me_2CO)，mp 274～276℃，对碱液和醋酸镁试剂呈蒽醌颜色反应。HR-EIMS 测得其相对分子质量为 314.0787(计算值 314.0790)，分子式为 $C_{17}H_{14}O_6$，不饱和度为 11。IR(KBr,cm^{-1})显示 3408,3109(OH),2920,2850,1367,1309(CH_3),1660(C＝O),1623(缔合 C＝O)的特征吸收。^{1}H-NMR(DMSO-d_6)位于 δ13.46(1H,s),11.29(1H,s)及 11.07(1H,s)的信号提示该化合物有三个—OH，其中 δ13.46(1H,s)为 α-OH 的信号；根据 δ1.10(3H,t,J=7.0Hz),δ3.49(2H,q,J=7.0Hz,14Hz)和 δ4.48(2H,s)的质子信号，推断该分子内含有一个 $CH_2OCH_2CH_3$ 取代基。此外，^{1}H-NMR 在 δ8.10(1H,d,J=8.7Hz)和 δ7.24(1H,d,J=8.7Hz)显示有一对 AB 偶合的邻位芳香质子，在 δ7.45(1H,d,J=2.5Hz)和 δ7.23(1H,d,J=2.5Hz)显示有一对 AB 偶合的间位芳香质子(表 4-8)。上述结果表明，该化合物的 2 个芳香环分别为间位及邻位取代的二取代环。由于该化合物具有一个 α-OH，其两个 β-OH 应分别在 A 及 B 两个芳香环上，即 A 环为 1,2-或 1,3-二羟基取代，而 B 环上除 β 位(6 位或 7 位)为羟基取代外，另一取代基($CH_2OCH_2CH_3$)应位于 α 位(5 位或 8 位)上。

NOE 差谱表明，当照射位于 δ4.48 的质子($ArCH_2O$—)时，除 δ3.49 及 δ1.10 的质子(—OCH_2CH_3)出现不同程度增值外，δ11.29 的 β-OH 呈明显增值，由此表明 B 环的 β-OH 与—$CH_2OCH_2CH_3$ 取代基处于邻位，进而提示 A 环的 2 个—OH 为间位取代。而当照射位于 δ7.45 的间位氢质子时，只有 δ11.07 的 β-OH 呈明显增值，表明 δ7.45 为 4-H，而 δ11.07 为 3 位 β-OH，进一步证实了 A 环为 1,3-二羟基取代。

HMBC 谱的测定进一步确定了 B 环上 2 个取代基的位置。谱中显示：位于 δ8.10 的邻位氢质子与 C_9(δ185.71)及 C_{8a}(δ135.1)具相关峰，表明该质子为8-H，即 2 个邻位质子位于 7,8 位；此外，乙氧甲基信号(δ4.48)及 β-OH 信号(δ11.29)与 C_{10a}(δ117.20)均具相关峰，由此提示 B 环的 β-OH 及乙氧甲基取代位置分别在 6 位及 5 位。谱中还显示出 4-H(δ7.45)与 C_{10}(δ181.93)及 C_{9a}(δ124.72)具相关峰，至此确定了该化合物的结构为 1,3,6-三羟基-5-乙氧甲基蒽醌，结构式如右所示：

表 4-8　化合物的 NMR 数据

NO	^{13}C-NMR(δ)	^{1}H-NMR(δ)	HMBC(C-H)
1	163.35(s)	13.46(1H,s)	11.07(3)
2	121.43(d)	7.23(1H,d,J=2.5)	11.07(3)
3	163.45(s)	11.07(1H,s)	13.46(1)
4	112.55(d)	7.45(1H,d,J=2.5)	11.07(3)
4a	108.67(s)		13.46(1),7.23(2)
5	133.92(s)		7.24(7)
6	163.18(s)	11.29(1H,s)	4.48(ArCH$_2$O—),8.10(8)
7	107.33(d)	7.24(1H,d,J=8.7)	11.29(6)
8	129.47(d)	8.10(1H,d,J=8.7)	
8a	135.10(s)		8.10(8)
9	185.71(s)		8.10(8)
9a	124.72(s)		7.23(2),7.45(4)
10	181.93(s)		745(4)
10a	117.20(s)		4.48(ArCH$_2$CH$_3$—),11.29(6),7.24(7)
ArCH$_2$O—	65.12(t)	4.48(2H,s)	3.49(—OCH$_2$CH$_3$)
—OCH$_2$CH$_3$	59.20(t)	3.49(2H,q,J=7.0,14.0)	4.48(ArCH$_2$O—),1.10(—OCH$_2$CH$_3$)
—OCH$_2$CH$_3$	15.14(q)	1.10(3H,t,J=7.0)	3.49(—OCH$_2$CH$_3$)

2. 窄叶大黄中大黄素-8-O-β-D-吡喃葡萄糖苷的结构鉴定[22~25]

化合物为黄色粉末，mp 219.3～220.1℃，Bornträger 反应呈阳性，FeCl$_3$ 反应呈阳性，示为蒽醌类化合物。UV(MeOH)λ_{max}(nm)：222.0(sh),284.0,420；IR(KBr,cm^{-1})：3300(OH),1675(游离 C=O),1625(缔合 C=O),1590,1480(aromatic C=C),1070,1040(糖上 C—O)；^{1}H-NMR(300MHz,DMSO-d_6)：δ2.41(3H,s,苯环上—CH$_3$),3.17～3.75(m,糖上其他—H),5.06(1H,d,J=7.5Hz,H-1'),7.02(1H,d,J=2.4Hz,H-7),7.30(1H,d,J=2.4Hz,H-5),7.16(1H,br,s,H-2),7.47(1H,br,s,H-4),示与—CH$_3$ 邻位,11.21(1H,s,β-OH),13.16(1H,s,α-OH)；^{13}C-NMR(75MHz,DMSO-d_6)δ:22.3(—CH$_3$),61.5(C-6'),70.3(C-4'),74.1(C-2'),77.2(C-3'),78.2(C-5'),101.7(C-1'),109.2(C-5),109.2(C-7),115.3(C-12),114.3(C-13),120.1(C-4),125.0(C-2),133.0(C-14),137.4(C-11),147.8(C-3),161.9(C-1),162.6(C-8),165.0(C-6),182.9(C-10),187.3(C-9)。与大黄素的碳谱数据比较，C-8 的化学位移值向高场移动约 2.0，说明糖是连接在 C-8 位上，确定化合物为大黄素-8-O-β-D-吡喃葡萄糖苷，结构式如右所示：

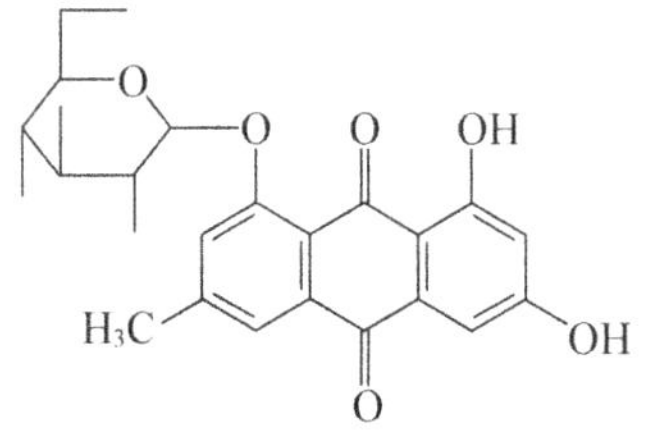

3. 1,5-二羟基-3-甲氧基-7-甲基蒽醌的结构鉴定[26]

从竹黄菌发酵液中分离得到一种红棕色粉末状固体，Bornträger 反应呈红色，醋酸镁反应呈橙红色，提示为蒽醌类物质。ESI-MS m/z：285[M+H]$^+$,结合^{1}H-NMR(CD$_3$OD)、^{13}C-NMR 和 DEPT 分析，推测分子式为 C$_{16}$H$_{12}$O$_5$。UV λ_{max}

(nm)在 225,250,287,433 处有吸收。ESI-MS m/z：285[M＋H]⁺,270[M＋H－CH₃]⁺,242[M＋H－CH₃－CO]⁺,214[M＋H－CH₃－2CO]⁺。IR(KBr,cm⁻¹)：3441 显示有羟基，2962,2855 则显示有甲氧基的存在,2855 为 Ar—OCH₃ 的特征峰,2920 则显示有甲基存在,1626 为 C＝O 的吸收峰,该吸收峰的波数比游离羰基的波数低很多,因此推测 2 个羰基均与 α-羟基发生缔合,故羟基的取代位置应为 1,4 或 1,5。¹H-NMR(CD₃OD)δ：2.38 为 1 个甲基化学位移信号(3H,s,-CH₃),3.82 为 1 个甲氧基的化学位移信号(3H,s,—OCH),6.42(1H,d,$J=2.35$Hz),7.05(1H,d,$J=2.35$Hz),6.98(1H,d,$J=1.46$Hz),7.45(1H,d,$J=1.17$Hz)的质子峰也存在裂分,由于 2 个芳氢之间取代基甲基的影响,表现为宽峰,为丙烯型偶合,4 个芳氢中,2 对芳氢都表现为间位偶合,因此 2 个 α-羟基的取代位置只能为 1,5 位。结合¹³C-NMR (CD₃OD)和 DEPT 分析,δ22.2 和 56.5 应分别为—CH₃ 和—OCH₃ 的信号,δ186.6 和 187.3 为醌结构中 2 个羰基碳的信号,由于 δ 值基本接近,因此 2 个 α-羟基的取代位置不可能为 1,8 位置,而是 1,4 或 1,5 位置,再结合¹H-NMR则进一步证实 2 个 α-羟基的取代位置为 1,5 位置,信号归属见表 4-9 所示。综合以上数据,化合物鉴定为 1,5-二羟基-3-甲氧基-7-甲基蒽醌(1,5-dihydroxy-3-methoxy-7-methylanthracene-9,10-dione)。结构式如下所示：

表 4-9　化合物的 NMR 数据

NO	δ_C	δ_H(Hz)
1	166.9	
2	108.0	6.42(1H,d,$J=2.35$Hz)
3	179.9	
4	109.1	7.05(1H,d,$J=2.35$Hz)
5	163.9	
6	120.4	6.98(1H,d,$J=1.46$Hz)
7	147.2	
8	125.4	7.45(1H,d,$J=1.17$Hz)
9	187.3	
10	186.6	
11	138.6	
12	117.2	
13	115.7	
14	138.6	
15	22.2	
16	56.5	

【参考文献】

[1] 吴立军.天然药物化学.第 5 版.北京：人民卫生出版社,2008：143

[2] 匡海学.中药化学.北京：中国中医药出版社,2003：71

[3] 刘太平,李芬芳,邢健敏,等.均匀设计法优选芦荟总蒽醌的提取工艺.中成药,2008,30(4)：615-616

[4] 杨娟,娄方明,牛煜坤.中华青荚叶化学成分研究.中国中药杂志,2007,32(14)：1416-1418

[5] 胡疆,张卫东,柳润辉,等.两面针的化学成分研究.中国中药杂志,2006,31(20)：1689-1691

[6] 杨晓燕,陈发奎,吴立军.石菖蒲水煎液化学成分的研究.中草药,1998,29(11)：730-731

[7] 林鹏程,李帅,王素娟,等.白花酸藤果化学成分的研究.中国中药杂志,2005,30(15)：1215-1216

[8] 李春,岳党昆,卜鹏滨,等.血党中两个新化合物的结构鉴定.药学学报,2007,42(9)：959-962

[9] 邓世明,程永现,周俊,等.长缘厚朴中的新苯醌及新木脂素类化合物.云南植物研究,2001,23(1)：
121-125

[10] 张野平,杨志博,苏静洲,等.胡桃醌抗肿瘤作用的研究.沈阳药学院学报,1987,3(4)：166-169

[11] 鞠培俊,孔德云,李晓波.风仙花化学成分及药理作用研究进展.沈阳药科大学学报,2007,24(5)：
320-323

[12] 金雪梅.金光沫虎杖的化学成分研究.中草药,2007,38(10)：1446-1448

[13] Atsuyoshi N, Kohji K, Toshiniko O. Antimicrobial components, trachrysone and 2-methoxystypandrone,
in *Rumex japonicus* Houtt. J Agirc Food Chem,1993,41(10)：1772-1775

[14] Noriki M,Shigeki Y,Isao K. Chemical structure of xylan in Cotonseed Cake. Agri Biol Chem,1991,
55(11)：2905-2907

[15] 赵燕燕,崔承彬,孙启时.洋紫荆中菲醌化合物 bauhinione 对 K562 细胞的增殖抑制作用.沈阳药科
大学学报,2007,24(2)：109-112

[16] 卢丹,王春宇,刘金平,等.穿龙薯蓣地上部分的化学成分.中草药,2007,38(12)：1785-1787

[17] Yanagi Y. Selective inhibition of viral RNA transcription by skyrin. J Pesticide Sci, 1976, 1(2)：
107-114

[18] 肖崇厚.中药化学.上海：上海科学技术出版社,1996：209-210

[19] 沙美,丁林生.枳椇子的化学成分研究.中国药科大学学报,2001,32(6)：418-420

[20] 黄江虹.何首乌中大黄素甲醚的提取分离和纯化研究.中药材,2007,30(3)：359-361

[21] 袁珊琴,赵毅民.红芽大戟的化学成分.药学学报,2006,41(8)：735-737

[22] 向兰,郑俊华,果德安,等.窄叶大黄蒽醌类化学成分研究.中草药,2001,32(5)：395-397

[23] Demirezer L,Kuruázám A,Bergere I,*et al*. The structures of antioxidant and cytotoxic egents from
natural source：anthraquinones andtannins from roots of *Rumex patientia*. Phytochemistry,2001,58
(8)：1213-1217

[24] Coskun M, Satake T, Hori K, *et al*. Anthraquinone glycoside from *Rhamnus libanoticus*.
Phytochemistry,1990,29(6)：2018-2020

[25] Tatiana RG,Sandra RV,Joao BF,*et al*. Anthrone and oxanthrone C,O-diglycosides from *Picramnia
teapensis*. Phytochemistry,2000,55(7)：837-841

[26] 张梁,楼志华,陶冠军,等.一种蒽醌类色素的提取分离和结构分析.中国中药杂志,2006,31(19)：
1645-1646

【思考与练习】

1. 大黄中大黄酚、大黄素、大黄素甲醚、芦荟大黄素和大黄酸的酸性大小规律如何,极性大小规律如何? 若以硅胶 G 为吸附剂,氯仿-乙酸乙酯-醋酸(4∶1∶0.2)为洗脱剂,则 R_f 值大小顺序如何?

2. 如何确定某药材的某一提取分离部位中有羟基醌类化合物?

3. 醌类化合物一般可分为哪几种类型,其对应的显色反应有哪些?

4. 羟基蒽醌根据其羟基取代的数目和位置不同,红外光谱有哪些特征?

（于晓敏）

第 5 章

黄酮类化合物

⚡ **本章要点**

本章主要介绍黄酮类化合物的结构类型、理化性质、提取分离方法及紫外-可见光谱、核磁共振、质谱等谱学技术在结构鉴定中的应用。

黄酮类化合物(flavonoids)是广泛存在于自然界的一大类天然酚性化合物,大多具有颜色,是天然色素的组成部分。具初步统计,在蕨类植物、裸子植物、被子植物共 32 个科的 50 余种植物中都含有黄酮类化合物。蔬菜、水果中黄酮化合物的存在也很普遍。而微生物、藻类及其他海洋生物中未发现黄酮类化合物。截至 2003 年,已发现的天然黄酮类化合物总数超过 9000 个。在植物体内,黄酮类化合物大部分与糖结合成苷,部分以苷元形式存在[1,2]。

5.1 黄酮类化合物的结构类型

5.1.1 黄酮类化合物的结构和分类

黄酮类化合物是泛指两个具有酚羟基的苯环(A 与 B)通过中央三碳原子相互连接而成的一系列化合物。其基本碳骨架为:

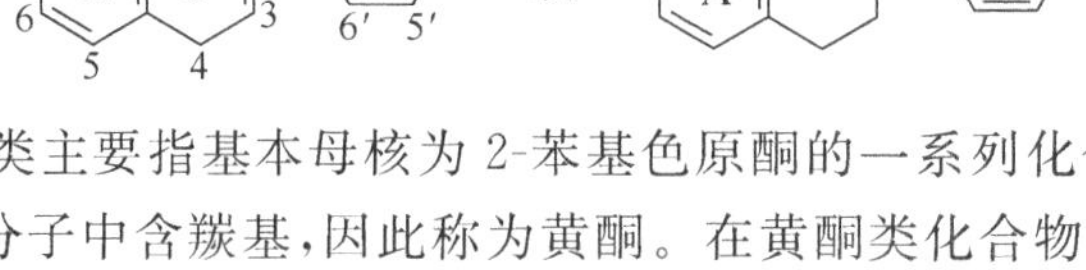

1952 年以前,黄酮类主要指基本母核为 2-苯基色原酮的一系列化合物。由于这类化合物大多呈黄色或淡黄色,分子中含羰基,因此称为黄酮。在黄酮类化合物分子结构内具有碱性氧原子(1 位),能与矿酸成盐,所以过去也曾把黄酮类化合物称为黄碱素类化合物。

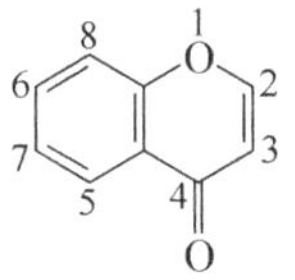

色原酮 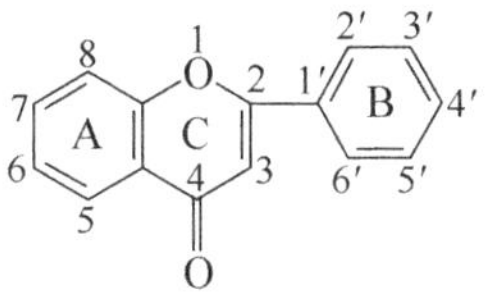　　　　　　　　　　　2-苯基色原酮

1. 黄酮类化合物的分类

根据中央 C 环氧化程度、C 环存在状态、B 环连接位置（2、3 位）的不同，将黄酮类化合物分成不同的类型。主要类型的基本母核如表 5-1 所示。

表 5-1　黄酮类化合物的主要结构类型

类　型	母体结构	类　型	母体结构	类　型	母体结构
黄酮类 （flavone）	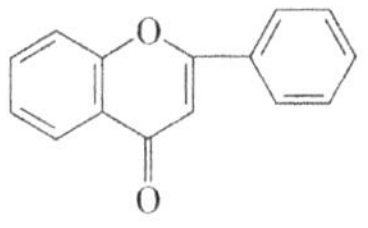	二氢黄酮类 （flavanone）	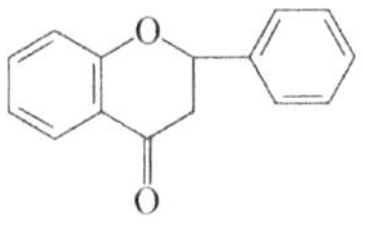	橙酮类 （xanthone）	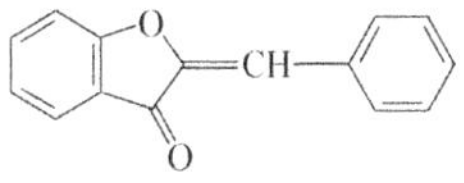
黄酮醇类 （flavonol）	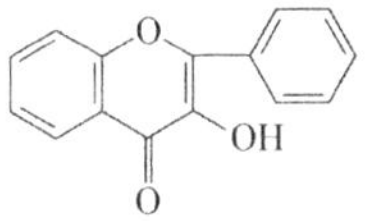	二氢黄酮醇类 （flavanonol）	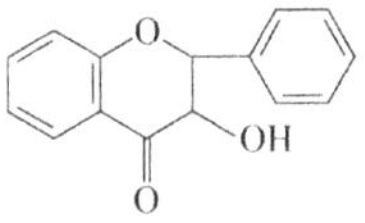	异橙酮类 （isoaureons）	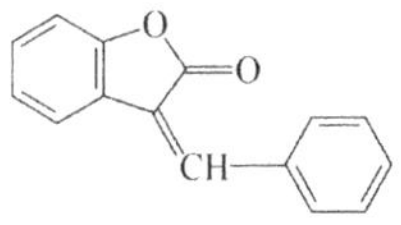
异黄酮类 （isoflavone）	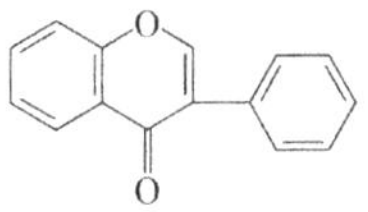	二氢异黄酮类 （isoflavanone）	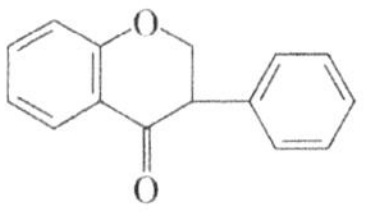	高异黄酮类 （homoisoflavone）	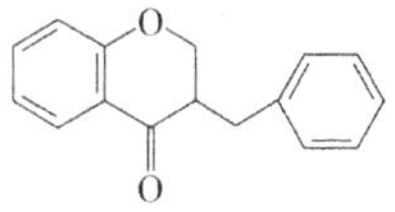
查耳酮类 （chalcone）	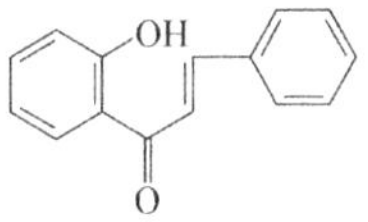	二氢查耳酮类 （dihydrochalcone）	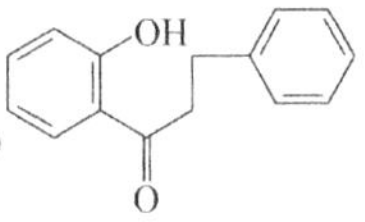	呫酮类 （xanthone）	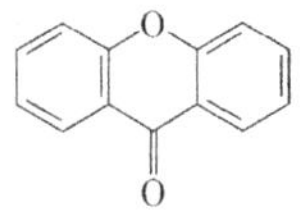
黄烷-3-醇类 （flavan-3-ols）	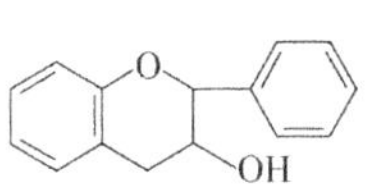	黄烷-3, 4-二醇类 （flavan-3, 4-diols）	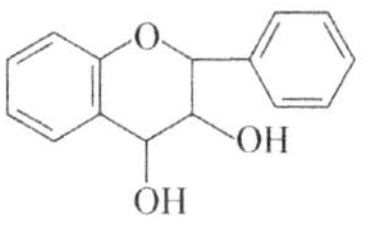	花色素类 （anthocyanidins）	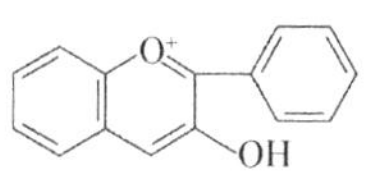
呋喃色原酮类 （furanochromone）	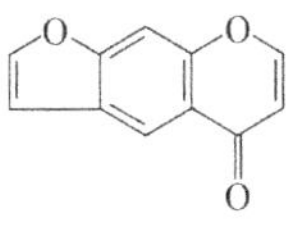	苯色原酮类 （phenylchrome）	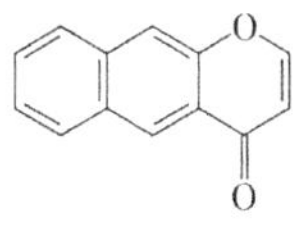	双黄酮类 （biflavone）	

双黄酮类由 2 分子黄酮或 2 分子二氢黄酮或两者混合以 C—C,C—O—C 键方式连接而成。另有少数黄酮类化合物结构复杂，如水飞蓟素（silybin）为黄酮木脂素类（lignanflavonoids），榕碱（ficine）为黄酮生物碱等。在黄酮类化合物母核上经常有羟基、甲氧基、甲基、异戊烯基等取代基。

天然黄酮类化合物多以苷类形式存在，由于糖的种类、数量、连接位置及连接方式不同，形

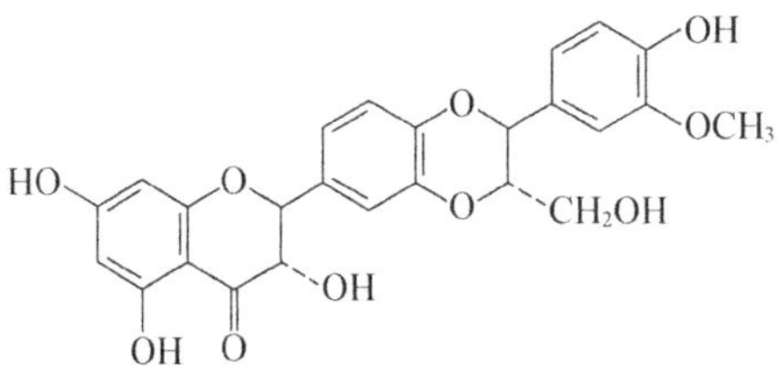

水飞蓟素

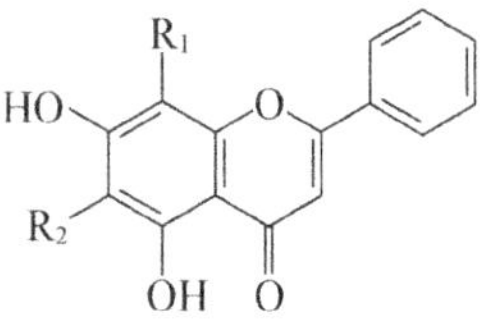

	R_1	R_2
榕碱	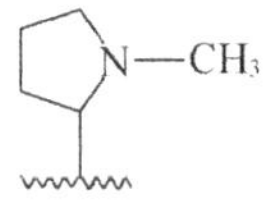	H

成了多种类型的黄酮苷。

组成黄酮苷的糖类主要有以下几类：

单糖类：D-葡萄糖、D-半乳糖、D-木糖、L-鼠李糖、L-阿拉伯糖及 D-葡萄糖醛酸等。

双糖类：槐糖(Glc β1→2glc)、龙胆二糖(Glc β1→6glc)、芸香糖(Rha α1→6glc)、新橙皮糖(Rha α1→2glc)、刺槐二糖(Rha α1→6glc)等。

三糖类：龙胆三糖(Glc β1→6glc β1→2fru)、槐三糖(Glc β1→2glc β1→2glc)等。

酰化糖类：2-乙酰葡萄糖、咖啡酰基葡萄糖等。

黄酮苷中糖连接位置与苷元的结构类型有关，如黄酮醇类常形成 3-，7-，3′-，4′-单糖苷或3，7-、3，4′-、7，4′-双糖链苷等。

除 O-苷外，天然黄酮类化合物中还发现有 C-苷，如葛根黄素、葛根黄素单糖苷为中药葛根中扩张冠状动脉的有效成分。

2. 各类黄酮的代表化合物

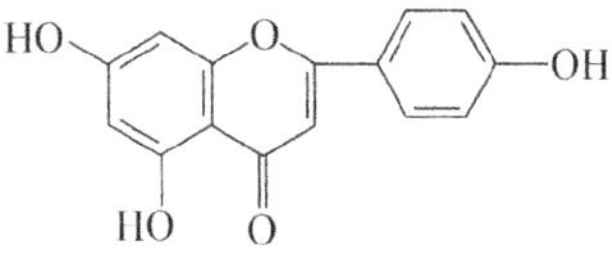

芹菜素 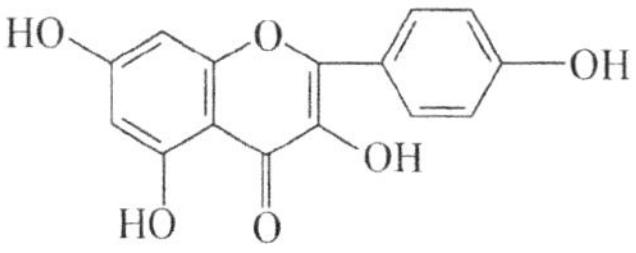   山奈酚 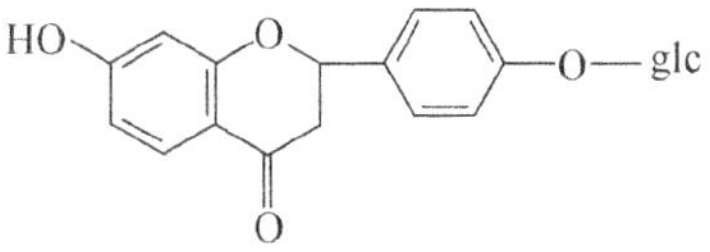   甘草苷

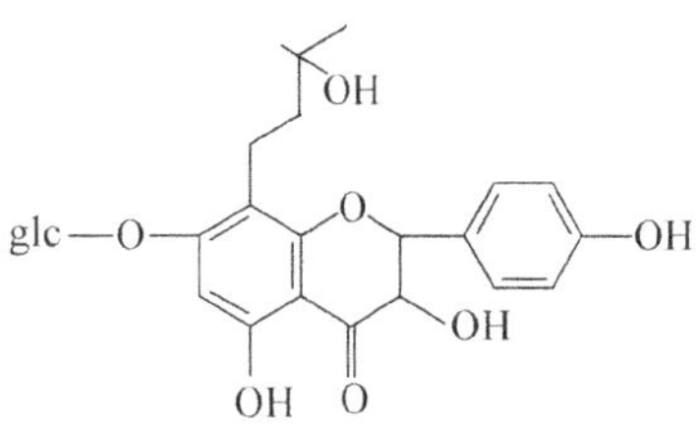

黄柏素-7-O-葡萄糖苷 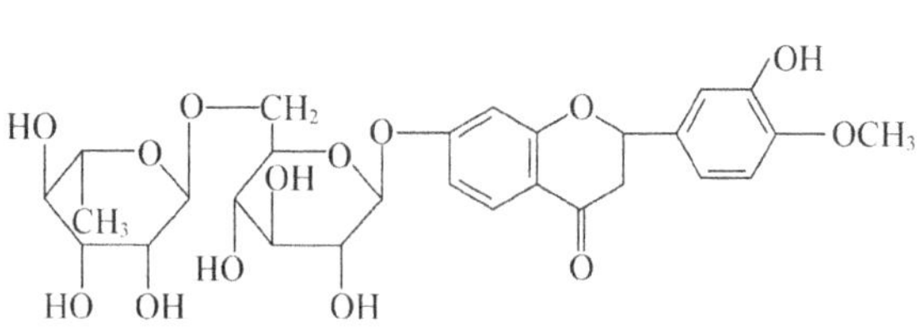   橙皮苷

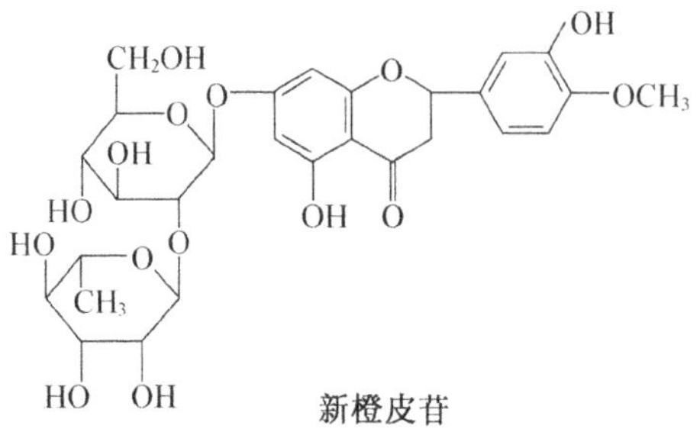

新橙皮苷 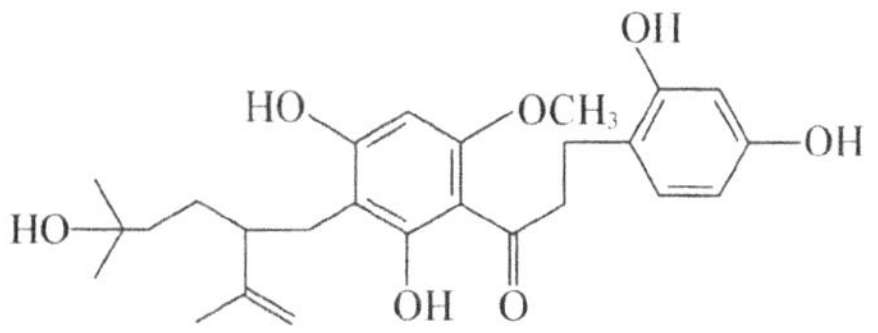   次苦参醇素

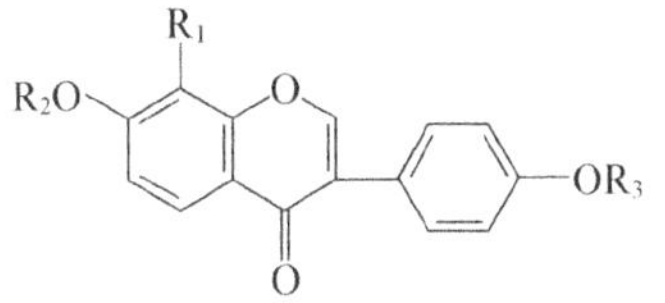

大豆素　　R₁=R₂=R₃=H

大豆素　$R_1=R_2=R_3=H$

大豆苷　$R_1=R_3=H$　$R_2=$葡萄糖基

葛根素　$R_2=R_3=H$　$R_1=$葡萄糖基

大豆素-7,4'-二葡萄糖苷　$R_1=H$　$R_2=R_3=$葡萄糖基

7-木糖-葛根素　$R_1=$葡萄糖基　$R_2=$木糖基　$R_3=H$

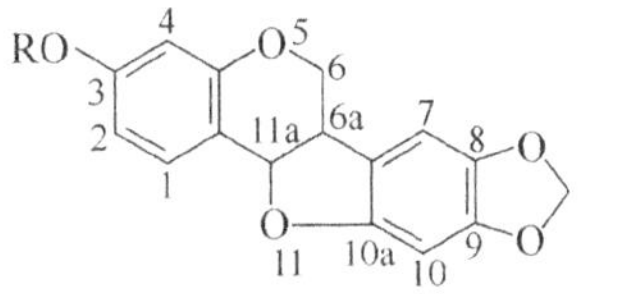

紫檀素　　　　R=CH₃

紫檀素　　　　$R=CH_3$

三叶豆紫檀苷　R=葡萄糖基

高丽槐素　　　R=H

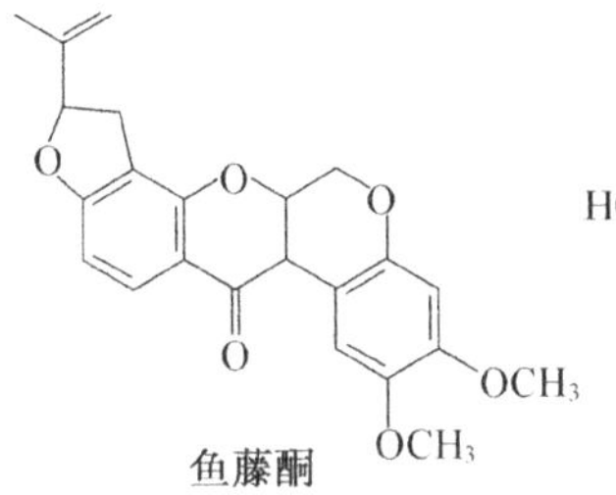

鱼藤酮

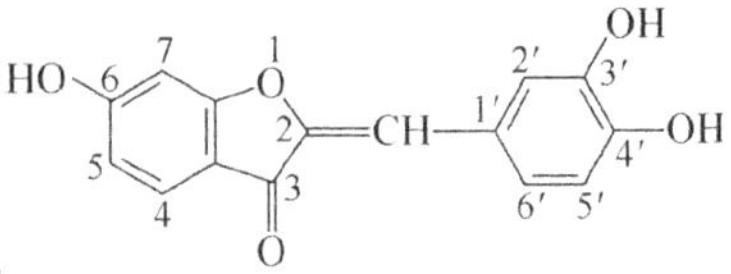

硫磺菊素

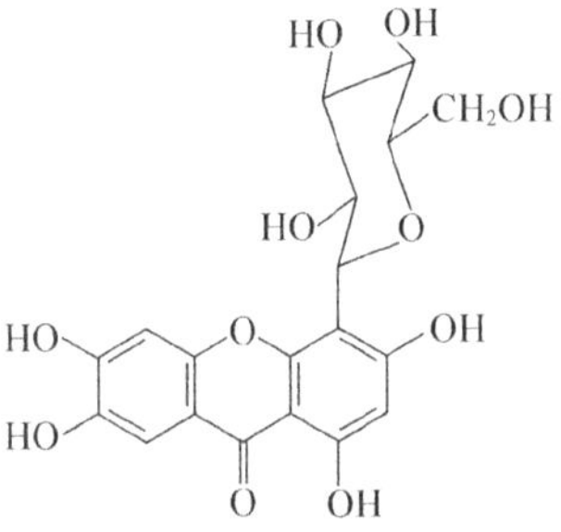

异芒果素

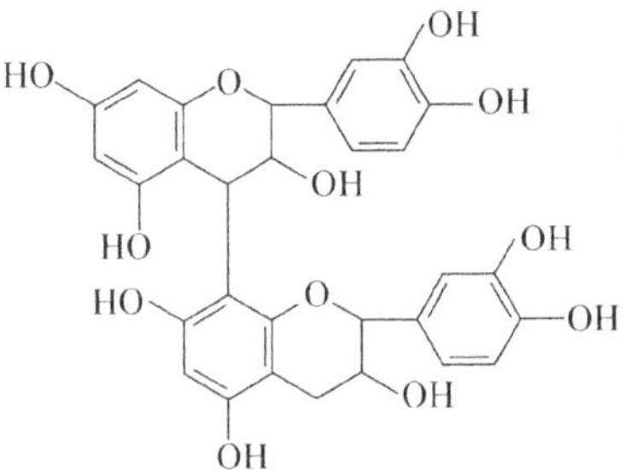

双聚原矢车菊苷元

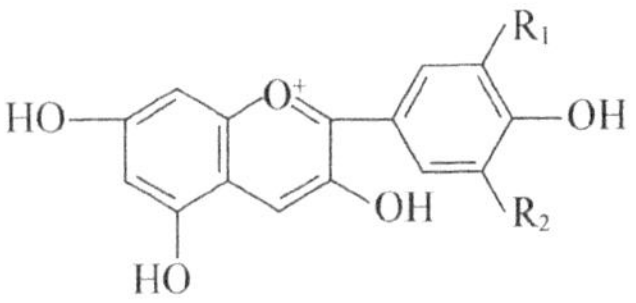

矢车菊素　$R_1=OH$　$R_2=H$

飞燕草素　$R_1=R_2=OH$

天竺葵素　$R_1=R_2=H$

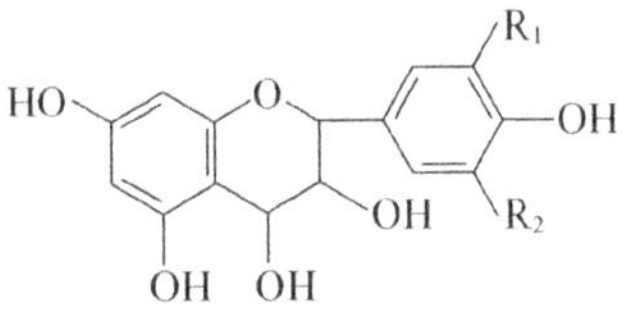

无色矢车菊素　$R_1=OH$　$R_2=H$

无色飞燕草素　$R_1=R_2=OH$

无色天竺葵素　$R_1=R_2=H$

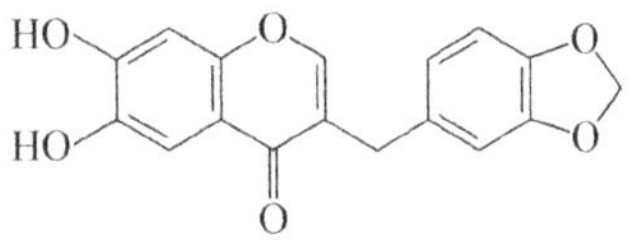

麦冬高异黄酮A

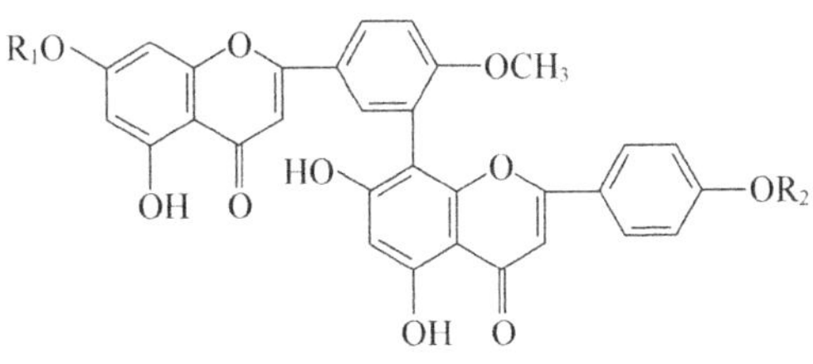

银杏素　　$R_1=CH_2$　$R_2=H$

异银杏素　$R_1=H$　$R_2=CH_3$

白果素　　$R_1=H$　$R_2=H$

5.1.2　生物合成途径

黄酮类化合物在植物体内的形成,经同位素标记实验证明是由 3 个丙二酰辅酶 A 和 1 个桂皮酰辅酶 A 分别经醋酸—丙二酸途径生成 A 环和桂皮酸途径生成 B 环,合成了查耳酮,然后再衍变为各类黄酮类化合物,见图 5-1、图 5-2 所示。

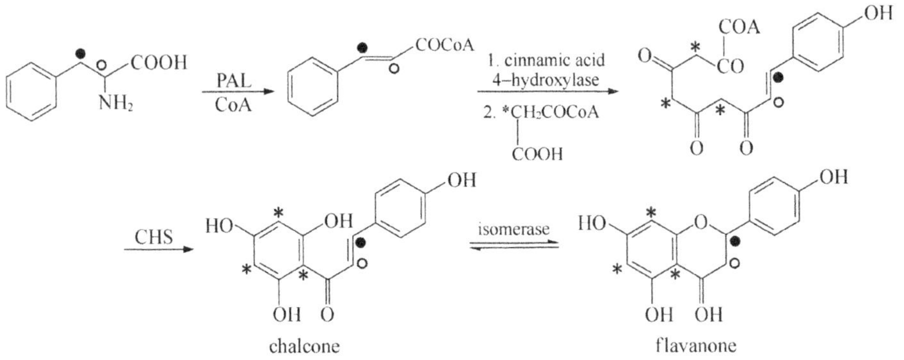

图 5-1　黄酮类化合物生物合成基本途径

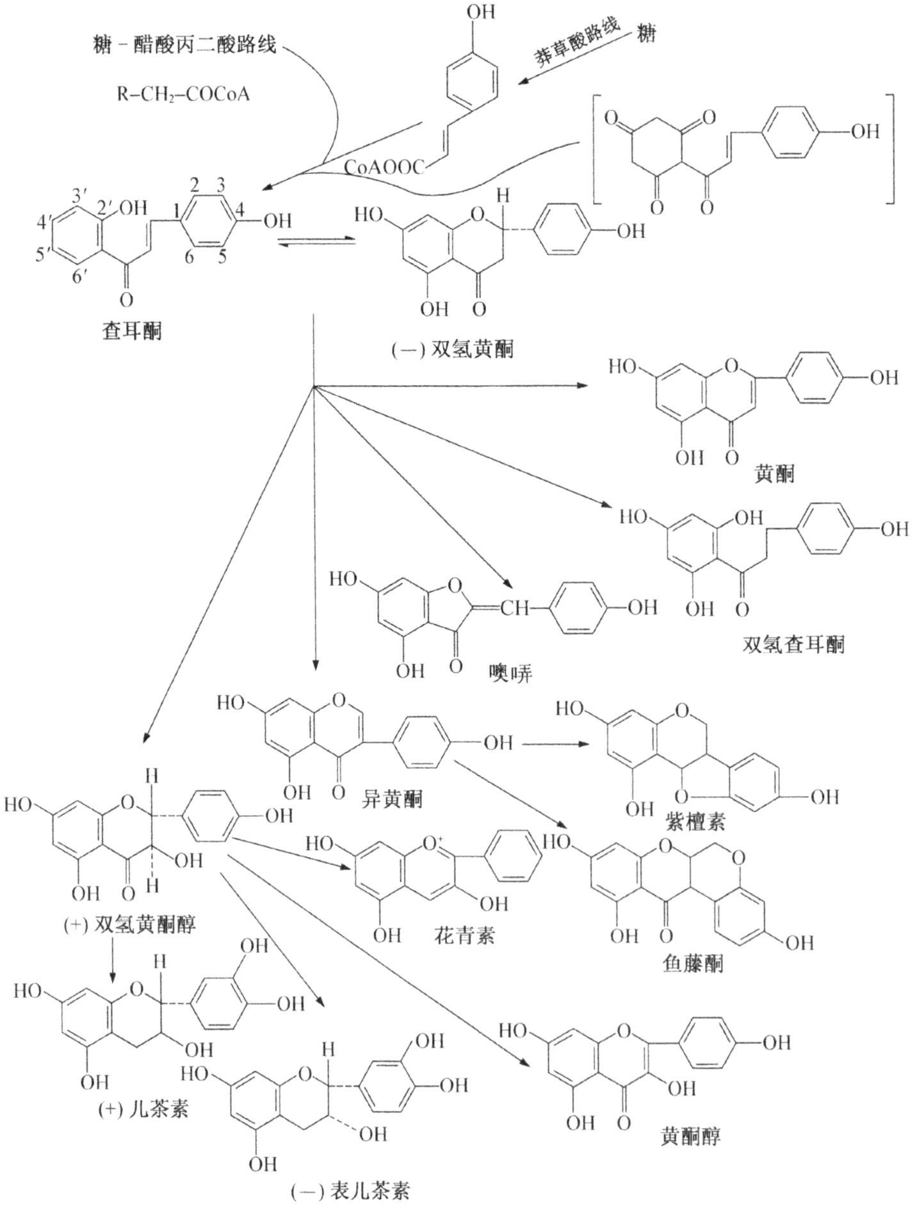

图 5-2　黄酮类化合物各类型之间的生源关系

5.1.3　生物活性[1,4]

黄酮类化合物是典型的"药食同源"性化学成分,其生物活性多样,引起人们的广泛兴趣。

1. 对心血管系统的作用[5,6]

1)降压:芦丁、橙皮苷、儿茶素能降低血管脆性及异常通透性,用作防治高血压及动脉粥样硬化。

2)扩冠、抑制血小板聚集及血栓形成:银杏总黄酮、沙棘总黄酮、山楂总黄酮等都有此作用。银杏叶黄酮不但能扩血管,还有抗炎、镇痛、抗衰老、降血脂、抗肿瘤及调节内分泌等作用。

2. 抗菌、抗炎、抗病毒

木犀草素、黄芩苷、黄芩素均有抗菌、抗病毒作用。从中药水飞蓟种子中得到的水飞蓟素类化合物治疗急、慢性肝炎,肝硬化及多种中毒性肝损伤取得了较好的效果。

3. 抗癌作用[7,8,9]

黄酮类化合物抗肿瘤作用是一个研究热点。它们可以作用于多个靶点抑制肿瘤细胞增生,主要表现在抗细胞增殖、诱导细胞凋亡、干预细胞信号传导、增强抑癌基因活性及抑制癌基因表达。

大豆异黄酮是存在于大豆中一类具有雌激素样作用的生物活性物质,包括 12 种化合物,约占全大豆的 $0.2\%\sim0.4\%$。大豆异黄酮对激素依赖性肿瘤如乳腺、子宫、卵巢等肿瘤细胞株的抑制率为 60% 左右。

此外,大豆异黄酮还具有降低总胆固醇、抗动脉粥样硬化、提高机体免疫力、抗菌消炎、抗衰老、抗溶血及防治糖尿病等多种生理活性,对绝经后妇女因雌激素水平下降所致的骨质疏松及早老性痴呆症和妇女更年期综合征等疾病也均有一定的防治作用。

4. 降血糖作用[10,11]

黄酮类化合物治疗糖尿病及其并发症的作用机制主要是清除自由基、抑制脂质过氧化及非酶糖基化损害;抑制胰岛细胞凋亡,促进胰岛 β 细胞功能恢复;促进周围细胞、组织及靶器官对糖的利用;抗炎、增强免疫功能;抑制醛糖还原酶;改善微循环等。

5. 抗衰老作用[12]

天然黄酮是广泛存在于自然界的酚类抗氧化剂,研究表明,淫羊藿总黄酮、沙棘总黄酮、银杏叶总黄酮、大豆异黄酮等都因抗氧化而具有抗衰老作用。黄酮类化合物的抗氧化活性主要取决于羟基的相对位置而非数目;黄酮 C 环 2-3 位上不饱和双键也会在一定程度上增强其抗氧化活性;C 环吸电子性质或羟基成苷则会使天然黄酮抗氧化能力降低;与金属离子的络合也是黄酮阻止自由基氧化的途径之一。

6. 雌性激素样作用

染料木素、金雀花异黄素(5,7-二羟基-4'-甲氧基异黄酮)、大豆素等异黄酮类均有雌激素样作用,这可能是由于它们与己烯雌酚结构相似的缘故。

大豆素　　　　　　$R_1=R_2=H$
染料木素　　　　　$R_1=OH,\ R_2=H$
金雀花异黄素　　$R_1=OH,\ R_2=CH_3$

己烯雌酚

5.2 黄酮类化合物的理化性质

5.2.1 物理性质

1. 性状

（1）形状：黄酮类化合物多为结晶性固体，少数（如黄酮苷类）为无定形粉末。

（2）旋光性：苷元母核中，除二氢黄酮、二氢黄酮醇、黄烷及黄烷醇有旋光性外，其余则无光学活性。苷类由于结构中有糖分子的存在，均有旋光性，且多为左旋。

（3）颜色：黄酮类化合物的颜色与分子中是否存在交叉共轭体系及助色团（—OH、—OCH$_3$ 等）的种类、数目以及取代位置有关。如存在以下交叉共轭体系，共轭体系长，助色团位于促进电子重排的位置（7、4′ 位，可通过电子转移、重排，使共轭链延长），则化合物的颜色深。

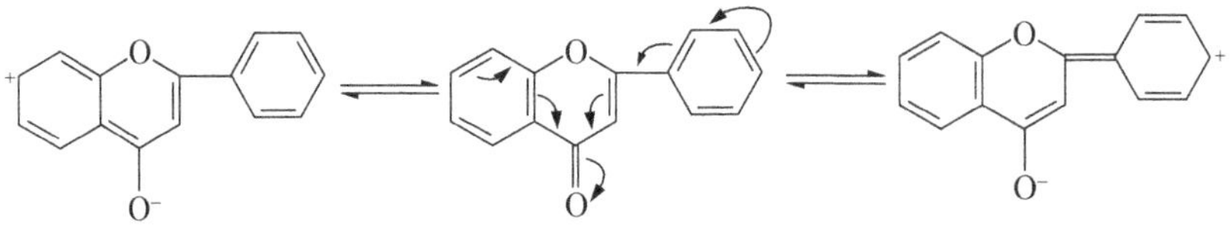

一般情况，黄酮、黄酮醇及其苷类、查耳酮、橙酮类化合物，整个分子是交叉共轭体系，呈平面状，颜色深，为黄~橙黄色；异黄酮类化合物，B 环在 C$_3$ 位，与 C$_4$ 羰基互相排挤，使共轭体系共轭不完全，显微黄色；二氢黄酮、二氢黄酮醇类化合物，因 C$_2$、C$_3$ 间的双键被氢化，不具有交叉共轭体系，故不显色；花色素及其苷元，颜色随 pH 不同而改变，一般呈红（pH＜7）、紫（pH＝8.5）、蓝（pH＞8.5）等颜色，pH 不同可能促进结构产生可逆变化，例如矢车菊苷：

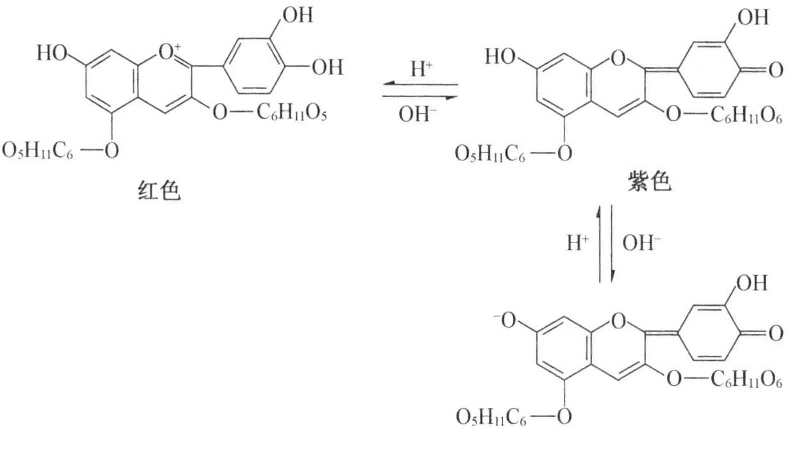

2. 溶解度

黄酮类化合物的溶解度因结构及存在状态（苷或苷元、单糖苷、双糖苷或三糖苷）不同而有很大差异。

（1）黄酮类化合物苷元的溶解度：一般来说，游离苷元易溶于甲醇、乙醇、乙酸乙酯、乙醚等有机溶剂及稀碱水溶液中，难溶或不溶于水。其中，平面性分子的黄酮、黄酮醇、查耳酮、橙酮等，因分子与分子间排列紧密，分子间引力较大，水分子不易进入，故更难溶于水；而非平面性分子（如下图）的二氢黄酮及二氢黄酮醇等，因分子与分子间排列不紧密，分子间引力降低，有利于水分子进入，溶解度稍大；异黄酮由于空间效应使 B 环扭转，脱离共平面，水中溶解度介于两者之间；花色苷元（花青素）类，虽也为平面性分子，但因以离子形式存在，具有盐的通性，亲水性较强，水溶度较大。

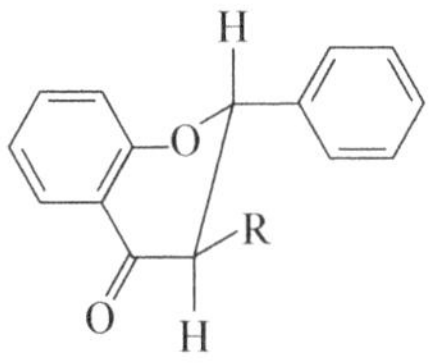

R=H，二氢黄酮
R=OH，二氢黄酮醇

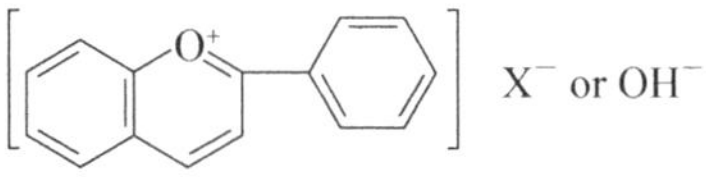

花青素

（2）其他因素对黄酮类化合物溶解度的影响：分子中羟基多，水溶解度大；羟基甲基化后，在有机溶剂中溶解度大。黄酮苷的水溶解度大于苷元，糖链越长，水溶解度越大，一般易溶于水、甲醇、乙醇、吡啶及稀碱溶液中。苷元相同，3-O-糖苷的水溶解度大于 7-O-糖苷，这是因为 3-OH 游离时成氢键，对溶解度贡献很小，而 7-OH 游离对水溶解度贡献很大，成苷后，溶解度明显降低；另一方面，3-O-糖苷的糖基与 C_4 羰基的立体障碍使平面形分子变成了非平面分子，溶解度也增大。

3. 酸性和碱性

（1）酸性：黄酮类化合物因分子中多具有酚羟基，故显酸性，可溶于碱性水溶液、吡啶、甲酰胺及二甲基甲酰胺中。酚羟基数目及位置不同，酸性强弱也不同，以黄酮为例，酚羟基酸性强弱顺序依次为：

$$7,4'\text{-二羟基} > 7\text{-或 } 4'\text{-OH} > \text{一般酚羟基} > 5\text{-OH}$$

按上述排序，依次可溶于 $5\%\text{NaHCO}_3$、$5\%\text{Na}_2\text{CO}_3$、$0.2\%\text{NaOH}$、$4\%\text{NaOH}$ 溶液中。

此性质可用于提取、分离及鉴定工作。例如，C_7-OH 因为处于 C＝O 的对位，在 p-π 共轭效应的影响下，酸性较强，可溶于碳酸钠水溶液中，据此可用以鉴定。

（2）碱性：黄酮类化合物中 γ-吡喃酮环上的 1 位氧原子，因有未共用的电子对，故表现微弱的碱性，可与强无机酸，如浓硫酸、盐酸等生成𨦡盐，但生成的𨦡盐极不稳定，加水后即可分解。

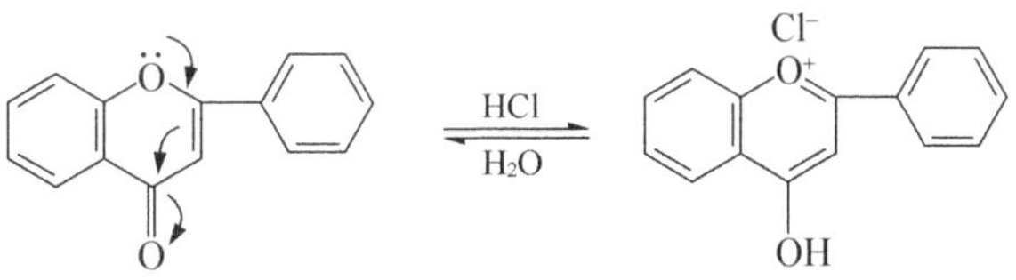

黄酮类化合物溶于浓硫酸中生成的𨦡盐，常常表现出特殊的颜色，可用于鉴别被试成分所属的类型。例如，黄酮、黄酮醇类显黄色～橙色，并有荧光；二氢黄酮类显橙色（冷时）～紫红色（加热时）；查耳酮类显橙红色～洋红色；异黄酮、二氢异黄酮类显黄色；橙酮类显红色～洋红色。

5.2.2 化学性质

黄酮类化合物的化学性质主要是一些颜色反应,按照反应的原理分成还原反应、络合反应、与碱的反应三大类,所涉及到的官能团主要是分子中的酚羟基和 γ-吡喃酮环(表 5-2)。

表 5-2 各类黄酮类化合物的显色反应

类 别	黄 酮	黄酮醇	二氢黄酮	查耳酮	异黄酮	橙酮
盐酸+镁粉	黄→红	红→紫红	红、紫、蓝	—	—	—
盐酸+锌粉	红	紫红	紫红			
硼氢化钠	—	—	蓝→紫红			
硼酸-柠檬酸	绿黄	绿黄*	—	黄	—	—
醋酸镁	黄*	黄*	蓝*	黄*	黄*	
三氯化铝	黄	黄绿	蓝绿	黄	黄	淡黄
浓硫酸	黄→橙*	黄→橙*	橙→紫	橙、紫	黄	红、洋红
氢氧化钠水溶液	黄	深黄	黄→橙(冷) 深红→紫(热)	橙→红	黄	红→紫红

注:＊示有荧光。

1. 还原反应

(1)盐酸-镁粉(或锌粉)反应:将试样溶于 1.0ml 甲醇或乙醇中,加入少许镁粉(或锌粉)振摇,滴加几滴浓盐酸,1～2 分钟内(必要时微热)即可显色。本反应是鉴定黄酮类化合物最常用的颜色反应。多数黄酮、黄酮醇、二氢黄酮及二氢黄酮醇类化合物显橙红～紫红色,少数显紫～蓝色。当 B-环上有—OH 或—OCH$_3$ 取代时,呈现的颜色亦随之加深。但查耳酮、橙酮、儿茶素类则无该显色反应。异黄酮类除少数例外,大部分也不显色。

盐酸-镁粉反应的机理过去解释为由于生成了花色苷元所致,现在认为是因为生成阳碳离子缘故。

由于花青素及部分橙酮、查耳酮等在单纯浓盐酸酸性下也会发生色变,故须预先作空白对照试验(在供试液中仅加入浓盐酸进行观察)。

(2)四氢硼钠(钾)反应:在试管中加入 0.1ml 试样的乙醇溶液,再加入等量 2％NaBH$_4$ 甲醇溶液,1 分钟后加浓盐酸或浓硫酸数滴,产生红～紫色。NaBH$_4$ 反应是二氢黄酮、二氢黄酮醇的专属反应,其他黄酮类化合物均不显色。

2. 络合反应

黄酮类化合物分子中常含有下列结构单元,故常可与许多金属离子反应,生成有色络合物:

（1）铝盐：常用试剂为 1％三氯化铝或亚硝酸铝溶液。生成的络合物多为黄色（$\lambda_{max}=$ 415nm），并有荧光，可用于定性及定量分析。

（2）铅盐：常用试剂为 1％醋酸铅及碱式醋酸铅水溶液，可生成黄～红色沉淀。其中醋酸铅只能与分子中具有邻二酚羟基或兼有 3-OH、4-酮基或 5-OH、4-酮基结构的化合物反应生成沉淀。而碱式醋酸铅的沉淀能力大，一般酚类化合物均可与之反应，生成沉淀。据此不仅可用于黄酮类化合物的结构鉴定，也可用于提取分离。

（3）锆盐：常用试剂为 2％二氯氧化锆（$ZrOCl_2$）甲醇溶液。取试样 0.5～1.0mg，用 10.0ml 甲醇加热溶解，加入 1.0ml 试剂，呈黄色后再加入 2％枸橼酸甲醇溶液，观察颜色变化。黄酮类化合物分子中有游离的 3-或 5-OH 时，均可与该试剂反应，生成黄色的锆络合物。但两种锆络合物对酸的稳定性不同，3-OH，4-酮基络合物的稳定性比 5-OH，4-酮基络合物的稳定性强（仅二氢黄酮醇除外），故当反应液中接着加入枸橼酸后，5-羟基黄酮的黄色溶液显著褪色，而 3-羟基黄酮溶液仍呈鲜黄色（锆-枸橼酸反应）。此反应也可以在纸上进行，得到的锆盐络合物呈黄绿色，并带荧光，其结构如右所示：

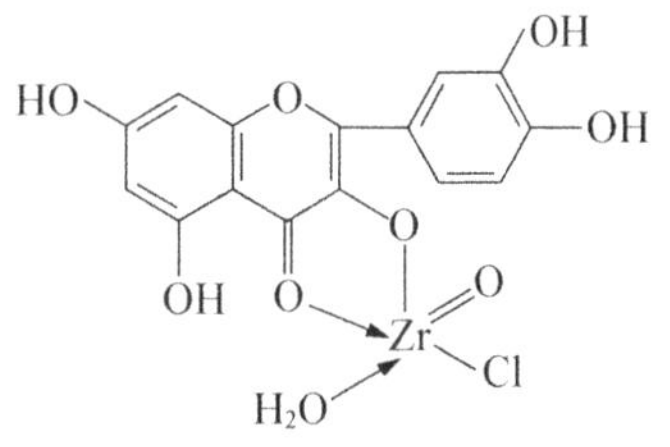

（4）镁盐：常用试剂为醋酸镁甲醇溶液，反应可在纸上进行。在纸上滴加 1 滴供试液，喷以醋酸镁甲醇溶液，加热干燥，在紫外灯下观察，二氢黄酮、二氢黄酮醇可显天蓝色荧光，若具有 C_5-OH，色泽更为明显。而黄酮、黄酮醇及异黄酮类则显黄～橙黄～褐色。

（5）氯化锶（$SrCl_2$）：取约 1.0mg 试样，溶解于 1ml 甲醇中（必要时可水浴加热），加入 3 滴 0.01mol 氯化锶甲醇溶液，再加入 3 滴氨蒸气饱和的甲醇溶液，注意观察有无沉淀生成。分子中具有邻二酚羟基结构的黄酮类化合物可生成绿色～棕色～黑色沉淀。

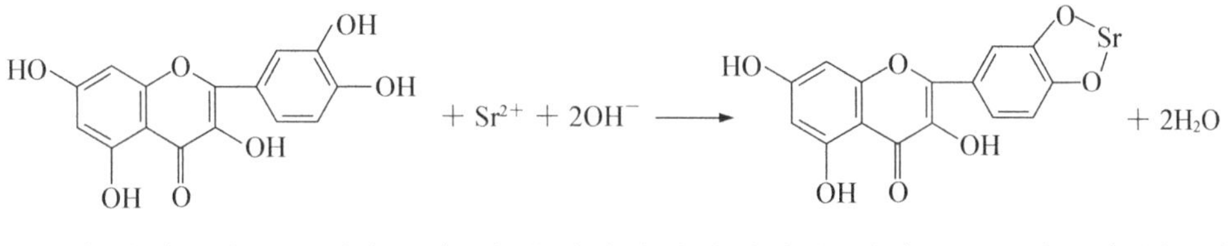

（6）三氯化铁反应：试剂为 1％三氯化铁水溶液或醇溶液，为常用的酚类显色剂。多数黄酮类化合物因分子中含有酚羟基，可产生阳性反应。但一般仅在含有氢键缔合的酚羟基时，才呈现明显的颜色。

（7）五氯化锑反应：查耳酮类的无水四氯化碳溶液与五氯化锑作用生成红色或紫红色沉淀，而黄酮、二氢黄酮及黄酮醇类显黄色～橙色，借此可以区别查耳酮类和其他黄酮类化合物。

（8）硼酸络合反应：黄酮类化合物除可与上述金属离子形成络合物外，还可以与硼酸形成络合物。

黄酮类化合物分子中当有如右所示结构时，在无机酸或有机酸存在下，可与硼酸反应，生成亮黄色。只有 5-羟基黄酮及 2′-羟基查耳酮类结构可以满足上述要求，故可与其他类型区别。一般在草酸存在下显黄色并具有绿色荧光，但在枸橼酸丙酮条件下，则只显黄色而无荧光。

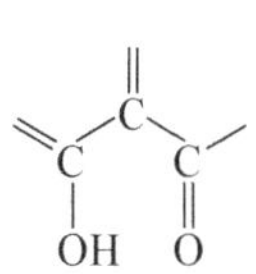

3. 碱性试剂显色反应

日光及紫外光下，通过纸斑反应，观察样品用碱性试剂处理后的颜色变化，对于鉴别黄酮类化合物有一定意义。其中,用氨蒸气处理后呈现的颜色变化置空气中随即褪去,经碳酸钠水溶液处理而呈现的颜色置空气中不褪色。

此外,利用碱性试剂的反应还可帮助鉴别分子中某些结构特征,例如:

(1) 二氢黄酮类易在碱液中开环,转变成相应的异构体——查耳酮类化合物,显橙～黄色。

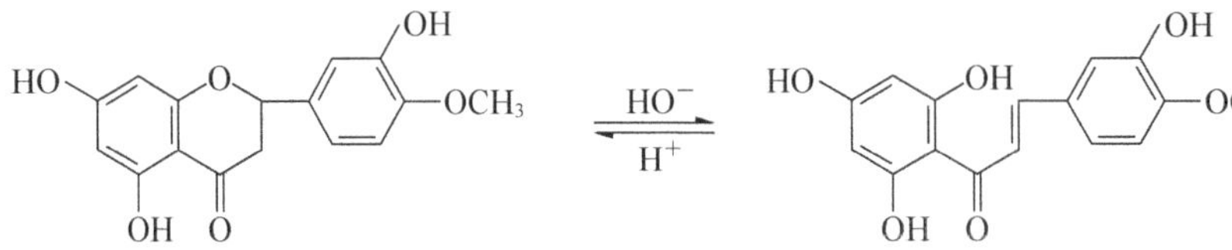

(2) 黄酮醇类在碱液中先呈黄色,通入空气后变为棕色,据此可与其他黄酮类区别。

(3) 黄酮类化合物当分子中有邻二酚羟基取代或 $3,4'$-二羟基取代时,在碱液中不稳定,易被氧化,由黄色→深红色→绿棕色沉淀。

后两种情况都是因为酚羟基在碱性溶液中不稳定,受空气氧化所致,变色后结构发生变化,是不可逆的。药材若发生此现象,则不能继续使用。

5.3　黄酮类化合物的提取与分离

5.3.1　黄酮类化合物的提取

黄酮类化合物在自然界中以苷和苷元两种形式存在。花、叶、果等组织中,一般多以苷的形式存在;在木部坚硬组织中,多以游离苷元形式存在。为了避免在提取过程中黄酮苷类发生水解,常按一般提取苷的方法事先破坏酶的活性。

黄酮类化合物主要使用溶剂法提取。根据被提取物的性质及伴存的杂质来选择适宜的提取溶剂。苷类和极性较大的苷元,一般可用乙酸乙酯、丙酮、乙醇、甲醇、水或某些极性大的混合溶剂,如甲醇-水(1∶1)进行提取。大多数苷元宜用极性较小的溶剂,如乙醚、氯仿、乙酸乙酯等来提取,多甲氧基黄酮类苷元,甚至可用苯来提取。

根据选用的溶剂,将提取的方法归纳如下:

1. 醇类溶剂提取法

乙醇或甲醇是最常用的黄酮类化合物提取溶剂,高浓度的醇(90%～95%)适宜于提取苷元。60%左右浓度的醇适宜于提取苷类。

2. 热水提取法

热水仅限于提取苷类,例如自槐花米中提取芦丁。用热水法提取出的杂质较多,故该法不常使用。

3. 碱性水或碱性稀醇提取

黄酮类成分大多具有酚羟基,可用碱性水(如碳酸钠、氢氧化钠、氢氧化钙水溶液)或碱性稀醇(如 50%的乙醇)浸出,浸出液经酸化后可析出黄酮类化合物。稀氢氧化钠水溶液浸出能力较大,但杂质较多。石灰水的优点是使含有多羟基的鞣质,或含有羧基的果胶、黏液质等水溶性杂质生成钙盐沉淀,不被溶出,有利于浸出液的纯化(例如芦丁的提取)。石灰水的缺点是浸出效果可能不如稀氢氧化钠水溶液,且有些黄酮类化合物能与钙结合成不溶性物质,不被溶出。5%氢氧化钠稀乙醇液浸出效果好,但浸出液酸化后,析出的黄酮类化合物在稀醇中有一定的溶解度,降低了产品收率。

用碱性溶剂提取时,所用的碱浓度不宜过高,以免在强碱下加热时破坏黄酮类化合物母核。当有邻二酚羟基时,可加硼酸保护。

4. 系统溶剂提取法

用极性由小到大的溶剂依次提取。例如先用石油醚或己烷脱脂,然后用苯提取多甲氧基黄酮或含异戊烯基、甲基的黄酮。氯仿、乙醚、乙酸乙酯可以提取出大多数游离的黄酮类化合物。丙酮、乙醇、甲醇、甲醇-水(1∶1)可以提取出多羟基黄酮、双黄酮、查耳酮、橙酮类化合物。稀醇、沸水可以提取出苷类,1%HCl 可以提取出花色素类等。

5. 其他方法[5]

目前已有用二氧化碳超临界流体萃取法(SFE-CO$_2$)提取银杏黄酮等成分的报道。该方法为环境友好且高效节能的提取分离新技术,已受到重视。

此外,还有用超滤法提取黄芩苷、用超声波法提取黄酮类化合物的报道。

5.3.2　黄酮类化合物的初步纯化

经提取得到的提取物往往成分复杂,可进行精制处理,以利于分离。常用的方法有:

1. 溶剂萃取法

利用黄酮类化合物与混入的杂质极性不同,选用不同溶剂进行萃取可达到精制纯化目的。例如,植物叶子的醇浸液,可用石油醚处理,以便除去叶绿素、胡萝卜素等脂溶性色素。而某些提取物的水溶液经浓缩后则可加入多倍量浓醇,以沉淀除去蛋白质、多糖类等水溶性杂质。

溶剂萃取过程在除去杂质的同时,往往还可以收到分离苷和苷元或极性苷元与非极性苷元的效果。

2. 碱提取-酸沉淀法

黄酮苷类虽有一定的极性,可溶于水,但却难溶于酸性水,易溶于碱性水,故可用碱性水提取,再将碱水提取液调成酸性,黄酮苷类即可沉淀析出。此法简便易行,如芦丁、橙皮苷、黄芩苷提取都应用了这种方法。现以从槐米中提取芦丁为例说明该法的操作过程。

槐米(槐树 *Sophora japonica* L. 花蕾)加约 6 倍量水及少量硼砂,煮沸,在搅拌下缓缓加入石灰乳至 pH 8~9,在此 pH 条件下微沸 30 分钟,趁热抽滤,残渣再加 4 倍量的水煎一次,趁热抽滤。合并滤液,在 60~70℃的条件下,用浓盐酸将滤液调至 pH 为 5,搅匀后静置 24 小时,抽滤。用水将沉淀物洗至中性,60℃干燥得芦丁粗品,用沸水重结晶,70~80℃干燥后得芦丁纯品。

在用碱-酸法进行提取纯化时,应当注意所用碱液浓度不宜过高,以免在强碱性下,尤其加热时破坏黄酮母核。在加酸酸化时,酸性也不宜过强,以免生成锌盐,致使析出的黄酮类化合物又重新溶解,降低产品收率。当药材中含有大量果胶、黏液质等水溶性杂质时,如花、果类药材,宜用石灰乳或石灰水代替其他碱性水溶液进行提取,以使上述含羧基的杂质生成钙盐沉淀,不被溶出,这将有利于黄酮类化合物的后续处理。

3. 炭粉吸附法

主要适用于苷类的精制。通常,在植物的甲醇提取物中,分次加入活性炭,搅拌,静置,直至定性检查上清液无黄酮反应时为止。过滤,收集吸附苷的炭末,依次用沸水、沸甲醇、7%酚-

水、15％酚-醇溶液进行洗脱。对各部分洗脱液进行定性检查（或用 PC 鉴定）。大部分黄酮苷类可用 7％酚-水洗下。洗脱液经减压蒸发浓缩至小体积，再用乙醚振摇除去残留的酚，余下水层减压浓缩即得较纯的黄酮苷类成分。

4. 大孔树脂吸附法

大孔吸附树脂作为一种有效的分离纯化手段，在黄酮类化合物的提取、分离上受到了极大的关注并得到运用，例如银杏叶的提取。银杏叶的主要有效成分是黄酮苷和银杏内酯，下面以提取黄酮苷和萜内酯为例，说明大孔吸附树脂提取法的具体应用。

GA：R₁=R₂=H，R₃=CH
GB：R₁=R₃=OH，R₂=H
GC：R₁=R₂=R₃=CH
银杏内酯

黄酮苷

将银杏叶粉碎，用乙醇浸泡，提取数次后，回收乙醇，将提取液转成水溶液，滤去悬浮物，用大孔吸附树脂吸附，再用适当的水洗涤后，用 70％乙醇洗脱，经浓缩、干燥，得到银杏叶提取物（GBE），其工艺非常简单。

此工艺的关键是吸附树脂的选择。Amberlite XAD-7、Duolite S-761 和国产的 ADS-17 树脂均有很好的吸附性能，都能通过吸附-洗脱使黄酮苷和萜内酯达到规定的指标。但是这三种吸附树脂在性能上有很大的差别，所得到的提取物的质量也差别很大。

黄酮苷的结构特点是含有多个酚羟基（—OH），能与羰基形成氢键，增加了树脂的吸附选择性；而萜内酯只能与含有羟基的基团形成氢键。Amberlite XAD-7 含有酯基，对黄酮苷的吸附很好，可得到含量较高的提取物；但对萜内酯的吸附不好，提取物中内酯的含量难于达到要求。Duolite S-761 对黄酮苷和萜内酯的吸附比较均衡，可以得到符合标准的提取物，但两类成分的含量都不太高。国产的 ADS-17 在性能上超过前两种树脂，所得到的提取物有效成分的含量都远远高于国外标准。

利用黄酮苷和萜内酯在分子结构上的差别，通过酰胺型（—CONH—）吸附树脂 ADS-F8 可将黄酮苷与萜内酯分离。此树脂对黄酮苷的吸附能力较强，对萜内酯的吸附能力较弱，因此在一定的条件下，可只吸附黄酮苷而不吸附萜内酯，能分别得到含量为 60％～65％黄酮苷和 25％～30％萜内酯的产品Ⅰ和产品Ⅱ。国外标准规定黄酮苷含量≥24％，萜内酯含量≥6％。

5. 离子交换法

离子交换法可用于除去黄酮类化合物中的水溶性杂质。因为阴、阳离子交换树脂均可吸附黄酮类化合物。当含黄酮的水溶液通过树脂时，黄酮类化合物被吸附在树脂上，而其他水溶性杂质可用水洗脱。然后用甲醇将黄酮化合物从树脂上洗脱下来。从稀水溶液中富集黄酮类化合物采用离子交换树脂法是很适宜的。另外用铅盐法精制、分离黄酮时，也可以用阳离子交换树脂柱进行脱铅处理。

6. 聚酰胺吸附法

黄酮类化合物大多具有酚羟基,可被聚酰胺吸附而与不含酚羟基的成分分离,其流程如图 5-3 所示。

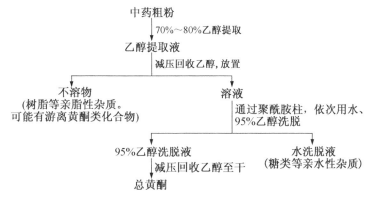

图 5-3 聚酰胺吸附法流程图

不溶物中如含有游离黄酮类化合物,可用下述方法处理:① 利用碱溶解酸沉淀法。② 以石油醚冷洗,除去亲脂性杂质,再用苯等有机溶剂溶解,通过硅胶柱除去极性大的杂质,柱体用苯洗脱,所得苯液减压浓缩,即得游离的黄酮类化合物。

7. 铅盐法

在中药的乙醇或甲醇提取液中加入饱和的中性醋酸铅水溶液,可使具有邻二酚羟基或羧基的黄酮类化合物沉淀析出。如果中药的乙醇或甲醇提取液中所含的黄酮类化合物不具有上述结构,则加中性醋酸铅后产生的沉淀为杂质,过滤除去。再向滤液中加碱式醋酸铅,可使其他黄酮类化合物沉淀析出。

滤取黄酮类化合物的铅盐沉淀,悬浮于乙醇中,通入 H_2S 进行复分解,滤除硫化铅沉淀,滤液中可得黄酮类化合物。由于初生态的硫化铅沉淀具有较高的吸附性,故多不用 H_2S 脱铅,而用硫酸盐或磷酸盐,或用阳离子交换树脂脱铅。

铅盐沉淀法过去曾广泛用于从粗提物中使酚类化合物,特别是具有邻二酚羟基的酚类化合物与其他提取物分开。但缺点是有些酚类不被醋酸铅沉淀,并且其他化合物可以同时沉淀,以及硫化铅的高度吸附性等,现在已经很少使用。

5.3.3 黄酮类化合物的分离

黄酮类化合物的分离包括黄酮类化合物与非黄酮类化合物的分离,以及黄酮类化合物中单体的分离。单体分离主要靠各种色谱法,除经典的柱色谱法和薄层色谱法仍然经常使用外,近年又应用了各种新的色谱方法,例如 HPLC、DCCC、离心薄层等。

对黄酮类化合物进行分离,主要依据有以下几点:① 依据化合物酸性强弱不同,利用 pH 梯度萃取法进行分离。② 依据化合物分子中某些特殊结构,利用特殊性质进行分离。③ 依据化合物极性大小不同,利用吸附或分配原理进行分离。④ 依据化合物分子大小不同,利用葡萄糖凝胶分子筛或膜技术进行分离。

1. pH 梯度萃取法

pH 梯度萃取法适合于酸性强弱不同的游离黄酮类化合物的分离。将混合物溶于有机溶剂(如乙醚)中,依次用 5% $NaHCO_3$(萃取出 7,4′-二羟基黄酮)、5% Na_2CO_3(萃取出 7-或 4′-羟基黄酮)、0.2% NaOH(萃取出具一般酚羟基黄酮)、4% NaOH(萃取出 5-羟基黄酮)萃取而使之分离。

2. 硼酸络合法

有邻二酚羟基的黄酮类化合物可与硼酸络合,生成物易溶于水,借此可与无邻二酚羟基的黄酮类化合物分离。

3. 柱色谱法

单体黄酮类化合物的最终分离,主要用柱色谱方法。柱填充剂有聚酰胺、硅胶和纤维素粉等,其中以聚酰胺、硅胶最常用。

(1)聚酰胺柱色谱:对分离黄酮类化合物来说,聚酰胺是较为理想的吸附剂,且容量比较大,适合于制备性分离。吸附强度主要取决于黄酮类化合物分子中羟基的数目与位置及溶剂与黄酮类化合物或与聚酰胺之间形成氢键缔合能力的大小。聚酰胺柱色谱可用于分离各种类型的黄酮类化合物,包括苷及苷元、查耳酮与二氢黄酮等。以 *Baptisia lecontei* 为例:黄酮类化合物从聚酰胺柱上洗脱时大体有下述规律:

1)苷元相同,洗脱先后顺序一般是:叁糖苷、双糖苷、单糖苷、苷元。

2)母核上增加羟基,洗脱速度即相应减慢。当分子中羟基数目相同时,羟基位置对吸附也有影响,聚酰胺对处于羰基间位或对位的羟基吸附力大于邻位羟基,故洗脱顺序为:具有邻位羟基黄酮、具有对位(或间位)羟基黄酮。

3)不同类型黄酮化合物,先后流出顺序是:异黄酮、二氢黄酮醇、黄酮、黄酮醇。

4)分子中共轭链长者易被吸附,故查耳酮往往比相应的二氢黄酮难于洗脱。

上述规律也适用于黄酮类化合物在聚酰胺薄层色谱上的行为。

用聚酰胺柱分离苷元时,可用氯仿-甲醇-丁酮-丙酮(40∶20∶5∶1)或苯-石油醚-丁酮-甲醇(60∶26∶3.5∶3.5)作流动相。分离苷时,可用甲醇-水混合溶剂作流动相。

聚酰胺柱色谱常常存在缺点:冲洗速度慢。这可预先用筛筛去细粉(<0.002cm)或与硅藻土(1∶2)混合物装柱,以及加压或减压冲洗等法予以克服。

(2)硅胶柱色谱:此法应用范围最广,主要适于分离极性比较小的异黄酮、二氢黄酮、二氢黄酮醇及高度甲基化(或乙醇化)的黄酮及黄酮醇类。少数情况下,在加水去活化后也可用于分离极性较大的化合物,如多羟基黄酮醇及其苷类等。供试硅胶中混存的微量金属离子,应预先用浓盐酸处理除去,以免干扰分离效果。

在硅胶柱上分离黄酮苷元时,用氯仿-甲醇混合溶剂作流动相;分离苷时,用氯仿-甲醇-水(80∶20∶1)或(65∶20∶2)、(80∶18∶2)作流动相较好,也可用乙酸乙酯-丙酮-水(25∶5∶1)作流动相。

(3)氧化铝柱色谱:氧化铝对黄酮类化合物吸附力强,特别是具有 3-OH(或 5-OH)、4-羰基及邻二酚羟基结构的黄酮类化合物与铝离子络合而被牢牢地吸附在氧化铝柱上,难以洗脱,所以很少应用。但是当黄酮类化合物分子中没有上述结构,或虽有上述结构但羟基已被甲基化时,往往也可用氧化铝柱分离,例如葛根中 4 种异黄酮的分离。

(4)葡聚糖凝胶色谱法:Sephadex G 和 Sephadex LH-20 两种类型凝胶已成功地应用于分离黄酮类化合物,分离苷元时主要靠吸附作用,因吸附力的强弱不同而分离。凝胶吸附苷元的程度大小一般取决于游离酚羟基的数目多少;分离苷时,主要靠分子筛作用。在洗脱时,一般是按苷分子量由大到小的顺序洗出柱体,见表 5-3。

表 5-3　一些黄酮类化合物在 Sephadex LH-20 柱上以甲醇为溶剂的 V_e/V_o(相对洗提率)

黄酮类化合物	取 代 基	V_e/V_o
芹菜素	$5,7,4'$-三羟基	5.3
木樨草素	$5,7,3',4'$-四羟基	6.3
槲皮素	$3,5,7,3',4'$-五羟基	8.3
杨梅素	$3,5,7,3',4',5'$-六羟基	9.2
山柰酚-3-鼠李糖基半乳糖-7-鼠李糖苷	三糖苷	3.3
槲皮素-3-芸香糖苷	双糖苷	4.0
槲皮素-3-鼠李糖苷	单糖苷	4.9

表 5-3 中:V_e 为洗脱样品时需用的溶剂总量或洗脱体积,V_o 为柱子的空体积。V_e/V_o 数值越小,说明化合物越容易被洗脱下来。表中数据清楚地表明,苷元的酚羟基数越多,V_e/V_o 值越大,越难洗脱。而苷的分子量越大,其上连结糖基数目越多,则 V_e/V_o 值越小,越容易洗脱。

(5)高效液相色谱(HPLC)法:近年来,用 HPLC 法分离黄酮类化合物的报道很多。分离黄酮苷和苷元时,用 C_{18} 色谱柱;分离黄酮苷时,用 C_8 色谱柱效果较好。例如,在 Portisil-10-ODS 反相柱上,用水-乙腈(4:1)作流动相可使大豆中的 $5,7,4'$-三羟基异黄酮、金雀异黄酮和 $6,7,4'$-三羟基异黄酮分离。

(6)液滴逆流色谱(DCCC)法:黄酮类化合物作为多元酚类物质,在柱色谱分离过程中,酚羟基往往与固体支持剂产生不可逆吸附,而液滴逆流色谱法不需要固体支持剂,故不存在不可逆吸附问题。

液滴逆流色谱法适用于苷的分离。例如,用氯仿-甲醇-水(7:13:8)的上层作流动相可以从槐树中分离出芦丁和各种异黄酮苷,被洗脱的先后顺序为:芦丁、鹰嘴豆芽素 A-7-O-龙胆双糖苷、鹰嘴豆芽素 A-7-O-木糖葡萄糖苷、鹰嘴豆芽素 A-7-O-葡萄糖苷和尼鸢尾立黄素-7-O-葡萄糖苷。

5.3.4　提取分离实例

1. 葛根中异黄酮的分离

葛根为豆科植物野葛的干燥根,具有解表退热、生津、透疹、升阳止泻功效。葛根总黄酮具有扩张冠状动脉,增加冠状动脉血流量以及降低心肌耗氧量等作用。其主要成分结构如下:

大豆素　　$R_1=R_2=R_3=H$
大豆苷　　$R_1=R_3=H$　$R_2=$葡萄糖基
葛根素　　$R_2=R_3=H$　$R_1=$葡萄糖基

葛根中异黄酮类化合物极性中等,可以溶解在高浓度醇中,因此可选用甲醇为提取溶剂。葛根中异黄酮类化合物不与醋酸铅反应,但可与碱式醋酸铅生成沉淀,所以用此方法进行纯化。被分离物中不含形成络合物的结构,可以用氧化铝为吸附剂进行分离。具体提取分离流程如图 5-4 所示。

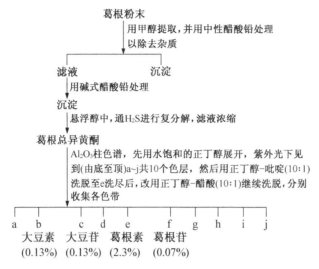

图 5-4　葛根中异黄酮类化合物提取分离流程

2. 满山红化学成分的提取分离

满山红为杜鹃花科植物兴安杜鹃（*Rhododendron dauricum*）的叶，具有止咳化痰、清热燥湿的功效，所含化学成分有鞣质、黄酮、有机酸、香豆素等，其中，黄酮类化合物有苷和苷元类，苷元中有的化合物含邻二酚羟基，有的不含邻二酚羟基。依据上述原因设计提取分离方法，如图 5-5 所示。

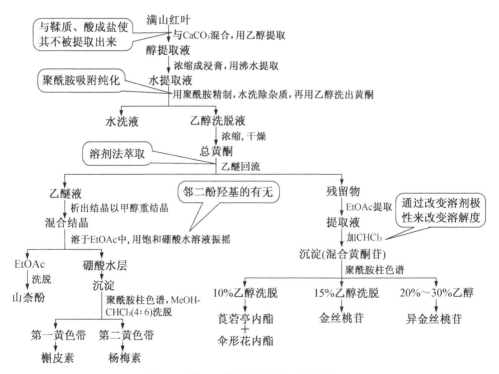

图 5-5　满山红化学成分的提取分离流程

3. 水蔓菁中黄酮苷及苷元的提取分离

水蔓菁为玄参科植物水蔓菁(*Veronica linariifolia*)的全草,具有清热解毒、利尿、化痰止咳的功效,主要含黄酮类化合物。水蔓菁中黄酮苷及苷元的提取分离流程如图5-6所示。

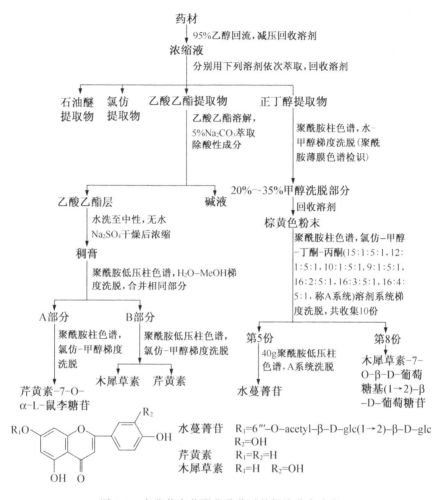

图 5-6　水蔓菁中黄酮苷及苷元的提取分离流程

5.4　黄酮类化合物的检识与结构研究[2,13,14]

未知黄酮类化合物的鉴定,经典的方法一般在运用化学显色方法确定是黄酮类化合物后,在测定分子式的基础上,利用色谱(PC 或 TLC)得到的 R_f 值或 hR_f 值与文献数据比较进行定性鉴别。利用样品在甲醇溶液中及加入各种诊断试剂后得到的紫外-可见光谱的分析,可粗略判断其结构类型和羟基取代情况。但这些方法均有一定的局限性,并曾导致得出过一些错误结论。现在,黄酮类化合物的鉴别与结构测定多依赖于谱学的综合解析,而化学方法和色谱方法已降至辅助地位。

5.4.1 黄酮类化合物的检识

黄酮类化合物的化学检识方法已在显色反应中进行了介绍,这里不再重复。下面介绍色谱检识法在黄酮类化合物中的应用。

1. 纸色谱(PC)

适用于多种天然黄酮类化合物及其苷类的分析。混合物的检识常采用双向色谱法。以黄酮苷类为例,一般第一向展开采用某种醇性溶剂,如 n-BuOH-HOAc-H_2O(4∶1∶5 上层,BAW)或水饱和的 n-BuOH 等,根据分配作用原理进行分离。第二向展开溶剂则用水或下列水溶液,如 2%~6%HOAc、3%NaCl 及 HOAc-浓 HCl-H_2O(30∶3∶10)等,根据吸附作用原理进行分离。

黄酮类化合物苷元一般宜用醇性溶剂或用 C_6H_6-HOAc-H_2O(125∶72∶3)、CHCl_3-HOAc-H_2O(13∶6∶1)、PhOH-H_2O(4∶1)或 HOAc-浓 HCl-H_2O(30∶3∶3)进行分离。而花色苷及花色苷苷元,则可用含 HCl 或 HOAC 的溶液作为展开剂。

多数黄酮类化合物在纸色谱上用紫外光灯检查时,可以看到有色斑点,以氨蒸气处理后常产生明显的颜色变化。此外,还可喷以 2%AlCl_3(甲醇)溶液(在紫外光灯下检查)或 1%FeCl_3-1%K_3Fe(CN)_6(1∶1)水溶液等显色剂。

黄酮类化合物苷元中,平面性分子如黄酮、黄酮醇、查耳酮等,用含水溶剂如 3%~5%HOAc 展开时,几乎停留在原点不动(R_f<0.02);而非平面性分子如二氢黄酮、二氢黄酮醇、二氢查耳酮等,因亲水性较强,故 R_f 值较大(0.10~0.30)。

黄酮类化合物分子中羟基苷化后,极性即随之增大,故在醇性展开剂中 R_f 值相应降低,同一类型苷元,R_f 值依次为:苷元>单糖苷>双糖苷。以在 BAW 中展开为例,多数类型苷元(花色苷元例外)R_f 值在 0.70 以上,而苷则小于 0.70。但在用水或 2%~8%HOAc、3%NaCl 或 1%HCl 展开时,则上列顺序将会颠倒,苷元几乎停留在原点不动,苷类的 R_f 值可在 0.5 以上,糖链越长,则 R_f 值越大。另外,糖的结合位置对 R_f 值也有重要的影响。不同类型黄酮类化合物在双向 PC 展开时常常出现在特定的区域,因此可推测它们的结构类型以及判定是否成苷和含糖数量。除 PC 外,TLC 用于黄酮类化合物的鉴定也日趋广泛。一般采用吸附薄层色谱,常用的吸附剂有硅胶、聚酰胺,其次是纤维素。

2. 硅胶薄层色谱

硅胶薄层色谱用于分离与鉴定弱极性黄酮类化合物较好。分离黄酮苷元常用的展开剂是甲苯-甲酸甲酯-甲酸(5∶4∶1),并可根据待分离成分极性大小适当调整甲苯与甲酸的比例。另外,展开剂尚有苯-甲醇(95∶5)、苯-甲醇-醋酸(35∶5∶5)、氯仿-甲醇(8.5∶1.5,7∶0.5)、甲苯-氯仿-丙酮(40∶25∶35)、丁醇-吡啶-甲酸(40∶10∶2)等。分离黄酮苷元中的甲醚或醋酸酯衍生物等中性成分,可用苯-丙酮(9∶1)、苯-乙酸乙酯(7.5∶2.5)等为展开剂。

3. 聚酰胺薄层色谱

适合于分离游离酚羟基的黄酮及其苷类。由于聚酰胺对黄酮类化合物吸附能力较强,因而需要可以破坏其氢键缔合的溶剂为展开剂。

在大多数展开剂中含有醇、酸或水。常用的展开剂有乙醇-水(3∶2)、水-乙醇-乙酰丙酮(4∶2∶1)、水-乙醇-甲酸-乙酰丙酮(5∶1.5∶1∶0.5)、水饱和的正丁醇-醋酸(100∶1,100∶2)、丙酮-水(1∶1)、丙酮-95%乙醇-水(2∶1∶2)、95%乙醇-醋酸(100∶2)、苯-甲醇-丁酮(60∶

20∶20)等。

5.4.2　紫外-可见光谱在黄酮类化合物结构鉴定中的应用

黄酮类化合物结构中具有芳香共轭体系,可在紫外光区产生吸收,不同类型的黄酮化合物及不同数量、位置的取代基,其紫外吸收或加入诊断试剂后的紫外吸收呈现出较好的规律性,故紫外-可见分光光度法是鉴别黄酮类化合物结构的一种重要手段。一般程序及用途为:① 测定样品在甲醇溶液中的 UV 光谱,判断黄酮类化合物的结构类型;做标准光谱。② 测定样品在甲醇溶液中加入各种诊断试剂后得到的紫外-可见光谱,与标准光谱对比判断酚羟基的位置。常用的诊断试剂有甲醇钠(NaOMe)、醋酸钠(NaOAc)、醋酸钠-硼酸(NaOAc-H₃BO₃)、三氯化铝(AlCl₃)及三氯化铝-盐酸(AlCl₃-HCl)等。

1. 黄酮类化合物在甲醇溶液中的紫外光谱及其用途

多数黄酮类化合物,因分子中存在桂皮酰基及苯甲酰基组成的交叉共轭体系,其甲醇溶液在 200~400nm 的区域内存在两个主要的紫外吸收带,称为峰带 Ⅰ(300~400nm)及峰带 Ⅱ(220~280nm)。

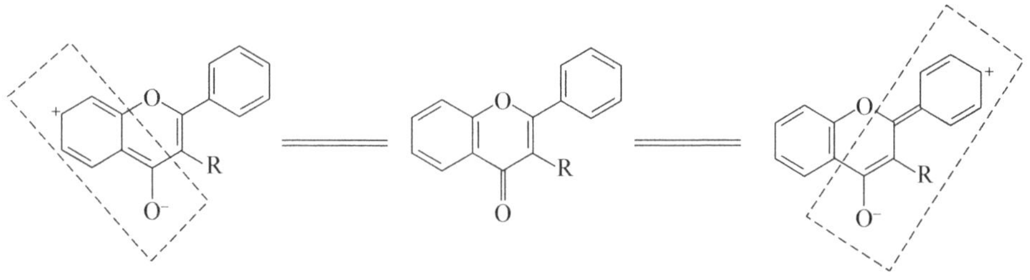

benzoyl
(**峰带 Ⅱ,220~280nm**)

flavone(R=H)
flavonol(R=OH)

cinnamoyl
(**峰带 Ⅰ,300~400nm**)

不同黄酮类化合物结构中两个交叉共轭体系是否存在,将影响紫外吸收光谱的峰位及形状(或强度)。因此,可以根据黄酮类化合物甲醇溶液的紫外光谱判断其结构类型。一般黄酮类化合物甲醇溶液的紫外光谱按其特征分为三类,见表 5-4 所示。

表 5-4　黄酮类化合物在甲醇溶液中的紫外光谱特征

黄酮类型	UV(nm)		谱带峰形
	峰带 Ⅰ	峰带 Ⅱ	
黄酮	304~350	240~280	带Ⅰ、带Ⅱ等强
黄酮醇	352~385	240~280	
黄酮醇(3-OH 被取代)	328~357	240~280	
查耳酮	340~390	220~270	带Ⅰ强峰,带Ⅱ次强峰
橙酮	370~430(多个峰)	220~270	
异黄酮		245~270	带Ⅱ主峰,带Ⅰ弱(肩峰)
二氢黄酮、二氢黄酮醇		270~295	

例如,木犀草素的 UV 光谱数据如图 5-7 所示。

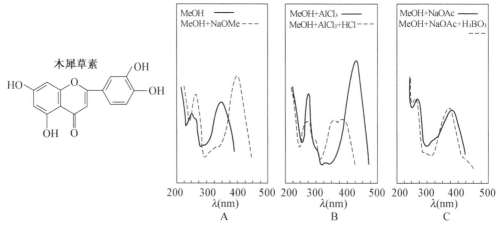

图 5-7　木犀草素的紫外光谱

（1）黄酮、黄酮醇类在甲醇中的 UV 光谱特征：黄酮或黄酮醇类化合物两个交叉共轭体系都存在，所以 2 个峰带的强度相近，两者的 UV 光谱图形相似，仅带 I 位置不同，黄酮带 I 位于 304～350nm，黄酮醇带 I 位于 358～385nm。利用带 I 的峰位不同，可以区别这两类化合物。

黄酮、黄酮醇的 B 环或 A 环上取代基的性质和位置不同将影响带 I 或带 II 的峰位和形状。例如，7 和 4′位引入羟基、甲氧基等含氧取代基，可引起相应吸收带红移。又如 3-或 5-位引入羟基，因能与 C_4 ═O 形成氢键缔合，前者使带 I 红移，后者使带 I、带 II 均红移。B 环上的含氧取代基逐渐增加时，带 I 向红位移值（nm）也逐渐增加（表 5-5），但不能使带 II 产生位移。有时（例如 3′，4′位有 2 个羟基或 2 个甲氧基或亚甲二氧基）仅可能影响带 II 的形状，使带 II 歧分为双峰或 1 个主峰（II_b 位于短波处）和 1 个肩峰（sh）或弯曲（II_a 位于长波处）。

表 5-5　B 环上引入羟基对黄酮类化合物 UV 光谱带 I 的影响

化　合　物	羟　基　位　置		带 I（nm）	
	A 或 C 环	B 环		
3,5,7-三羟基黄酮（高良姜素）	3、5、7	—	359	向
3,5,7,4′-四羟基黄酮（山柰酚）	3、5、7	4′	367	红
3,5,7,3′,4′-五羟基黄酮（槲皮素）	3、5、7	3′、4′	370	位
3,5,7,3′,4′,5′-六羟基黄酮（杨梅素）	3、5、7	3′、4′、5′	374	移

A 环上的含氧取代基增加时，使带 II 向红位移（表 5-6），而对带 I 无影响，或影响甚微（但 5-羟基例外）。

黄酮或黄酮醇的 3-、5-或 4′-羟基被甲基化或苷化后，可使带 I 向紫位移，3-OH 甲基化或苷化使带 I（328～357nm）与黄酮的带 I 的波长范围重叠（且光谱曲线的形状也相似），5-OH 甲基化使带 I 和带 II 都向紫位移 5～15nm，4′-OH 甲基化或苷化，使带 I 向紫位移 3～10nm。其他位置上的羟基取代对甲醇中的紫外光谱几乎没有影响。

表 5-6　A 环上引入羟基对黄酮类化合物 UV 光谱带 Ⅱ 的影响

化　合　物	A 环上羟基位置	带 Ⅱ（nm）
黄酮	—	250
5-羟基黄酮	5	268
7-羟基黄酮	7	252
5,7-二羟基黄酮	5,7	268
5,6,7-三羟基黄酮（黄芩素）	5,6,7	274
5,7,8-三羟基黄酮（去甲汉黄芩素）	5,7,8	281

　　黄酮或黄酮醇的酚羟基被乙酰化后，原来酚羟基对紫外吸收光谱的影响几乎消失，见表 5-7（槲皮素五乙酰化物的 UV 光谱与黄酮很相似）。

表 5-7　黄酮、黄酮醇类化合物的羟基乙酰化后对 UV 光谱的影响

化　合　物	λ_{max}^{MeOH}（nm）	
	带 Ⅰ	带 Ⅱ
黄　酮	297	250
槲皮素	370	255
槲皮素五乙酰化物	300	252

　　（2）查耳酮及橙酮类在甲醇中的 UV 光谱特征：共同特征是带 Ⅰ 很强，为主峰；而带 Ⅱ 则较弱，为次强峰。

　　查耳酮中，带 Ⅱ 位于 220～270nm，带 Ⅰ 位于 340～390nm，有时分裂为 Ⅰa（340～390nm）及 Ⅰb（300～320nm）。与黄酮、黄酮醇类化合物一样，环上引入氧取代基，也会引起吸收带，尤其是带 Ⅰ 红移，在 2′ 位上引入—OH 时影响最大（表 5-8）。

表 5-8　查耳酮类化合物的 UV 吸收光谱（带 Ⅰ）

化　合　物	带 Ⅰ（λ_{max}^{MeOH}，nm）	化　合　物	带 Ⅰ（λ_{max}^{MeOH}，nm）
查耳酮	312	4-羟基查耳酮	350
4′-羟基查耳酮	320	2′,4′,4-三羟基查耳酮	370

　　反之，2′-OH 甲基化或苷化时，可引起带 Ⅰ 紫移 15～20nm，其余位置的结构变化对带 Ⅰ 影响不大。

　　橙酮中，常显现 3～4 个吸收峰，但主要吸收峰（带 Ⅰ）一般位于 370～430nm，天然来源的橙酮可为 388～413nm。羟基甲基化或苷化时对光谱并不产生显著影响，但 6,7-二羟基橙酮中的 7-羟基除外。后者如被甲基化或苷化，可使带 Ⅰ 紫移 18nm。

　　（3）异黄酮、二氢黄酮及二氢黄酮醇在甲醇中的 UV 光谱特征：共同特征是带Ⅱ很强，是主峰，带Ⅰ很弱（因 B-环不与吡喃环上的羰基共轭或共轭很弱，常在主峰的长波方向处有一肩峰）。

　　根据主峰的位置，可以区别异黄酮与二氢黄酮及二氢黄酮醇类，前者在 245～270nm，后两者在 270～295nm。

2. 利用诊断试剂对黄酮、黄酮醇类化合物 UV 光谱的影响检出羟基位置

当向黄酮类化合物的甲醇（或乙醇）溶液中分别加入某些试剂时，能使黄酮的酚羟基离解或形成络合物等，导致光谱发生变化，据此变化可以判断某些结构是否存在。这些试剂对结构具有诊断意义，称为诊断试剂。现以黄酮和黄酮醇为例，说明各种诊断试剂引起的位移及其在结构鉴定中的作用，如表 5-9 所示。

表 5-9　加入诊断试剂的黄酮类化合物 UV 光谱变化及结构鉴定意义

诊断试剂	带 II	带 I	归　属
NaOMe		红移 40～60nm，强度不降	有 4'-OH
		红移 50～60nm，强度下降	有 3-OH，但无 4'-OH
	吸收谱随时间延长而衰退		有对碱敏感的取代图式，如 3,4'-、3,3'、4'-、5,6,7-、5,7,8-、3',4',5'-羟基取代图式等
NaOAc（未熔融）	红移 5～20nm		有 7-OH
	红移＞30nm	在长波一侧有明显肩峰	有 4'-OH，但无 3-OH 及/或 7-OH
NaOAc（熔融）		红移 40～65nm，强度下降	有 4'-OH
	吸收谱随时间延长而衰退		有对碱敏感的取代图式（同上所示）
NaOAc/H₃BO₃		红移 12～30nm	B 环有邻二酚羟基
			A 环有邻二酚羟基（但不包括 5,6-位）
	红移 5～10nm		
AlCl₃ 及 AlCl₃/HCl	AlCl₃/HCl 谱图＝AlCl₃ 谱图		结构中无邻二酚羟基
	AlCl₃/HCl 谱图≠AlCl₃ 谱图		结构中可能有邻二酚羟基
	峰带 I（或 Ia）		
	紫移 30～40nm		B 环有邻二酚羟基
	紫移 50～65nm		A、B 环上均可能有邻二酚羟基
	AlCl₃/HCl 谱图＝MeOH 谱图		无 3-OH 及/或 5-OH
	AlCl₃/HCl 谱图≠MeOH 谱图		可能有 3-OH 及/或 5-OH
	峰带 I 红移 35～50nm		有 5-OH
	红移 60nm		有 3-OH
	红移 50～60nm		可能同时有 3-OH 及 5-OH
	红移 17～20nm		除 5-OH 外，尚有 6-含氧取代

从表 5-9 可以看出，黄酮类母核上的所有酚羟基因在甲醇钠强碱性下均可离解，故可引起相应峰带大幅度红移。市售醋酸钠因含微量醋酸，碱性较弱，只能使黄酮母核上酸性较强的 7-OH 离解，并影响峰带红移；但醋酸钠经熔融处理后，碱性增强，使 7-OH 黄酮（醇）的 UV 图谱

表现出与甲醇钠类似的位移效果。为了判断结构中是否有对碱敏感的取代图式,可在加入甲醇钠或醋酸钠后立即测定试样的 UV 光谱,几分钟后再次测定该试样的 UV 图谱,并比较两者差别,如有在碱性下易氧化的羟基取代图式时,则随着测定时间的延长,图谱上的吸收将会逐渐衰退。

黄酮类化合物分子中如果有邻二酚羟基结构单元时,可在醋酸钠碱性条件下,与硼酸络合,并引起相应峰带红移。

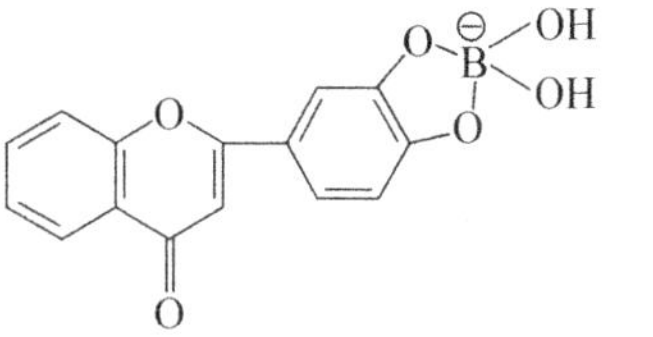

黄酮类化合物与硼酸形成的络合物

另外,分子中有邻二酚羟基、3-羟基-4-酮基或 5-羟基-4-酮基时,还可以与三氯化铝络合,并引起相应吸收带红移,生成的铝络合物相对稳定性按下列顺序排列:

黄酮醇 3-OH ＞黄酮 5-OH ＞二氢黄酮 5-OH ＞邻二酚羟基 ＞二氢黄酮醇 3-OH。

如分子中同时有 3-或 5-OH 及邻二酚羟基,则可同时与三氯化铝络合,生成二络合物(图 5-8)。

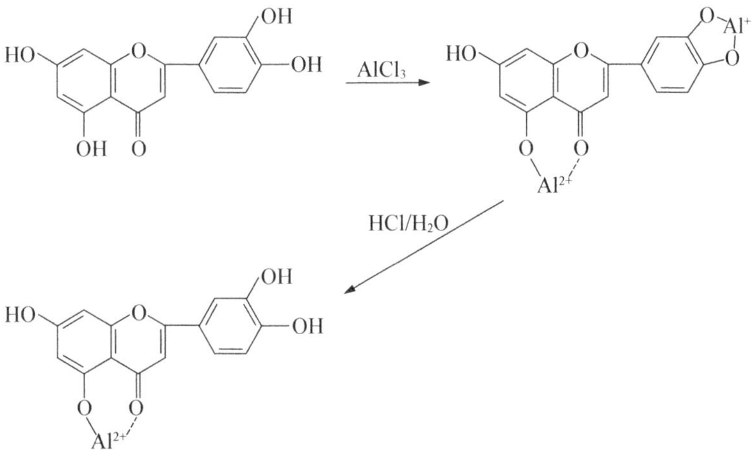

图 5-8　黄酮类化合物与 AlCl₃ 形成的络合物

上述邻二酚羟基及二氢黄酮醇 3-OH 系统与三氯化铝形成的络合物很不稳定,加入少量酸水(如盐酸)时即可分解(见上式)。二氢黄酮醇的铝络合物可因在醋酸钠中不稳定而予以鉴别。如以乙醇作测定溶剂时,其中含有的痕量水分可以抑制三氯化铝与邻二酚羟基形成络合物,但甲醇则不然,因此多选用甲醇作 UV 光谱测定的溶剂。

黄酮类化合物中如同时有 3-及 5-OH 时,优先生成 3-羟基-4-酮基螯合物。实践工作中,多在测定以 MeOH 为溶剂的供试试样的 UV 光谱基础上,测定该试样的加 AlCl₃ 光谱,然后加入盐酸,再测定试样的 AlCl₃ 加 HCl 光谱,而后进行对比分析。

以上所述乃为一般经验规律,实践中尚须结合化学方法及其他光谱特征进行综合分析作出判断。例如,邻二酚羟基还可以通过氯化锶反应加以识别,3-或 5-羟基可借助锆-枸橼酸反应进行识别等。

此外,同一试样在重复测定时,以甲醇为溶剂的 UV 光谱及加入甲醇钠的 UV 光谱的重现性较好,而加入其他诊断试剂的 UV 光谱的重现性较差。对于鉴定来说,光谱的谱线形状十分重要。B-环上有邻二酚羟基时,带Ⅰ在 AlCl₃ 中将较 AlCl₃/HCl 中红移约 30～40nm。当在

A-及 B-环上均有邻二酚羟基时,则在上述位移基础上将再增加 20~25nm。

5.4.3 氢核磁共振在黄酮类化合物结构鉴定中的应用

氢核磁共振(^{1}H-NMR)现已成为黄酮类化合物结构鉴定的重要方法。所用溶剂有氘代氯仿、氘代二甲基亚砜(DMSO-d_6)、氘代吡啶等,具体情况因溶解度而异。黄酮类化合物常用无水 DMSO-d_6 作溶剂,它不仅溶解范围广,而且各质子信号的分辨率高,对鉴别黄酮类母核上的酚羟基是十分理想的溶剂。例如在 3,5,7-三羟基黄酮^{1}H-NMR 谱上,羟基质子信号将分别出现在 δ12.40(5-OH),10.93(7-OH)及 9.70(3-OH)左右,这些信号可在试样中加入重水(D$_2$O)而消失。

早期是将黄酮类化合物制备成三甲基硅醚衍生物溶于 CCl$_4$ 中进行测定(图 5-9)。

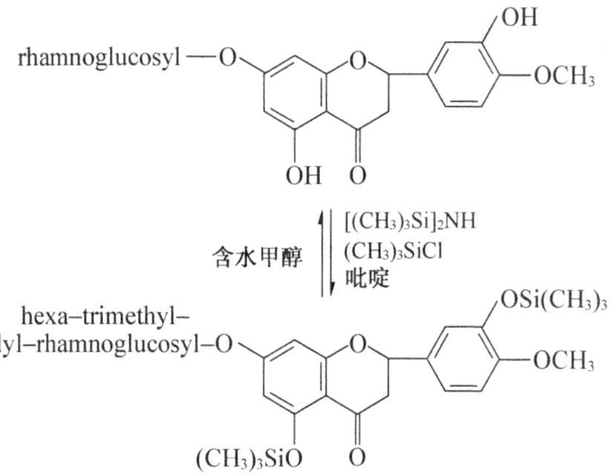

图 5-9 三甲基硅烷化的橙皮苷

将黄酮类化合物的氢核磁共振谱进行归纳整理,有如下规律:

1. A 环质子

A 环质子最常见的是 5,7-二羟基取代方式,少数化合物是 7-羟基取代。

(1)5,7-二羟基黄酮类化合物:5,7-二羟基取代后,A 环上剩余的两个质子 H-6 和 H-8 分别以二重峰(d,J=2.5Hz)出现在 δ5.70~6.90 区域内,且 H-6 总是比 H-8 位于较高的磁场区。当 7-羟基被苷化后,H-6 和 H-8 信号均向低场位移,见表 5-10 和图 5-10、图 5-11 所示。

表 5-10 5,7-二羟基黄酮类化合物中 H-6 和 H-8 的化学位移

化 合 物	$\delta_{\text{H-6}}$	$\delta_{\text{H-8}}$
黄酮、黄酮醇、异黄酮	6.00~6.20 (d)	6.30~6.50 (d)
以上化合物的 7-O-葡萄糖苷	6.20~6.40 (d)	6.50~6.90 (d)
二氢黄酮、二氢黄酮醇	5.75~5.95 (d)	5.90~6.10 (d)
以上化合物的 7-O-葡萄糖苷	5.90~6.10 (d)	6.10~6.40 (d)

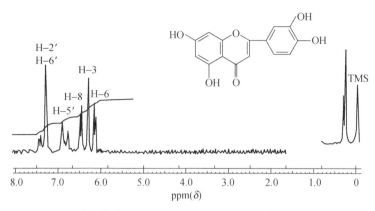

图 5-10　木犀草素(5,7-OH)三甲硅醚衍生物的¹H-NMR(CCl₄)

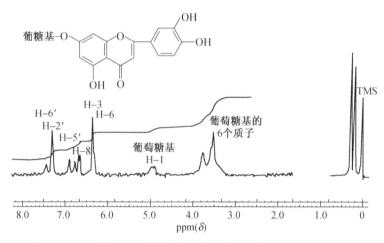

图 5-11　木犀草素-7-葡萄糖苷三甲硅醚衍生物的¹H-NMR(CCl₄)

(2)7-羟基黄酮类化合物:A 环上有 H-5、H-6、H-8 三个芳香质子。H-5 处于 C_4=O 的去屏蔽区及 H-6 的邻偶作用,在比其他芳香质子更低的磁场区 $\delta8.0$ 左右出现一个二重峰(d,J=9Hz);H-6 受 H-5 的邻偶和 H-8 的间偶作用,表现为一个双二重峰(dd,J=9Hz,2.5Hz);H-8 受 H-6 的间偶作用,表现为一个二重峰(d,J=2.5Hz)。与 5,7-二羟基黄酮类化合物相比,7-羟基黄酮类化合物中的 H-6 和 H-8 均在较低磁场区出峰,而且相互位置可能颠倒(见表 5-11 及图 5-12)。

表 5-11　7-羟基黄酮类化合物中 H-5、H-6 和 H-8 的化学位移

化 合 物	δ_{H-5}	δ_{H-6}	δ_{H-8}
黄酮、黄酮醇、异黄酮	7.39~8.20 (d)	6.70~7.10 (dd)	6.70~7.00 (d)
二氢黄酮、二氢黄酮醇	7.70~7.90 (d)	6.40~6.50 (dd)	6.30~6.40 (d)

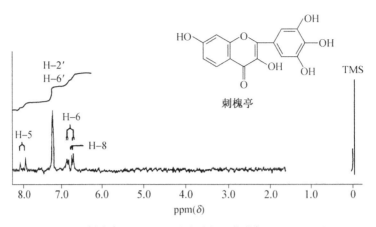

图 5-12　刺槐亭(7-OH)三甲硅醚衍生物的 ^{1}H-NMR(CCl_4)

2. B 环质子

（1）4′-氧取代的黄酮类化合物：剩余四个质子可以分成 H-2′、H-6′和 H-3′、H-5′两组,构成 AA′BB′系统,其谱形可粗略地看成一个 AB 偶合系统,每组质子均表现为二重峰(2H,J = 8.5Hz),前组比后组位于稍低的磁场,这是由于 C 环对 H-2′,H-6′的去屏蔽效应以及 H-3′、H-5′受到 4′-OR 取代基的供电性诱导效应的缘故。至于 H-2′,H-6′的具体峰位,取决于 C 环的氧化程度,见表 5-12、图 5-13 所示。

表 5-12　4′-氧化黄酮类化合物中 H-2′、H-6′和 H-3′、H-5′的化学位移

化 合 物	$\delta_{H-2',6'}$	$\delta_{H-3',5'}$
二氢黄酮类	7.10~7.30 (d)	6.50~7.10 (d)
二氢黄酮醇类	7.20~7.40 (d)	6.50~7.10 (d)
异黄酮类	7.20~7.50 (d)	6.50~7.10 (d)
查耳酮(H-2,-6 和 H-3,-5)类	7.40~7.60 (d)	6.50~7.10 (d)
橙酮类	7.60~7.80 (d)	6.50~7.10 (d)
黄酮类	7.70~7.90 (d)	6.50~7.10 (d)
黄酮醇类	7.90~8.10 (d)	6.50~7.10 (d)

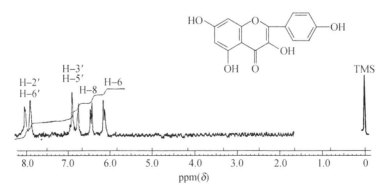

图 5-13　山柰素的三甲硅醚衍生物的 ^{1}H-NMR(CCl_4)

（2）3′,4′-二氧取代黄酮类化合物：在这种取代类型中,黄酮和黄酮醇类化合物比较有规

律。而 C 环还原型的化合物(异黄酮、二氢黄酮及二氢黄酮醇)峰互相重叠,难以分辨。

对黄酮和黄酮醇类化合物,H-5′(d,$J=8.5$Hz)出现在较高场,$\delta 6.70\sim 7.10$;H-2′(d,$J=2.5$Hz)及 H-6′(dd,$J=2.5,8.5$Hz)出现在较低场,$\delta 7.20\sim 7.90$,后两者有时相互重叠,不好分辨,见表 5-13、图 5-10 所示。

表 5-13 在 3′,4′-二氧化取代黄酮类化合物中 H-2′和 H-6′的化学位移

化 合 物	$\delta_{H-2'}$	$\delta_{H-6'}$
黄酮(3′,4′-OH 和 3′-OH,4′-OMe)	$7.20\sim 7.30$ (d)	$7.30\sim 7.50$ (dd)
黄酮醇(3′,4′-OH 和 3′-OH,4′-OMe)	$7.50\sim 7.70$ (d)	$7.60\sim 7.90$ (dd)
黄酮醇(3′-OMe,4′-OH)	$7.60\sim 7.80$ (d)	$7.40\sim 7.60$ (dd)
黄酮醇(3′,4′-OH,3-O-糖)	$7.20\sim 7.50$ (d)	$7.30\sim 7.70$ (dd)

通常 H-6′比 H-2′处于更高场,但 3′-OMe、4′-OH 取代的黄酮醇,H-2′比 H-6′处于更高场。从 H-2′和 H-6′的化学位移来看,可以区别黄酮和黄酮醇的 3′,4′-位上是 3′-OH、4′-OMe 还是 3′-OMe、4′-OH。

对 C 环还原型的化合物,H-2′、H-5′和 H-6′三个质子将作为一个复杂的多重峰(常常组成 2 组峰)出现在 $\delta 6.70\sim 7.10$,见图 5-14 所示。此时 C 环的影响极小,每个质子的化学位移主要取决于它们相对于含氧取代基的位置。

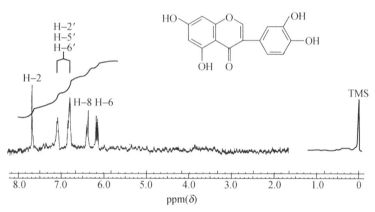

图 5-14 紫檀素的三甲硅醚衍生物的¹H-NMR(CCl₄)

(3) 3′,4′,5′-三氧取代黄酮类化合物:如果 3′,4′,5′均为羟基,则 H-2′和 H-6′以一个单峰(2H,s)出现在 $\delta 6.50\sim 7.50$ 区域,见图 5-12 所示;但当 3′或 5′-OH 被甲基化或苷化时,则导致 H-2′和 H-6′各以一个二重峰($J=2.0$Hz)出现。

3. C 环质子

C 环质子的核磁共振信号是区别各类黄酮化合物的重要依据,各类结构特征如下:

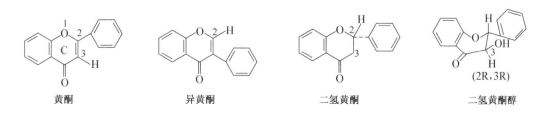

黄酮　　　　　　异黄酮　　　　　　二氢黄酮　　　　　　二氢黄酮醇

（1）黄酮类化合物：H-3 常常在 δ6.30～6.80 出现一个尖锐的单峰，见图 5-10、5-11 所示。但如果是 5,6,7-或 5,7,8-三含氧取代黄酮，易与 A 环的孤立芳氢 H-8 或 H-6 信号相混淆，应注意区别。

（2）异黄酮类化合物：H-2 为一尖锐单峰，出现在 δ7.60～7.80，见图 5-14 所示，比一般芳香质子位于较低磁场区，这是因它受到 1-位氧原子和 4-位羰基的吸电性诱导影响之故。

（3）二氢黄酮类：H-2 因受两个磁不等价的 H-3 偶合（$J_反$＝11.0Hz，$J_顺$＝5.0Hz），故被裂分成一个双二重峰，中心位于 δ5.20。两个 H-3 各因偕偶（J＝17.0Hz）和与 H-2 邻偶，也分别被裂分成一个双二重峰（但往往相互重叠而不易区分），中心位于 δ2.80 处，见图 5-15 及表 5-14。

（4）二氢黄酮醇类：天然存在的此类化合物，H-2 和 H-3 构成反式二直立键系统，故 H-2、H-3 均以二重峰出现，前者在 δ4.80～5.00（d，J_{aa}＝11Hz，H-2）处，后者出现在 δ4.10～4.30（d，J_{aa}＝11Hz，H-3）处，见图 5-16。当 3-OH 成苷后，则使 H-2 和 H-3 峰均向低磁场方向位移，前者出现在 δ5.00～5.60 处，后者出现于 δ4.30～4.60 处，见表 5-14 所示。

表 5-14　二氢黄酮和二氢黄酮醇 H-2 和 H-3 的化学位移

化　合　物	δ_{H-2}	δ_{H-3}
二氢黄酮	5.00～5.50（dd）	接近 2.80（dd）
二氢黄酮醇	4.80～5.00（d）	4.10～4.30（d）
二氢黄酮醇-3-O-糖	5.00～5.60（d）	4.30～4.60（d）

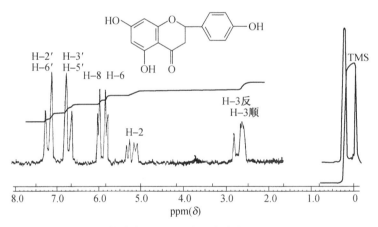

图 5-15　柚皮素三甲硅醚衍生物的[1]H-NMR(CCl$_4$)

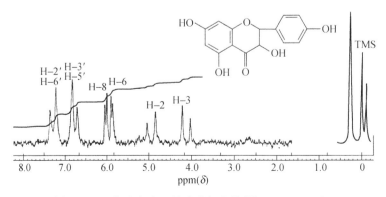

图 5-16　二氢山柰素三甲硅醚衍生物的[1]H-NMR(CCl$_4$)

（5）查耳酮类：H-α 和 H-β 均以二重峰（$J=17Hz$）出现，前者在 δ6.70～7.40 处，后者在 δ7.30～7.70 处，见图 5-17。

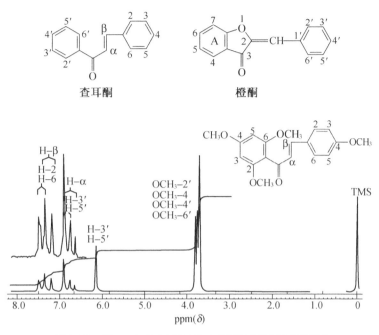

图 5-17　2′,4,4′,6′-四甲氧基查耳酮[1]H-NMR（CDCl$_3$）

（6）橙酮类：＝CH 质子以单峰出现在 δ6.50～6.70 处，其确切的峰位取决于 A 环和 B 环上的羟基取代情况，见图 5-18 所示。

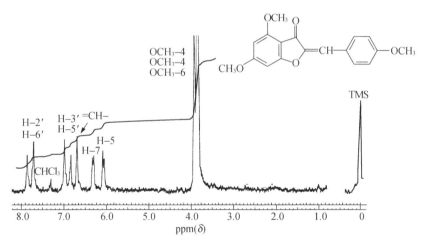

图 5-18　4,4′,6-三甲氧基橙酮的[1]H-NMR（CDCl$_3$）

4．糖上的质子

在黄酮类与糖形成的单糖苷中，糖的 C-1 原子与 2 个氧原子相连，电子云密度低，使其相连的质子（以 H-1″表示）与糖的其他质子相比，一般位于较低磁场区，见图 5-11 所示。其具体的峰位可提供成苷的位置、糖的种类等重要信息，见表 5-15 所示。

表 5-15   直接连在苷元羟基上的葡萄糖基或鼠李糖基中 H-1″的化学位移

化　合　物	$\delta_{\text{H-1}''}$	化　合　物	$\delta_{\text{H-1}''}$
黄酮醇-3-O-葡萄糖苷	5.70～6.00(d)	黄酮醇-3-O-鼠李糖苷	5.00～5.10(d)
黄酮类-7-O-葡萄糖苷	4.80～5.20(dd)	黄酮醇-7-O-鼠李糖苷	5.10～5.30(d)
黄酮类-4′-O-葡萄糖苷	4.80～5.20(dd)	二氢黄酮醇-3-O-葡萄糖苷	4.10～4.30(d)
黄酮类-5-O-葡萄糖苷	4.80～5.20(dd)	二氢黄酮醇-3-O-鼠李糖苷	4.00～4.20(d)
黄酮类-6-及 8-C-糖苷	4.80～5.20(dd)		

可以看出,在黄酮类化合物葡萄糖苷中,葡萄糖连接在 3-OH 和连接在其他位置上的端基质子的化学位移值不同,前者出现在约 δ5.80 处,其他出现在靠近 δ5.00 处。在黄酮醇-3-O-葡萄糖苷和鼠李糖苷中,它们的端基质子的化学位移值也不同,但二氢黄酮醇-3-O-葡萄糖苷和鼠李糖苷的端基质子化学位移值很相近。

另外,β-D-葡萄糖苷分子中,葡萄糖基上的 H-1″和 H-2″为二直立键偶合系统,$J_{aa}=7\text{Hz}$。而 α-L-鼠李糖苷分子中,鼠李糖基上的 H-1″和 H-2″为二平伏键偶合系统,$J_{ee}=2\text{Hz}$。

在鼠李糖苷中,鼠李糖上的 C-CH₃ 以一个二重峰($J=6.5\text{Hz}$)或多重峰出现在 δ0.80～1.20 处也是一个明显的特征。

在黄酮类的双糖苷中,末端糖的端基质子(以 H-1‴表示)的化学位移比与苷元直接相连的糖的端基质子的化学位移小(因离黄酮母核较远,受到的去屏蔽影响较小),且因末端糖的连接位置不同而异。例如由葡萄糖、鼠李糖构成的黄酮类 3-O-或 7-O-双糖苷中,常见有下列两种类型:① 苷元-芦丁糖基[即苷元-O-葡萄糖(6→1)鼠李糖];② 苷元-新橙皮糖基[即苷元-O 葡萄糖(2→1)鼠李糖]。两种连接方式可以通过比较鼠李糖端基质子或 C-CH₃ 质子(H-6‴)的化学位移来区别,见表 5-16 所示。

表 5-16   鼠李糖的 H-1‴和 H-6‴化学位移

化合物	$\delta_{\text{H-1}'''}$	$\delta_{\text{H-6}'''}$
芦丁糖基	4.20～4.40(d,$J=2\text{Hz}$)	0.70～1.00(多重峰)
新橙皮糖基	4.90～5.00(d,$J=2\text{Hz}$)	1.10～1.30(d)

区分这两种连接方式比较常用的是 HMBC 法。

5. 其他质子

(1)C_6-和 C_8-CH₃:连接在苯环上的—CH₃ 的化学位移在 δ2.20 左右,C_6-CH₃ 化学位移恒定比 C_8-CH₃ 小约 0.2 化学位移单位。以异黄酮为例,前者出现在 δ2.04～2.27 处,后者出现在 δ2.14～2.45 处,见图 5-19 所示。

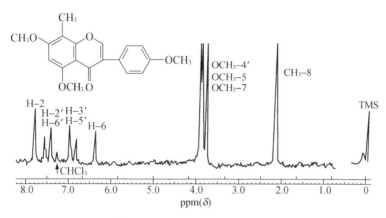

图 5-19　5,7,4′-三甲氧基-8-甲基异黄酮的¹H-NMR(CDCl₃)

（2）甲氧基质子：除少数例外，甲氧基质子一般以单峰出现在 δ3.50～4.10，见图 5-17、5-18、5-19。现代用 NOE 技术或二维核磁共振技术可以精确地确定其位置。

5.4.4　碳核磁共振谱在黄酮类化合物结构鉴定中的应用

¹³C-NMR 法已广泛应用于黄酮类化合物的结构鉴定，可以测定黄酮类化合物的骨架类型、取代图式，黄酮苷类中糖的连接位置、糖的连接顺序和苷键类型等。

具体峰位的归属可以通过与已知的黄酮类化合物进行对比确定。简单的系统中，可以用芳香化合物的取代基位移加和规律进行计算归属峰位，复杂系统中的峰位归属可以用各种一维和二维核磁共振技术。

1. 黄酮类化合物骨架类型的判断

由于黄酮类化合物骨架类型的区别主要体现在中央三碳链（即 C 环）上，因此 C 环碳信号的化学位移和峰裂分的不同，可以推断黄酮类化合物的骨架类型。黄酮类化合物不同类型碳的化学位移值见表 5-17 所示。

表 5-17　各类黄酮化合物 C 环三碳核的¹³C-NMR 谱信号特征

C=O	C-2(或 C-β)	C-3(C-α)	归　　属
168.6～169.8（s）	137.8～140.7(d)	122.1～122.3(s)	异橙酮类
174.5～184.0（s）	160.5～163.2(s)	104.7～111.8(d)	黄酮类
	149.8～155.4(d)	122.3～125.9(s)	异黄酮类
	147.9(s)	136.0(s)	黄酮醇类
182.5～182.7(s)	146.1～147.7(s)	111.6～111.9(d)（=CH—）	橙酮类
188.0～197.0(s)	136.9～145.4(d)	116.6～128.1(d)	查耳酮类
	75.0～80.3(d)	42.8～44.6(t)	二氢黄酮类
	82.7(d)	71.2(d)	二氢黄酮醇类

2. 黄酮类化合物取代图式的确定

根据黄酮类化合物中芳香碳的化学位移确定取代基的取代图式。黄酮类化合物中的芳香碳可以分成三类：① 有含氧取代基的；② 处于含氧取代基邻位和对位的；③ 无上述 2 种情况的。

由于取代基对黄酮类母核上各碳位移的影响基本符合简单苯衍生物的取代基位移效应（见表 5-18），所以第一类芳碳的化学位移较大，在 $\delta 155 \sim 165$，第二类芳碳的化学位移较小，在 $\delta 90 \sim 125$，第三类芳碳的化学位移居中，在 $\delta 125 \sim 135$。由此，根据这 3 个区域中吸收峰的个数，可以确定黄酮类化合物的取代图式。

表 5-18　黄酮类化合物的 B-环上引入取代基 X 时的取代基位移效应

X	Zi	Zo	Zm	Zp
OH	26.6	−12.8	1.6	−7.1
OCH₃	31.4	−14.4	1.0	−7.8

一般，A 环上引入取代基，位移效应只影响到 A 环，B 环上引入取代基，位移效应只影响到 B 环。但黄酮母核上引入 5-OH 时，除影响 A 环碳原子外，还因 C_5-OH 与 C_4 ═O 形成分子内氢键，可使 C_4、C_2 信号向低场移动（分别为 +4.5 及 +0.9），而 C-3 信号向高场移动（−2.0）。显然，C_5-OH 如果被甲基化或苷化（氢键缔合遭到破坏），上述信号将分别向高场或低场位移。

黄酮母核 ^{13}C-NMR 谱各碳化学位移如下：

在 $\delta 155 \sim 165$ 之间有 C_2、C_9 两个连氧碳的信号；C_8、C_3 在含氧取代基的邻位，信号在 $\delta 90 \sim 125$ 之间，其余芳碳都在 $\delta 125 \sim 135$ 区域。

自然界中最常见的 5,7-二羟基黄酮类化合物，在 $\delta 155 \sim 165$ 之间除有 C_2、C_9 两个峰外，又增加了 C_7、C_5；因处在 —OH 的邻或对位，C_6、C_{10} 位移到 C_8、C_3 所在的 $\delta 90 \sim 125$ 区域，其中，C_6、C_8 信号出现在 $\delta 90 \sim 100$，且 C_6 的化学位移大于 C_8；在 $\delta 125 \sim 135$ 区域，剩余 B 环碳的吸收峰，见图 5-20 所示。

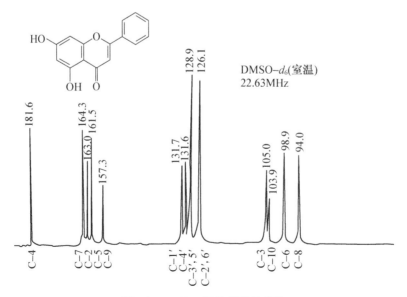

图 5-20　5,7-二羟基黄酮的碳谱

若 C₆ 或 C₈ 上有烷基取代,则其化学位移增大 6.0~9.6,另一个碳的化学位移基本不变,见图 5-23 所示。C₆、C₈ 若同时被不同的烷基取代,需用二维的 HMBC 技术来确定具体取代基的位置。

B 环上若 2′,4′二氧取代,C₂、C₄ 信号出现在 δ150 以上;若 3′,4′二氧取代,C₃、C₄ 信号出现在 δ150 以下,见图 5-26、5-28 所示。

其他黄酮类化合物的碳谱实例见图 5-21 至 5-30 所示。

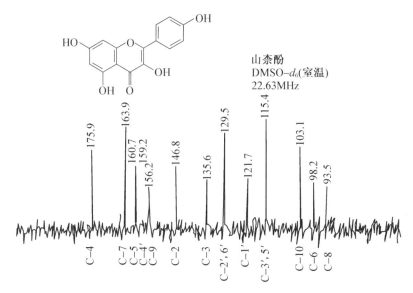

图 5-21　黄酮醇类化合物的碳谱

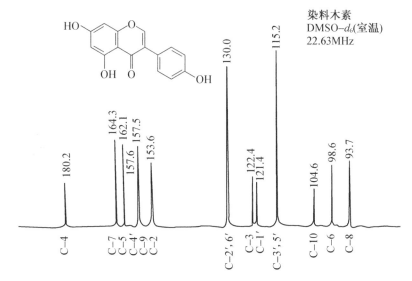

图 5-22　异黄酮类化合物的碳谱

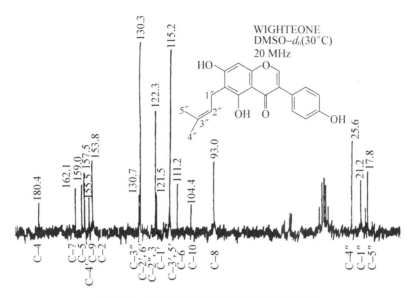

图 5-23　烷基取代的异黄酮类化合物的碳谱

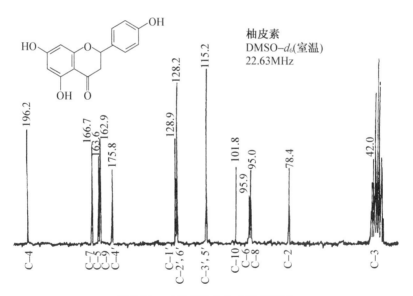

图 5-24　二氢黄酮类化合物的碳谱

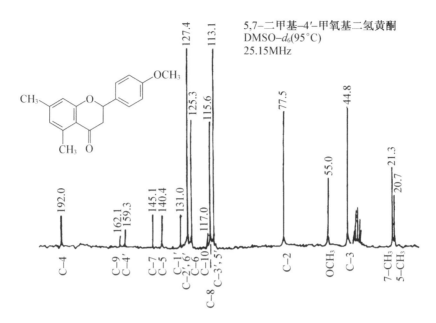

图 5-25　二氢黄酮类化合物的碳谱

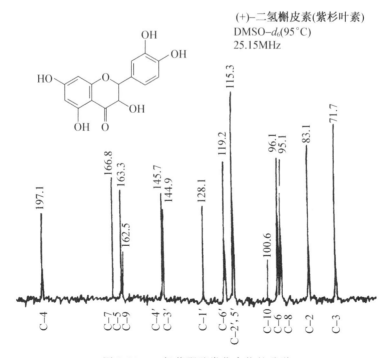

图 5-26　二氢黄酮醇类化合物的碳谱

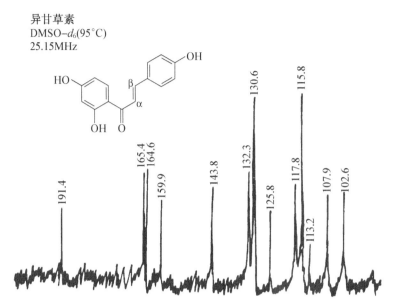

图 5-27　查耳酮类化合物的碳谱

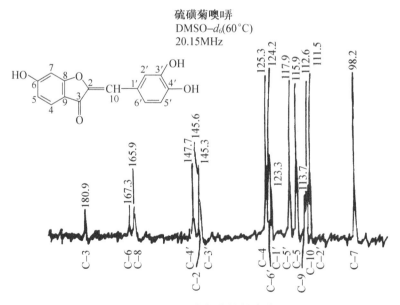

图 5-28　橙酮类化合物的碳谱

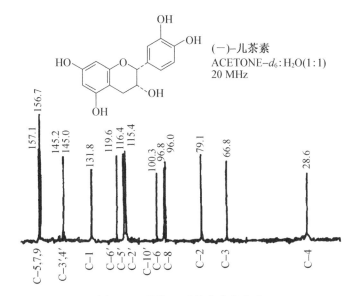

图 5-29　黄烷-3-醇类化合物碳谱

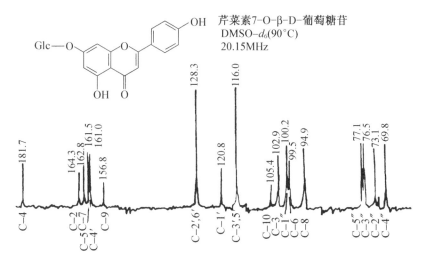

图 5-30　芹菜素-7-O-β-D-葡萄糖苷的碳谱

3. 黄酮类化合物 *O*-糖苷中糖的连接位置

在苷类化合物中,苷元与糖的连接位置是结构鉴定中必须解决的问题,在碳谱中,主要是根据苷化位移来解决这个问题,更加先进的方法是二维的 HMQC 结合 HMBC 的方法。

成苷后,苷元及糖均将产生相应的苷化位移(详细内容见第 2 章糖和苷)。黄酮苷元上成苷的酚羟基位置以及糖的种类不同,苷化位移幅度也不相同,据此,可以判定糖在苷元上的结合位置。

黄酮苷中,糖上端基碳的苷化位移约为 +4.0～+6.0。糖 C_1 的 δ 在 98.0～109.0 范围内,包括黄酮类的低聚糖苷中各个糖的 C_1 常与 C_6、C_8、C_3 及 C_{10} 混在一起而不易区别,这时采用 HMQC 等二维核磁共振技术会收到较好的效果。

黄酮是酚类苷元,其苷化位移规律是:成苷后,成苷位碳原子(ipso)向高场位移,其邻位、对位碳原子向低场位移,且对位碳原子的位移幅度大而且恒定,其位移规律见表 5-19。

表 5-19 黄酮类化合物 ^{13}C-NMR 谱上的苷化位移

位移均值	苷 化 位 置						
	7-O-糖	7-O-鼠李糖	3-O-糖	3-O-鼠李糖	5-O-葡萄糖	3'-O-葡萄糖	4'-O-葡萄糖
2			+9.2	+10.3	-2.8	-0.5	+0.1
3			-2.1	-1.1	+2.2	+0.4	+0.1
4			+1.5	+2.0	-6.0		
5			+0.4	+0.6	-2.7		
6	+0.8	+0.8			+4.4		
7	-1.4	-2.4			-3.0		
8	+1.1	+1.0			+3.2		
9					+1.4		
10	+1.7	+1.7	+1.0	+1.1	+4.3		
1'			-0.8		-1.3		+3.7
2'			+1.1		-1.2	+1.6	+0.4
3'			-0.3		-0.4	0	+2.0
4'			+0.7		-0.8	+1.4	-1.2
5'			-0.4		-1.0	+0.4	+1.4
6'			+1.5		-1.2	+3.2	0

苷化位移实例见表 5-20 所示,表中化合物 1 为 3,5,7,4'-四羟基黄酮,化合物 2 为 5,7,4'-三羟基黄酮-3-O-glc(6→1)rha,化合物 3 为 3,5,4'-三羟基黄酮-7-O-glc(2→1)rha。

表 5-20 苷化位移实例

C	1	2	3		C	1	2	3
2	146.1	156.6	147.9	葡萄糖	1		101.5	98.4
3	135.5	133.5	135.9		2		74.2	77.3
4	175.7	177.5	176.1		3		76.5	77.1
5	156.0	161.3	160.4		4		70.1	70.1
6	98.2	98.8	98.8		5		75.8	76.8
7	163.8	164.2	162.4		6		66.9	60.9
8	93.4	93.8	94.4	鼠李糖	1		100.6	100.5
9	160.5	156.9	155.9		2		70.3	70.5
10	102.9	104.2	104.9		3		70.7	70.8
1'	121.6	121.1	121.6		4		72.0	72.2
2'	129.3	130.9	129.5		5		68.1	68.3
3'	115.3	115.2	115.5		6		17.4	20.9
4'	159.0	159.4	159.4					
5'	115.3	115.5	115.5					
6'	129.3	129.5	129.5					

5-OH 成苷后，除有与上述相同的苷化位移效应外，还因 C_5-OH 与 C_4=O 的氢键缔合受到破坏，使 C_2、C_4 信号明显地向高场位移，而 C_3 信号则移向低场，其结果正好与氢键缔合时看到的情况相反。

综上所述，比较苷及苷元中相应碳原子的化学位移可判断糖在苷元上的连接位置。

黄酮类双糖苷及低聚糖苷的光谱则可以分解成相应的单糖苷等光谱进行比较而予以鉴定，其规律是当糖上的羟基被苷化时将使该羟基所在碳原子产生一个相当大的低场位移，而糖的连接顺序用二维的 HMBC 技术确定。

5.4.5　质谱在黄酮类化合物结构鉴定中的应用

多数黄酮类化合物苷元在电子轰击质谱(EI-MS)中分子离子峰较强，往往成为基峰，一般无须作成衍生物即可进行测定。但是，当测定黄酮苷类化合物时因其极性强、难气化以及对热不稳定，如不预先作成甲基化或三甲基硅烷化衍生物，则在 EI-MS 谱中将看不到分子离子峰。

1977 年 Schels H. 将黄酮的苷作成三甲基硅烷化衍生物后测定 EI-MS，可以获得比甲基化衍生物更为清晰的分子离子峰。此外，还将获得有关苷元及糖部分的结构、糖的连接位置、连接顺序以及分子内苷键等重要信息。

近来，应用 FD-MS、FAB-MS 和 ESI-MS 等软电离质谱技术，黄酮-O-糖苷类化合物即使不作成衍生物也可以获得非常强的分子离子峰$[M]^+$ 及具有偶数电子的准分子离子峰(quasi-molecular ion peak)$[M+H]^+$。另外，还可以改变发射丝电流强度以获得有关苷元及糖基部分的重要信息，为黄酮苷类化合物的结构鉴定提供了一种重要的手段。

1. 黄酮类化合物苷元的电子轰击质谱(EI-MS)

黄酮类化合物苷元的 EI-MS 中，除分子离子峰$[M]^{\ddagger}$外，也经常生成$[M-1]^+$，即(M-H)基峰。如为甲基化衍生物，则可以得到$[M-15]^+$，即(M-CH$_3$)离子。

对黄酮苷元化合物来说，由下列两种基本裂解途径得到碎片离子，如 $A_1^{\ddagger}$、B_1^+、B_2^+ 等，因为保留着 A、B 环的基本骨架，且碎片 A_1^+ 与相应的 B_1^+ 碎片的质荷比之和等于分子离子$[M]^{\ddagger}$的质荷比，故在鉴定工作上很有意义。

途径-Ⅰ(RDA 裂解)

途径-Ⅱ

上述两种基本裂解途径是相互竞争、相互制约的，并且，B_2^+ 及$[B_2-CO]^+$ 离子丰度大致与 $A_1^{\ddagger}$ 及 $B_1^{\ddagger}$ 离子以及它们进一步裂解得到的子离子(如$[A_1-CO]^+$等)的丰度成反比。

此外，还有由分子离子$[M]^{\ddagger}$生成$[M-1]^+$(M-H)及$[M-28]^{\ddagger}$(M-CO)以及由碎片离

子 A_1 生成 $[A_1-28]^{+}$（A_1—CO）及 B_2 生成 $[B_2-28]^{+}$（B_2—CO）等碎片离子。

下面重点介绍黄酮类及黄酮醇类的质谱：

（1）黄酮类基本裂解途径：多数黄酮苷元分子离子峰 $[M]^{+}$ 很强，往往成为基峰。$[M-28]^{+}$ 及由途径-I 得到的 A_1^{+} 及 B_1^{+} 峰也很突出，如图 5-31 所示。

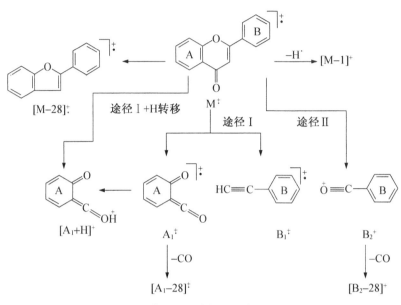

图 5-31　黄酮类化合物的基本裂解途径

很明显，A 环的取代图式可通过测定 A_1^{+} 的 m/z 的值进行确定。同样，根据 B 环碎片离子的 m/z 值，也可精确测定 B 环的取代情况（表 5-21）。

表 5-21　一些黄酮类化合物的质谱数据

化　合　物	A_1^{+}	B_1^{+}
黄酮	120	102
5,7-二羟基黄酮	152	102
5,7,4′-三羟基黄酮（芹菜素）	152	118
5,7-二羟基-4′-甲氧基黄酮（刺槐素）	152	132

应当注意，黄酮在有 4 个以上氧取代基时，常常给出中等强度的 A_1^{+} 及 B_1^{+} 碎片，它具有重要的鉴定意义；但是黄酮醇则不然，当氧取代超过 4 个时，只能产生微弱的 A_1^{+} 及 B_1^{+} 碎片离子。

（2）黄酮醇类质谱：多数黄酮醇苷元，分子离子峰是基峰，在裂解时主要按途径-II 进行，如图 5-32 所示，得到 B_2^{+} 离子，以及由它继续失去 CO 形成的 $[B_2-28]^{+}$ 离子在鉴定工作中有重要意义，其中，$[A+H]^{+}$ 是来自 A 环的主要离子，其上转移的 H 来自 3-OR 基团。

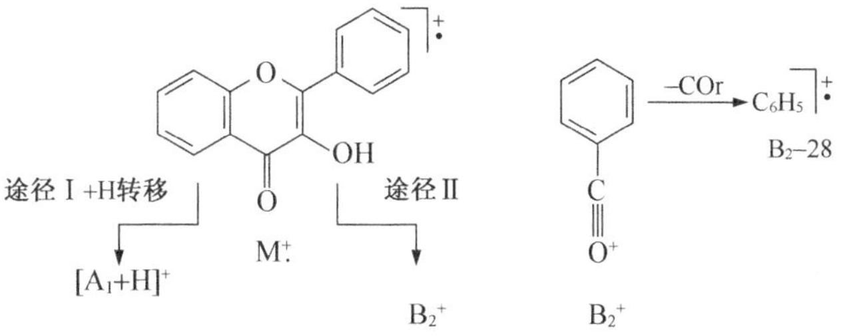

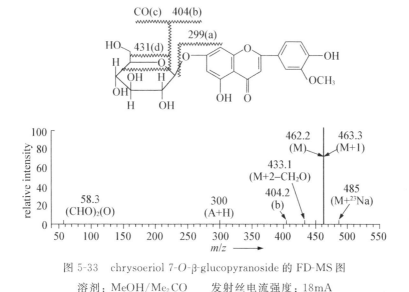

图 5-32 黄酮醇类化合物的裂解途径

如前所述,在黄酮类化合物质谱上,由途径-Ⅰ中得到的碎片离子(包括子离子)的丰度与途径-Ⅱ中得到的碎片离子(包括子离子)的丰度大致成反比。因此,如果在质谱图上看不到由途径-Ⅰ(RDA 裂解)得到的中等强度碎片离子时,则应当检查出 B_2^+ 离子。例如,在黄酮醇分子中,如羟基数不超过 3 个时,则在其全甲基化衍生物的质谱图上,B_2^+ 离子应当出现在 m/z 105(B 环无羟基取代),或 135、165、195(—OCH_3,示 B 环有 1 个、2 个、3 个羟基)等处,其中最强的峰即为 B_2^+ 离子。通过考查 B_2^+ 离子与分子离子 $[M]^+$ 间的 m/z 差别,可以帮助判断 A 环及 C 环的取代图式。

2. 黄酮苷类化合物的 FD-MS

黄酮苷类化合物在 EI-MS 上既不显示分子离子峰,也不显示糖基的碎片,故不宜用此法测定。而同一化合物在发射丝电流为 18mA 时测得的 FD-MS 谱(图 5-33)中,m/z 462,463 处示有特别醒目的 $[M]^+$ 及 $[M+H]^+$(基峰)。此外,因为还出现葡萄糖基的某些碎片,为该化合物的结构鉴定提供了重要的信息。

图 5-33 chrysoeriol 7-O-β-glucopyranoside 的 FD-MS 图

溶剂:MeOH/Me₂CO 发射丝电流强度:18mA

在图 5-33 上,m/z 404 及 58(乙二醇)的离子分别为在环氧及 C-1″间(b)以及 C-4″及 C-5″(c)之间的两处开裂生成。在 C-1″及苷氧原子之间的开裂(a),再加上 H 转移将产生 m/z 300(A+H)的离子。m/z 433 的碎片离子可能是从 $[M+1]^+$ 上脱掉 HCHO,再加上 H 转移后形成(d 开裂)。此外,图谱上于 m/z 485 处出现 $[M+Na]^+$ 离子,这可能是因为混存的盐类杂质在极性溶剂中阳离子化而形成。

在 FD-MS 上,因为[M+Na]⁺ 离子的强度随着溶剂极性及发射丝电流强度的改变而变化,故可用以帮助区别分子离子峰[M]⁺ 及准分子离子峰[M+1]⁺。

例如,在 graveobioside 的 FD-MS 中,当发射丝电流强度为 20mA 时,分子离子[M]⁺ 作为基峰在 m/z 594 处出现,且[M+1]⁺ 及[M+Na]⁺ 离子也十分清晰(图 5-34a);但当发射丝电流强度降低到 18mA 时,虽然[M]⁺ 及[M+1]⁺ 依然十分明显可见,但[M+Na]⁺ 峰却从图上消失,并且看不到其他因苷元开裂生成的碎片,图谱大大趋向于简化(图 5-34b)。

另外,从图 5-34a 上明显看出,FD 谱将提供比 EI 谱更清晰的结构信息。例如,m/z 462 及 150 的离子分别因苷中糖链部分(2→1)结合的 b、c 开裂所生成。这种类型的开裂对鉴别黄酮类-O-低聚糖苷的末端糖具有一定意义。

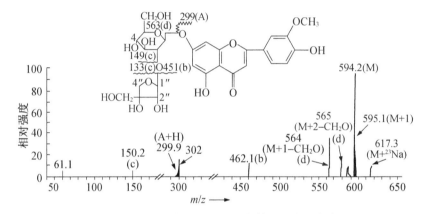

图 5-34a   grabelbioside 的 FD-MS 图(发射丝电流强度为 20mA)

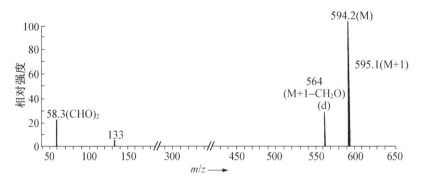

图 5-34b   grabelbioside 的 FD-MS 图(发射丝电流强度为 18mA)

5.4.6 黄酮类化合物的立体化学

黄酮类化合物中,二氢黄酮、二氢黄酮醇及其衍生物的 C-2 和 C-3 存在立体化学问题,它们的绝对构型的测定可使用的方法有如下几种:

1. 化学法

用不改变 C_2 构型的化学降解法,使二氢黄酮降解成分子量较小的化合物后与构型已知的化合物的比旋光度进行比较,从而确定其绝对构型。如通过获得(—)-苹果酸可推测下述二氢黄酮的 C-2 绝对构型为 S。

sakuranecin　　→　（一）苹果酸

2. X-射线单晶衍射法

该法可以确定有机化合物中各个原子的空间相对位置，即立体构型。但该法须待测化合物为晶体。

3. 核磁共振法

对映异构体在使用手性氘代溶剂测试时，同一位置的质子或碳核因构型不同，可引起化学位移的差异，利用这种差异可确定其绝对结构。因该法使用的手性氘代试剂价格昂贵，在该领域中积累的经验不多，目前还难于推广使用。

4. 圆二色谱（circular dichroic spectroscopy CD）及 CD 激子手性法（CD exciton chirality method）

这两种方法是有机化合物绝对构型测定时经常使用的方法。例如，(2R,3R)-（+）-花旗松素的 CD 谱在 295nm 处为负 Cotton 效应，328nm 处为正 Cotton 效应，可推定 C_2 和 C_3 的绝对构型为 R,R；而 (2S,3S)-（一）-花旗松素的 CD 谱在 295nm 处显示正的 Cotton 效应，在 328nm 处呈现负的 Cotton 效应，故可以与 (2R,3R)-（+）-花旗松素相区别。

(2R,3R)-(+)-花旗松素　　　　　　(2S,3S)-(一)-花旗松素

5.4.7　黄酮类化合物结构研究实例

1. 从黄芩（*Scutellaria baicalensis* Georgl）根中分离出一淡黄色针晶，mp 300～302℃，三氯化铁反应蓝色，盐酸-镁粉反应红色，氯化锶反应阴性。元素分析得分子式为 $C_{16}H_{12}O_6$。MS $m/z(\%)$：300(M^+,55.6)，285(100)，118(19.4)。UVλ_{max}(nm)：MeOH 277,328；NaOAc 284,390；$AlCl_3$ 284,312,353,386；$AlCl_3/HCl$ 285,310,348,383；NaOMe 284,325,395；$NaOAc/H_3BO_3$ 278,327。IRυ_{max}^{KBr}(cm^{-1})：3430,3200,1660,1610,1580。^{1}H-NMR(DMSO-d_6) δ：3.82(3H,s)，6.20(1H,s)，6.38(1H,s)，6.87(2H,d,$J=9Hz$)，7.81(2H,d,$J=9Hz$)，12.35(1H,s)。^{13}C-NMR：182.1,163.8,161.5,157.2,156.5,149.7,128.5(2C),127.9,121.5,116.3(2C),103.0,102.9,99.1,61.1。推断其结构。

三氯化铁反应蓝色，分子中有酚羟基；盐酸-镁粉反应红色，是黄酮类化合物；氯化锶反应阴性，分子中无邻二酚羟基。MS 中，m/z 300(M^+)分子离子，285(M-CH_3)，118 是途径-Ⅰ裂解产生的碎片 B_2^+(102)+OH，说明 B 环有 1 个—OH；从分子式计算不饱和度是 11，则分子为非二氢类黄酮。紫外光谱证明：分子母核是 3 位无羟基的黄酮类，有 5,7,4'-三羟基，无邻二

酚羟基。红外光谱 3430，3200cm^{-1} 处吸收峰表明有缔合和游离羟基，1660cm^{-1} 表明有羰基，1610，1580cm^{-1} 有苯环。氢谱 6.87(2H，d，$J=9$Hz)，7.81(2H，d，$J=9$Hz)，为 B 环的质子，是 4'-OH 的取代图示；6.20(1H，s)是 H$_6$，单峰表明 8 位无 H，3.82(3H，s)为甲氧基，应连接在 8 位，6.38(1H，s)是 H$_3$，印证母核是黄酮类；12.35(1H，s)为 5-OH 的质子吸收峰，因成氢键而移向低场。碳谱中，对 5，7，4'-三羟基取代物来说，δ160 附近的峰应该有 7、2、5、4' 4 个信号，现在只有 2 个信号，分别是 C$_2$163.8，C$_{4'}$161.5，C$_7$、C$_5$ 由于 8 位—OCH$_3$ 的影响分别移至 149.7(−14.6)和 156.5(−5.0)，同时，C$_8$ 由 94 左右移至 127.9(+33.9) 而证明—OCH$_3$(61.1)在 8 位是正确的；其余各信号归属如下：182.1-C$_4$，157.2-C$_9$，128.5-C$_{2'6'}$，121.5-C$_{1'}$，116.3-C$_{3'5'}$，103.0-C$_{10}$，102.9-C$_3$，99.1-C$_6$。综上所述，此化合物的结构是：5，7，4'-三羟基-8-甲氧基黄酮。

2. 从槐花米(Sophora japonica L.)中分离得到一淡黄色结晶 I，三氯化铁、盐酸-镁粉、α-萘酚-浓硫酸反应阳性，锆盐-枸橼酸反应褪色。酸水解，得黄色针晶 II，母液经纸色谱检测含有葡萄糖和鼠李糖。黄色针晶 II 与三氯化铁、盐酸-镁粉反应阳性，与 α-萘酚-浓硫酸反应阴性，与锆盐-枸橼酸反应不褪色。结晶 I 和 II 的核磁共振图谱、结晶 I 的 HMQC、HMBC 图谱如图 5-35 至 5-40 所示(全部以 DMSO-d_6 为溶剂测定)，确定结晶 I 和 II 的结构。

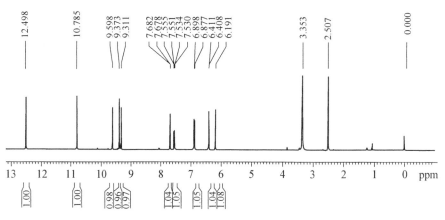

图 5-35a 结晶 I 的 ^{1}H-NMR(400Hz，DMSO-d_6)

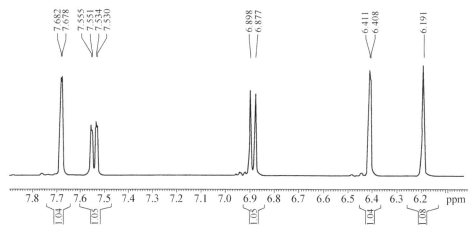

图 5-35b 结晶 I 的 ^{1}H-NMR 谱的部分放大图(400Hz，DMSO-d_6)

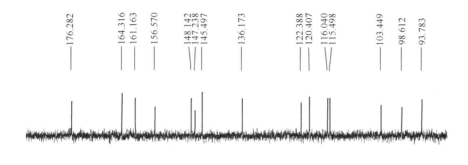

图 5-36 结晶 I 的 ^{13}C-NMR（100Hz，DMSO-d_6）

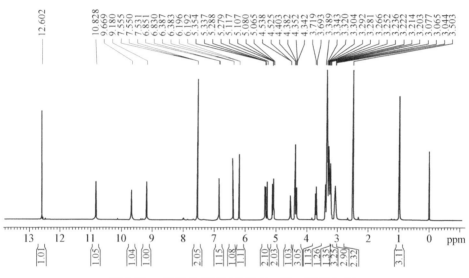

图 5-37a 结晶 II 的 ^{1}H-NMR（400Hz，DMSO-d_6）

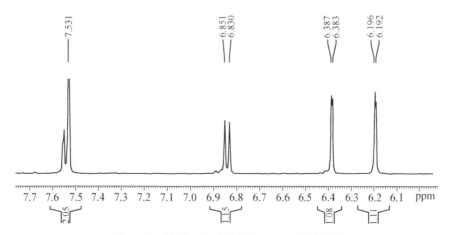

图 5-37b 结晶 II 苷元部分 ^{1}H-NMR 谱放大图

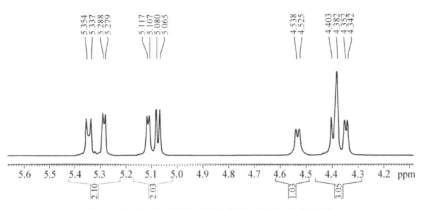

图 5-37c　结晶Ⅱ ¹H-NMR 谱糖 H-1 部分放大图

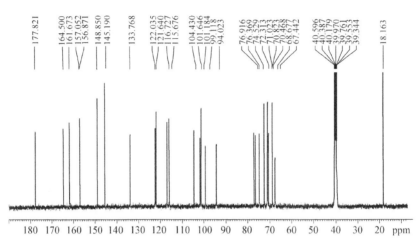

图 5-38　结晶Ⅱ ¹³C-NMR（100Hz，DMSO-d_6）

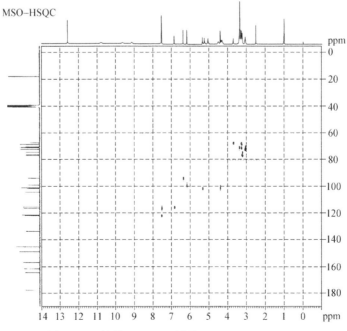

图 5-39a　结晶Ⅱ HMQC 图谱（400Hz，DMSO-d_6）

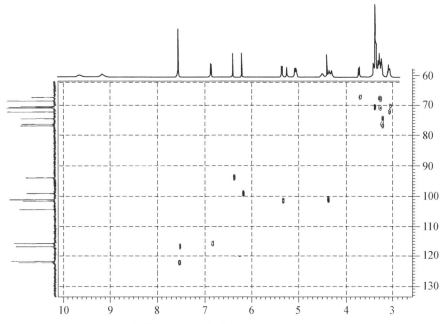

图 5-39b 结晶Ⅱ HMQC 部分放大图（400Hz，DMSO-d_6）

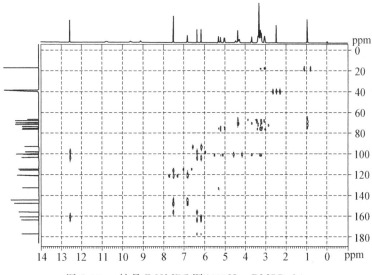

图 5-40a 结晶Ⅱ HMBC 图（400Hz，DMSO-d_6）

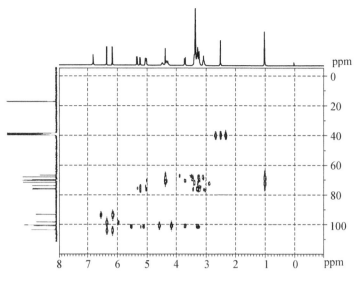

图 5-40b　结晶 Ⅱ HMBC 部分放大图

从化学反应和酸水解检测结果可以知道,结晶 Ⅰ 是含葡萄糖和鼠李糖的黄酮苷类化合物,结晶 Ⅱ 是结晶 Ⅰ 的苷元。结晶 Ⅱ 的氢谱中有 5 个—OH(δ13.0～9.0 之间),δ6.4(1H,d,J=1.6Hz),δ6.1(1H,d,J=1.6Hz)是 A 环的 H-8、H-6,无 H-3,说明在 5、7、3 位有—OH;δ6.8(1H,d,J=8.4Hz),δ7.5(1H,dd,J=1.6Hz,8.4Hz),δ7.6(1H,d,J=1.6Hz),是 B 环 3 个 H,构成 3、4位取代图式,即结晶 Ⅱ 的结构是:3、5、7、3′、4′-五羟基黄酮(槲皮素)。在结晶 Ⅱ 的碳谱中,δ176.2(C-4),147.2(C-2),136.2(C-3)是黄酮醇的骨架;δ98.6(C-6),93.8(C-8)是 5、7-二羟基黄酮类的特征信号;δ148.1,145.5 是 B 环 3′、4′-二羟基取代图示的信号。所得结构与氢谱相符。

结晶 Ⅰ 中含葡萄糖和鼠李糖,糖与苷元的连接位置和 2 个糖之间的连接位置可以用 2 种方法确定:碳谱中的苷化位移或 HMBC 法。

苷化位移法:比较苷元和苷碳谱的信号,C-3:δ136→133(−2.4),C-2:δ147.2→157.1(+9.9),C-4:δ176.3→177.8(+1.5),C-10:δ103.4→104.4(+1.0),说明糖连接在苷元的 3位上。葡萄糖的 C-6 由正常的 61.6→67.4(+5.8),说明鼠李糖连接在葡萄糖的 C-6 上,即结晶 Ⅰ 是槲皮素-3-O-芸香糖苷。

HMBC 法:在 HSQC 谱中,δ5.3 的 H 与 δ101.6 的 C 相关,分别是葡萄糖的 H-1 和 C-1;δ4.4 的 H 与 δ101.2 的 C 相关,分别是鼠李糖的 H-1 和 C-1。在 HMBC 谱中,δ5.3 的 H 与δ133.8 的 C-3 有相关峰(相隔 3 根键);δ4.4 的 H 与 δ67.4 的葡萄糖 C-6 有相关峰,δ3.7 的葡萄糖 H-6 与 δ101.2 的鼠李糖 C-1 有相关峰,证明葡萄糖连接在苷元的 C-3 上,鼠李糖连接在葡萄糖的 C-6,得到的结果与苷化位移法相同。

另外,在氢谱中,δ5.3 的葡萄糖 H-1 是二重峰,J=6.8Hz,说明苷键构型是 β-D-苷。综上可知,结晶 Ⅰ 的结构式为:

【参考文献】

[1] 吴立军.天然药物化学.第 5 版.北京：人民卫生出版社,2007：169-200

[2] 肖崇厚.中药化学.上海：上海科学技术出版社,2002：289

[3] 徐任生.天然产物化学.第 2 版.北京：科学出版社,2004：562

[4] 黄河胜,马传庚,陈志武.黄酮类化合物药理作用研究进展.中国中药杂志,2000,25(10)：985-989

[5] 耿秀芳,庞秀英,李桂芝.银杏叶总黄酮近期研究进展.中国中药杂志,2003,28(6)：488-490

[6] 张洁,夏洁.芹菜根治疗动脉硬化性高血压 70 例.中国民间疗法,2002,10(1)：57

[7] 黄华艺,查锡良.黄酮类化合物抗肿瘤作用研究进展.中国新药与临床杂志,2002,21(7)：428-433

[8] 刘颖,张玮玮,李景刚,等.大豆异黄酮抑制胃癌细胞生长作用的研究.食品科学,2004,25(5)：
163-166

[9] 张延坤,马燕.大豆异黄酮的特性及其特殊生理功能.解放军预防医学杂志,2003,21(4)：307-310

[10] 何晓英,贾正平,葛欣,等.天然植物及中药黄酮类对糖尿病的药理作用.医学综述,2003,9(10)：629-630

[11] 石峻,唐福美,常玉荣,等.荞麦叶总黄酮对糖尿病并高脂血症大鼠血糖、血脂及血液流变性的影响.
微循环学杂志,2003,13(3)：30-31

[12] 许碧连,吴铁,王晖.淫羊藿总黄酮药理作用的研究现状.中国临床药理学与治疗学,2003,8(1)：115-117

[13] 宋晓凯.天然药物化学.北京：化学工业出版社,2004：158

[14] 于德泉.杨峻山.分析化学手册（第七分册）：核磁共振波谱分析.第二版.北京：化学工业出版社：
820；837-838

【思考与练习】

1. 黄酮类化合物的定义及分类依据？写出主要黄酮类母核的基本结构。

2. 黄酮类化合物有何种颜色反应？各可以鉴别何种结构？

3. 黄酮类化合物的分离方法及其原理。

4. 黄酮类化合物甲醇溶液的紫外光谱及加入各种诊断试剂后的紫外光谱的用途是什么？

5. 指出槲皮素氢谱和碳谱的峰归属。

6. 总结 HMBC 谱在黄酮类化合物结构鉴定中的用途。

（杨　波）

第 6 章

萜类和挥发油

➡ **本章要点**

　　本章重点讨论了萜类化合物的分类、理化性质、提取分离方法、波谱技术在萜类化合物结构解析中的应用,以及挥发油的理化性质、提取分离方法等内容。

6.1 概　　述

6.1.1　萜类的含义和分类

　　萜类化合物(terpenoids)是指具有$(C_5H_8)_n$通式及其含氧和不同饱和程度的衍生物。因此,萜类可以看作是由 2 个或更多个异戊二烯以各种方式连接而成的一类化合物。广泛存在于植物、昆虫、微生物及海洋生物中。按照碳原子的数目不同,萜类化合物分类见表 6-1 所示。

表 6-1　萜类化合物的分类

分类	碳原子数	通式$(C_5H_8)_n$	存在	主要化学类型
半萜	5	$n=1$	植物叶	烃、醇、醛、酸、酯、醚
单萜	10	$n=2$	挥发油	烃、醇、醛、酯、醚等
倍半萜	15	$n=3$	苦味素、挥发油、树脂	烃、醇、醛、内酯、醚
二萜	20	$n=4$	树脂、苦味素、叶绿素	烃、醇、酸、醚
二倍半萜	25	$n=5$	海绵、菌类、昆虫代谢物	醇、醛等
三萜	30	$n=6$	皂苷、树脂、植物乳胶	烃、醇、酸、苷等
四萜	40	$n=8$	植物胡萝卜素类	烃、叶黄素
多萜	$7.5 \times 10^3 \sim 3.0 \times 10^5$	$n>8$	橡胶、苦塔胶	多聚体

　　萜类化合物在自然界分布广泛,种类繁多。在植物中,尤其是被子植物中广泛存在。近年

来又从藻类、菌类、昆虫以及海洋天然产物中分离得到了一系列特殊结构并含卤素、S、SCN、CN 等基团或杂原子的化合物,为萜类增加了很多化学和生理作用方面的新内容。据统计,至 1991 年萜类化合物(包括各种合成品)已超过 22000 种,是天然化合物中最多的一类[1~3]。在天然产物化学的研究中,萜类研究是非常活跃的领域,也是寻找和发现天然药物先导分子以及其他功能分子的重要源泉。

6.1.2　萜类化合物的生源学说

早年在研究萜类分子结构时,曾将属于萜类化合物的橡胶进行焦化反应,或将松节油的蒸汽通过红热的铂丝网,均能产生异戊二烯。Boochardat 曾将异戊二烯加热至 280℃,能因 Diels-Alder 加成反应而聚合成二戊烯。Wallach 于 1887 年提出异戊二烯法则(isoprene rule),认为萜类是异戊二烯首尾相连而成。但在植物体内的萜类化合物结构不完全符合异戊二烯法则,越来越多的实验证明某些萜类化合物的碳架并不是由异戊二烯聚合而成。

1938 年,Ruzicka 将上述异戊二烯法则称为经验的异戊二烯法则(empirical isoprene rule),并提出生源的异戊二烯法则(biogenetic isoprene rule),即假设所有萜类前体是"活性的异戊二烯",这个假说由 Lyene 实验证明活性前体为焦磷酸异戊烯酯(Δ^3-isopentenyl pyrophosphata,IPP)。

1956 年,Folker 证明 IPP 的关键性前体物质是(3R)-甲戊二羟酸(3R-mevalonic acid,MVA)。经同位素标记证明萜类的生源途径是由乙酸和辅酶 A 结合形成甲戊二羟酸,再形成焦磷酸异戊烯酯(IPP),由它及其异构体聚合成焦磷酸香叶酯(geranyl phrophosphata,GPP),继续衍化或聚合,生成各种类型的萜类化合物,这就是生源的异戊二烯法则。萜类化合物的生物合成途径见图 6-1。后来,又发现了某些萜类化合物生物合成的非甲戊二羟酸途径,使得生物合成内容更加丰富。

半萜类(hemiterpenoid)是天然的异戊二烯,可在植物的叶绿体上形成,在植物体内很少积累,是生物合成萜类的中间代谢产物,半萜的焦磷酸异戊烯酯及焦磷酸二甲基烯丙酯(DMAPP)是合成萜类化合物的关键前体,往往进一步聚合成各种萜类化合物。因此,IPP 和 DMAPP 目前被认为是萜类成分在生物体内形成的真正前体,是生物体内的"活性的异戊二烯"物质,在生物合成中起着烷基化作用。

自然界常有一些半萜结合在其他非萜类化合物分子母核上,形成异戊烯基或戊基支链,成为一种混杂的萜类化合物,多见于黄酮和苯丙素类。

例如蛇床子(Cnidium monnieri L.)中的甲氧基欧芹酚(欧芹酚甲醚,osthol)[4]。桑白皮(Morus alba L.)中的桑黄酮(mulberrin)等[5]。

甲氧基欧芹酚　　　　　　　　　　　　　　桑黄酮

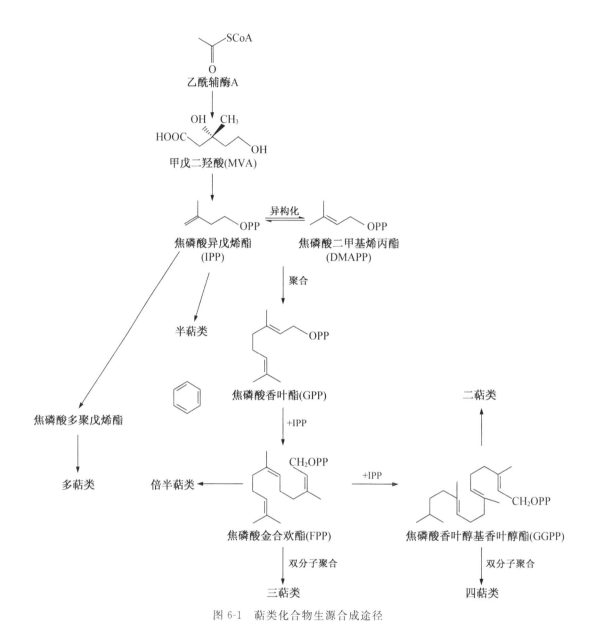

图 6-1　萜类化合物生源合成途径

6.2　萜类的结构类型

6.2.1　单萜

　　单萜类(monoterpenoids)是由 2 个异戊二烯单位构成、含 10 个碳原子的化合物类群。广泛存在于高等植物中,在菊科、唇形科、樟科、桃金娘科、芸香科、伞形科、姜科、松科等植物分泌组织(腺体、油室、树脂道)中广泛存在[6~13]。从植物中得到的挥发油,如薄荷油、桉叶油、山苍子油、樟油、松节油、橘皮油等都含有单萜类化合物。单萜类化合物是挥发油的主要成分之一,在室温下多为芳香性的液体,沸点为 150~200℃,含氧单萜类沸点可达 230℃,都具有较强的香气和生理活性,是医药、食品、化妆品等工业的重要原料。有些单萜以苷的形式存在于植物体内,则不具有挥发性,不能随水蒸气蒸馏出来。

单萜类化合物一般按分子中碳环数分类,可分为无环单萜、单环单萜、双环单萜和三环单萜等 4 个主要结构类型。

1. 无环单萜

常见的无环单萜有香叶烷型、薰衣草烷型和艾蒿烷型 3 类。代表性化合物有香叶烯、薰衣草醇(lavandulol)及蒿酮(artemisia ketone)等。

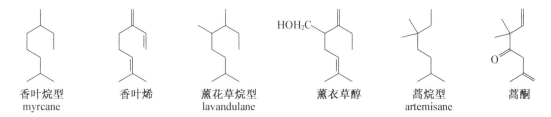

| 香叶烷型 | 香叶烯 | 薰花草烷型 | 薰衣草醇 | 蒿烷型 | 蒿酮 |
| myrcane | | lavandulane | | artemisane | |

香叶烯(月桂烯、杨梅叶烯、β-myrcene)存在于鱼腥草、马鞭草、黄柏果皮、蛇麻、松等挥发油中,沸点 166℃,溶于乙醇、氯仿、乙醚,具有祛痰、镇咳等作用。

香叶醇(geraniol)与橙花醇互为顺反异构体,共存于九里香叶、大蒜、芸香草、玫瑰等植物的挥发油中,为油状液体,沸点 229~230℃,具有抗菌、驱虫作用。早在 1979 年,杭州胡庆余堂制药厂就已开始生产该药物,临床治疗慢性支气管炎,不仅有改善肺通气功能和降低气道阻力作用,而且对提高机体免疫功能也颇有裨益。而其硫代衍生物——硫代香叶醇则被广泛应用于各种日用品的调香,如香水、洗涤剂、喷雾剂、香皂、浴液等行业[14]。

橙花醇(nerol),又称为"香橙醇",存在于多种挥发油中,无色液体,沸点 255~260℃,在酸性条件下易合环为 α-松油醇(α-terpineol)。

| 香叶醇 | 橙花醇 | 香茅醇 | 芳樟醇 |

香茅醇(citronellol),右旋香茅醇存在于九里香、柠檬安等植物叶的挥发油中。左旋香茅醇存在于香叶天竺葵全草挥发油中。香茅醇微溶于水,与乙醇和乙醚混溶,具有抑制金黄色葡萄球菌及伤寒杆菌活性。

香叶醇、橙花醇、香茅醇三者常共存于同一挥发油中,都具有玫瑰香气,是重要的香料原料。

芳樟醇(linalool),无色液体,沸点 189℃,几乎不溶于水,能与乙醇和乙醚混溶,具有抗细菌和真菌作用,多用作昆虫驱避剂。上海化工厂建有亚洲最大的芳樟醇生产线。芳樟醇是香叶醇、橙花醇的同分异构体,与醋酸酐混合加热时,能经分子重排转变为橙花醇;而芳樟醇经脱氢、催化重排可得到柠檬醛。

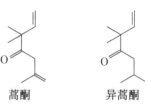

蒿酮（artemisia ketone）与异蒿酮（isoartemisia ketone），分别为无色油状物与淡绿色油状物，存在于菊科蒿属植物——黄花蒿（*Artemisia annua* L.）、蒙古蒿（*Artemisia mongolica* F.）、茵陈蒿（*Artemisia capillaris* T.）等植物的挥发油中，具有抗菌活性，为青银注射液、双青咽喉片等抗菌消炎药物的有效成分。

2. 单环单萜

单环单萜由无环单萜环合而成，存在于植物体中。其基本骨架有 10 种以上，如菊花烷型、桂花烷型、蓝桉烷型、对薄荷烷型、间薄荷烷型、邻薄荷烷型、环香叶烷型、异环香叶烷型、优香芹烷型、崖柏烷型、环烯醚萜型等。

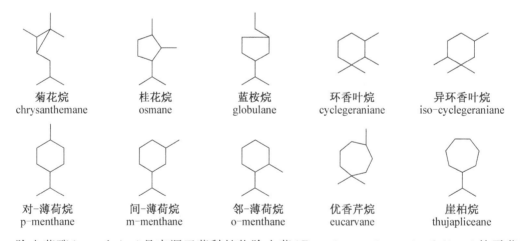

除虫菊酯（pyrethrins）是来源于菊科植物除虫菊（*Pyrethrum cinerariae folium*）的干花提取物，是其中 6 个极强杀虫活性的菊花烷型单萜类化合物的总称。天然除虫菊酯为接触型毒药，能迅速进入昆虫的神经系统。天然除虫菊酯的毒性会很快被昆虫体内的酶分解。为了延缓酶的作用，将氨基甲酸盐或加强剂与除虫菊酯一起使用，以增强杀虫作用[15]。

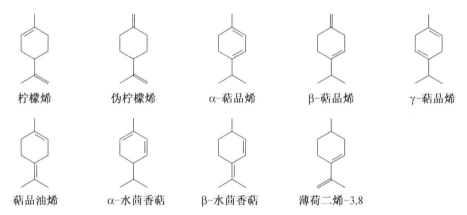

	R_1	R_2
除虫菊酯 I	CH_3	$CH=CH_2$
除虫菊酯 II	$COOCH_3$	$CH=CH_2$
瓜叶除虫菊酯 I	CH_3	CH_3
瓜叶除虫菊酯 II	$COOCH_3$	CH_3
茉莉酯 I	CH_3	C_2H_5
茉莉酯 II	$COOCH_3$	C_2H_5

除虫菊酸

除虫菊二酸

柠檬烯(limonene),天然存在有 d-、l- 和 dl 体(消旋体)3 种异构体,存在于 300 种以上的精油中,且含量很高。最普遍的异构体为 d-柠檬烯,存在于柑属果皮挥发油中。其次是消旋异构体,存在于松节油中。l-柠檬酸较少见,存在于薄荷、土荆芥等的挥发油中。柠檬烯为具有柠檬香味的无色液体,不溶于水,与乙醇可任意比例混溶;与无水 HCl 及 HBr 可形成一卤素化合物;与 HCl 和 HBr 水溶液则形成二卤素化合物。柠檬烯为柠檬烯胶囊的有效成分,具有利胆溶石等作用,多用于治疗胆囊炎、胆结石等症。而 d-柠檬烯被开发为环保型油墨清洗剂,具有广阔的市场前景。

柠檬烯和萜品烯(terpene)是同分异构体,均属薄荷二烯。薄荷二烯应有 14 种双键异构体,但自然界目前为止发现 9 种,结构如下:

柠檬烯　　伪柠檬烯　　α-萜品烯　　β-萜品烯　　γ-萜品烯

萜品油烯　　α-水茴香萜　　β-水茴香萜　　薄荷二烯-3,8

薄荷醇又称薄荷脑,为薄荷(Mentha arvensis)挥发油的主要成分,一般占薄荷油的 50% 以上,最高可达 85%。薄荷醇具有镇痛、止痒、防腐、杀菌等作用。工业上一般用冷冻法,即将薄荷油在 −5℃放置,析出薄荷醇,经乙醇重结晶后得纯品。薄荷醇分子中有 3 个手性中心,8 个立体异构体。除(−)-薄荷醇和(+)-薄荷醇存在天然薄荷油中外,其他异构体由合成法制得。

紫罗兰酮(ionone)存在于千屈菜科指甲花以及菊科植物金盏花的挥发油中,有 α-紫罗兰酮(α-ionone)和 β-紫罗兰酮(β-ionone)两种异构体。现代研究表明,β-紫罗兰酮具有较强的抗癌活性[16]。

紫罗兰酮在工业上主要由柠檬醛与丙酮缩合制备,缩合产物环合后得到 α-紫罗兰酮和 β-紫罗兰酮的混合物,再经分步结晶将其分离。

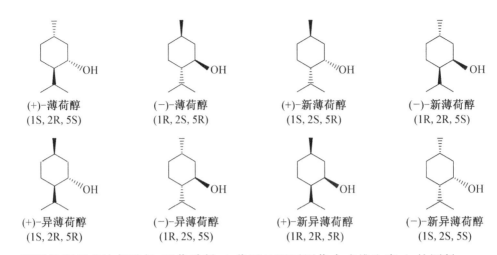

(+)-薄荷醇 (1S, 2R, 5S)　　(−)-薄荷醇 (1R, 2S, 5R)　　(+)-新薄荷醇 (1S, 2S, 5R)　　(−)-新薄荷醇 (1R, 2R, 5S)

(+)-异薄荷醇 (1S, 2R, 5R)　　(−)-异薄荷醇 (1R, 2S, 5S)　　(+)-新异薄荷醇 (1R, 2R, 5R)　　(−)-新异薄荷醇 (1S, 2S, 5S)

α-紫罗兰酮具有浓郁香气,可作香料;β-紫罗兰酮可用作合成维生素 A 的原料。

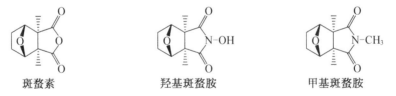

在单环单萜中,还有一些单萜氧化物、过氧化物,显示了较好的生物活性。如斑蝥素(cantharidin)具有显著刺激性,呈斜方形鳞状晶体,熔点 218℃,不溶于冷水,溶于热水,难溶于丙酮、氯仿、乙酸乙酯等溶剂,主要存在于地胆科昆虫斑蝥(*Mylabris sidae*)的干燥虫体中,约含 2%。斑蝥素可使皮肤发赤、发泡或作为生毛剂使用,早在 1975 年我国就报道了斑蝥素为抗癌有效成分,近年来,对斑蝥素的临床研究表明,斑蝥素及其衍生物羟基斑蝥胺(N-hyroxylcantharidimide)和甲基斑蝥胺(N-methylcantharidimide)等对治疗原发性肝癌疗效显著。

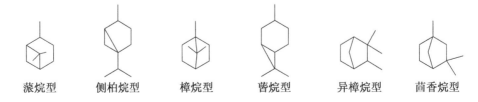

斑蝥素　　　　　　羟基斑蝥胺　　　　　　甲基斑蝥胺

3. 双环单萜

双环单萜的衍生物在植物界分布很广,组成它们的碳架在 15 种以上,常见的有 6 种,其中蒎烷型(pinane)、侧柏烷型(thujane)、樟烷型(camphene,或称为茨烷型)和蒈烷型(carane)等 4 种可看成是由薄荷烷在不同位置间进一步环合构成。另外还有异樟烷型(*iso*-camphene)和苗香烷型(fenchane,或称为葑烷型)。以上 6 种结构类型中以蒎烷型和樟烷型结构最稳定,形成衍生物的数量最多。

蒎烷型　　　侧柏烷型　　　樟烷型　　　蒈烷型　　　异樟烷型　　　苗香烷型

蒎烯(pinene)包括 α-蒎烯、β-蒎烯和 δ-蒎烯三种异构体,均属单萜蒎烷类衍生物,是松节油的主要成分。此外,在玉兰(*Magnolia denudate*)、头花杜鹃(*Rhododendron capitatum* M.)、当归、连翘、独活、薄荷等植物的挥发油中也广泛存在。蒎烯是合成龙脑、樟脑的重要工业原料。

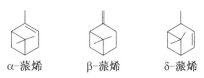

如今,蒎烯聚合物工业得到了飞速的发展,蒎烯树脂具有优良的物理、化学及电气性能,广泛用作压敏黏合剂、热熔黏合剂、增黏剂等的基质,应用于涂料、橡胶、塑料、印刷、卫生和食品包装等工业中。

龙脑(borneol)俗称"冰片",又称为樟醇,是白色片状结晶,熔点 204～208℃,有升华性。龙脑的右旋体主要得自于白龙脑香树(*Dryobalanops aromaica* G.)和梅片树(*Cinnamomum burmannii*)树叶中,经水蒸气蒸馏得半固体油状物,含右旋龙脑(*d*-borneol)70.8%。梅片树是迄今世界上继龙脑树之后具有开发价值的天然右旋龙脑新资源。左旋龙脑主要存在于海南产的艾纳香(*Blumea balsmifera* DG.)全草中,而合成品为消旋体。异龙脑是龙脑的立体异构体,白色结晶,熔点 214℃,存在于艾蒿(*Artemisia argyi* L.)的挥发油中。

d-龙脑　　l-龙脑　　d-异龙脑　　l-异龙脑　　樟脑

樟脑(camphor),右旋体熔点 179.75℃,左旋体熔点 178.6℃。天然樟脑是右旋体,合成樟脑则是消旋体。两者在医疗及工业用途上无差异。其性状为白色结晶性粉末或无色半透明的硬块,有刺激性特殊臭味,味初辛后凉。在樟科湖北樟(*Cinnamonus bodinieri var*. H.)的鲜叶挥发油中,樟脑占 88.46%,是我国一种有价值可供开发的天然樟脑资源。此外,樟脑还在野菊、辛夷、乳源木莲、百里香、蒙古蒿的挥发油中广泛存在。在鳖蠊科昆虫地鳖(*Eupolyhaga sinensis*)干燥雌性成虫水蒸气蒸馏所得的挥发油中,樟脑占 6.99%。樟脑有局部刺激和防腐作用,可用于神经痛、炎症和跌打损伤的外擦剂,并可作为昆虫的驱避剂以及杀螨药物使用。

芍药苷(paeoniflorin)是从中药芍药(*Paeonia albiflora*)的根中得到的单萜蒎烷类化合物。芍药苷具有扩张血管、镇痛镇静、抗炎、抗溃疡、解热、解痉、利尿等作用,临床应用于冠心病的治疗。在抗炎止咳、祛痰平喘等方面,尤其是老年慢性呼吸道疾病的治疗中常作辅助药物使用。

芍药苷

4. 环烯醚萜

环烯醚萜(iridoids)为环戊烷单萜类,是蚁臭二醛(iridoidial)的缩醛衍生物。蚁臭二醛从臭蚁的防御分泌物中分得。该类化合物具有取代环戊烷环烯醚萜(iridoid)和环戊烷开裂的裂环环烯醚萜(seco-iridoid)两种基本骨架。环烯醚萜及其苷类广泛存在于植物界,尤以玄参科、茜草科、唇形科、龙胆科植物中分布最为普遍。

环烯醚萜类化合物按其生源关系是由活性焦磷酸香叶酯(GPP)逐步合成的,其生源合成途径如下[17]:

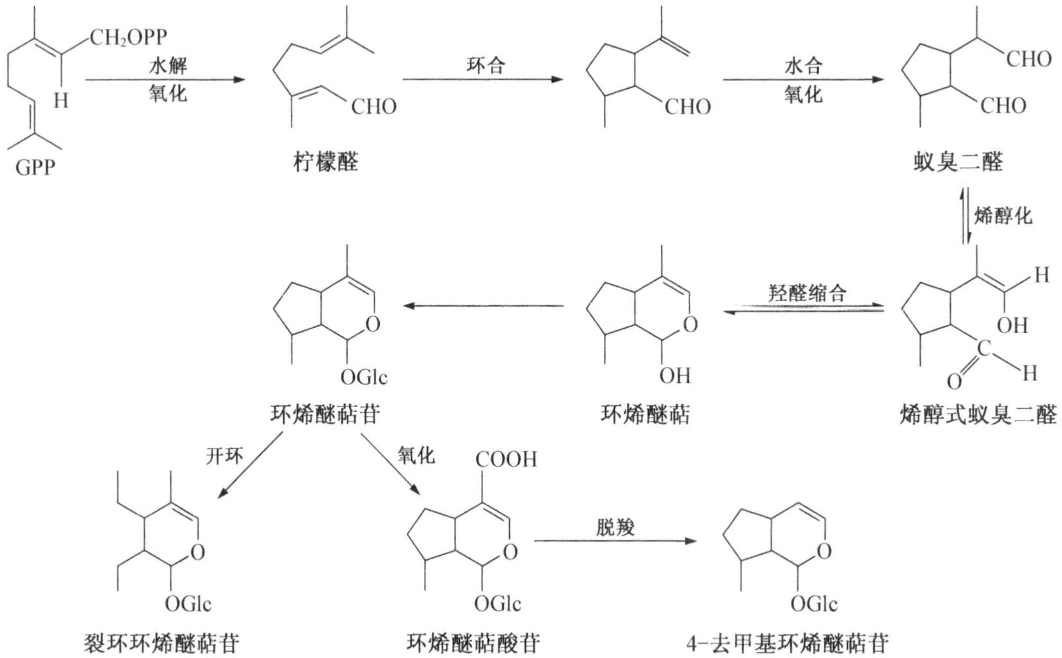

环烯醚萜类化合物具有多种生物活性而受到极大关注。据报道，1969 年仅发现 42 种，1971 年增至 80 余种，至 1988 年环烯醚萜类化合物已超过 1000 种[18~20]。

(1) 环烯醚萜及其苷类：环烯醚萜分子中，C_1-OH 很活泼，易与糖结合，天然存在的环烯醚萜多以苷的形式存在，且多为 D-葡萄糖苷。此外，分子中的环戊烷部分，$C_{5\text{-}6}$、$C_{6\text{-}7}$、$C_{8\text{-}9}$ 间均可形成双键，$C_{7\text{-}8}$ 可形成环氧结构，C_6 或 C_7 可形成环酮结构，C_5、C_6、C_7 等位上可连接—OH，主要常见类型如下：

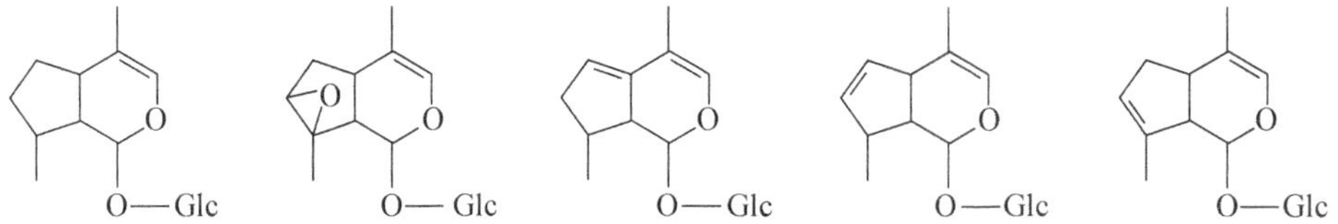

环戊烷型　　7-8环氧醚型　　5-6双键环戊烯型　　6-7双键环戊烯型　　7-8双键环戊烯型

栀子苷(gardenoside)、京尼平苷(geniposide)和京尼平苷酸(geniposidic acid)是清热泻火中药山栀子的主要成分。其中，京尼平苷显示有显著的泻下作用和利胆作用。京尼平苷和京尼平苷酸对应力负荷小鼠的性行为、学习能力低下有预防效果。京尼平苷苷元具有显著的促进胆汁分泌和泻下作用。栀子苷有多种用途，经不同条件发酵可以制成天然食用色素栀子蓝和栀子红，也是治疗心脑血管、肝胆等疾病及糖尿病的原料药物。

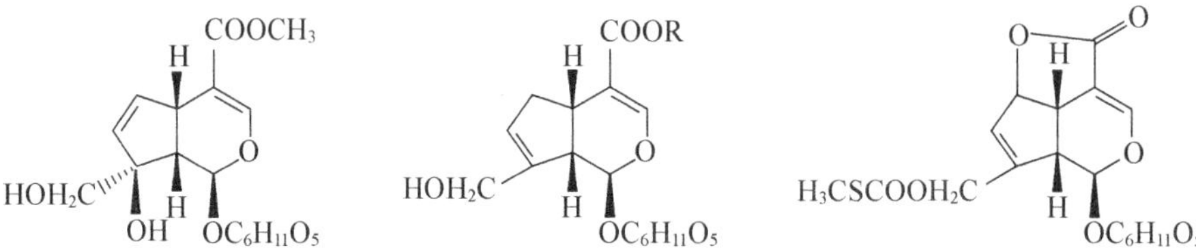

栀子苷　　京尼平苷 $R=CH_3$　　鸡屎藤苷

京尼平苷酸 $R=H$

鸡屎藤苷(paederoside)是鸡屎藤的主要成分,其 C_4 位羧基与 C_6 位羟基形成内酯,而 C_{10} 位的甲硫酸酯是鸡屎藤组织损伤时由酶解作用而产生,故鸡屎藤叶具有鸡屎的恶臭而得名[21]。

(2) 4-去甲基环烯醚萜及其苷类:环烯醚萜苷的 C_4-甲基易氧化成—CH_2OH,—CH_2OR,—COOH 等,若氧化为—COOH,脱羧后可形成 4-去甲环烯醚萜类化合物。C_8-甲基也易氧化成—CH_2OH,—COOH 等。常见的类型有环戊烷型、环戊烯型和 7,8-环氧醚型。

环戊烷型　　　　环戊烯型　　　　7-8环氧醚型

肉苁蓉素(cistanin)和肉苁蓉氯素(cistachlorin)是从具有补肾、益精、润燥、滑肠功效的列当科植物荒漠肉苁蓉(*Cistanche salsa* G.)的干燥肉质茎中分离得到的去甲环烯醚萜类化合物,为肉苁蓉环烯醚萜中的主要成分[22]。

肉苁蓉素　　　　肉苁蓉氯素　　　　梓醇

梓醇(catapol)又称为梓醇苷,是中药地黄降血糖作用的主要有效成分,为一种不很稳定的环烯醚萜苷类化合物,常与多种环烯醚萜苷类成分如桃叶珊瑚苷、胡黄连苷等共存于植物组织中。梓醇具有利尿、缓泻、降血糖、保肝及抗衰老等多种药理活性。

(3) 裂环环烯醚萜及其苷类:环烯醚萜化合物在 C_7、C_8 处裂环,在 C_7、C_{11} 处闭环,即可得到裂环环烯醚萜苷。该类化合物在龙胆科、茜草科、木樨科等植物中分布广泛,尤其在龙胆科的龙胆属和獐牙菜属植物中更为普遍。

龙胆苦苷(gentiopicroside)是龙胆科植物龙胆(*Gentiana scabra* B.)的苦味成分,属于单萜裂环环烯醚萜苷类化合物,具有保肝、利胆、抗炎、健胃、降压等作用[23]。龙胆苦苷为白色晶体,熔点191℃,易溶于甲醇,难溶于水,具有强烈的苦味,稀释至 1:12000 的水溶液仍有显著的苦味。

獐牙菜苦苷(swertiamarin),白色片状结晶,味苦,在空气中略有吸湿性,熔点 103℃,是从龙胆科植物伸梗獐牙菜(*Swertia elongata* S.)的乙醇提取物中得到的一种环烯醚萜类化合物,能抑制乙型肝炎病毒[24]。

油橄榄苦苷(oleuropein)是从油橄榄(*Olea europoea* L.)叶中分离得到的具有降压作用的单萜裂环环烯醚萜苷,具有较好的抗菌、抗病毒和抗氧化作用。

龙胆苦苷　　　　獐牙菜苦苷　　　　油橄榄苦苷

6.2.2 倍半萜

倍半萜类(sesquiterpenoids)是由 3 个异戊二烯单位构成、含 15 个碳原子的化合物类群。骨架复杂多变的倍半萜类,在生源上都是由前体——焦磷酸金合欢酯(FPP)衍生而成,常见倍半萜类型的生源关系如下所示[25,26]:

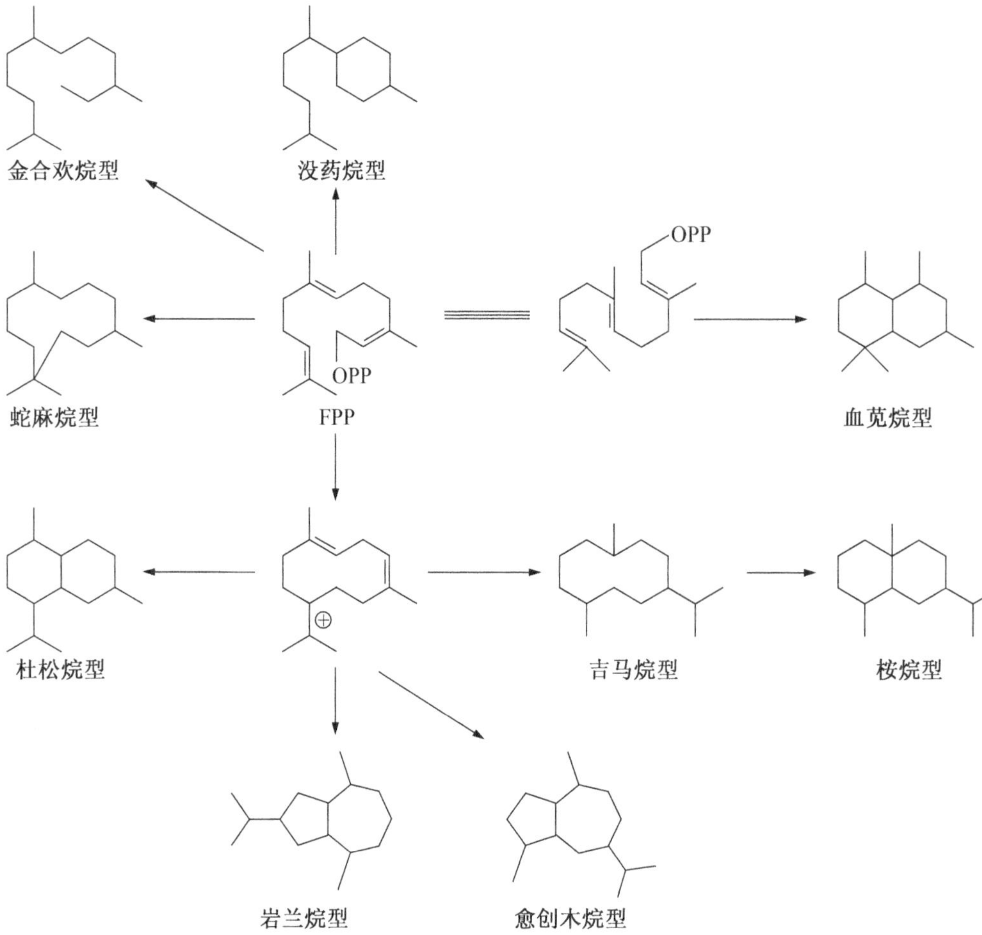

倍半萜主要分布在植物和微生物界,多以挥发油的形式存在,是挥发油高沸程的主要组成部分。在植物中倍半萜多以醇、酮、内酯和苷的形式存在,也有以生物碱的形式存在。近年来,在海洋生物海藻和腔肠、海绵、软体动物中发现了许多新奇的倍半萜类化合物。在昆虫器官和分泌物中也有发现。倍半萜的含氧衍生物多具有较强的香气和生物活性,是医药、食品、化妆品工业的重要原料。

由于新的分离提纯技术和近代物理方法对阐明未知物结构的应用以及合成方法的进展,使倍半萜的研究有了突飞猛进的发展,无论是化合物的数目还是结构骨架类型都是萜类化合物中最多的一类。迄今为止,结构骨架已超过 200 余种,化合物有数千种之多。近年来在海洋生物中就发现了 300 多种倍半萜化合物[27~40]。

倍半萜类化合物其结构按碳环数目分为无环、单环、双环、三环、四环型倍半萜;按成环碳原子数可分为五元环、六元环、七元环乃至十二元大环等;也可按含氧官能团分为倍半萜醇、醛、酸、酯等。

1. 无环倍半萜类

金合欢烯(farnesene)有 α、β 两种结构。α-金合欢烯(α-farnesene)，沸点 125℃；β-金合欢烯(β-farnesene)，沸点 80℃。β-金合欢烯和 α-金合欢烯存在于刺人参(*Oplopanax elatus* N.)、人参(*Panax ginseng* C.)根的挥发油以及菊科植物水泽兰(*Eupatorium stoechadosmum*)的挥发油中，用于皂用、洗涤剂香精和日化香精中。

金合欢醇(farnesol)广泛存在于各种花的挥发油中，具有特有的铃兰花香气，并有青香和木香香韵，主要用作铃兰、丁香、玫瑰、紫罗兰、橙花、仙客来等具有花香韵香精的调合香料，也可用作东方香型、素心兰香型香精的调合香料。金合欢醇的焦磷酸酯是倍半萜类生源合成的前体物质，早在 1913 年就已测定出其结构，但直到 1966 年才确定了它的双键的全反式构型。

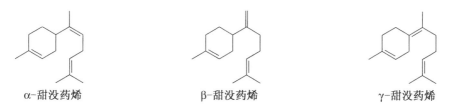

α-金合欢烯　　　　　　　　β-金合欢烯　　　　　　　　α-甜橙醛

金合欢醇　　　　　　　　橙花叔醇　　　　　　　　β-甜橙醛

橙花叔醇(nerolidol)是橙花油中的主成分之一，用于配制玫瑰型、紫丁香型等香精，持久性好，有一定的协调性能和定香作用。橙花叔醇的焦磷酸酯是倍半萜类生源合成的前体物质之一，存在于华山姜、山姜、草豆蔻等植物的挥发油中。

枇杷(*Eriobotrya japonica* L.)叶能镇咳祛痰，清热解毒。叶中含反式橙花叔醇(*t*-nerolidol)和反式金合欢醇(*t*-farnesol)。

2. 单环倍半萜

甜没药烯(bisabolene)，α-甜没药醇(α-bisabolol)，没药烯醇 A(bisabolenol A)、姜烯(zingiberene)、芳香姜黄酮(arturmerone)、野菊花酮(indicumeone)、芳姜黄烯(curcumene)等均属没药烷(bisabolane)的衍生物。甜没药烯有 α、β、γ 三种结构，主要存在于红豆蔻(*Alpinia Galangal* L.)果实的挥发油中，此外，还在西洋参、姜、蒙古蒿、香桂等天然药物的挥发油中广泛存在。

α-甜没药烯　　　　　　　　β-甜没药烯　　　　　　　　γ-甜没药烯

檀香(*Santalum album* L.)的心材为常用中药。没药烯醇 A、B、C、D(bisaboleol A、B、C、D)为檀香油中的主要成分。

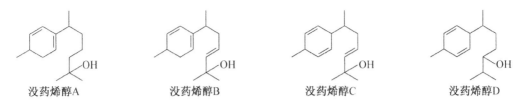

没药烯醇A   没药烯醇B   没药烯醇C   没药烯醇D

　　榄香烯(elemene)有 α-、β-、γ-、δ-榄香烯(α-、β-、γ-、δ-elemene),属于榄香烷(elemane)类衍生物,存在于温莪术(*Curcuma wenyujin*)、黄花蒿(*Artemisia annua* L.)地上部分、凹叶木兰(*Magnolia sargentuana*)花蕾、人参(*Panax ginseng* C.)根、三七(*Panax notoginseng* F.)根等的挥发油中。β-榄香烯具有一定的抗肿瘤作用,其主要生物活性为抑制肿瘤细胞有丝分裂,诱导肿瘤细胞凋亡。药理实验表明,腹腔注射榄香烯乳剂对肿瘤细胞的 DNA、RNA 及蛋白质合成有明显的抑制作用。目前已开发为二类抗肿瘤新药——榄香烯注射液。

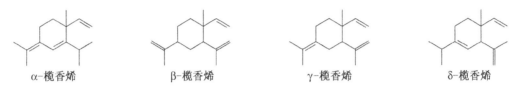

α-榄香烯   β-榄香烯   γ-榄香烯   δ-榄香烯

　　吉马酮(germacrone)、莪术二酮(curdione)均属吉马烷型倍半萜衍生物。吉马酮存在于杜鹃花科黄花杜鹃(*Rhodendron anthopogonides* M.)、青海杜鹃(*R. tsinghaiense* Ching)的叶和嫩枝挥发油中,具有镇咳、平喘等作用。

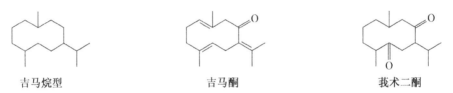

吉马烷型   吉马酮   莪术二酮

　　莪术二酮存在于姜科植物莪术(*Curcuma zedoaria* B.)、郁金(*Curcuma aromatica* S.)的根茎中。莪术二酮(curdione)是温莪术(系姜科植物郁金)抗肿瘤的有效成分。药理实验表明,莪术二酮对小鼠肉瘤、小鼠宫颈癌及小鼠艾氏腹水癌均有明显抑制作用,可使癌细胞变性坏死,以莪术二酮处理艾氏腹水癌,成功地使小鼠获得主动性免疫。临床结果进一步表明,莪术二酮对宫颈癌有较好的疗效[41]。

3. 双环倍半萜

常见双环倍半萜的主要类型有:

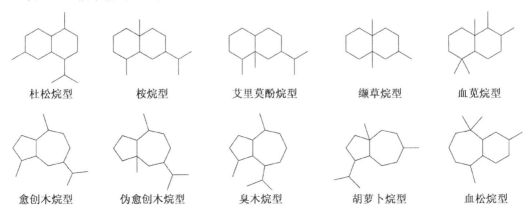

杜松烷型   桉烷型   艾里莫酚烷型   缬草烷型   血芫烷型

愈创木烷型   伪愈创木烷型   臭木烷型   胡萝卜烷型   血松烷型

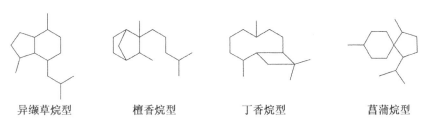

异缬草烷型　　　　　檀香烷型　　　　　丁香烷型　　　　　菖蒲烷型

　　d-δ-杜松烯(d-δ-cadinene)、α-杜松醇(α-cadinol)、异水菖蒲二醇(isocalerendiol)均属于杜松烷(cadinane)型倍半萜类化合物,存在于天南星科石菖蒲(*Acorus tatarinowii* S.)根茎、青海杜鹃(*Rhododendron tsinghaiense* C.)、红茴香(*Illicium henryi* Diels)及陈皮等多种植物的挥发油部分。药理筛选结果表明 d-δ-杜松烯具有明显的祛痰作用。

d-δ-杜松烯　　　　　α-杜松烯　　　　　异水菖蒲二醇

　　苍术酮(atractylone)、白术内酯 A(butenolide A)和 B(butenolide B)属于桉烷(eudesmane)型倍半萜类化合物,从中药白术根茎的挥发油中分离得到。白术系菊科植物 *Atrctylodes macrocephala* K. 的根茎,有益气、健脾、燥湿功效。白术挥发油对动物实验性肿瘤和食管癌细胞株均有显著抑制作用,其注射液曾被用于治疗食管癌和颊癌。

苍术酮　　　　　白术内酯A　　　　　白术内酯B

　　从国产沉香(*Aquilaria sinensis* G.)挥发油中得到的白木香醇(baimuxinol)、去氢白木香醇(dehydobaimuxinol),以及从苦皮藤中得到的苦皮藤酯属沉香呋喃(agarofuran)和二氢-β-沉香呋喃(dihydro-β-agarofuran)型倍半萜类化合物,该类化合物具有优良的昆虫拒食活性。

白木香醇　　　　　去氢白木香醇　　　　　苦皮藤酯

4. 倍半萜内酯类

　　倍半萜内酯类化合物一般由碳氢氧组成,极少数为含硫化合物。从海洋生物中提得的倍半萜内酯,骨架上常含有卤原子,为无色、味苦、较稳定的脂溶性成分。

菊科蒿属植物青蒿(*Artenisa annua* L.)的脂溶性部分中分离得到的青蒿素(qinghaosu, arteannuin,artmisinin)为倍半萜内酯类化合物[42]。该成分是中药青蒿抗疟的有效成分,对有抗药性恶性镰状疟原虫的治疗效果已引起研究者的极大兴趣。

青蒿素   蒿甲醚   青蒿琥珀酸单酯

但青蒿素在水中及油中均难溶解,影响其治疗作用的发挥,临床应用也受到一定的限制。因此,对其进行了结构修饰与改造,合成了大量的衍生物,从中筛选出了具有抗疟性强、速效、毒性低等特点的脂溶性蒿甲醚(artemether)和水溶性青蒿琥珀酸单酯(artesunate),现已有多种制剂应用于临床[43,44]。

新疆雪莲(*Saussurea involucrate* K.)全草,具有活血通经、散寒除湿、强筋助阳等功效,为我国西北地区名贵中草药,用于治疗风湿性关节炎和多种妇科疾病。从中分离得到的大苞雪莲内酯(involucatolactone)和雪莲内酯(xuelianlactone)均属于愈创木烷型倍半萜内酯类化合物[45]。

大苞雪莲内酯   雪莲内酯   莴苣苦素

从菊科莴苣属植物莴苣(*Lactuca sativa* L.)全草中得到的莴苣苦素(lactucin),对人肿瘤和 Hela 细胞有较强的细胞毒作用。

鹰爪甲素(yingzhaosu)是从民间治疗疟疾的草药番荔枝科植物鹰爪(*Artemisia annua*)根中分离得到的具有过氧基团的倍半萜化合物,对鼠疟原虫的生长有强的抑制作用[46]。

鹰爪甲素

6.2.3 二萜

二萜类(diterpenoids)是由 4 个异戊二烯单位构成、含 20 个碳原子的化合物类群。它们的结构显示多样性,但都是由焦磷酸香叶醇基香叶醇酯(GGPP)衍生而成,几乎都呈环状结构。美国学者 J. W. Rowe 于 1986 年提出"环状二萜一般命名法",并依此来分类,其中贝壳杉烷、赤霉烷、阿替烷及乌头烷等骨架的对映体,即对映-贝壳杉烷(ent-kaurane)、对映-赤霉烷(ent-gibberellane)、对映-阿替烷(ent-aisane)及对映-乌头烷(ent-aconane)骨架的化合物在天然产物中有较多发现。其常见二萜类型的生源关系见图 6-2[47]所示。

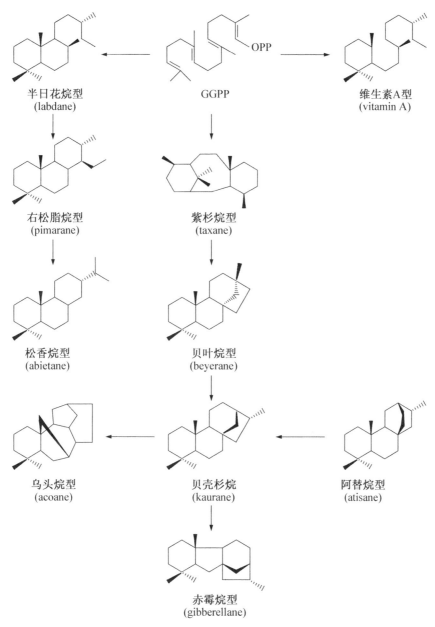

图 6-2　常见二萜生源关系图

二萜广泛分布于植物界,尤以松柏科植物最为普遍。许多二萜的含氧衍生物具有多方面的生物活性,如紫杉醇、穿心莲内酯、丹参醌、银杏内酯、雷公藤内酯、甜菊苷等都具有较强的生物活性。除植物外,菌类代谢产物中也发现有二萜,而且海洋生物中也分离到数量较多、结构新奇的二萜衍生物[48]。

1. 无环二萜

植物醇广泛存在于叶绿素中,是叶绿素的水解产物,曾作为合成维生素 E、K₁ 的原料,可由芳樟醇、柠檬醛或

植物醇

乙炔、假紫罗兰和炔丙醇合成。

2. 单环二萜

维生素A(vitamin A)是一种重要的脂溶性维生素,主要存在于动物肝中,特别是鱼肝油中含量较丰富,维生素A与视网膜内的蛋白质结合,形成光敏色素,是保证夜间视力的必需物质,而且维生素A也是哺乳动物生长不可缺少的物质。自海洋生物软体珊瑚(*Nephthea sp.*)中分离得到的S-构型新松烯A[S-(+)-cembrene A],分子中含有14元环,具有细胞毒性[49]。

维生素A   新松烯A

3. 双环二萜

穿心莲内酯(andrographolide)系爵床科植物榄核莲(*Andrographis paniculata* N.)全草中的抗菌消炎成分。穿心莲(*Andrographis paniculata*,又称榄核莲、一见喜)叶中含有较多二萜内酯及二萜内酯苷类成分,其中穿心莲内酯为抗炎作用的主要活性成分,临床用于治疗急性菌痢、胃肠炎、咽喉炎、感冒发热等,疗效确切,但水溶性不好。穿心莲内酯可与丁二酸酐在无水吡啶中制备成琥珀酸半酯的钾盐,与浓硫酸、冰醋酸在醋酐中进行碘化反应,制备磺酸钠衍生物,与亚硫酸钠在酸性条件下制备穿心莲内酯磺酸钠,成为水溶性化合物,用于制备注射剂。

穿心莲内酯   穿心莲内酯磺酸钠   穿心莲内酯琥珀酸半酯

松科植物金钱松(*Pseudolaris kaempferi* G.)的树皮具有抗真菌作用,自树皮中分得土槿(皮)酸甲(pseudolanic acid A),土槿酸乙(pseudolaric acid B),土槿酸丙、丙$_2$(pseudolaric acid C,C$_2$),其中土槿酸乙为主要成分,具有抗肿瘤、抗生育、抗血管生成和抑制真菌等药理作用。

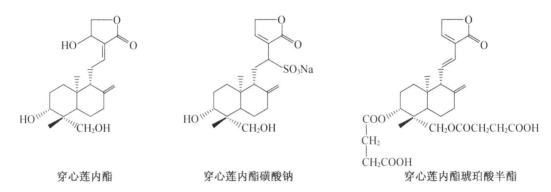

	R$_1$	R$_2$
土槿酸甲	CH$_3$	COCH$_3$
土槿酸乙	COOCH$_3$	COCH$_3$
土槿酸丙	COOCH$_3$	H
土槿酸丙$_2$	COOH	COCH$_3$

粘叶莸酸(glutinic acid),为白色针状结晶,熔点119~120℃,是从中国特有种马草鞭科莸

属植物粘叶莸(*Cargopteris glutinosa* R.)地上部分的乙醚提取物中分离得到。粘叶莸,民间用于清热解毒或驱蚊灭虫。研究表明粘叶莸酸具有明显的抗炎活性和细胞毒活性。

银杏内酯(ginkgolides)是银杏(*Ginkgo biloba*)根皮及叶的强苦味成分,已分离出银杏内酯 A、B、C、M、J(ginkgolides A、B、C、M、J)等多种内酯,分子具有独特的十二碳骨架结构,嵌有一个叔丁基和六个五元环,包括一个螺壬烷,一个四氢呋喃环和三个内酯环。银杏内酯对血小板活化因子(PAF)受体有特异性抑制作用,是迄今发现的最有效的血小板聚集抑制剂,是银杏制剂的主要有效成分,为治疗心脑血管疾病的有效药物。

粘叶莸酸

	R_1	R_2	R_3
银杏内酯 A	OH	H	H
银杏内酯 B	OH	OH	H
银杏内酸 C	OH	OH	OH
银杏内酸 M	H	OH	OH
银杏内酯 J	OH	H	OH

4. 三环二萜

自卫矛科雷公藤(*Tripterygium wilfordii* H.)根皮分得的雷公藤甲素(triptolidenol)、雷公藤乙素(tripdiolide)、雷酚萜(triptonoterpene)、雷酚萜甲醚(tritonoterpene methyl ether)、16-羟基雷公藤内酯醇(16-hydroxytriptolide)等均属松香烷(abietane)型三环二萜类化合物。

雷公藤甲素是具有多种生物活性的二萜内酯,为治疗类风湿病雷公藤片、雷公藤多苷片等制剂的主要有效成分。现代研究表明,雷公藤甲素不仅有抗类风湿作用,还有抗癌作用,在美国正在进行一期抗癌临床研究,是目前热点研究的天然活性产物之一。雷公藤乙素经药理试验发现具有抗白血病活性,临床适用于治疗白血病。此外,16-羟基雷公藤内酯醇具有较强的抗炎、免疫抑制和雄性抗生育作用。

	R_1	R_2	R_3
雷公藤甲素	H	H	CH_3
雷公藤乙素	OH	H	CH_3
雷酚萜	H	OH	CH_3
16-羟基雷公藤内酯醇	H	H	CH_2OH

中药狼毒大戟(*Euphorbia fischeriana* S.)的根在东北民间用于治疗胃癌、肠癌、肺癌、骨结核等疾病。从狼毒大戟中分离得到狼毒大戟甲素(fischeriana A)、狼毒大戟乙素(fischeriana B)等多种松香烷型三环二萜酯类化合物[50]。研究发现该二萜内酯类化合物都有不同程度的抑制艾氏腹水瘤、肝癌、S180 等癌细胞生长的活性。

	R
狼毒大戟甲素	OCH_3
狼毒大戟乙素	OGlc

紫杉醇(taxol)又称红豆紫杉醇,为 20 世纪 90 年代国际上抗肿瘤三大研究成果之一。最早从太平洋红豆杉(*Taxus brevifolia*)的树皮中分离得到,是目前唯一一种可以促进微管聚合和稳定已聚合微管的药物。1972 年底美国 FAD 批准上市,临床用于治疗卵巢癌、乳腺癌和肺癌,疗效较好,颇受医药界重视,临床需求量较大。已发现的具有抗癌活性的紫杉烷类化合物都具有 C_{13} 位酯基侧链。

紫杉醇

中药丹参中脂溶性抗菌活性成分丹参酮Ⅰ(tanshinone Ⅰ)、隐丹参酮(crypto-tanshinone)、异隐丹参酮(*iso*-crypyto-tanshinone)等也属三环二萜,具有抗菌、消炎和抗凝血等生理活性。随着研究的深入,丹参酮在治疗心血管疾病等方面表现出了巨大的潜力。1997 年,以丹参酮Ⅰ、隐丹参酮为有效成分的复方丹参滴丸首次领取美国新药"绿卡",成为世界范围内通过美国 FDA 进行新药临床开发预审的唯一治疗心血管疾病的传统植物药。近年来经国家批准生产的丹参制剂不断增多,丹参类药在心血管病药物中的比例不断提高,使丹参的应用更加广泛。

丹参酮Ⅰ   隐丹参酮   异隐丹参酮

5. 四环二萜

自巴豆(*Croton tiglium* L.)的种子挥发油中分离得到的巴豆醇,在植物中主要以脂肪酸的单酯、双酯或三酯的形式存在,少数与芳香酸成酯,属于巴豆萜烷型四环二萜类化合物。该类成分具有强烈的刺激性、致炎和辅助致癌的毒性,巴豆醇-12,13-双酯已被确认为是致炎和致癌因子。

巴豆醇   冬凌草素   甜菊苷A

冬凌草素(oridonin)属于对映-贝壳杉烷型四环二萜类化合物,是由冬凌草(*Rabdosia rubescens* H.)中分离得到的抗肿瘤有效成分。现代研究发现,冬凌草素能够诱导 M2 型白血病的致病蛋白质发生降解,促其凋亡,对 M2 型急性粒细胞白血病的治疗有积极作用。

甜菊(*Sevia rebaudianum* B.)叶中含有以对映-贝壳杉烷(ent-kaurane)骨架为母核、由不同糖组成的甜味苷(sreviosode),即甜菊苷 A(rebaudiosides A)等。总甜菊苷含量约 6%,其甜度约为蔗糖的 300 倍,其中又以甜菊苷 A 甜味最强,但含量较少。甜菊苷(sreviosode)因其高甜度、低热量、无毒性等优点,在医药、食品等工业中应用日益广泛。我国已大面积栽种甜菊生产甜菊苷。

6.2.4　二倍半萜

二倍半萜类化合物(sesterterpenoids)是由 5 个异戊二烯单位构成、含 25 个碳原子的化合物类群。这类化合物在生源上是由焦磷酸香叶基金合欢酯(geranylfarnesyl pyrophosphate, GFPP)衍生而成,多为结构复杂的多环性化合物,与其他各萜类化合物相比,数量较少。自 1965 年发现第一个二倍半萜以来,到 1995 年发现的二倍半萜总数还不超过 100 个。随着波谱技术的发展以及对海洋天然产物的逐渐开发,至 2007 年来天然的二倍半萜已接近 500 种。二倍半萜分布较为广泛,现已从陆生真菌、地衣类、高等植物病原菌、昆虫分泌物和许多海洋生物,尤其是海绵中分离得到。该类化合物显示了多种生理活性,如抗炎、抗肿瘤、昆虫拒食、抗血小板凝聚和抗菌等[51~53]。

1. 无环二倍半萜

海洋生物海绵是无环二倍半萜(链状二倍半萜)及其降解产物的最大来源体。从海绵(*Hippospongia sp.*)中分离得到的 untenospongin A,属于 21 个碳的呋喃降二倍半萜,具有扩张冠状动脉血管作用[54]。从大西洋摩洛哥海域的海绵(*Hippospongia communis*)中得到的 untenospongin B 也属于二倍半萜的降解产物,具有很强的抗菌活性[55]。

untenospongin A　　　　　　　　　　　　　　untenospongin B

从中国台湾海域采集的海绵(*Ircinia formosana*)中分离得到的 Irciformonins C、D 属于 C_{22} 型降二倍半萜产物,对人结肠癌细胞具有较强的细胞毒作用[56]。从海洋生物硅藻(*Haslea ostrearia*)中分离得到的 Haslene A、B 属于高分枝异戊二烯型二倍半萜类化合物,在人肺癌细胞体外实验中表现出强的抗肿瘤活性[57]。

Irciformonins C　　　　　　　　　　　　　　Irciformonins D

Haslene A　　　　　　　　　　　　　　　　Haslene B

2. 单环二倍半萜

1980 年,De Silva 和 Scheuer 报道了从海洋生物海绵中(*Luffariella variabilis*)分离得到的 manoalide,该化合物被迅速开发为有效的止痛和抗炎药物。经反复研究,最终开发为 phospholipase A_2 抑制剂。Manoalide 的绝对构型是通过与它的全合成产物 CD 谱的比较确定的[58]。

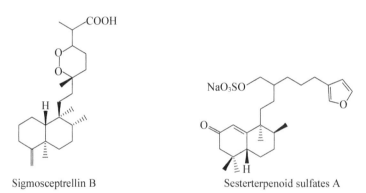

3. 双环二倍半萜

Sigmosceptrellin B 是从红海海绵(*Diacarnus erythraeanus*)中分离得到的一个具有显著抗疟活性的化合物,进一步药理研究发现,体外能够有效地杀死弓形虫[59]。

Sigmosceptrellin B   Sesterterpenoid sulfates A

从澳大利亚西北海域采集的 *Darwinella australensis* 中分离得到了二倍半萜的硫酸盐,可有效抑制海胆卵细胞的分裂[60]。

4. 三环二倍半萜

粉背蕨二醇(cheilanthenediol)和粉背蕨三醇(cheilanthenetriol)是从中国蕨科粉背蕨属华北粉蕨(*Aleuritopteris khunii* C.)的全草中分离得到的二倍半萜类化合物,具有润肺止咳、清热凉血的功效。

粉背蕨二醇   粉背蕨三醇

5. 四环二倍半萜

从马尔代夫附近海域采集的海绵(*H. erecta*)中分离得到了一个新的 scalarane-type 四环二倍半萜化合物 Sesterstatin 6,该化合物能显著抑制小鼠 P338 白血病细胞的生长,并对多个人肿瘤细胞株有强的抗肿瘤活性[61]。

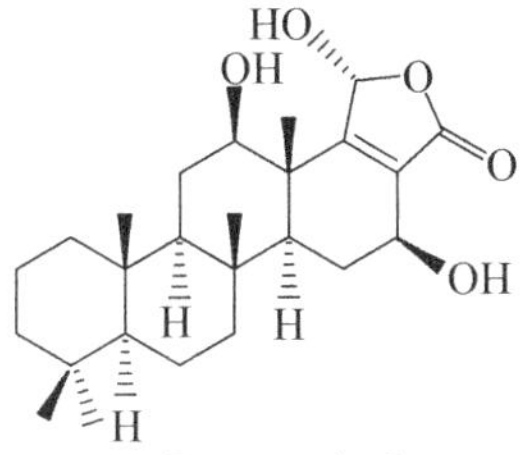

Sesterstatin 6

6.2.5 四萜

四萜类衍生物中研究得较多的是多烯色素,又称为胡萝卜烃类(carotenoids)色素,大多数在自然界存在的胡萝卜烃类属于四萜类化合物衍生物,如玉米黄素、辣椒红素等,在食品工业中应用广泛。

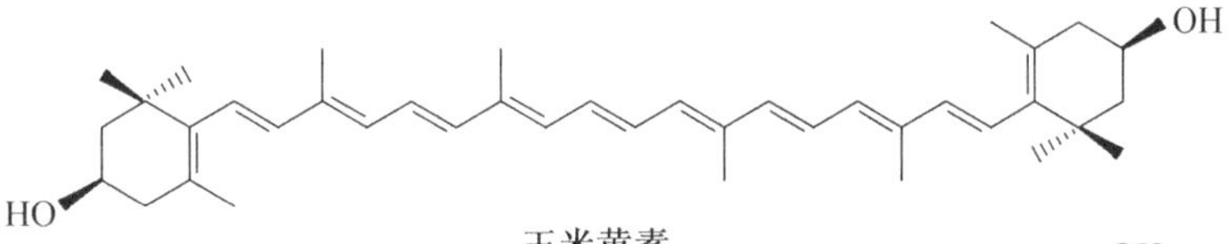

玉米黄素

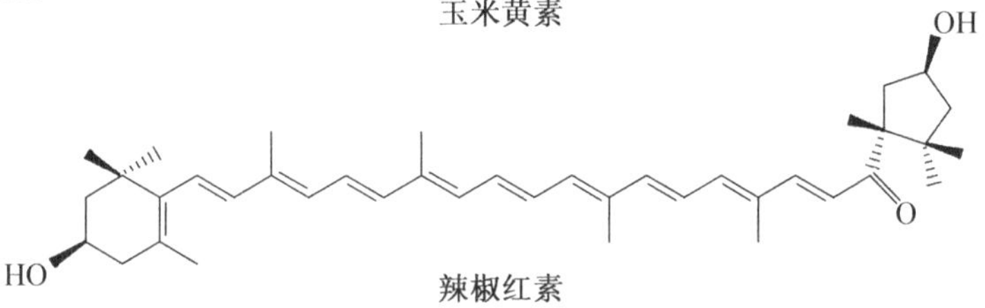

辣椒红素

自海南岛三亚的扭曲肉芝软珊瑚(*Sarcophyton tortuosum*)中分离得到的扭曲肉芝甲酯和异扭曲肉芝甲酯均属四萜类骨架,它们对 S180 有较强的抑制活性,且有较好的促进子宫收缩作用[62]。

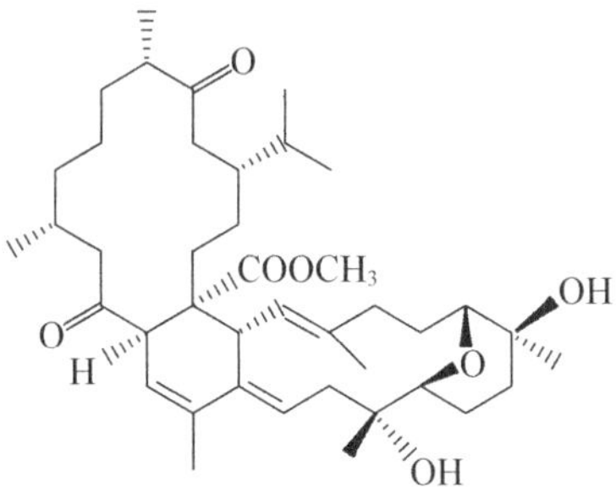

扭曲肉芝甲酯

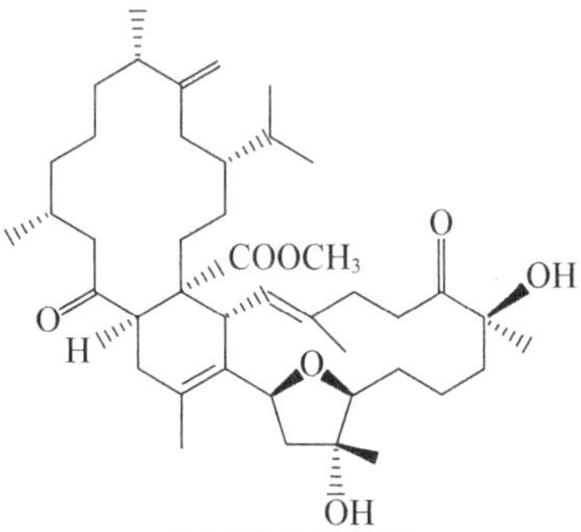

异扭曲肉芝甲酯

6.3 萜类化合物的理化性质

萜类成分虽结构与性质差异很大,但它们都由同一生源途径衍变而来。分子结构中绝大多数具有双键、共轭双键及活泼氢原子,较多萜类含有内酯结构,因而具有一些相同的理化性质及化学反应,下面仅就其共性作一归纳。

6.3.1 物理性质

1. 形态

单萜、倍半萜多为油状液体,少数为固体,具有特殊香气。随分子量、双键和功能基的增多,化合物的挥发性降低,熔点和沸点相应增高,可采用分馏的方法将它们分离开来。二萜和二倍半萜多为结晶性固体。

2. 味

萜类化合物多具有苦味,又称苦味素。

3. 旋光和折光性

大多数萜类分子中有不对称碳原子,具有光学活性,且多有异构体存在。

4. 溶解度

萜类化合物亲脂性强,易溶于醇及亲脂性有机溶剂。具内酯结构的萜类化合物能溶于碱水,酸化后,又重新析出,此性质可用于具内酯结构萜类的分离与纯化。此外,萜类对高热、光和酸碱较为敏感,在提取分离时应注意。

6.3.2 化学性质

1. 加成反应(双键加成、羰基加成反应)

当分子中含有双键和羰基时,可与某些试剂发生加成反应,其产物往往是结晶性的。可用于不饱和萜类成分的分离和鉴定。

(1)双键与卤化氢的加成:不饱和萜类成分可在酸性条件下与氢卤酸发生加成反应,产物符合马氏规则。如柠檬烯与氯化氢在乙酸中进行加成反应得到柠檬烯二氢氯化物晶体。

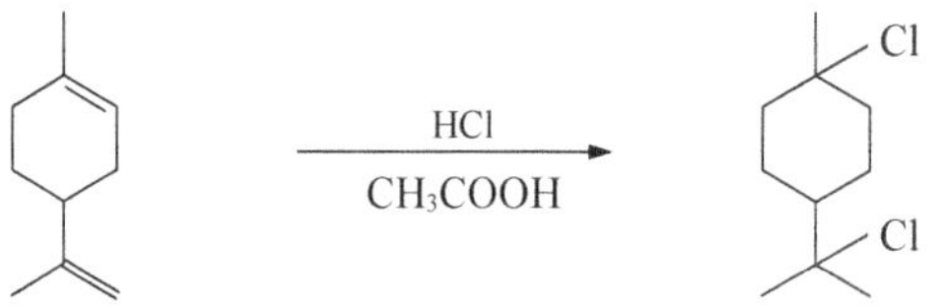

柠檬烯   柠檬烯二氢氯化物

(2)双键与溴的加成:不饱和萜类成分可在酸性条件下或乙醚与乙醇的混合溶剂中与溴发生加成反应。

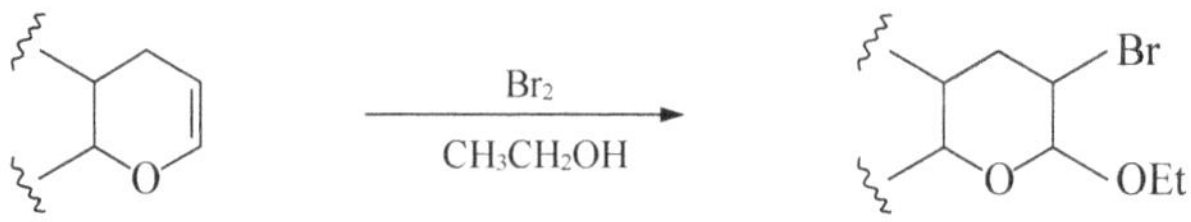

(3)双键与亚硝酰氯的加成:不饱和萜类成分可与亚硝酰氯(Tilden 试剂)发生加成反应,生成亚硝基氯化物,多呈蓝色至绿色,可用于不饱和萜类成分的分离和鉴定。

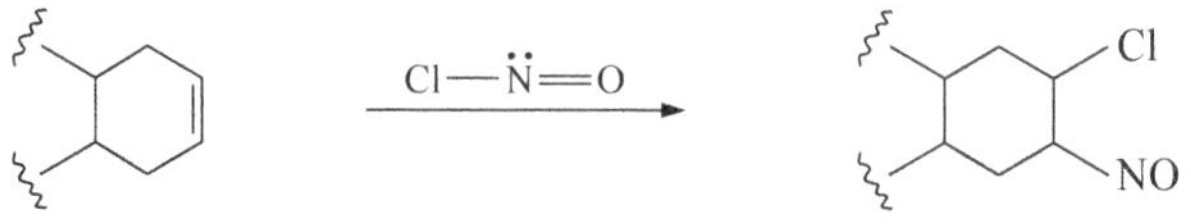

氯化亚硝基衍生物

（4）共轭双键的 Diels-Alder 加成反应：具有共轭双键的不饱和萜类化合物可与缺电子的烯烃发生 Diels-Alder 加成反应，生成结晶型加成产物。

（5）羰基与亚硫酸氢钠的加成：含羰基的萜类化合物可与亚硫酸氢钠发生加成反应，生成结晶型加成产物，复加酸或碱又能使其分解得到原来的反应产物。

（6）羰基与硝基苯肼的加成：含羰基的萜类可与硝基苯肼发生羰基类化合物的特征加成反应，而酯类化合物无此反应发生。

（7）羰基与吉拉德试剂的加成：吉拉德（Girard）试剂是一类带有季铵基团的酰肼，常用的有 Girard T 和 Girard P。

利用吉拉德试剂分离提取羰基类化合物：将吉拉德试剂的乙醇溶液加入含羰基的萜类化合物中，再加入 10％醋酸促进反应，加热回流。反应完毕后加水稀释，分取水层，加酸酸化，再用乙醚萃取，蒸去乙醚后复得原羰基化合物。

2. 氧化反应

不同氧化剂在不同条件下，可以将萜类成分中各种基团氧化，生成各种不同的氧化产物，可以用来测定分子中双键及醛酮的位置。常用氧化剂有臭氧、铬酐（三氧化铬）、四醋酸铅、高锰酸钾、二氧化硒等。

（1）双键的臭氧反应：

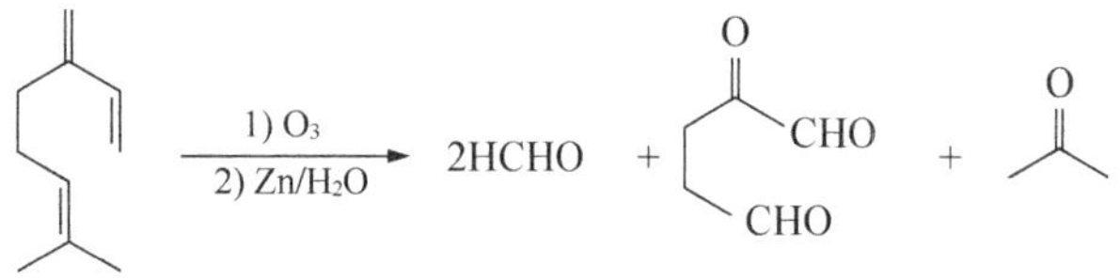

（2）双键的 $KMnO_4$ 氧化：

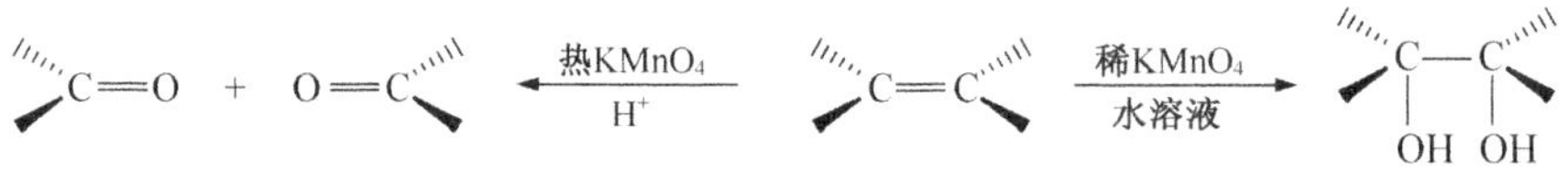

（3）铬酐的氧化：铬酐为一种应用广泛的氧化剂，几乎与所有可氧化的基团作用。用强碱型离子交换树脂与三氧化铬制得具有铬酸基的树脂，它与仲醇在适当溶剂中回流，则生成酮，产率高达 $73\% \sim 98\%$，副产物少，产物极易分离、纯化。例如，薄荷醇氧化成薄荷酮的反应如下：

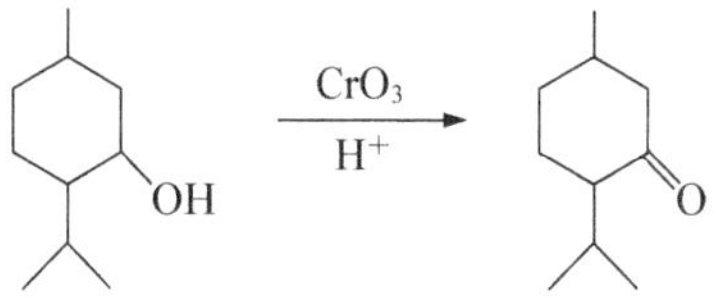

薄荷醇   薄荷酮

3. 脱氢反应

脱氢反应是早期推定有机天然产物基本骨架的常用方法。环萜的碳架经脱氢转变为芳香烃类衍生物。脱氢反应通常在惰性气体的保护下，用铂黑或钯作催化剂，将萜类成分与硫或硒共热（200～300℃）而实现脱氢（有时可能导致环的裂解或环合）。例如：

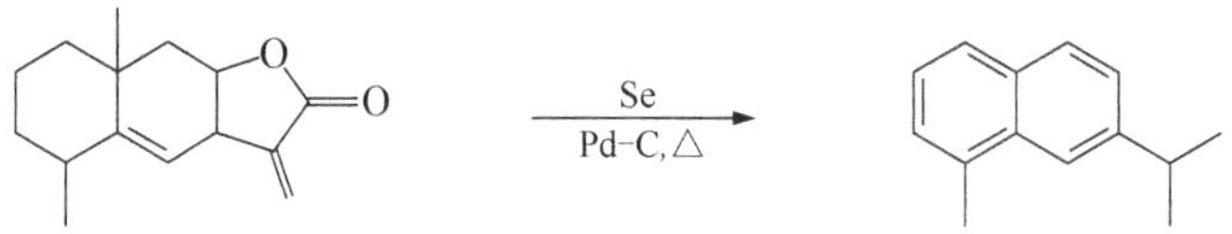

4. 加氢反应

不饱和萜类化合物在不同的条件下可选择性还原双键和羰基：

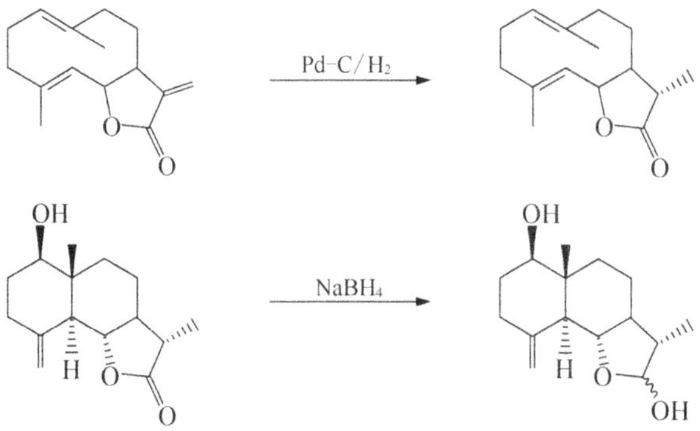

5. 重排反应

在萜类化合物中,特别是具有羰基、酯基、双键等官能团的萜类,在某些酸性条件下会发生重排反应。如牻牛儿内酯在酸性条件下重排生成愈创木内酯类化合物。

6.4　萜类化合物的提取与分离

萜类化合物虽都由活性异戊二烯基衍生而来,但种类繁多、骨架复杂、结构包容极广。其中低分子萜类多为挥发油;单萜环烯醚萜多为苷类;倍半萜除构成挥发油的组成外,以内酯多见。因此,萜类化合物的提取分离方法也因结构不同而呈现多样化[63]。

6.4.1　萜类化合物的提取

萜类化合物,尤其是倍半萜内酯类化合物容易发生结构的重排,二萜类易聚合而树脂化,引起结构的变化。所以宜选用新鲜药材或迅速晾干的药材,并尽可能避免酸、碱的处理。

含苷类成分时,则要避免接触酸,以防在提取过程中发生水解,而且应按提取苷类成分的常法事先破坏酶的活性。

单萜和倍半萜多为挥发油的组成成分,它们的提取分离将在挥发油中介绍。

1. 苷类化合物的提取

环烯醚萜多以单糖苷的形式存在,苷元的分子较小,且多具有羟基,所以亲水较强,多用甲醇或乙醇为溶剂进行提取。提取后,经减压浓缩转溶于水中,滤除水不溶性杂质,继用乙醚或石油醚萃取,除去残留的树脂类等脂溶性杂质,水液再用正丁醇萃取,减压回收正丁醇后即得粗总苷。

2. 非苷类化合物的提取

非苷形式的萜类化合物具有较强的亲脂性,一般用有机溶剂提取。或用甲醇或乙醇提取后,减压回收醇液至无醇味,残留液再用乙酸乙酯萃取,回收溶剂得总萜类提取物;或用不同极性的有机溶剂按极性递增的方法依次分别萃取,得不同极性的萜类提取物,再行分离。

6.4.2　萜类化合物的分离

1. 溶剂萃取法

两相溶剂萃取法是利用混合物中各成分在两种互不相溶的溶剂中分配系数的不同而达到分离的方法。如果萃取时各成分在两相溶剂中分配系数相差越大,则分离效率越高。如果在水提取液中的有效成分是亲脂性物质,那么一般多用亲脂性有机溶剂,如苯、氯仿或乙醚进行两相萃取;如果有效成分是偏于亲水性的物质,在亲脂性溶剂中难溶解,就需要改用弱亲脂性的溶剂,例如乙酸乙酯、丁醇等。除此之外,还可以在氯仿、乙醚中加入适量乙醇或甲醇以增大其亲水性。提取非苷萜类成分时,多用乙酸乙脂和水进行两相萃取。若提取亲水性强的萜苷类化合物,则多选用正丁醇、异戊醇和水进行两相萃取。

2. 沉淀法

如碱提取酸沉淀法,利用某些萜类成分能在酸或碱中溶解,又在加碱或加酸变更溶液的pH后成不溶物而析出以达到分离。例如,内酯类化合物不溶于水,但遇碱开环生成羧酸盐溶于水,再加酸酸化,又重新形成内酯环从溶液中析出,从而与其他杂质分离。

3. 结晶法

有些萜类的萃取液回收到小体积时,往往多有结晶析出,滤除结晶再以适量的溶剂重结晶,可得纯的萜类化合物。

4. 柱色谱法

分离萜类化合物多用吸附柱色谱法,常用的吸附剂有硅胶、氧化铝、活性炭、聚酰胺、硅藻土等。其中应用最多的是硅胶,几乎所有的萜类化合物都可以选用硅胶做柱色谱的吸附剂。

氧化铝在色谱分离过程中可能引起萜类化合物的结构变化,不宜用于醛、酮、酯、内酯等类型化合物的分离。故选用氧化铝做吸附剂时要慎重,一般选用中性氧化铝,待分离物与吸附剂之比约为1:20~50。

此外,亦可采用硅胶硝酸银柱层析进行分离,因萜类结构中多具有双键,且不同萜类的双键数目和位置不同,与硝酸银形成π络合物的难易程度和稳定性也有差别,可借此达到分离。

活性炭对芳香族化合物的吸附力大于脂肪族化合物,对大分子化合物的吸附力大于小分子化合物。利用这些吸附性的差别,可将水溶性芳香族萜类衍生物与脂肪族萜类衍生物分开,单糖萜苷与多糖萜苷分开。

萜类化合物的柱色谱分离一般选用非极性有机溶剂,如正己烷、石油醚、环己烷、乙醚、苯或乙酸乙酯作洗脱剂。但使用单一溶剂往往达不到分离的效果,故在实践中多选用混合溶剂,而且应根据被分离物质的极性大小来考虑。常用的溶剂系统有:石油醚-乙酸乙酯、苯-乙酸乙酯、苯-氯仿,多羟基的萜类化合物可选用氯仿-乙醇做洗脱剂。

6.4.3　提取分离实例

下面以一年蓬(*Erigeron annuus* L. Pers.)中萜类化合物的提取与分离[64]为例。

一年蓬为菊科飞蓬属植物,广泛分布于全国各省区,全草入药,有治疟、清热解毒、助消化的作用。主治消化不良、肠炎腹泻、传染性肝炎、淋巴结炎和血尿。

对采自陕西太白山一年蓬的全草进行了化学成分研究。利用常规硅胶柱色谱等分离方法从中分离鉴定了12个微量的萜类化合物(图6-3),其中11个为倍半萜类化合物,它们分别为1β,4β-二羟基桉烷-11-烯(1),1β,7α-二羟基桉烷-4(15)烯(2),1β,6α-二羟基桉烷-4-酮(3),1β-O-β-D-吡喃葡糖基-6α-羟基桉烷-4(15)烯(4),1β,4α-二羟基桉烷-11-烯(5),1β,5α-二羟基桉烷-4(15)-烯(6),1β,4β,6α,15-四羟基桉烷(7),1β,6α-二羟基桉烷-4(15)烯(8),1β-羟基桉烷-4(15),7-二烯(9),1β-羟基桉烷-4(15),11-二烯(10),1β-羟基橄榄烷-4(15)-烯

（11），（1S,3R,4R）-1-O-β-D-葡糖基-3,4-二羟基-4-[（1E,3S）-3-羟基丁烯基]环己烷（12）。

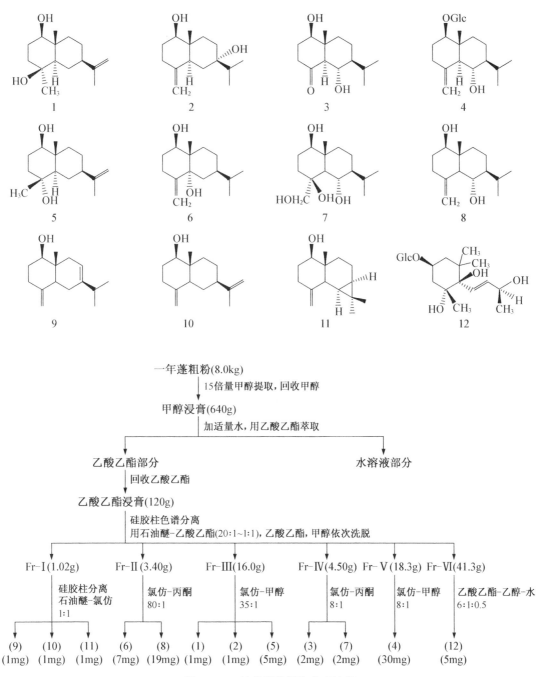

图 6-3 一年蓬粗粉提取分离流程

6.5　萜类化合物的结构研究

6.5.1　波谱法在萜类化合物结构鉴定中的应用

萜类化合物是天然产物研究中最活跃的领域,无论是化合物的数目,还是结构骨架类型都已成为天然化合物中最多的一类。其结构研究快速、微量、准确,这得益于现代波谱分析技术的飞速发展,尤其是二维核磁共振技术的应用。

1. 紫外光谱

分子中具有双键或羰基等共轭体系的萜类化合物,紫外吸收符合共轭体系 UV 谱的吸收规律,主要有以下几种情况:共轭双键均在环内,最大吸收波长 $\lambda_{\max}$ 出现在 $256\sim265$nm(ε $2500\sim10000$);共轭双键一个在环内,最大吸收波长 $\lambda_{\max}$ 出现在 $230\sim240$nm(ε $13000\sim20000$);α,β-不饱和羰基,最大吸收波长 $\lambda_{\max}$ 出现在$220\sim250$nm(ε $10000\sim17500$)。此外,共轭体系的化学环境,碳原子上有无取代基及共轭双键数目对其均有影响。

2. 红外光谱

红外光谱主要检测结构中的官能团,可协助推测分子中存在的各种基团,如双键、共轭双键、环外亚甲基、羟基、羰基等,各官能团特征峰如下:饱和酸($1700\sim1725$cm^{-1}),醛($1720\sim1740$cm^{-1}),α,β-不饱和醛($1685\sim1710$cm^{-1}),环己酮($1700\sim1725$cm^{-1}),环己烯酮($1665\sim1690$cm^{-1}),羟基($3800\sim3200$cm^{-1})。

对于解决萜类内酯化合物中内酯的存在以及内酯的种类方面,红外光谱有着实际的意义:四元环 β-内酯($1820\sim1840$cm^{-1}),五元环 γ-内酯($1760\sim1780$cm^{-1}),α,β-不饱和-γ-内酯($1740\sim1760$cm^{-1}),六元环 δ-内酯($1735\sim1750$cm^{-1}),一般酯类($1735\sim1750$cm^{-1})。饱和内酯环中,环越小,环张力越大,吸收波长向长波方向移动,不饱和内酯中共轭双键的位置及数量对其吸收波长有影响。

同样,红外光谱还可以用来确定萜苷类化合物中糖端基碳的构型,如吡喃糖端基碳的构型区别在 $730\sim960$cm^{-1} 之间,α-苷(844 ± 8cm^{-1}),β-苷(891 ± 7cm^{-1})。

3. 质谱

萜类化合物结构类型纷杂,虽然质谱测定报道的数据很多,但研究裂解的方式很少,即使进行了某些研究,所得的结果也常难以用来推测新化合物的结构,其原因是萜类化合物的基本母核多,无稳定的芳环、芳杂环及酯杂环结构系统,大多缺乏"定向"裂解基团,因而在 EI 源下能够裂解的化学键较多,重排屡屡发生,裂解方式复杂。质谱除了能够提供分子量以外,所给的其他信息往往较少。

4. 核磁共振谱

对于萜类化合物的结构测定来说,核磁共振谱是波谱分析中最为有力与可靠的工具。高兆周核磁共振技术的出现使得质子信号的分辨率大大提高,偶合常数更易于测得;二维核磁共振技术的发展和应用,不但极大地提高了图谱的质量,而且提供了各组碳氢信号更多的连接归属信息,使得结构的测定更加准确与迅速;NOE 技术的发展则使得立体构型的确定成为可能。鉴于萜类化合物类型多、骨架复杂、数量庞大,难以在有限的篇幅中作全面的归纳与总结,已有很多综述性的文献收集整理了大量的氢谱、碳谱数据,对于萜类化合物的结构鉴定有重要的参考价值。

6.5.2　结构鉴定实例[66]

从菊科(Compositae)苦苣菜属植物全叶苦苣菜(*Sonchus transcapicus* Nevski.)中分离得到的全叶苦苣素 I 为桉烷型倍半萜内酯类化合物。

1. 理化常数测定

无色胶状物。$[\alpha]_D^{20}$: $+9.0°(c\ 0.4,Me_2CO)$;易溶于甲醇、DMSO,不溶于氯仿、乙酸乙酯。全叶苦苣素 I 水解后所得纯糖经纸层析(PC)证实为葡萄糖,且由比旋光$[\alpha]_D^{18}=+22$($c\ 0.125,H_2O$)可知为 D-构型。

2. 分子式确定

根据高分辨质谱(m/z 435.1995 [M+Na]$^+$(计算值 435.1989)给出分子式为 $C_{21}H_{32}O_8$。

3. 官能团分析

红外光谱显示有酯羰基(1751cm^{-1})、羟基(3500cm^{-1})的存在。由分子式得出分子不饱和度为 6。^{1}H 和 ^{13}C NMR 谱显示全叶苦苣素 I 是一个 β-吡喃葡萄糖苷(图 6-4,图 6-5)。一维核磁共振谱中剩余信号显示全叶苦苣素 I 的苷元部分的基本骨架是由 3 个 CH$_3$、3 个 CH$_2$、6 个 CH 和 3 个季碳(共 15 个碳)组成的倍半萜。

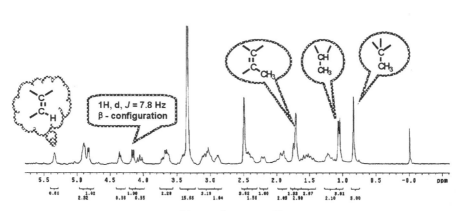

图 6-4　^{1}H-NMR 谱

¹³ C-NMR and DEPT spectra

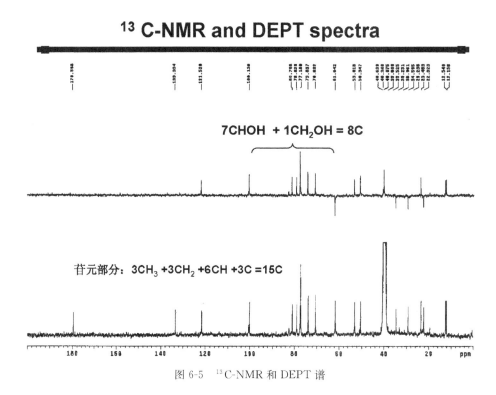

图 6-5   ¹³C-NMR 和 DEPT 谱

4. 基本骨架的确定

(1) 推测：在 6 个不饱和度中，除去一个双键[δ_H 5.34(1H, brs)；δ_C 121.5(CH)，133.3(C)]、一个羰基[δ_C 179.6(C)]和一个吡喃葡萄糖环外，还应该有三个环，由此推断全叶苦苣素Ⅰ是一个双环倍半萜内酯。进一步观察碳谱发现，除了双键和羰基季碳外，还存在一个骨架季碳 δ_C 40.1(C)，至此初步推断该化合物为桉烷型倍半萜内酯。

(2) 证明：进一步的二维核磁¹H -¹H COSY 实验揭示了被季碳分隔的两组结构片段(图6-6)：—CH(—O—)—CH$_2$—CH= 和—CH$_2$—CH$_2$—CH—CH (—O—)—CH<。结合 HMBC 谱中的³J_{CH}远程相关峰(图 6-7)：H-14/C-1，C-5，C-10，C-9；H-15/C-3，C-4，C-5；H-13/C-7，C-11，C-12，全叶苦苣素Ⅰ的苷元部分的平面结构确定为：1-羟基-桉烷-3-烯-12，6-内酯。

5. 取代基位置确定

HMBC 中 H-1′和 C-1 间的³J 相关峰确证了苷元和糖的连接位置。

6. 立体化学确定

H-1 的大偶合常数($J_{1,2\beta} = 9.6Hz，J_{1,2\alpha} = 6.3Hz$)表明其为 α-构型。C-13 的低场位移($\delta_C$ 12.5)确认了 13 位甲基为 α-构型。由二维核磁 NOESY 实验中的相关峰：H-6β/H$_3$-14；H-5α/H-7α 推断出 A/B 环是反式稠合的。

综上所述，全叶苦苣素Ⅰ的结构被确定为 1β-O-β-D-吡喃葡萄糖基-5α，6βH-桉烷-3-烯-12，6α-内酯。

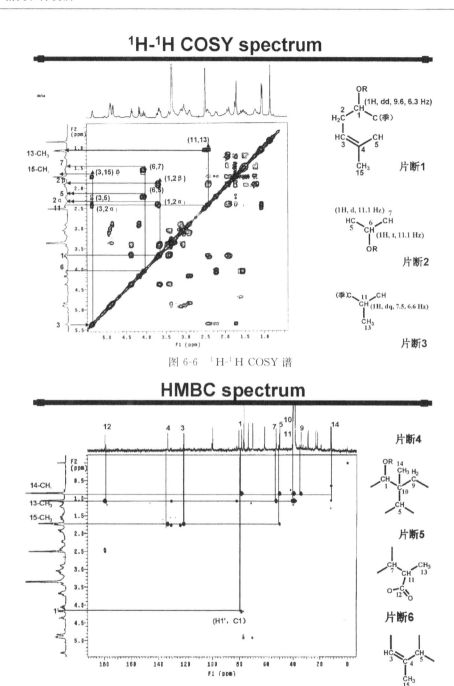

图 6-6　¹H-¹H COSY 谱

图 6-7　HMBC 谱

6.6　挥　发　油

6.6.1　概述

挥发油(volatile oils)又称精油(essential oils),是一类具有芳香气味油状液体的总称。多存在于植物中,分子量较小,在常温下能挥发,可随水蒸气蒸馏。植物精油是植物体内的次生代谢物质,在医学上最早的应用记载于《本草纲目》,其中记录了几种天然精油的使用。

1. 分布与存在

挥发油在植物界分布很广,全世界含有精油的植物迄今为止已发现 3000 余种,主要是种子植物,尤其是芳香植物。我国野生与栽培的芳香植物约有 56 科,136 属,约 300 种,挥发油的植物资源居世界第三位。

根据植物的种类可将精油分为八大类:柑橘类、花香类、草本类、樟脑类、木质类、辛香类、树脂类以及土质类。各类产品举例如下:

柑橘类:佛手苷、葡萄柚、柠檬、橘子、莱姆;

花香类:天竺葵、玫瑰、薰衣草、橙花油;

草本类:菊、薄荷、迷迭香、鼠尾草;

樟脑类:尤加利、白千层、茶树;

木质类:松木、檀香、柏、玉兰香;

辛香类:黑胡椒、姜、豆蔻;

树脂类:乳香、没药、榄香、白松香;

土质类:广藿香、岩兰草。

植物精油存在于植物的腺毛、油室、分泌细胞或树脂道中,大多数呈油滴状存在,少数以苷的形式存在,如冬绿苷。冬绿苷水解后产生葡萄糖、木糖及水杨酸甲酯,后者为冬绿油的主要成分。

植物精油在植物体中存在部位各不相同,有的全株植物中含有,有的则在花、叶、根或者根茎部分的某器官中含量较多,随植物品种不同差异较大。有的同一植物部位不同,所含精油的组成成分也有差异。鸢尾属植物精油集中分布在根部和块茎内;松柏科以茎杆中精油含量最高;薄荷以叶中精油含量最高;茉莉、桂花以花中精油含量最高;而茴香和芫荽则以果实中精油含量最高。有的植物由于采集时间不同,同一部位所含的精油成分也不完全一样。

此外,挥发油的含量和成分随着植物年龄的增长有不同变化,一般幼龄的植株含油率稍低,随植株年龄的增长,含油率逐渐增高,一年生幼树枝中含油率仅 0.68%～0.81%,3～5 年生含油率为 1.33%～1.48%,而 30 年老树枝含油率则达 1.61%～1.68%。

2. 生物活性与应用

植物精油具有祛痰、止咳、平喘、健胃、抗菌、抗病毒等多种药理活性,如樟脑、丁香酚、桉叶油、大蒜精油等直接用作制药原料。许多国家的药品中含有精油,《美国药典》、《英国药典》、《法国药典》、《德国药典》、《日本药典》和《欧洲药典》中都有精油的相关论述。如薄荷油驱风健胃,冬青油镇痛,土荆芥油驱蛔虫,大蒜头内含有挥发性大蒜素(大蒜精油),是一种植物广谱抗生素。鱼腥草的精油临床上用于治疗支气管炎、支气管肺炎、肺脓肿等呼吸道炎症。野山药挥发油中的桉叶油醇和芍药酮均具有抗突变活性,可被用来治疗痢疾、哮喘、多尿症和糖尿病等。榄香烯对小鼠艾氏腹水癌有明显的抑制作用等。另外,桉树精油还具有较好的止痛和镇静作用,荔枝种仁精油可显著降低高脂大鼠血总胆固醇浓度和低密度脂蛋白胆固醇浓度,增加高密度脂蛋白胆固醇含量,使高密度脂蛋白胆固醇/总胆固醇含量比值显著提高。

除药用外,通常植物精油用来制备香精、香水,在食品添加剂、害虫防治、杀菌抗菌和防腐等方面的作用也日益受到人们的关注。植物精油是一类天然植物性添加剂,能够矫正食品的异味、赋予香气,有的还有着色、抗氧化、抗菌(防腐)等用途。作为天然防腐剂的重要来源之一,从植物精油中筛选出高效、经济、安全的防腐物质用作食品防腐剂,具有广阔的应用前景。

6.6.2　组成与分类

挥发油中成分比较复杂。早期因分析手段有限,对植物精油化学成分的研究仅限于几个含量较高的成分,随着气相色谱技术的应用,研究愈来愈深入。一种挥发油可鉴定出几十种,甚至上百种化学成分,一些含量甚微的成分也被鉴定出来,如保加利亚玫瑰油中已检出 275 种化合物。构成挥发油的成分类型大体可以分为四类,其中以萜类化合物最为多见。

1. 萜类

挥发油中的萜类成分主要为单萜和倍半萜及其含氧衍生物。单萜类如罗勒烯、柠檬酸、芳樟醇、香叶醇。常见的倍半萜组分有金合欢烯、姜烯、金合欢醇、桉醇、莪术二酮、葎草烷等,多具有较强的生理活性和芳香气味。

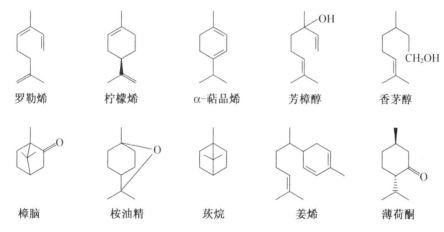

| 罗勒烯 | 柠檬烯 | α-萜品烯 | 芳樟醇 | 香茅醇 |

| 樟脑 | 桉油精 | 莰烷 | 姜烯 | 薄荷酮 |

2. 芳香族化合物

在植物挥发油中,芳香族化合物的含量仅次于萜类。属于芳香族挥发油成分,大多数是苯丙烯衍生物,如丁香油中含丁香酚(eugenol),八角茴香油中含有大茴香醚(anethole),桂皮油中含有桂皮醛(cinnamaldehyde),石菖蒲挥发油主要成分为 α-细辛醚(α-asarone)、β-细辛醚、欧细辛醚、榄香素、顺式甲基异丁香酚等。丹皮、徐长卿含牡丹酚(paeonol)。

桂皮醛　　　　丁香酚　　　　茴香酚

α-细辛醚　　　　　　　β-细辛醚

3. 脂肪族直链化合物

一些小分子脂肪族化合物在挥发油中常有存在。根据所具有的功能团不同有醇、醛、酮、酸、脂、烃等类。

（1）醇类：如正十四醇存在于当归种子中，正庚醇存在于丁香，正辛醇存在于甜橙精油中，正壬醇存在于柑橘、玫瑰油中。

（2）醛类：醛类在未成熟的植物中比成熟植物中含量大。如在薄荷油和桉叶油的生物合成中间阶段有低级醛类生成。由于未成熟的植物常有低级醛类存在，往往使精油带有不适的气息，如庚醛具有显著的脂肪气息。鱼腥草所含挥发油主要有效成分为癸酰乙醛（鱼腥草素），具有抗菌作用，有鱼腥气味。

（3）酮类：脂肪族酮类在精油中存在较少。甲基正壬基甲酮（methylun-monylketone）又称芸香酮，为芸香（*Ruta graveolens* L.）挥发油的主要成分，甲基正己基甲酮又称2-辛酮，微量存在于某些柑橘果实中。

（4）酸类：许多精油因含有一定数量的脂肪酸而有一定的酸值。酸值的增加说明精油质量的变劣。低级脂肪酸多半以脂类状态存在，脂类在蒸馏中分解成羧酸，游离存在。有些精油含有高级脂肪酸，如鸢尾油中含85%的肉豆蔻酸，秋葵子油中含有棕榈酸。

4. 其他类化合物

除了上述三类化合物外，还有一些挥发油样物质，如芥子油（mustard oil）、挥发杏仁油（volatile bitter almond oil）、大蒜油（garlic oil）等，也能随水蒸气蒸馏，故也称之为"挥发油"。此外还有含硫化合物，其存在于具有辛辣刺激的植物精油中；黑芥子油是芥子苷经芥子酶水解后产生的异硫氰酸烯丙酯。挥发杏仁油是苦杏仁中苦杏仁苷水解后产生的苯甲醛等。

$$CH_2{=}CH{-}CH_2{-}S{-}S{-}S{-}CH_2{-}CH{=}CH_2 \qquad CH_2{=}CH{-}CH_2{-}N{=}C{=}S$$

大蒜新素 异硫氰酸烯丙酯

苯甲醛

$$CH_2{=}CH{-}CH_2{-}\overset{O}{\underset{\|}{S}}{-}S{-}CH_2{-}CH{=}CH_2$$

大蒜辣素

6.6.3 挥发油的性质

（1）颜色：挥发油在常温下大多为无色或微带淡黄色，也有少数具有其他颜色。如洋甘菊油内含有薁类化合物而显蓝色，苦艾油显蓝绿色，麝香草油显红色。

（2）气味：挥发油大多数具有香气或其他特异气味，有辛辣烧灼的感觉，呈中性或酸性。植物精油的气味，往往是其品质优劣的重要标志。

（3）形态：挥发油在常温下为透明液体，有的在冷却或低温放置时其所含主要成分可能析出结晶。这种析出物习惯称为"脑"，如薄荷脑、樟脑等。

（4）挥发性：挥发油在常温下可自行挥发而不留任何痕迹，这是挥发油与脂肪油的本质区别。

（5）溶解性：挥发油不溶于水，易溶于多种有机溶剂，如石油醚、乙醚、二硫化碳、油脂等。在高浓度的乙醇中能全部溶解，而在低浓度乙醇中只能部分溶解。

（6）物理常数：挥发油的沸点一般在70～300℃之间，具有随水蒸气而蒸馏的特性；挥发油多数比水轻,也有比水重的(如丁香油、桂皮油),比重在 $0.85\sim1.065$ 之间;挥发油几乎均有光学活性,比旋光度在 $+97°\sim+177°$ 范围内,且具有强的折光性,折光率在 $1.43\sim1.61$ 之间。

(7)稳定性:挥发油与空气及光线接触,会逐渐氧化变质,使之比重增加,颜色变深,失去原有香味,并能形成树脂样物质,不能再随水蒸气而蒸馏。因此,挥发油制备方法的选择十分重要,其产品应贮存于棕色瓶内,密塞并在阴凉处低温保存。

6.6.4　挥发油的提取分离

1. 挥发油的提取

利用挥发油的挥发性及能溶于有机溶剂的性质,可用以下方法从植物中提取挥发油。

(1)水蒸气蒸馏法:是挥发油提取最常用、最传统的方法。将原料切碎后,加水浸泡,然后采用直接蒸馏或将原料置于有孔隔板网上,通入水蒸气将挥发油蒸馏出来。前者方法简单,但受热温度高,有可能会使挥发油温度升高,影响产品质量;后者可避免过热或焦化,但设备稍复杂。馏出液水油共存,经冷却后分取油层。可采用盐析法促使挥发油自水中析出,然后用低沸点有机溶剂萃取即得。应注意用蒸馏法所得的挥发油,除原有生药中的成分外,还可能包括某些蒸馏过程中所产生的挥发性分解产物。

(2)溶剂提取法:用低沸点有机溶剂连续回流提取或冷浸提取,如石油醚、乙醚等在索氏提取器中加热提取,提取液可用蒸馏或减压蒸馏除去溶剂,即可得到粗制挥发油。此法得到的挥发油含杂质较多,还可能有树脂、油脂、蜡等其他脂溶性成分与其共存,故必须进一步精制提纯。此法成本较高,不宜工厂生产,仅在研究工作中采用。

(3)压榨法:将含挥发油较丰富的原料如橘皮、柠檬皮、橙皮等经撕裂粉碎压榨,可将挥发油从植物组织中挤压出来,然后静置分层或用离心机分出油分,即得粗品。此法所得挥发油中包含水分及组织细胞等杂质,须经离心、蒸馏、脱水等精制,且很难将挥发油全部压榨出来,但可保持挥发油原有的新鲜香味。

(4)吸收法:贵重的挥发油,如玫瑰油、茉莉花油可采用无臭味的豚脂 3 份与牛脂 2 份的混合物来吸收提取,以此得到“香脂”,可供香料工业用。也可加入无水乙醇共搅,醇溶液减压蒸去乙醇即得精油。

(5)超临界流体萃取法:超临界流体萃取技术提取芳香挥发油,具有防止氧化和热解、提高品质、提取时间短、收率高等特点,近年来已在挥发油提取中得到应用。

2. 挥发油的分离

从植物中提取得到的挥发油是混合物,需经分离精制方可得到单一化合物。常用的分离方法有以下几种:

(1)冷冻法:将挥发油置于 0℃ 以下使析出结晶。必要时可将温度降至 $-20℃$,继续放置,可析出结晶。取出结晶再经重结晶可得纯品。如薄荷脑的提取分离。

(2)分馏法:挥发油的组成成分类别不同,它们的沸点也有差别,故可采用减压分馏法。经过分馏所得的每一馏分仍可能是混合物,可再进一步精馏或结合冷冻、重结晶、色谱等方法,得到单一成分。一般可分为 3 个馏程:在 $35\sim70℃/1333Pa$,馏分主要含单萜类化合物;在 $70\sim100℃/1333Pa$,馏分主要有单萜含氧化合物;在 $80\sim110℃/1333Pa$,馏分主要含倍半萜烯及含氧化合物。分馏时常有交叉情况,可结合色谱法进一步分离纯化。薄荷油的分离流程如图 6-8 所示。

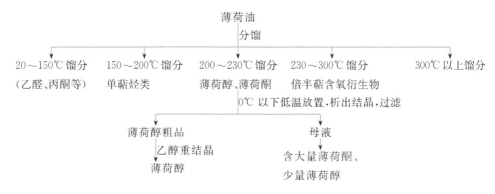

图 6-8　薄荷油的分离

（3）化学分离法：化学分离法是根据挥发油中各组成成分的结构或官能团的不同，用化学方法进行处理使各组分得到分离的方法。

1）碱性成分的分离：分离挥发油中的碱性成分时，可将挥发油溶于乙醚，加 1% 硫酸或盐酸萃取，分取的酸水层碱化，用乙醚萃取，蒸去乙醚即可得到碱性成分。

2）酸性及酚性成分的分离：挥发油溶于乙醚，先用 5% 碳酸氢钠溶液直接进行萃取，分出碱水层后加稀酸酸化，乙醚萃取，蒸去乙醚可得酸性成分。已提取酸性成分后的挥发油再用 2% 氢氧化钠萃取，分取碱水层，酸化，乙醚萃取，蒸去乙醚可得酚类或其他弱酸性成分。

丁香酚（eugenol）又名丁香油酚，无色或浅黄色液体，沸点 25℃，几乎不溶于水，可与乙醇、氯仿、乙醚混溶。实际分离过程中充分利用其结构中含有的酚羟基进行分离，具体流程如图 6-9 所示。

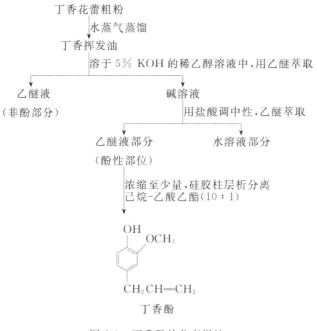

图 6-9　丁香酚的分离提纯

　　3）醇类成分的分离：将挥发油与丙二酸单酰氯或邻苯二甲酸酐或丙二酸反应生成酯，再将生成物转溶于碳酸钠溶液中，用乙醚洗去未作用的挥发油，将碱溶液酸化，再乙醚提取所生成的酯，蒸去乙醚，残留物经皂化，分得原有的醇类成分。

$$\text{HOOC}-\overset{\overset{\displaystyle O}{\|}}{C}-\text{Cl} + \text{ROH} \longrightarrow \text{HOOC}-\overset{\overset{\displaystyle O}{\|}}{C}-\text{OR} + \text{HCl}$$

$$\downarrow \text{NaOH}$$

$$\text{NaOOC}-\overset{}{C}-\text{COONa} + \text{ROH}$$

　　4）醛酮成分的分离：常用亚硫酸氢钠或吉拉德（Girard）试剂，使亲脂性的羰基化合物（醛、酮成分）转变为亲水性的加成物而分离，但亚硫酸氢钠只能与醛类和部分酮类成分形成加成物，而吉拉德试剂则对所有含羰基化合物都适用。

　　① 亚硫酸氢钠法：提取酸性成分后的挥发油乙醚溶液加入 30%亚硫酸氢钠溶液，在低温下短时间振摇萃取，一般即有加成物结晶析出，加酸或碱使加成物分解，或用乙醚萃取，水洗，蒸去乙醚后得醛、酮类化合物。或者经水蒸气蒸馏后，蒸馏液以乙醚萃取，蒸去乙醚后得醛、酮类化合物。但应注意，提取时间不应过长，温度不宜过高。例如山苍子油中分离柠檬醛可采用此法。要注意的是一些酮类如茴香酮、薄荷酮等由于位阻效应而不能与 NaHSO₃ 反应，而一些不饱和醛类如桂皮醛则不仅与羰基作用，双键亦能同时发生加成反应。

　　② 吉拉德试剂法：提出酸性成分后的中性挥发油部分，加入吉拉德试剂的乙醇溶液和10%乙酸以促进反应，加热回流，待反应完成后加水稀释，用乙醚提取，分取水层，酸化，再乙醚萃取，蒸去乙醚即可得原羰基化合物。

　　5）其他成分的分离：大多数萜烃是不饱和的，可以通过形成结晶性加成物分离；醚类可用浓酸提取，经稀释后可得原来成分；醚类与浓酸形成的盐有时还能形成结晶析出。酯类成分一般采用精密分馏和色谱分离，现尚无适宜的化学分离方法。

　　（4）色谱分离法：由于挥发油的组成成分相对复杂，故一般先用分馏法或化学法将挥发油作适当分离，然后再用色谱法分离，将会大大提高分离效果。此外，对一些挥发性较大的成分或色谱中有大致相同 R_f 值的同一类型化合物，有时要通过先制备衍生物再进行色谱分离。常用的色谱法有硅胶吸附色谱或氧化铝色谱。此外，也可采用硅胶硝酸银色谱进行分离。例如 α-细辛醚（α-asarone）、β-细辛醚（β-asarone）和欧细辛醚（euasarone）的混合物，经 2%AgNO₃处理的硅胶柱用苯–乙醚（5∶1）洗脱，α-细辛醚苯环外双键为反式，与 AgNO₃ 络合不牢固，先被洗脱；β-细辛醚为顺式，其次被洗脱，而欧细辛醚的双键为末端双键，与 AgNO₃ 络合能力最强，最后被洗脱。

α-细辛醚　　　　　　　　　β-细辛醚　　　　　　　　　欧细辛醚

　　近几年，气相色谱和气质联用及制备性气–液色谱多应用于挥发油组分的分离鉴定。

6.6.5　挥发油组分的鉴定

1.　物理常数的测定

相对密度、比旋度、折光率和凝固点等是鉴定挥发油常测的物理常数。

2.　化学常数的测定

挥发油的化学常数是指示挥发油质量的重要指标。化学常数的测定包括酸值、酯值和皂化值的测定。

（1）酸值：代表挥发油中游离羧酸和酚类成分含量的指标。以中和 1g 挥发油中游离酸性成分所消耗 KOH 的毫克数表示。

（2）酯值：代表挥发油中酯类成分含量的指标。用水解 1g 挥发油中所含酯所需要的 KOH 毫克数表示。

（3）皂化值：代表挥发油中所含游离羧酸、酚类成分和结合态酯总量的指标。它是以皂化 1g 挥发油所需 KOH 的毫克数表示。实际上皂化值是酸值与酯值之和。

测定挥发油的 pH 值。如呈酸性反应，则表示挥发油中含有游离酸性成分；如呈碱性反应，则表示挥发油中含有碱性成分。

3.　功能基的鉴定

挥发油中功能基的鉴定包括酚类、羰基化合物、内酯类化合物和不饱和化合物及薁类化合物等。

（1）酚类：将少许挥发油溶于乙醇中，加入三氯化铁的乙醇溶液，如产生蓝色、蓝紫或绿色反应，表示挥发油中含有酚类成分。

（2）羰基化合物：用硝酸银的氨溶液检查挥发油，如发生银镜反应，则表示有醛类等还原性化合物存在；如用苯肼或苯肼衍生物、氨基脲、羟胺等试剂与挥发油作用，如产生结晶性的衍生物，则表示有羰基类化合物存在。

（3）内酯类化合物：于挥发油的吡啶溶液中加入亚硝酰铁氰化钠试剂及氢氧化钠溶液，如出现红色并逐渐消失，表示油中含有内酯类化合物。

（4）不饱和化合物和薁类衍生物：于挥发油的氯仿溶液中滴加溴的氯仿溶液，如红棕色褪去，表示油中含有不饱和化合物；继续滴加溴的氯仿溶液，如产生蓝色、紫色或绿色，则表示油中有薁类化合物存在。此外，在挥发油的无水甲醇溶液中加入浓硫酸，如有薁类衍生物存在，则应产生蓝色或紫色反应。

3.　薄层色谱鉴定

薄层色谱鉴定挥发油成分较一般试管法灵敏，而且由于分离后显色干扰也较少，有利于分析判断结果，故常采用薄层鉴定，常用吸附剂为硅胶或氧化铝，展开剂为石油醚和石油醚-乙酸乙酯（85∶15）。

4.　气相色谱和气相色谱-质谱联用法鉴定

由于气相色谱（GC）分离效率和灵敏度都高，样品用量少，分析速度快，而且还可制备高纯度物质等优点，所以被广泛应用于挥发油成分的分离、鉴定和含量测定，是研究挥发油成分的重要手段。而气质联用技术则充分克服了气相色谱定性、定量分析的困难，目前已广泛应用于挥发油的定性、定量方面。

6.6.6　挥发油鉴定实例——桑皮挥发油的研究

桑皮为桑科桑属植物桑(*Morus alba* L.)的表皮,其根皮为桑白皮,是一种传统中药,性味甘寒,能泻肺平喘、利尿消肿,多用于肺热咳喘、痰多及浮肿、小便不利、水肿等病证。用索氏提取器以乙醚从新鲜桑皮中提取弱极性组分,经水蒸气蒸馏得到桑皮的挥发油部分,利用气相色谱-质谱联用仪(GC-MS)对桑皮挥发性化学成分进行分离和鉴定(图 6-10)。挥发油中共分离出 46 种组分,根据萜烯类化合物及其衍生物的裂解规律解析谱图,以及与标准谱图对照,确定了其中的 29 个组分的化学成分(表 6-2)。

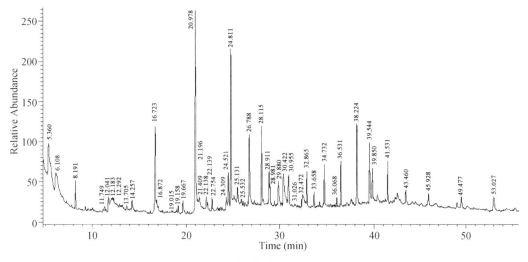

图 6-10　桑皮挥发油总离子流图

表 6-2　桑皮挥发油鉴定结果

峰号	分子量	分子式	中文名称
1	268	$C_{19}H_{40}$	正十九烷
2	170	$C_{12}H_{26}$	2,2,4,6,6-五甲基庚烷
3	184	$C_{13}H_{28}$	2,8-二甲基十一烷
4	240	$C_{17}H_{36}$	2,6,10-三甲基十四烷
5	126	C_9H_{18}	1-甲基-3-异丙基环戊烷
7	158	$C_9H_{18}O_2$	辛酸甲酯
8	92	C_7H_8	甲苯
9	106	C_8H_{10}	乙苯
12	204	$C_{15}H_{24}$	桉烷-3-烯
13	204	$C_{15}H_{24}$	桉烷萜
14	173	$C_{10}H_{23}NO$	羟亚胺葵烷
17	220	$C_{14}H_{20}O_2$	2,6-二叔丁基-2,5-二烯-1,4-环己二酮
18	214	$C_{14}H_{30}O$	2-己基辛醇

续 表

峰号	分子量	分子式	中文名称
19	204	$C_{15}H_{24}$	β-石竹烯
20	204	$C_{15}H_{24}$	α-石竹烯
22	242	$C_{16}H_{34}O$	2-戊基十一醇
23	356	$C_{28}H_{20}$	1,2,3-三苯基薁
25	158	$C_{10}H_{22}O$	2,7二甲基-1-辛醇
26	214	$C_{14}H_{30}O$	2-己基辛醇
28	296	$C_{20}H_{40}O$	乙烯基十八烷基醚
30	268	$C_{18}H_{36}O$	6,10,14-三甲基-2-十五烷酮
31	334	$C_{20}H_{30}O_4$	邻苯二甲酸异丁基辛基二酯
33	278	$C_{16}H_{22}O_4$	邻苯二甲酸二乙酯
34	370	$C_{22}H_{42}O_4$	乙二酸异丁基十六烷基二酯
36	426	$C_{26}H_{50}O_4$	乙二酸己基十八烷基二酯
39	384	$C_{23}H_{44}O_4$	乙二酸己基十五烷基二酯
40	338	$C_{22}H_{42}O_2$	甲基丙烯酸辛酯
41	384	$C_{23}H_{42}O_4$	己基十五烷基草酸酯
45	426	$C_{30}H_{50}O$	角鲨烯

【参考文献】

[1] Deron TK. Handbook of Naturally Occuring Compounds. Vol. Ⅱ. Terpenes，Academic Press，1972：20

[2] Glasby JS. Encyclopaedia of the Terpenoids. John Wilye & Sons，1984：1320

[3] Connolly JD，Hill RA. Dictionary of Terpenoids. Vol. 1，2，3. Chaoman & Hall，1991：43

[4] 周则卫,刘培勋.蛇床子化学成分及抗肿瘤活性的研究进展.中国中药杂志,2005,30(17):1309 - 1313

[5] 中国科学院上海药物研究所植物化学研究室.黄酮体化合物鉴定手册.北京：科学出版社,1981：437 - 439

[6] Drayson DH. Monoterpenoids. Natural Product Reports，1984，1(4)：319 - 337

[7] Drayson DH. Monoterpenoids. Natural Product Reports，1988，5(5)：419 - 464

[8] Drayson DH. Monoterpenoids. Natural Product Reports，1990，7(4)：327 - 347

[9] Drayson DH. Monoterpenoids. Natural Product Reports，1992，9(6)：531 - 556

[10] Drayson DH. Monoterpenoids. Natural Product Reports，1994，11(2)：225 - 247

[11] Drayson DH. Monoterpenoids. Natural Product Reports，1996，13(3)：195 - 225

[12] Drayson DH. Monoterpenoids. Natural Product Reports，1997，14(5)：477 - 522

[13] Drayson DH. Monoterpenoids. Natural Product Reports，1998，15(5)：439 - 475

[14] 陈振锋,王修建,梁宏,等.含硫香料——硫代香叶醇的合成研究.广西师范大学学报(自然科学版),1998,16(3)：57 - 60

[15] 孙耕芹.除虫菊酯化学的发展和未来前景.医学动物防制,2000,16(4)：217 - 223

[16] 孙向荣,刘家仁,陈炳卿. β-紫罗兰酮的生物活性研究进展. 毒理学杂志,2008,6：477－480

[17] 肖崇厚. 中药化学. 上海：上海科学技术出版社,1987：340

[18] El-Naggar LJ,Beal JL. Iridoids. Journal of Natural Products, 1980,43(6)：649－707

[19] Boros CA, Stermitz FR. Iridoids, An updated review, Part Ⅰ. Journal of Natural Products, 1990, 53(5)：1055－1147

[20] Boros CA,Stermitz FR. Iridoids, An updated review, Part Ⅱ. Journal of Natural Products, 1991, 54(5)：1173－1246

[21] 邹旭,梁健,丁立生,等. 鸡屎藤化学成分的研究. 中国中药杂志,2006,31(17)：1436－1441

[22] 张雷红,堵年生. 肉苁蓉化学成分的研究概况. 中成药,2003,25(4)：323－327

[23] 刘占文,陈长勋,金若敏,等. 龙胆苦苷的保肝作用研究. 中草药,2002,33(1)：47－50

[24] 孔德云,蒋毅,姚英,等. 伸梗獐牙菜的萜类成分. 中草药,1995,26(1)：7－10

[25] 徐任生,叶阳,赵维民. 天然产物化学. 北京：科学出版社,2006：201

[26] 姚新生. 天然药物化学. 北京：人民卫生出版社,2001：292

[27] Fraga BM. Natural Sesquiterpenoids. Natural Product Reports, 1987, 4(5)：473－498

[28] Fraga BM. Natural Sesquiterpenoids. Natural Product Reports, 1994, 11(5)：533－544

[29] Fraga BM. Natural Sesquiterpenoids. Natural Product Reports, 1995, 12(3)：303－320

[30] Fraga BM. Natural Sesquiterpenoids. Natural Product Reports, 1996, 13(4)：307－326

[31] Fraga BM. Natural Sesquiterpenoids. Natural Product Reports, 1997, 14(2)：145－162

[32] Fraga BM. Natural Sesquiterpenoids. Natural Product Reports, 2001, 18(6)：650－673

[33] Fraga BM. Natural Sesquiterpenoids. Natural Product Reports, 2002, 19(5)：650－672

[34] Fraga BM. Natural Sesquiterpenoids. Natural Product Reports, 2003, 20(4)：392－413

[35] Fraga BM. Natural Sesquiterpenoids. Natural Product Reports, 2004, 21(5)：669－693

[36] Fraga BM. Natural Sesquiterpenoids. Natural Product Reports, 2005, 22(4)：465－486

[37] Fraga BM. Natural Sesquiterpenoids. Natural Product Reports, 2006, 23(6)：943－972

[38] Fraga BM. Natural Sesquiterpenoids. Natural Product Reports, 2007, 24(6)：1350－1381

[39] Fraga BM. Natural Sesquiterpenoids. Natural Product Reports, 2008, 25(6)：1180－1209

[40] 师彦平. 单萜和倍半萜化学. 北京：化学工业出版社,2008：1－2

[41] 夏泉,刘金旗,彭代银. 莪术油中莪术二酮的分离和鉴定. 中成药,2008,30(8)：1185－1188

[42] Ziffer H,Highet RJ,Klayman DL. Artemisinin：an endoperoxidic antimalarial from *Artemisia annua* L. Fortschritte der Chemie organischer Naturstoffe, 1997,72：121－214

[43] Klayman DL. Antimalarial Etymology. Science,1985,229(4715)：706－708

[44] Klayman DL. Qinghaosu(Artemisinin)：An antimalarial drug from China. Science,1985,228 (4703)：1049－1055

[45] 贾忠建,何康伟,杜枚,等. 新疆雪莲化学成分研究(Ⅳ). 高等学校化学学报,1988,9(2)：198－200

[46] 梁晓天,于德泉,吴伟良,等. 鹰爪甲素的化学结构. 化学学报,1979,37：215－218

[47] 山桥博. 天然物化学. 江南堂,1985：102－103

[48] 孙汉董. 二萜化学. 北京：化学工业出版社,2008：2－3

[49] Vanderah DJ,Rutledge N,Schmitz FJ,Ciereszko LS. Marine natural products：Cembrene-A and cembrene-C from a soft coral, *Nephthea* sp. Journal of Organic Chemistry,1978,43(8)：1614－1616

[50] 裴月湖,韩冰,冯宝民,等. 狼毒大戟化学成分的研究. 中草药,2002,33(7)：591－592

[51] Hanson JR. The Sesterterpenoids. Natural Product Reports,1992,9(5)：481－489

[52] Hanson JR. The Sesterterpenoids. Natural Product Reports,1996,13(6)：529－535

[53] Liu Y, Wang L,Jung JH,Zhang S. The Sesterterpenoids. Natural Product Reports, 2007,24(6)：

1401－1429

［54］Guo YW，Trivellone E. Ent-untenospongin A，a New C-21 Furanoterpene from the Indian Marine Sponge *Hippospongia* sp. Chinese Chemical Letters，2000，11(4)：327－330

［55］Rifai S，Fassouane A，Pinho PM，*et al*. Cytotoxicity and inhibition of lymphocyte proliferation of fasciculatin，a linear furanosesterterpene isolated from *Ircinia variabilis* collected from the Atlantic Coast of Morocco Marine Drugs，2005，3(1)：15－21

［56］Shen YC，Lo KL，Lin YC，*et al*. Novel linear C_{22}-sesterterpenoids from sponge *Ircinia formosana*. Tetrahedron Letters，2006，47(24)：4007－4010

［57］Sinninghe Damsteé JS，Rijpstra WIC，Schouten S，*et al*. A C_{25} highly branched isoprenoid alkene and C_{25} and C_{27} *n*-polyenes in the marine diatom *Rhizosolenia setigera*. Organic Geochemistry，1999，30 (1)：95－100

［58］Soriente A，Crispino A，De Rosa M，*et al*. Stereochemistry of antiiaflammatory marine sesterterpenes. European Journal of Organic Chemistry，2000，(6)：947－953

［59］D'Ambrosio M，Guerriero A，Deharo E，*et al*. New types of potentially antimalarial agents：Epidioxy-substituted norditerpene and norsesterpenes from the marine sponge *Diacarnus levii*. Helvetica Chimica Acta，1998，81(7)：1285－1292

［60］Makarieva TN，Rho JR，Lee HS，*et al*. New sesterterpene sulfates from the sponge *Darwinella australensis*. Journal of Natural Products，2003，66(7)：1010－1012

［61］Pettit GR，Tan R，Cichacz ZA. Antineoplastic agents. 542. Isolation and structure of sesterstatin 6 from the Indian Ocean sponge *Hyrtios erecta*. Journal of Natural Products，68(8)：1253－1255

［62］苏镜娱、龙康侯、彭唐生，等. 中国软珊瑚化学成分的研究：一种新颖独特的四萜酯——扭曲肉芝甲酯的结构测定. 化学学报，1985，43(8)：796－799

［63］中国科学院上海药物研究所. 中草药有效成分提取与分离. 上海：上海科学技术出版社，1993：346

［64］Li X，Yang M，Han YF，*et al*. New Sesquiterpenes from *Erigeron annus*. Planta Medica，2005，71 (3)：268－272

［65］Han YF，Pan J，Gao K，*et al*. Sesquiterpenes，Nortriterpenes and Other Constituents from *Ligularia tongolensis*. Chemical and Pharmaceutical Bulletin，2005，53(10)：1338－1341

［66］Han YF，Zhang Q，Gao K，*et al*. New Sesquiterpenes from *Sonchus transcaspicus*. Planta Medica，2005，71(6)：543－547

【思考与练习】

1. 萜类化合物分哪几类？分类的依据是什么？各类萜在植物体内主要以何种形式存在？

2. 常见的重要单萜、倍半萜、二萜、二萜半萜的代表化合物及其生物活性是什么？

3. 环烯醚萜的结构特点是什么？稳定性如何？

4. 挥发油的通性有哪些？应如何保存？为什么？

（韩益丰）

第7章

三萜及其苷类

> **本章要点**
>
> 三萜类化合物是基本母核由 30 个碳原子组成的化合物。根据碳环的有无和多少分为链状、单环、双环、三环、四环和五环三萜类。本章主要介绍四环三萜和五环三萜的结构类型、三萜类化合物的理化性质、提取分离和色谱检识方法。以实例说明三萜类化合物的结构解析过程。

7.1 概 述

多数三萜(triterpenes)是基本母核由 30 个碳原子组成的萜类化合物。根据"异戊二烯定则",多数三萜被看作是由 6 个异戊二烯单位聚合而成。该类化合物是重要的天然药物化学成分,在自然界中广泛存在,它们有的以游离状态存在,有的与糖结合成苷或酯的形式。游离三萜类化合物多数不溶或难溶于水,可溶于有机溶剂;而三萜苷类多数可溶于水,且水溶液振摇后会产生大量类似肥皂样泡沫,故被称为三萜皂苷(triterpenoid saponins)。三萜皂苷由于多具有羧基,故又常称之为酸性皂苷。

三萜及其苷类在自然界中分布广泛,在菌类、蕨类、单子叶、双子叶植物、动物及海洋生物中都有分布,尤以双子叶植物中分布最多。游离三萜主要来源于菊科、豆科、大戟科、楝科、茜草科、卫矛科、唇形科、橄榄科等植物。三萜皂苷类在五加科、豆科、毛茛科、葫芦科、伞形科、石竹科、报春花科、鼠李科等植物中分布广泛。一些常用中药如黄芪、甘草、人参、三七、柴胡、茯苓、川楝皮、桔梗、远志、甘遂和泽泻等都含有三萜及其苷类化合物。

该类化合物具有广泛的生物活性。据文献报道具有溶血、抗癌、抗菌、抗炎、抗病毒、降低胆固醇、杀软体动物、抗生育等作用。近年来,它们的生物活性和重要性日益受到人们的重视,已成为天然药物化学研究的热点领域。借助于色谱、波谱等现代分离分析技术和分子、细胞水平的生物活性测试,极大地加快了三萜类化合物的研究进程,越来越多新的三萜及其皂苷被分离和鉴定。尤以从海洋生物中发现的新型三萜类化合物更为突出，是萜类成分研究中较为活跃的领域之一。

三萜皂苷是由三萜皂苷元和糖组成。三萜皂苷元又称皂苷元（sapogenins），常见的苷元为四环三萜和五环三萜。组成三萜皂苷的糖部分常见的有 D-葡萄糖、D-木糖、D-半乳糖、L-鼠李糖、L-阿拉伯糖、D-葡萄糖醛酸、D-半乳糖醛酸、D-夫糖、D-鸡纳糖和 D-芹糖等。这些糖多以低聚糖的形式与苷元形成皂苷类化合物。成苷位置多为 3-位，也有与 28-位羧基成酯皂苷（ester saponins）及与 16-、21-、23-、29-等位的羟基成醇苷的。多数三萜皂苷为吡喃型糖苷，但也有呋喃型糖苷，有些皂苷元或糖上还连有酰基等。三萜皂苷多为醇苷，但也有酯苷，后者又称酯皂苷，有的皂苷分子中同时具有醇苷键及酯苷键。根据皂苷分子中糖链的多少，可将其分为单糖链苷（monodesmosidic saponins）、双糖链苷（bisdesmosidic saponins）和叁糖链苷（tridesmosidic saponins），有的糖链甚至还以环状结构存在。当原生苷由于水解或酶解作用，使部分糖被降解时，所生成的苷叫次生苷或原皂苷元（prosapogenins）。三萜类化合物根据碳环的有无和多少分为链状、单环、双环、三环、四环和五环三萜类。目前已发现的三萜类化合物结构多为四环三萜和五环三萜。近年来还发现了许多新骨架类型的三萜类化合物。

7.2　四环三萜主要结构类型

存在于自然界的多数四环三萜或其皂苷苷元主要有以下类型。

7.2.1　达玛烷型

达玛烷（dammarane）型三萜的结构特点是在 8-位和 10-位各有一个 β-CH$_3$，13-位有 β-H，17-位有 β-侧链，C$_{20}$构型为 R 或 S。

达玛烷

jujuboside G

中药酸枣仁为鼠李科植物酸枣（*Zizyphus jujuba*）的成熟种子，具有养心益肝、安神、敛汗等功效。从中分离出酸枣仁皂苷 A（jujuboside A）、B（jujuboside B）、G（jujuboside G）和 A$_1$（jujuboside A$_1$，又名酸枣仁皂苷 D，jujuboside D），它们的苷元都属于达玛烷型三萜类[1,2]。

	R
jujuboside A	-Ara $\underline{3}$ Glc $\underline{6}$ Glc
	|2　　|2
	Rha　Xyl
jujuboside B	-Ara $\underline{3}$ Glc $\underline{2}$ Xyl
	|2
	Rha
jujuboside A$_1$	-Ara $\underline{3}$ Glc $\underline{6}$ Glc
	|2　　|2
	Fuc　Xyl

　　五加科植物人参(*Panax ginseng*)具有大补元气、补脾益肺、固脱生津、安神益智等功效。人参的根、茎、叶、果实中均含有多种人参皂苷(ginsenosides),现已从中分离鉴定了约 50 多个,且多为达玛烷型三萜类,在基本骨架的 3-位和 12-位都有羟基取代,C_{20} 构型为 S[3]。达玛烷型人参皂苷根据 6-位是否连接羟基分为两类:第一类为由 20(S)-原人参二醇[20(S)-protopanaxadiol]衍生的皂苷,如人参皂苷 Rh$_2$、Rg$_3$、Rd、Rb$_1$;第二类为由 20(S)-原人参三醇[20(S)-protopanaxatriol]衍生的皂苷,如人参皂苷 Re、Rg$_1$ 和 Rg$_2$[4]。

	R$_1$	R$_2$		R$_1$	R$_2$
20(S)-protopanaxadiol	H	H	20(S)-protopanaxatriol	H	H
Rh$_2$	Glc	H	Re	-Glc $\underline{3}$Rha	Glc
Rg$_3$	-Glc $\underline{2}$Glc	H	Rg$_1$	Glc	Glc
Rd	-Glc $\underline{2}$Glc	Glc	Rg$_2$	Glc $\underline{2}$Rha	H
Rb$_1$	-Glc $\underline{2}$Glc	-Glc $\underline{6}$Glc			

　　达玛烷型人参皂苷呈现出广泛的生物活性,例如,由 20(S)-原人参三醇衍生的皂苷 Re、Rg$_1$、20(R)-Rg$_2$、20(S)-Rg$_2$、Rh$_1$ 和由 20(S)-原人参二醇衍生的皂苷 Rb$_1$、Rb$_2$、Rc 和 Rd 都具有抗溶血作用,但 20(R)-Rg$_2$、20(S)-Rg$_2$、Rh$_1$ 和 Rd 在较高浓度时却表现出溶血作用[5]。20(S)-原人参二醇衍生的皂苷可抑制小细胞肺癌细胞增殖[6]。人参皂苷 Rg$_1$ 有抗疲劳和轻度的中枢神经兴奋作用,而人参皂苷 Rb$_1$ 有安定和中枢神经抑制作用。

7.2.2　羊毛脂烷型

　　羊毛脂烷(lanostane)型三萜的结构特点是在 10-位和 13-位有 β-CH$_3$,14-位有 α-CH$_3$,17-位有 β-侧链,C_{20} 构型为 R,A/B、B/C 和 C/D 环的稠合方式均为反式。

　　多孔菌酸 C(polyporenic acid C)、茯苓酸(pachymic acid)、齿孔酸(eburicoic acid)和硫磺菌酸(sulphurenic acid)是从有抗菌活性的多孔菌科多孔菌菌丝体中分离得到的四环三萜类化合物[7]。这些化合物在 C_{24} 上均有一个额外的碳原子,是含 31 个碳原子的三萜酸。其中茯苓酸有抗炎[8]、抗肿瘤[9]和抑制 T 淋巴细胞增殖的作用[10]。

	R_1	R_2	R_3
茯苓酸	COCH₃	H	OH
齿孔酸	H	H	H
硫磺菌酸	H	OH	H

羊毛脂甾烷   多孔菌酸

7.2.3　环阿屯烷型

环阿屯烷(cycloartane)型三萜,又称环菠萝蜜烷型三萜,其基本骨架与羊毛脂烷很相似,区别仅在于环阿屯烷型 9-位与 19-位直接脱氢形成三元环。

绿升麻为土家族传统药物,为毛茛科植物类叶升麻(*Actaea asiatica* Hara)的根茎,具有散风热、祛风湿、透疹、解毒的功效。从中分离得到 5 个环阿屯烷型三萜,分别为 25-脱水升麻醇-3-*O*-β-D-木糖苷(Ⅰ)、25-乙酰升麻醇-3-*O*-β-D-木糖苷(Ⅱ)、升麻醇-3-*O*-α-L-阿拉伯糖苷(Ⅲ)、升麻醇-3-*O*-β-D-木糖苷(Ⅳ)和 3′-乙酰升麻醇-3-*O*-β-D-木糖苷(Ⅴ)。药理实验显示化合物Ⅰ~Ⅴ均具有不同程度的细胞毒作用,其中,化合物Ⅰ和Ⅱ作用较明显[11]。

	R_1	R_2
Ⅱ	Xyl	Ac
Ⅲ	Ara	H
Ⅳ	Xyl	H
Ⅴ	Xyl 3 Ac	H

环阿屯烷   25-脱水升麻醇-3-*O*-β-D-木糖苷

7.2.4　甘遂烷型

甘遂烷(tirucallane)型三萜的结构特点是在 13-位有 α-CH₃,14-位有 β-CH₃,17-位有 α-侧链,C_{20} 构型为 S,这些位置 C 的构型均与羊毛脂烷型三萜相反,A/B、B/C 和 C/D 环的稠合方式与羊毛脂烷型一致,均为反式。

漆树科植物 *Ozoroa insignis* 可用于治疗腹泻、性病、血吸虫病、肾病。从中分离得到 9 个甘遂烷型三萜类化合物:methyl 3α-hydroxy-tirucalla-8,24-dien-21-oate(1),methyl 3α,24S-dihydroxytirucalla-8,25-dien-21-oate(2),methyl 3α-hydroxy-24-oxotirucalla-8,25-dien-21-oate(3),methyl 3α-hydroxy-25,26,27-trinor-24-oxotirucall-8-en-21-oate(4),3α,25-dihydroxy-24-(2-hydroxyethyl)-tirucall-8-en-21-oic acid(5),3α,24S,25-trihydroxytirucall-8-

en-21-oic acid(6),3α,24R,25-trihydroxytirucall-8-en-21-oic acid(7),3α,25-dihydroxytirucall-8-en-21-oic acid(8)和 methyl 3α,25-dihydroxytirucall-8-en-21-oate(9)。其中化合物 3 和 4 是混合物,乙酰化后分离得到它们的乙酰化物单体,通过波谱鉴定其结构。其中化合物 5 是含32 个碳的甘遂烷型三萜[12]。

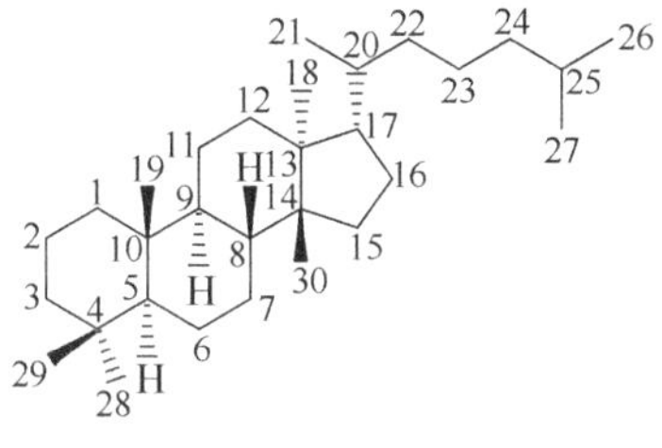

甘遂烷

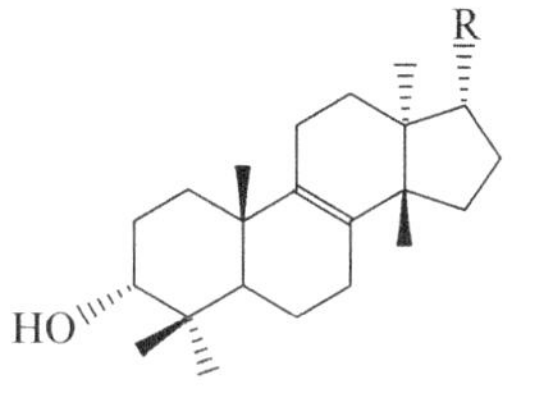

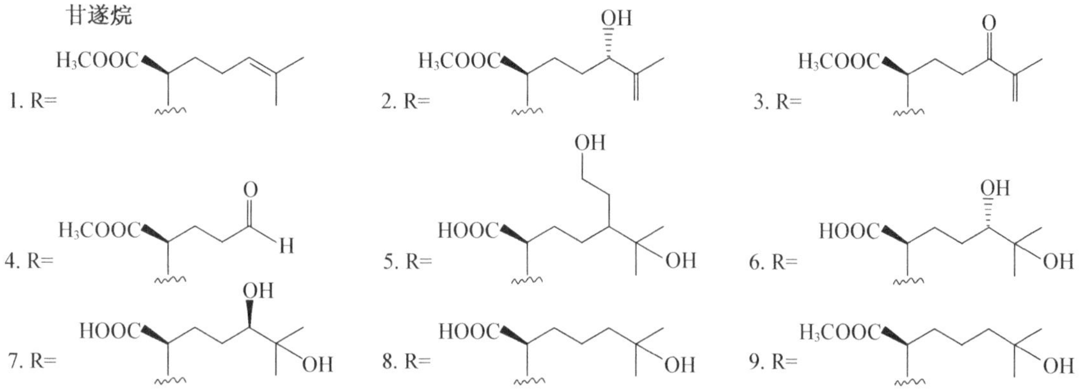

1. R=　　　　　　　2. R=　　　　　　　3. R=

4. R=　　　　　　　5. R=　　　　　　　6. R=

7. R=　　　　　　　8. R=　　　　　　　9. R=

7.2.5　棟烷型

棟烷(meliacane)型四环三萜化合物母核由 26 个碳构成。其结构特点为 17-位侧链由 4个碳原子组成。

从棟科植物印度棟(*Azadirachta indica*)叶的甲醇提取物中分出 2 个新的棟烷型三萜:zafaral[24,25,26,27-tetranorapotirucalla-(apoeupha)-6α-methoxy-7α-acetoxy-1,14-dien-3,16-dione-21-al](1)和 meliacinanhydride[24,25,26,27-tetranorapotirucalla-(apoeupha)-6α-hydroxy,11α-methoxy-7α,12α-diacetoxy,1,14,20(22)-trien-3-one](2)[13]。它们都是高度氧化的四降三萜类化合物。

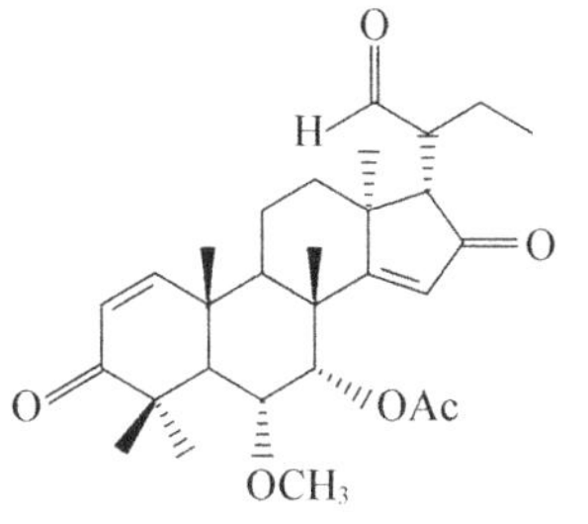

1 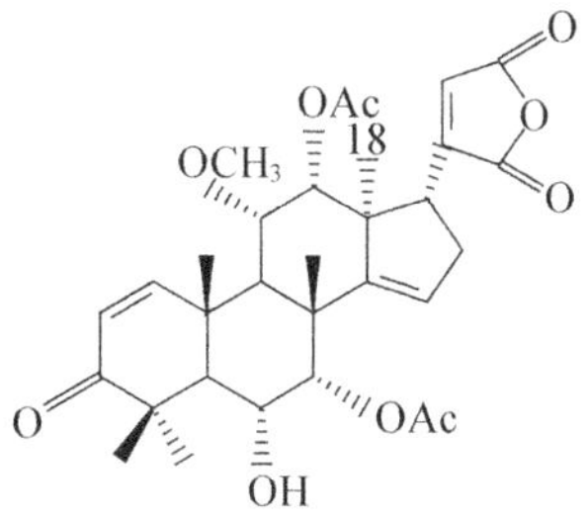　　　　　　　　　　2

7.2.6　葫芦烷型

葫芦烷(cucurbitane)型的基本骨架与羊毛脂甾烷相似,区别仅在 A/B 环上的取代基,即 5β-H、9β-CH$_3$ 和 10α-H。

葫芦科多种药用植物如苦瓜、罗汉果、丝瓜子、雪胆等都含有此类成分,总称为葫芦素类。苦瓜属药用植物罗汉果(*Momordica grosvenori*)具有润肺止咳、生津止渴的功效,从其乙醇提取物中得到 4 个葫芦烷型三萜皂苷:罗汉果皂苷 II$_E$(mogroside II$_E$)、罗汉果皂苷 III (mogroside III)、光果木鳖皂苷 I(grosmomoside I)和罗汉果皂苷 V(mogroside V)[15],它们都是双糖链皂苷。

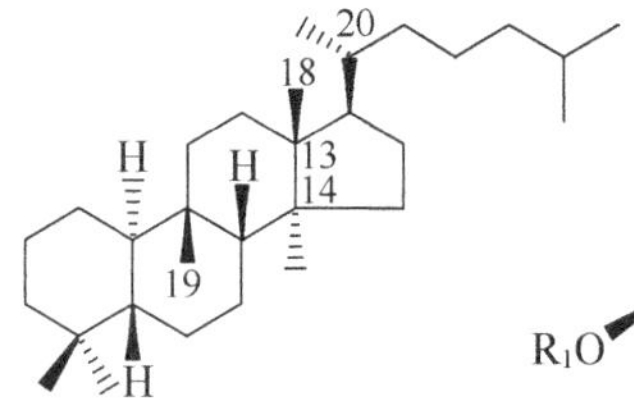

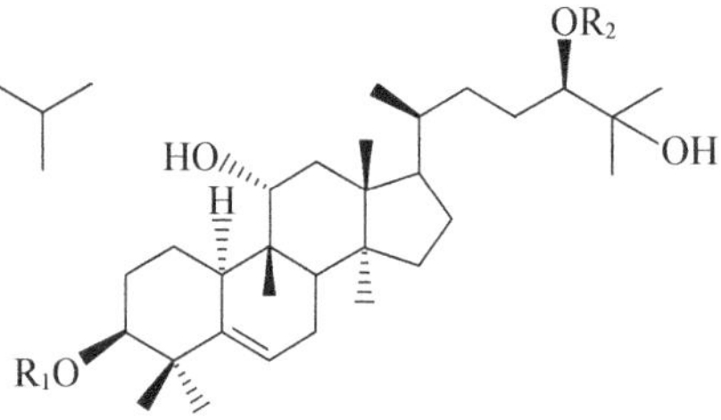

	R$_1$	R$_2$
罗汉果皂苷 II$_E$	Glc	Glc
罗汉果皂苷 III	Glc	-Glc 6 Glc
光果木鳖皂苷 I	Glc	-Gal 6 Glc | 2 Glc
罗汉果皂苷 V	-Glc 6 Glc	-Glc 6 Glc | 2 Glc

葫芦烷

从苦瓜(*Momordica charantia*)中分离得到一系列葫芦烷型三萜类化合物:kuguacin N (1)、kuguacin O(2)、momordicine I(3)、kuguacin R(4)、5β,19-epoxycucurbita-6,23-diene-3β,19,25-triol(5)、karavilagenin D(6)、kuguacin S(7)、3β,7β,25-trihydroxycucurbita-5, (23*E*)-dien-19-al(8)和 3β,7β-dihydroxy-25-methoxycucurbita-5,(23*E*)-dien-19-al(9),其中化合物 1,2,4 和 7 具有一定的抗 HIV-1 病毒活性[14]。

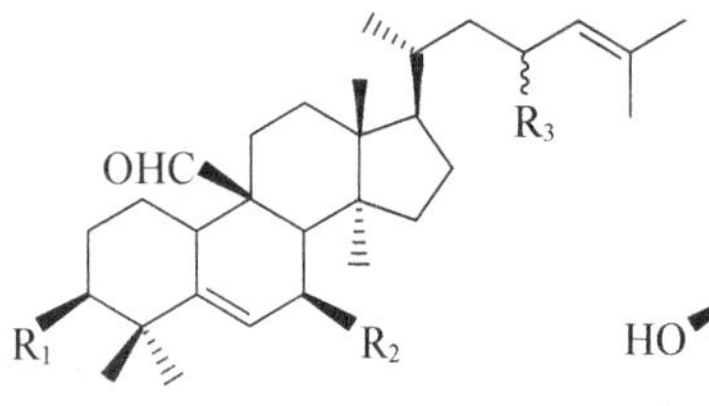

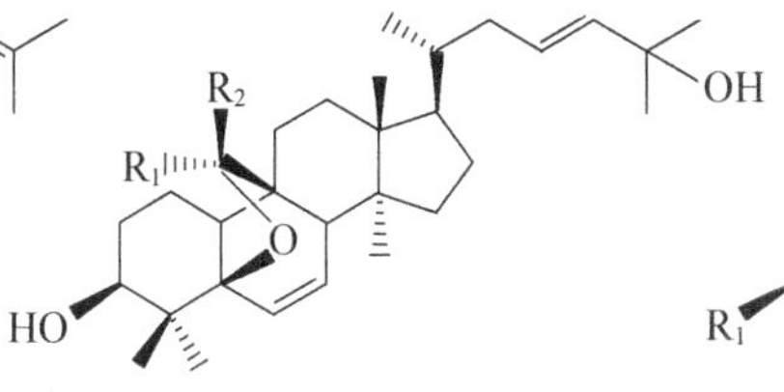

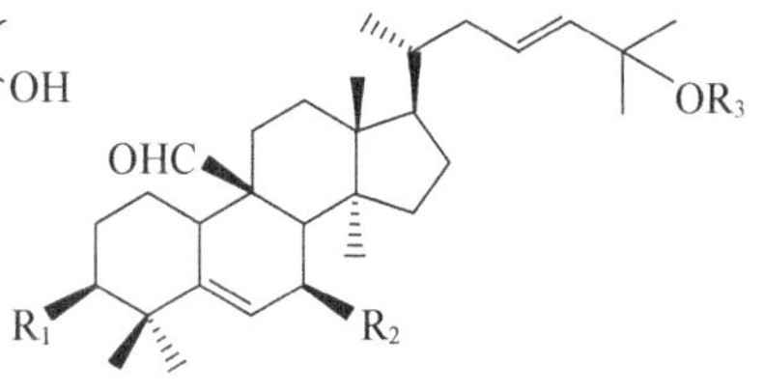

	R$_1$	R$_2$	R$_3$		R$_1$	R$_2$		R$_1$	R$_2$	R$_3$
1	OH	OH	=O	4	OH	H	7	=O	=O	H
2	=O	=O	=O	5	H	OH	8	OH	OH	H
3	OH	OH	OH	6		=O	9	OH	OH	Me

7.3　五环三萜主要结构类型

五环三萜在天然药物中比较常见,主要结构类型有以下几种:

7.3.1　齐墩果烷型

齐墩果烷(oleanane)型又称 β-香树脂烷(β-amyrane)型,在药用植物中分布广泛,有的以游离态存在,有的以苷或酯的结合状态存在。其基本骨架为多氢蒎的五环母核,A/B、B/C、C/D环的构型均为反式,D/E 环多为顺式。母核上有 8 个甲基,其中 C_4 位和 C_{20} 位各有两个甲基,C_8、C_{10} 和 C_{17} 位上均有一个 β-CH₃,C_{14} 位上有一个 α-CH₃。化合物中一般在 C_3 位有羟基,且多为 β 构型;若有双键,多在 C_{11} 位或 C_{12} 位;若有羧基,多在 C_{24}、C_{28} 或 C_{30} 位;若有羰基,多在 C_{11} 位。

齐墩果酸(oleanolic acid)最先从木樨科植物油橄榄(*Olea europaea*,习称齐墩果)叶中分离得到,该化合物在植物界广泛分布。齐墩果酸有降转氨酶作用,对四氯化碳致大鼠急性肝损伤有明显保护作用,已用于治疗急性黄疸型肝炎和慢性迁延型肝炎[16]。

无柄新乌檀(*Neonauclea sessilifolia*)为茜草科新乌檀属植物,具有抗菌、杀灭利什原虫与疟原虫作用,并用于肺结核、肠胃炎和胃痛的治疗。从其枝干中分离得到一个新的三萜化合物 3,7,21,23-四羟基齐墩果烷-12-烯-28-酸[17]。

齐墩果烷 齐墩果酸 3,7,21,23-四羟基齐墩果烷-12-烯-28-酸

商陆科商陆属植物具有较好的灭螺效果,商陆皂苷是其活性成分[18]。从非洲商陆(*Phytolacca dodecandra*)的浆果中分离得到 5 个有灭螺活性的齐墩果烷型三萜皂苷:3-O-{O-α-L-rhamnopyranosyl-(1→2)-O-β-D-glucopyranosyl-(1→2)-O-[β-D-glucopyranosyl-(1→4)]-β-D-glucopyranosyl} oleanolic acid(1)、3-O-[2′,4′-di-O-(β-D-glucopyranosyl)-β-D-glucopyranosyl] oleanolic acid(2)、3-O-{O-β-D-galactopyranosyl-(1→3)-O-[β-D-glucopyranosyl-(1→4)]-β-D-glucopyranosyl} oleanolic acid(3)、3-O-[α-L-rhamnopyranosyl-(1→2)-O-[β-D-galactopyranosyl-(1→3)]-β-D-glucopyranosyl} oleanolic acid(4) 和 3-O-{β-D-xylopyranosyl-(1→6)-O-[β-D-glucopyranosyl-(1→3)]-β-D-glucopyranosyl} oleanolic acid(5),这些化合物的苷元均为齐墩果酸,它们都是单糖链皂苷,只是糖的连接顺序不同[19]。

	R₁	R₂	R₃
1	—Glc 2RHa	H	Glc
2	Glc	H	Glc
3	H	Gal	Glc
4	H	—Gal 2Rha	H
5	H	—Glc 6Xyl	H

柴胡为常用中药,《中国药典》收载本品为北柴胡(*Bupleurum chinensis*)和南柴胡(*B. scorzonerifolium*)的干燥根,用于治疗感冒发烧、寒热往来、胸胁胀痛等症[20]。至今已从柴胡属植物中分离出 90 多种皂苷,均为齐墩果烷型,其苷元分为 7 种不同类型:环氧醚(Ⅰ)、异环双烯(Ⅱ)、12-烯(Ⅲ)、同环双烯(Ⅳ)、12-烯-28 羧酸(Ⅴ)、异环双烯-30-羧酸(Ⅵ)和 18-烯型

（Ⅶ）[21~23]。柴胡皂苷 a 和 d 具有很强的抗病毒和免疫调节作用，柴胡皂苷 d 还有降低血清胆固醇、甘油三酯及抗肿瘤作用。柴胡皂苷 a、c 和 d 的苷元分别为柴胡皂苷元 F、G、E（saikogenin F,G,E）。

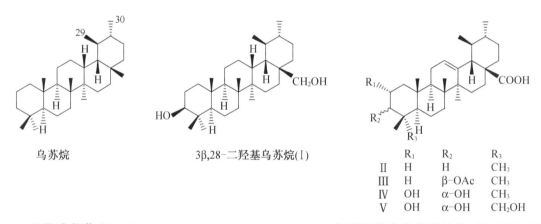

		R_1	R_2	R_3
柴胡皂苷 a		OH	β-OH	—Fuc 3Glc
柴胡皂苷元 F		OH	β-OH	H
柴胡皂苷 c		OH	β-OH	—Fuc 3Glc | 4 Rha
柴胡皂苷元 G		OH	β-OH	H
柴胡皂苷 d		OH	α-OH	—Fuc 3Glc
柴胡皂苷元 E		OH	α-OH	H

7.3.2　乌苏烷型

乌苏烷（ursane）型又称 α-香树脂烷（α-amyrane）型或熊果烷型，此类三萜多数是乌苏酸的衍生物。分子结构与齐墩果烷型三萜十分相似，差别在于 E 环上的两个甲基位置不同，在 C_{19} 位和 C_{20} 位各有一个甲基。

乌苏酸（ursolic acid），又称熊果酸，在植物中分布广泛，如在陆英、枇杷叶、熊果、女贞子、山楂、车前草、夏枯草、白花蛇舌草等植物中以游离形式或与糖结合成苷存在。具有抗肿瘤、抗炎、抗菌、降血脂等作用[24,25]。

乌苏烷

3β,28-二羟基乌苏烷（Ⅰ）

	R_1	R_2	R_3
Ⅱ	H	H	CH_3
Ⅲ	H	β-OAc	CH_3
Ⅳ	OH	α-OH	CH_3
Ⅴ	OH	α-OH	CH_2OH

蓝萼香茶菜（Rabdosia japonica var. galaucocalyx）为唇形科香茶菜属植物，民间用于治疗胃炎、肝炎、感冒、乳腺炎、关节痛等疾病，并有良好的抗癌活性。香茶菜属植物富含二萜及多种三萜类化合物，多具有良好抗炎、抗癌活性，部分已开发应用[26~28]。从蓝萼香茶菜茎叶分得 5 个乌苏烷型三萜：3β,28-二羟基乌苏烷（Ⅰ）、熊果酸（Ⅱ）、3β-乙酰氧基-12-烯-28-乌苏酸（Ⅲ）、2α,3α-二羟基-12-烯-28-乌苏酸（Ⅳ）和 2α,3α,23-三羟基-12-烯-28-乌苏酸（Ⅴ）[29]。

地榆（Sanguisorba officinalis）的根和根茎具有凉血止血、解毒敛疮的功效，含有多种皂苷。从中分离得到 4 个有细胞毒和抗炎活性的乌苏烷型三萜：2α,3β-dihydroxy-28-norurs-12,17,19（20），21-tetraen-23-oic acid（1）、3β-[（α-L-arabinopyranosyl）oxy]-urs-12,19（29）-dien-28-oic acid-β-D-glucopyranosyl ester（2）[30]、地榆皂苷Ⅰ（3）和地榆皂苷Ⅱ（4）[31]。

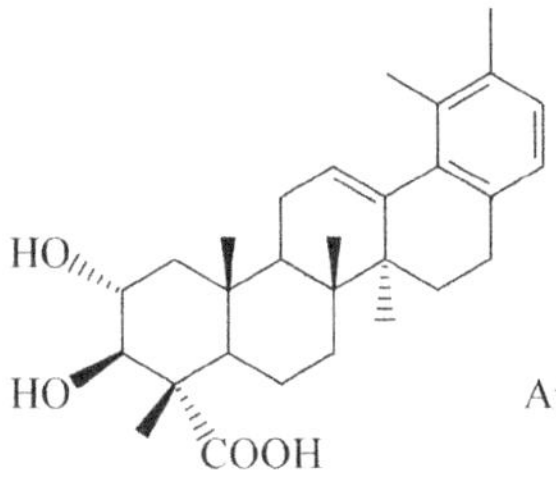

1 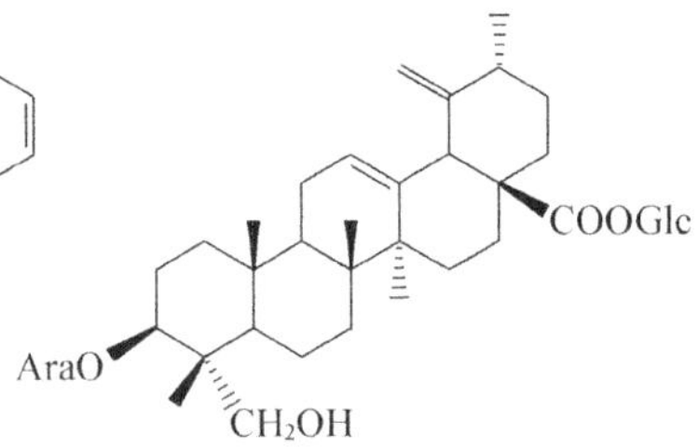　　　　　　　　　　　　　　　2 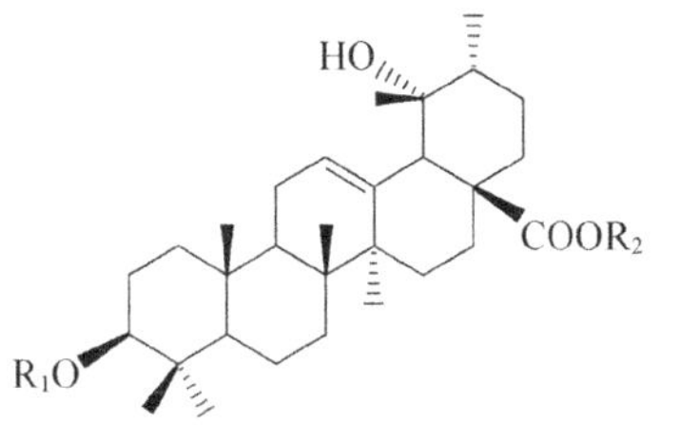　　　　　　　　　　　3　　R₁=Ara, R₂=H
　　　　　　　　　　　　　　　　　　　　　　　　　　　4　　R₁=Ara, R₂=Glc

7.3.3　羽扇豆烷型

羽扇豆烷(lupane)型三萜与齐墩果烷型的区别在于 E 环为五元环,D/E 环的构型为反式,并且在 C_{19} 位有 α 构型的异丙基。

此类成分主要有存在于酸枣仁、三七种子、鬼箭羽等中的羽扇豆醇(lupeol),核桃树皮、翻白叶树根中的白桦脂醇(betulin),喜树果、白首乌、少花斑鸠菊中的白桦脂酸(betulinic acid),以及破骨风中的白桦脂醛(betulinaldehyde)等。

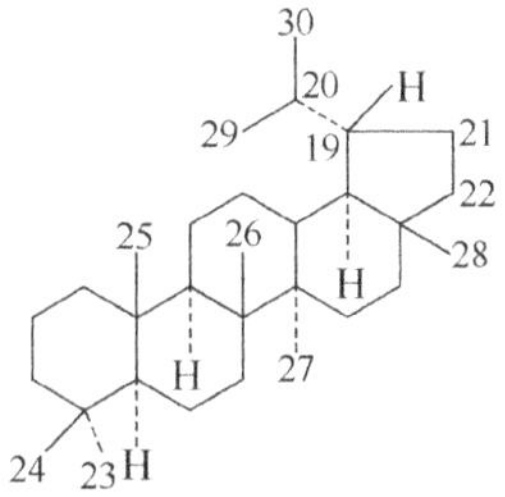

羽扇豆烷 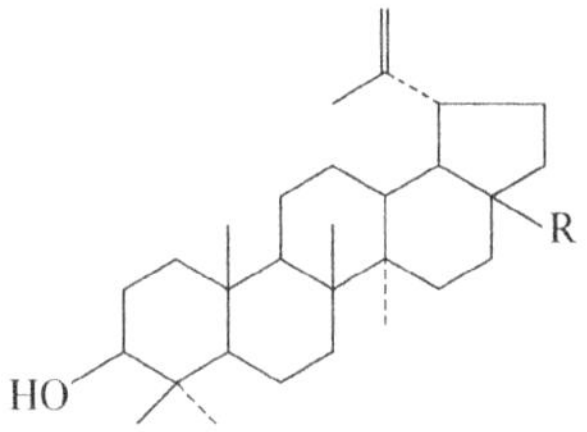　　　　　　　　羽扇豆醇　R=CH₃　　　　　　　　R₁　　　　　　　R₂
　　　　　　　　　　　　白桦脂醇　R=CH₂OH
　　　　　　　　　　　　白桦脂酸　R=COOH　　　　1　　CO(CH₂)₁₄CH₃　CH₃
　　　　　　　　　　　　白桦脂醛　R=CHO　　　　　2　　H　　　　　　CH₂OH

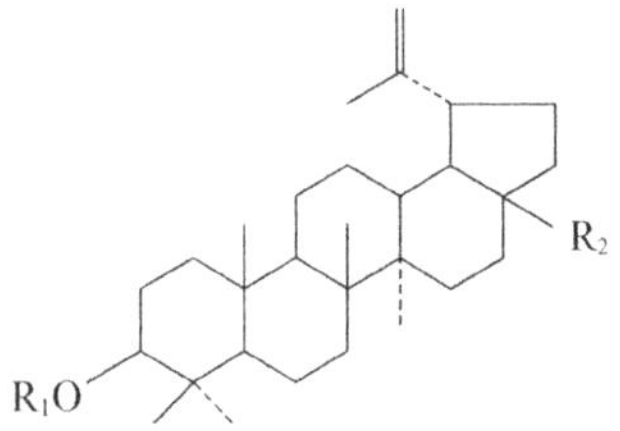

从黄毛橐吾(*Ligularia xanthotricha*)中分离得到 4 个羽扇豆烷型三萜:羽扇豆醇棕榈酸酯(lupeol palmitate,1)、3,28-二羟基羽扇豆醇(3,28-dihydroxyllupeol,2)、羽扇豆醇(lupeol)和白桦脂酸(betulinic acid)[32]。

直立百部(*Stemona sessilifolia*)用于咳嗽、肺痨、百日咳;外用于头虱、体虱、蛲虫病、阴痒症[20]。从中分离得到羽扇豆烷-3-酮[33]。

从植物 *Salacia beddomei* 中分离得到 3 个羽扇豆烷型三萜:salacianone[lup-20(29)-en-3,21-dione,Ⅰ]、salacianol[21β-hydroxylup-20(29)-en-3-one,Ⅱ]和 lup-20(29)-en-3-one(Ⅲ)[34]。

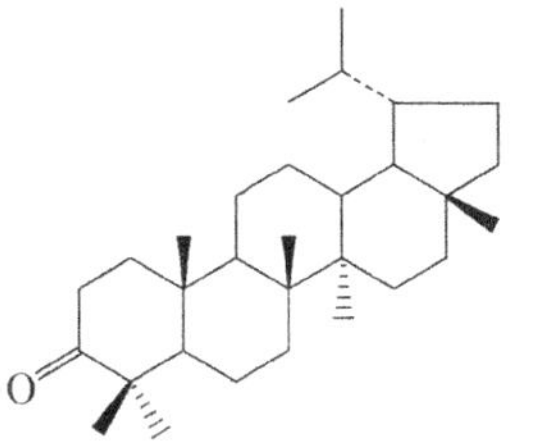

羽扇豆烷-3-酮 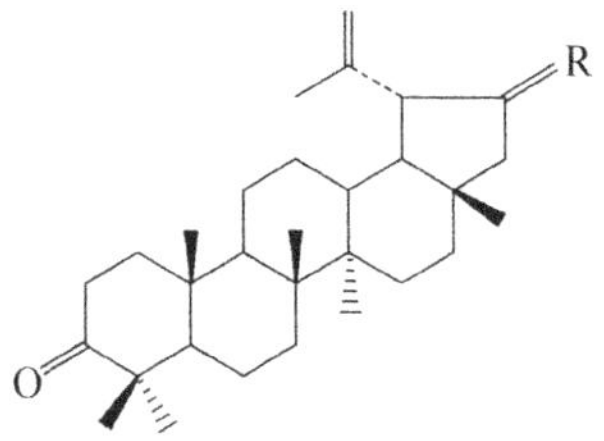　　　　　　　　Ⅰ　　R=O
　　　　　　　　　　　　　　　Ⅱ　　R=H, β-OH
　　　　　　　　　　　　　　　Ⅲ　　R=H₂

7.3.4 木栓烷型

木栓烷(friedlane)型从生源上看是由齐墩果烯甲基移位演变而来。与齐墩果烷型三萜的区别主要在于甲基的位置及构型,C_4、C_5、C_9、C_{14} 和 C_{17} 各有一个 β-CH_3,C_{13} 有一个 α-CH_3。

该类成分主要有存在于皂角刺、唐菖蒲、滇南红后壳中的木栓酮(friedelin),短尾越橘、唐菖蒲中的木栓醇(fredelinol),及鬼箭羽、甘薯、紫菀中的表木栓醇(epifredelanol)等。

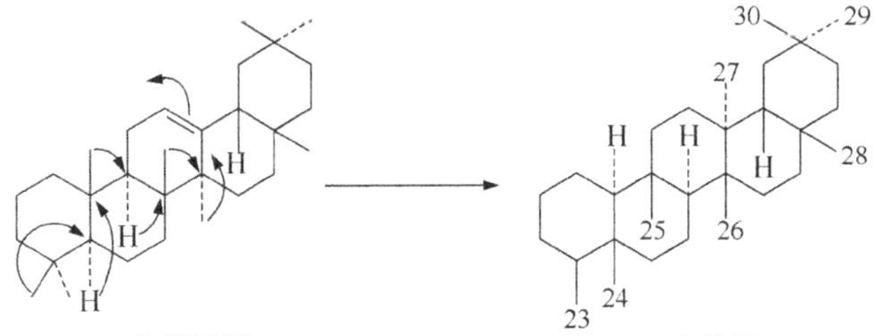

齐墩果烯　　　　　木栓烷 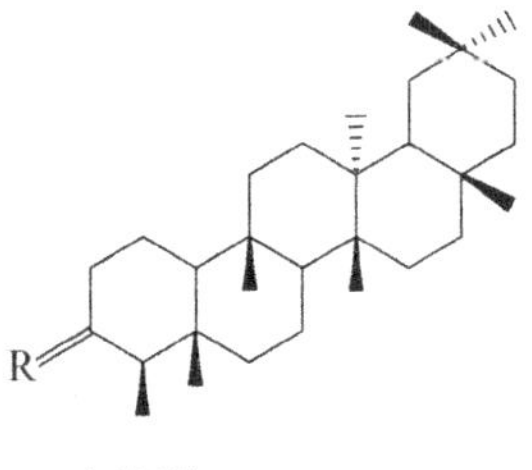　　　　　木栓酮　　R=O
木栓醇　　R=β-OH,H
表木栓醇　R=α-OH,H

雷公藤(*Tripterygium wilfordii*)是卫矛科雷公藤属植物雷公藤的根,具有抗炎、抗菌、抗肿瘤等药理作用,用于治疗类风湿性关节炎、系统性红斑狼疮、肾病和多种皮肤病。从中已分离得到多种三萜类化合物,其中一类为木栓烷型,如 wilforol A[1,2-dihydroxy-6-oxo-D:A-friedo-24-nor-1,3,5(10),7-oleanatetraen-29-oic acid,1]、wilforol B[25(9→8)-*abeo*-D:A-friedo-1,2-dihydroxy-24-nor-1,3,5(10),6,8-oleanapentaen-29-oic acid,2]、demethylzeylasteral(3)、23-nor-6-oxopristimerol(4)、demethylzeylasterone(5)、celastrol(tripterin,6)。这些化合物均可视为是失去 24-位甲基的木栓烷型衍生物,其中化合物 2 的 25-位甲基还发生了移位[35]。

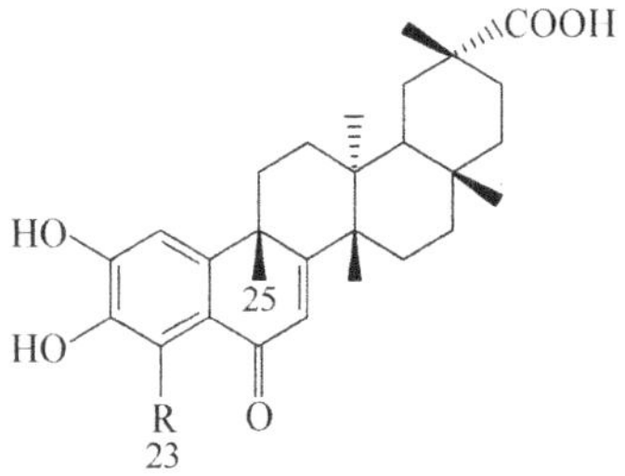

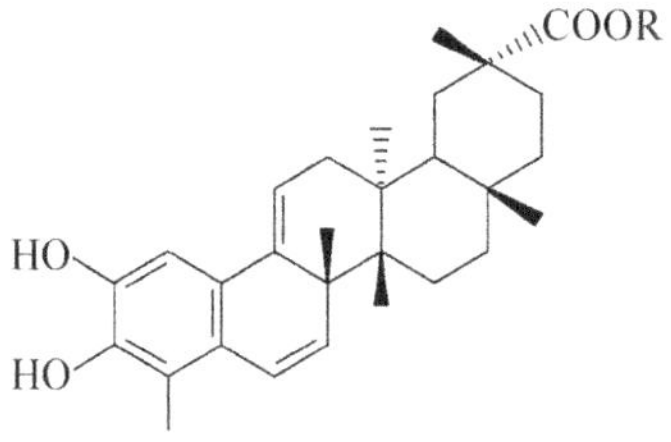

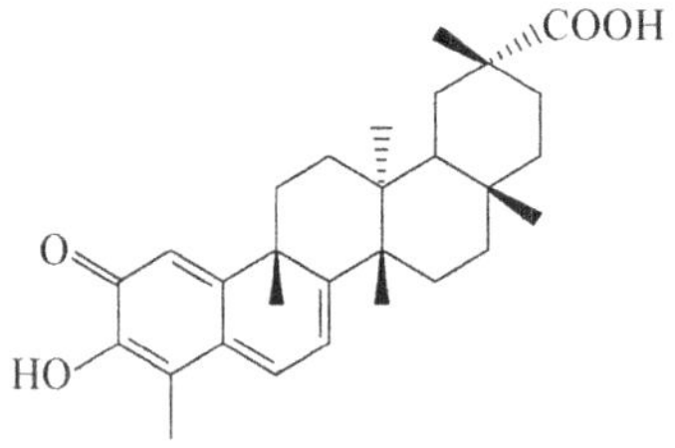

1 R=CH₃
3 R=CHO
4 R=H
5 R=COOH

2 R=H
7 R=CH₃

6

7.4　三萜类化合物的理化性质

7.4.1　物理性质

1. 性状及溶解性

游离三萜多具有良好的结晶,能溶于石油醚、乙醚、氯仿、甲醇等有机溶剂中,不溶于水。

三萜皂苷类化合物不易结晶，大多为白色无定形粉末，仅少数为晶体。因极性较大，常具有吸湿性。可溶于水，易溶于热水、稀醇、热甲醇和热乙醇中，而难溶于乙醚、苯、氯仿、丙酮等极性较小的有机溶剂。含水丁醇对皂苷的溶解度较好，是提取和纯化皂苷类化合物的常用溶剂。皂苷水解成次生苷后，在水中的溶解度降低，而易溶于丙酮、乙酸乙酯等溶剂。皂苷还具有助溶作用，可增加其他成分在水中的溶解度。

皂苷多数具有苦味及辛辣味，其粉末对人体黏膜有强烈刺激，尤其是对鼻黏膜，吸入鼻内能引起喷嚏。某些皂苷内服能刺激消化道黏膜，产生反射性黏液腺分泌发挥祛痰止咳作用。甘草皂苷具有显著的甜味，对黏膜刺激性弱。

2. 表面活性

皂苷水溶液经强烈振摇后能产生持久性的泡沫，且不因加热而消失，这是由于皂苷具有降低水溶液表面张力的缘故，因此有的皂苷也可用做清洁剂、乳化剂。皂苷的表面活性与其分子内部亲水性和亲脂性结构的比例相关，只有两者比例适当，才具有表面活性。

7.4.2　化学性质

1. 显色反应

三萜化合物在无水条件下，可与强酸(磷酸、硫酸、高氯酸)、中强酸(三氯乙酸)或 Lewis 酸(三氯化铝、三氯化锑、氯化锌)作用，产生颜色变化或荧光。其机理尚不清楚，可能是分子中的羟基脱水，增加双键结构，再经双键移位、双分子缩合等反应产生了共轭双烯系统，又在酸作用下形成阳碳离子而显色。对于全饱和且 3-位又无羟基或羰基的化合物呈现阴性反应。具有共轭双键的化合物显色很快，而有孤立双键的化合物显色较慢。

(1) 醋酐-浓硫酸反应(Liebermann-Burchard reaction)：将样品溶于少量醋酐中，加浓硫酸-乙酸酐(1∶20)几滴，可产生黄色→红色→紫色→蓝色等颜色变化，最后褪色。

(2) 五氯化锑反应(Kahlenberg reaction)：将样品的氯仿或醇溶液点于滤纸上，喷以 20% 五氯化锑的氯仿溶液，该试剂也可用三氯化锑饱和的氯仿溶液替代(不含乙醇和水)，干燥后于 60~70℃加热，显蓝色、灰蓝色、灰紫色等多种颜色斑点。

(3) 三氯乙酸反应(Rosen-Heimer reaction)：将样品溶液滴在滤纸上，喷 25% 三氯乙酸的乙醇溶液，加热至 100℃，呈红色逐渐变为紫色。

(4) 氯仿-浓硫酸反应(Salkowski reaction)：将样品溶于氯仿，然后沿管壁滴加浓硫酸，在硫酸层呈现红色或蓝色，氯仿层出现绿色荧光。

(5) 冰醋酸-乙酰氯反应(Tschugaeff reaction)：将样品溶于冰醋酸，加乙酰氯数滴，再加氯化锌结晶数粒，稍加热，呈现淡红色或紫红色。

2. 溶血作用

皂苷的水溶液大多能破坏红细胞而具有溶血作用，这是因为多数皂苷能与胆甾醇(cholesterol)结合生成不溶性的分子复合物。当皂苷与红细胞接触时，红细胞壁上的胆甾醇与之结合，生成不溶于水的复合物沉淀，破坏了红细胞的正常渗透性，使细胞内的渗透压增加而导致崩解，从而导致溶血现象。若将皂苷水溶液注射进入静脉中，毒性极大，低浓度的水溶液就能产生溶血作用，因此皂苷又称为皂毒类(sapotoxins)。若肌肉注射皂苷水溶液易引起组织坏死，但口服则无溶血作用，这可能与其在肠胃不被吸收有关。各类皂苷的溶血作用强弱可用溶血指数来表示。溶血指数是指在一定条件(等渗、缓冲及恒温)下能使血液中红细胞完

全溶血的最低浓度,例如甘草皂苷的溶血指数为 1∶4000,而薯蓣皂苷的溶血指数为 1∶
400000。从某一药材提取液及其提纯的皂苷溶液的溶血指数,可推算出样品中所含皂苷的粗
略含量。

但并不是所有的皂苷都能破坏红细胞而产生溶血作用,相反,有的皂苷甚至还具有抗溶血
作用,如人参皂苷 Re、Rg₁、Rb₁、Rb₂ 等。一些三萜酯皂苷具有溶血作用,但当 E 环上的酯键
被水解后,生成物仍是皂苷,却失去了溶血作用。如果在 A 环上有极性官能团,而在 D 环或 E
环上有一中等极性基团,这样的三萜皂苷一般具有溶血作用。当苷元的 3-位上有β-OH,16-位
上有 α-OH 或羰基时,溶血指数最高。如果 D 环或 E 环存在极性基团,如 28-位上连有糖链,
或具有一定数量的羟基取代,则可导致溶血作用消失[36]。皂苷的溶血活性还与糖部分有关,
以单糖链皂苷作用明显,某些双糖链皂苷无溶血作用。可是,双糖链皂苷经过酶解转化为单糖
链皂苷后就具有溶血作用。

值得一提的是,中药粗提液中的一些其他成分也有溶血作用,如某些植物的树脂、脂肪酸、
挥发油等成分也能产生溶血。单宁类则能凝集血红细胞而抑制溶血。因此,要判断是否由皂
苷引起的溶血,除进一步提纯后再进行试验外,还可以结合胆甾醇沉淀法试验,若沉淀后的滤
液无溶血现象,而沉淀分解后有溶血活性,则表示确系由皂苷引起。

3. 沉淀反应

皂苷的水溶液可与一些金属盐类如铅盐、钡盐、铜盐等产生沉淀。在酸性皂苷(通常指三
萜皂苷)的水溶液中加入硫酸铵、乙酸铅或其他中性盐类即产生沉淀。而中性皂苷(通常指甾
体皂苷)的水溶液中,则需加入碱式乙酸铅或氢氧化钡等碱性盐类才能产生沉淀。以前曾利用
这一性质进行皂苷的提取和初步分离,但此法现很少使用。

7.5　三萜类化合物的提取分离

7.5.1　三萜类化合物的提取分离

三萜类化合物的提取分离方法大致可分为四类:一是用甲醇或乙醇提取,提取液浓缩后
直接进行分离;二是用醇类溶剂提取,提取液浓缩后分散在水中,依次用石油醚、氯仿(或乙
醚)、乙酸乙酯等有机溶剂进行萃取,三萜成分主要从氯仿或乙酸乙酯部分获得,然后进一步分
离;三是制备成衍生物再分离,即将提取液浓缩后分散在水中,先用乙醚萃取,再用重氮甲烷甲
基化,制成甲酯衍生物,或将提取物按常法进行乙酰化制成乙酰化衍生物,然后再进行分离;四
是如三萜化合物在植物体内是以皂苷形式存在时,可将三萜皂苷水解后获得,即将三萜皂苷加
酸进行水解,再将水解产物用氯仿等溶剂萃取出皂苷元,然后进行分离。但有些三萜皂苷在进
行酸水解时,由于水解反应比较强烈,会发生结构变异而生成次生结构,得不到原生皂苷元。
如欲获得原生皂苷元,可采用温和的水解条件,如两相酸水解法、酶水解法或 Smith 降解等
方法。

三萜类化合物的分离虽然可采用分段沉淀、胆甾醇沉淀等方法,目前常用的仍是各种色谱
法,通常采用反复硅胶柱色谱。先通过常压或低压硅胶柱色谱进行初步分离,再经中压柱色
谱、薄层色谱、高效液相色谱等方法细分。硅胶柱色谱常用溶剂系统为石油醚-氯仿、石油醚-

乙酸乙酯、氯仿-乙酸乙酯、氯仿-丙酮、氯仿-甲醇、乙酸乙酯-丙酮、氯仿-甲醇等。

下面以木姜冬青中三萜类化合物的提取分离为例加以说明[37]。

木姜冬青叶用 95% 乙醇提取，经萃取法得到石油醚萃取物和乙酸乙酯萃取物，后经多次硅胶柱色谱，分离得到 6 个三萜皂苷元，如图 7-1 所示。

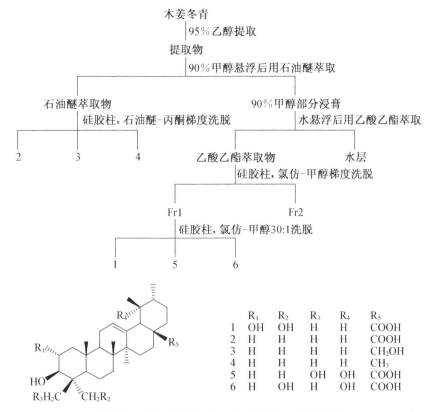

图 7-1　木姜冬青中三萜皂苷元提取分离流程图

7.5.2　三萜皂苷的提取分离

三萜皂苷常用不同浓度的醇类溶剂提取，提取液经减压浓缩后分散到水中，必要时先用石油醚等亲脂性溶剂萃取，以除去亲脂性杂质，然后用正丁醇萃取，将萃取液减压浓缩蒸干，得粗制总皂苷。也可将醇提取液减压浓缩后，通过大孔吸附树脂，先用水洗去糖和其他水溶性成分，然后改用 30%～80% 的甲醇或乙醇进行梯度洗脱，将洗脱液减压浓缩蒸干，得粗总皂苷。由于皂苷极性较大，难溶于乙醚、乙酸乙酯、丙酮等溶剂，因此可将粗制总皂苷溶于少量的甲醇，然后滴加乙醚或乙酸乙酯或丙酮等溶剂，搅拌均匀，皂苷即析出。如此处理数次，可提高皂苷的纯度，然后再进行分离。

三萜皂苷的分离，通常采用分配柱色谱法，常用硅胶为支持剂，以 $CHCl_3$-$MeOH$-H_2O 或 $EtOAc$-$EtOH$-H_2O 等溶剂系统进行梯度洗脱，也可用水饱和的 n-BuOH 等作为洗脱剂。反相色谱通常以反相键合相 Rp-18、Rp-8 或 Rp-2 为填充剂，常用甲醇-水或乙腈-水等溶剂为流动相。如果被分离的皂苷结构相似，一般柱色谱法难以分离时，亦可将皂苷进行乙酰化制成乙酸酯，如果皂苷结构中有羧基，可用 CH_2N_2 甲基化制成甲酯，然后用硅胶柱色谱分离。常以石油醚、乙酸乙酯等为溶剂进行洗脱,纯化后在碱性条件下脱乙酰基或甲基。在分离皂苷类化合物时,往往需结合多种分离方法才能得到满意的结果。

三萜皂苷类化合物的提取分离举例如下:

1. 生藤皂苷[37]

生藤(*Steimatocrypton khasianum*)为萝藦科须药藤属植物,在民间常用于治疗感冒、风湿疼痛等症。生藤中含有齐墩果烷型和乌苏烷型及 C_{21} 甾体皂苷。生藤茎的 $50\% \sim 95\%$ 的乙醇提取物浓缩后分散于水中,依次用石油醚、乙酸乙酯及正丁醇萃取,其中正丁醇萃取部位经反复柱色谱分离,先后得到 4 个 C_{21} 甾体皂苷及 4 个三萜皂苷。具体提取分离流程见图 7-2 所示。

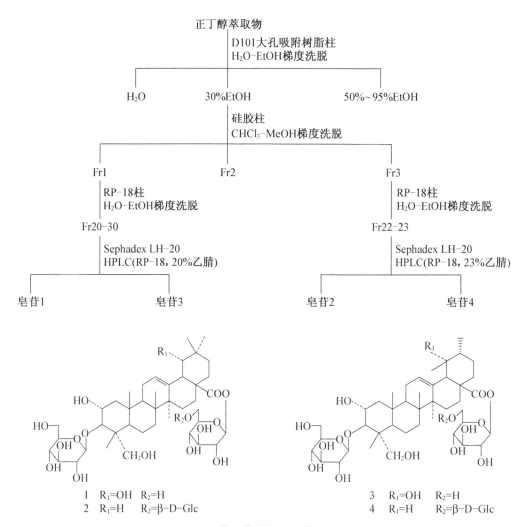

图 7-2　生藤三萜皂苷提取分离流程图

2. 草玉梅皂苷[38]

从草玉梅(*Anemone rivularls*)的根中用甲醇提取皂苷,提取物经大孔树脂纯化,后经多种色谱法分离得到 6 个皂苷,见图 7-3 所示。

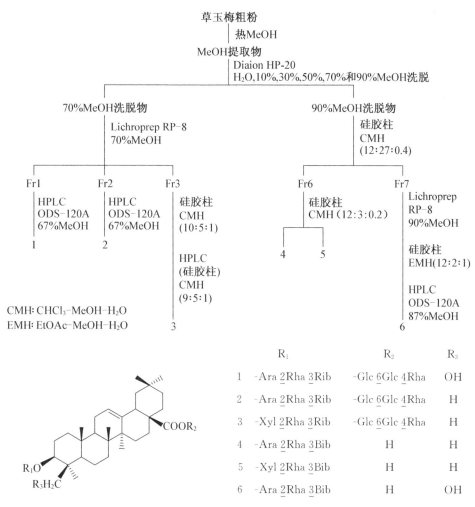

图 7-3 草玉梅皂苷提取分离流程图

7.6 三萜类化合物结构研究

三萜类化合物的结构研究主要根据生源关系且采用常规的化学方法和波谱方法。由于生源关系，同属植物或相邻属的植物常常含有结构类似的化学成分。因此，查阅同属或相邻属植物化学成分的研究报道，对确定所研究植物中三萜类化合物的结构会有很大的帮助。化学方法中可用一般的颜色反应，常用 Liebermann-Burchard 反应判断化合物是否为三萜类，如为三萜类化合物用 Molish 反应推测化合物是否为皂苷类。如为皂苷类可再经苷键裂解得到苷元和糖。苷键裂解可采用常规的方法。但对难水解的皂苷则需要采用特殊的方法，如乙酸酐-吡啶法、光解法、微生物转化法等。苷元的结构可采用氧化、还原、脱水、甲基化或双键转位、乙酰化、甲酯化等化学反应[40]，将未知苷元结构转变为已知结构的化合物，然后将其红外光谱（IR）、熔点、R_f 值或其他波谱数据与已知化合物数据对照的方法来推测其结构。也可采用半合成或全合成方法制备相应的合成产物，以确定天然产物的结构[41]。由于波谱技术尤其是核磁共振技术的快速发展,目前三萜类化合物的结构确定主要采用波谱法,对于一些母核新颖或较复杂的结构骨架可采用 2D-NMR 及单晶 X-射线衍射分析等方法进行确定。

7.6.1　UV 光谱

多数三萜类化合物不产生紫外吸收,但齐墩果烷型三萜化合物由于结构中多含有双键,可用紫外光谱来判断其双键类型,如结构中只含有一个孤立双键,仅在 205～250nm 处有微弱的吸收;若有 α,β-不饱和羰基,最大吸收在 242～250nm;若有异环共轭双烯,最大吸收在 240、250、260nm;同环共轭双烯最大吸收则在 285nm。此外,对于 11-oxo,Δ^{12}-齐墩果烷型化合物,可用紫外光谱判断 18-H 的构型,当 18-H 为 β 构型时,最大吸收为 248～249nm,当 18-H 为 α 构型时,最大吸收为 242～243nm[42]。

7.6.2　MS

1. 游离三萜类化合物

主要采用 EI-MS,通过对化合物的分子离子峰和裂解碎片峰的研究,能提供该类化合物的分子量、可能的结构骨架或取代基种类及位置等信息。

（1）齐墩果-12-烯（乌苏-12-烯）类三萜化合物：其 EI-MS 常显示分子离子峰[M⁺]及失去 CH_3、OH 或 COOH 等的碎片峰。由于分子中存在 C_{12} 双键,且具环己烯结构,故 C 环易发生 RDA 裂解,出现含 A、B 环和 D、E 环的碎片离子峰。

（2）羽扇豆醇型三萜皂苷元：可出现失去异丙基而产生的 M-43 的特征碎片离子峰。

2. 三萜皂苷

由于皂苷的难挥发性，所以电子轰击质谱(EI-MS)和化学电离质谱(CI-MS)技术在三萜皂苷的应用上受到限制。目前常用场解析质谱(FD-MS)和正或负离子快原子轰击质谱(FAB-MS)，这两种质谱不依赖样品的挥发就可得到皂苷的准分子离子峰$[M+H]^+$、$[M+Na]^+$和$[M+K]^+$等，负FAB-MS给出$[M-H]^-$峰，还可以给出皂苷分子失去寡聚基或单糖碎片峰，并同时出现相应的糖单元的碎片峰。以下列皂苷为例，该皂苷结构为齐墩果酸-3-O-β-D-葡萄糖基-(1→4)-O-β-D-葡萄糖基-(1→3)-O-α-L-鼠李糖基-(1→2)-O-α-L-阿拉伯糖苷，FAB-MS呈现了1081$[M+Na]^+$准分子离子峰及919$[(M+Na)-162]^+$、757$[(M+Na)-162-162]^+$、611$[(M+Na)-162-162-146]^+$和479$[(M+Na)-162-162-146-132]^+$的碎片峰，根据以上数据不仅可知其分子量，还能推测出皂苷元与糖、糖与糖之间的连接顺序。

FAB-MS $[M+Na]^+$1081

此外，二级离子质谱(SI-MS)、飞行时间质谱(TOF-MS)、电喷雾质谱(ESI-MS)和激光解析质谱(LD-MS)等也被成功地应用于皂苷的结构研究中。

7.6.3 NMR谱

1. ^{1}H-NMR谱

^{1}H-NMR谱可获得三萜及其皂苷中甲基质子、连氧碳上的质子、烯氢质子及糖的端基质子信号等重要信息。

在^{1}H-NMR谱的高场区，出现多个甲基单峰是三萜类化合物的最大特征。一般甲基质子信号在δ0.60～1.50。羽扇豆烷型三萜的30-CH$_3$，因与双键相连，δ值在1.63～1.80，呈宽单峰。乙酰基中甲基质子信号为δ1.82～2.07，甲酯部分的甲基质子信号在δ3.60左右。高场区甲基质子信号的数目及峰形有助于推断三萜类化合物的基本骨架。例如，含有与双键相连的甲基，则可否定齐墩果烷、乌苏烷型的可能性。又如甲基质子信号以二重峰形式出现的，则可能为乌苏烷型或羊毛脂甾烷型或环菠萝蜜烷型等。需要注意的是，在三萜苷类化合物的^{1}H-NMR谱中，有时分子中的6-去氧糖5位连接的CH$_3$虽然也为二重峰(J为5.5～7.0Hz)，但δ值为1.4～1.7，而乌苏烷型三萜母核上的29-CH$_3$和30-CH$_3$虽均为二重峰，δ值却多为0.8～1.0，J约为6Hz。

高场区的其他信号有时也具有特征性的鉴别意义，如中药黄芪中具有环丙烷结构的环黄芪醇类衍生物，环丙烷结构部分中的亚甲基2个质子，非常特征地各以二重峰(J为3.5～4.5Hz)信号出现在δ0.3和0.6左右处，极易辨认。另外，一般在高场区的δ0.63～1.50区域内，常出现堆积成山形的、归属于基本母核上的CH和CH$_2$峰。这些信号以往较难全部解析，但近年随着NMR仪器性能的提高和各种测定技术的改进和新技术的出现，这些信号已完全可以解析。

烯氢信号的化学位移值一般为 $\delta 4.30\sim 6.00$ 左右。环内双键质子的 δ 值一般大于 5.0，环外烯氢的 δ 值一般小于 5.0。前者，例如在齐墩果-12-烯类及乌苏-12-烯类化合物中的 12 位烯氢，常以一个宽单峰或分辨度不好的多重峰出现在 $\delta 4.93\sim 5.50$ 处；若 11-位引入羰基与此双键共轭，则烯氢可因去屏蔽效应而向低场位移，在 $\delta 5.55$ 处出现一单峰；具 $\Delta^{9(11),12}$ 同环双烯化合物，在 $\delta 5.50\sim 5.60$ 处出现了 2 个烯氢信号，均为二重峰；若为 $\Delta^{11,13(18)}$ 异环双烯三萜，其中一个烯氢为双峰，出现在 $\delta 5.40\sim 5.60$，另一个烯氢为 2 个二重峰，出现在 $\delta 6.40\sim 6.80$ 处。后者，如羽扇豆烷型的环外双键烯氢（H-29），则常以双二重峰的形式出现在 $\delta 4.30\sim 5.00$ 区域内。因此，可以利用这一规律，对具有不同类型烯氢的三萜类化合物进行鉴别。

三萜类化合物常有—OH 取代，连接—OH 的碳上质子信号一般出现在 $\delta 3.20\sim 4.00$ 左右。连接乙酰氧基碳上的质子信号一般为 $\delta 4.00\sim 5.50$ 左右。三萜皂苷糖部分中最主要的是端基质子信号，其偶合常数还可用于确定苷键的构型。

2. ^{13}C-NMR 谱

^{13}C-NMR 谱是确定三萜及其皂苷结构最有应用价值的技术，比 ^{1}H-NMR 谱具有更多的优越性。由于分辨率高，一个三萜或其皂苷的 ^{13}C-NMR 谱，几乎可给出每一个碳的信号。在 ^{13}C-NMR 谱中，三萜母核上的角甲基一般出现在 $\delta 8.9\sim 33.7$，其中 23-CH$_3$ 和 29-CH$_3$ 为 e 键甲基出现在低场，δ 值依次约为 28.0 和 33.0。苷元中除与氧连接的碳和烯碳等外，其他碳 δ 值一般在 60.0 以下，苷元和糖上与氧相连的碳为 $\delta 60.0\sim 90.0$，烯碳在 $\delta 109.0\sim 160.0$，羰基碳为 $\delta 170.0\sim 220.0$。

以下举例说明 ^{13}C-NMR 谱在三萜类化合物结构研究中的一些应用。

（1）结构母核的确定：

① 齐墩果烷型、乌苏烷型与羽扇豆烷型皂苷元的确定：一般齐墩果烷型具有 6 个季碳（C$_4$、C$_8$、C$_{10}$、C$_{14}$、C$_{17}$ 和 C$_{20}$），δ 值约为 $37.0\sim 42.0$；而乌苏烷型和羽扇豆烷型只有 5 个季碳（C$_4$、C$_8$、C$_{10}$、C$_{14}$、C$_{17}$）。此外，这三种类型的主要代表性化合物如齐墩果酸、乌苏酸和白桦脂酸及其衍生物，还可以根据它们的烯碳信号的 δ 值予以区别，一般来说，在齐墩果烷型的烯碳中，C$_{12}$ 信号的 δ 值多位于 $122.0\sim 124.0$，C$_{13}$ 信号的 δ 值多为 $144.0\sim 145.0$；在乌苏酸型的烯碳中，C$_{12}$ 信号的 δ 值一般均大于 124.0（多为 125.0 左右），而 C$_{13}$ 信号的 δ 值多为 140.0 左右；在羽扇豆烷型中，因有异丙烯基，双键处于环外，且其 C$_{20}$ 的 δ 值较大，约为 150.0，而 C$_{30}$ 的 δ 值较小，约为 110.0。因此，根据 ^{13}C-NMR 谱中的季碳信号数和烯碳的化学位移值的不同，可以对上述三种类型的化合物进行鉴别。

② 人参皂苷 C-20 异构体的确定：人参皂苷的皂苷元大多为 20(S)-原人参二醇[20(S)-protopaxadiol]或 20(S)-原人参三醇[20(S)-protopanaxatriol]，其 C$_{20}$ 的构型用其他波谱法难以区别，但 ^{13}C-NMR 谱却很容易将 20(S)与 20(R)两种构型加以区别。因为 C$_{20}$ 构型的不同，可引起相近的其他碳信号，特别是 C$_{17}$、C$_{21}$ 和 C$_{22}$ 的 δ 值发生改变。如 20(S)-原人参二醇的 C$_{13}$、C$_{16}$、C$_{17}$、C$_{20}$、C$_{21}$ 和 C$_{22}$ 的信号分别出现在 $\delta 47.7$、26.6、53.6、74.0、26.8 和 34.8 处，而 20(R)-原人参二醇的相应碳信号则分别出现在 $\delta 48.5$、26.4、49.9、74.6、21.8 和 42.3 处，前者与后者的差值分别为 -0.8、$+0.2$、$+3.7$、-0.6、$+5.0$ 和 -7.5，可见两者化学位移差明显，相互鉴别较易。

（2）苷化位置的确定：糖与苷元羟基成苷或糖与糖连接位置产生的苷化位移是向低场位

移,若苷元 3-OH 苷化,可使 C_3 向低场位移 $8 \sim 10$,而且会影响 C_4 的 δ 值。糖之间连接位置的苷化位移约为 $+3 \sim 8$。但糖与 28-COOH 成酯苷后,则羰基碳会向高场位移,其苷化位移约为 $-2 \sim 5$,而糖的端基碳信号一般出现在 $\delta 95 \sim 96$ 处。

(3) 羟基取代位置的确定:

① 29,30-COOH 和 CH_2OH 位置的确定:29,30-位羧基或羟甲基取代与 29,30-位甲基取代比较,C_{19}、C_{21} 向高场位移 $4 \sim 6$,C_{20} 则向低场位移;若为—COOH 取代,向低场位移约 13,若为—CH_2OH 取代则向低场位移约 5,这时 C_{20} 连接的甲基碳向高场位移约 $4 \sim 5$。当 29-COOH(或 CH_2OH,e 键)取代时,C_{29} 的 δ 值为 181.4(73.9),30-CH_3 的 δ 值为 $19 \sim 20$;当 30-COOH(或 CH_2OH,a 键)取代时,C_{30} 的 δ 值为 176.9(65.8),29-CH_3 的 δ 值为 $28 \sim 29$。

② 23,24-OH 位置的确定:23-CH_2OH(e 键)的 δ 值约为 68,比 24-CH_2OH(约 64)处于相对低场;与 23,24-CH_3 比较,具有 23-CH_2OH 取代时,使 C_4 向低场位移约 4,C_3、C_5 和 C_{24}(CH_3)向高场位移约 4 和 2.4;具有 24-CH_2OH 取代时,也使 C_4 的 δ 值向低场位移约 4,C_{23}(CH_3)向高场位移约 4.5,但对 C_3 和 C_5 的影响很小。

③ 2,3-二羟基位置的确定:当 2,3-位同时有羟基取代时,在 $\delta 66.0 \sim 71.0$ 和 $\delta 78.2 \sim 83.8$ 的区域内,可分别观察到归属于 C_2 和 C_3 的信号,且 C_2 信号总是出现在 C_3 的高场。同时,由于 2-位羟基的存在,使 C_1 的 δ 值较仅有 3-位羟基取代时向低场位移约 $5 \sim 10$。

(4) 羟基构型的确定:

① 3-OH 构型的确定:3β-OH 取代与相应的 3α-OH 取代的化合物比较,C_5 向低场位移 $4.2 \sim 7.2$,C_{24} 向高场位移 $1.2 \sim 6.6$。

② 16-OH 构型的确定:当 C_{16}-OH 为 β-型时,C_{16} 的 δ 值约为 67.5 左右;若 C_{16}-OH 为 α-型时,则 C_{16} 的 δ 值约为 74 左右。但在具有 $\Delta^{11,13(18)}$ 异环双烯结构的三萜中则相反,如当 C_{16}-OH 为 β-型时,C_{16} 的 δ 值约为 77;若 C_{16}-OH 为 α-型,则 C_{16} 的 δ 值约为 68。

3. 其他 NMR 技术

DEPT 谱、^1H-^1H COSY、HMQC、HMBC 谱等 2D-NMR 技术,广泛用于三萜及其皂苷的结构研究。DEPT 谱用于确定碳的类型(CH_3、CH_2、CH 和 C)。^1H-^1H COSY 谱主要通过分析相邻质子的偶合关系来确定皂苷元及糖上质子的归属。^{13}C-^1H COSY 谱和为提高灵敏度而发展的通过氢检测的异核多量子相关谱(HMQC 谱),主要用于进行碳连接质子的归属分析。近年,通过氢检测的异核多键相关谱(HMBC 谱)已被广泛用于糖与皂苷元的连接位置以及糖与糖之间连接位置的确定。因为在 HMBC 谱中,可清楚地观察到糖的端基氢与该糖苷键另一端直接相连的碳原子之间出现的明显的相关峰。另外,同核全相关谱 TOCSY(^1H-^1H HOHAHA 谱)对于皂苷元及糖环上的连续相互偶合氢的归属具有重要的作用,特别是在糖上氢信号互相重叠时,往往可以通过任何一个分离较好的信号(如端基氢),而对所有该信号偶合体系中的其他质子信号予以全部解析。同样,通过氢检测的异核单量子全相关谱 HSQC-TOCSY(^{13}C-^1H HOHAHA 谱)对于皂苷元及糖环上具有连续相互偶合氢结构系统中碳原子的归属也具有特别的意义。例如,在含有多个糖基的皂苷的 ^{13}C-NMR 谱上,归属于糖基上的碳信号大多出现在 $\delta 60.0 \sim 90.0$ 的区域内,有时甚至互相重叠,难以准确地——指定,而在 HSQC-TOCSY 谱中,可以通过分离较好的氢信号(如端基氢),而对所有该信号偶合体系中的碳原子信号予以全部准确地归属。在实际研究中,上述多种 2D-NMR 技术的综合应用,即使是结构很复杂的三萜类化合物,往往也能够很准确地阐明结构。

7.6.4　结构研究举例

1. 化合物 1(spathodic acid 28-O-β-D-glucopyranoside)[37]

该化合物为从木姜冬青中分离得到的新化合物,无色针晶(甲醇),与 Libermann-Burchard 试剂反应阳性。高分辨质谱的准分子离子峰 m/z 673.3950 [M+Na]$^+$ 和 689.3605 [M+K]$^+$ 显示化合物的分子式为 $C_{36}H_{58}O_{10}$。^{13}C-NMR 显示 36 个碳信号,化合物酸水解得到 D-吡喃葡萄糖。IR 吸收峰 υ_{max} 1727cm^{-1} 和 ^{13}C-NMR 谱信号 δ178.2 提示存在一个酯羰基。^{1}H-NMR谱中显示有齐墩果酸的特征信号:六个甲基单峰 δ0.90,0.97,1.13,1.14,1.53,1.61 和一个宽的双键质子峰 δ5.50。结合 ^{1}H-NMR 的端基氢信号(δ6.40,d,$J=8.4$Hz)及端基氢与苷元 C-28(δ 178.2)之间的 HMBC 相关确定糖部分为连在苷元 C-28 位的 β-D-吡喃葡萄糖。H-18(δ 3.53,br s)和 C-28 之间存在的 HMBC 相关进一步证实了羰基的位置在 C$_{28}$ 位。说明该化合物为齐墩果酸类三萜皂苷,并且有一个 D-葡萄糖连在 C$_{28}$ 位。^{1}H-NMR 和 ^{13}C-NMR 数据显示有两个连氧次甲基(δ_H 3.60,H-3;δ_H 3.58,H-19;δ_c 81.1,C-3;δ_c 82.0,C-19)和一个连氧亚甲基(δ_H 3.68和4.49,H-24;δ_c 65.5,C-24)。三个羟基的构型 3β,19α 和 24-OH 由以下的 NOESY 相关数据得到证实:H-3/H-23(δ1.53,3H),H-25(δ0.90,3H)/H-24 和 H-26(δ1.13,3H),H-18/H-26,以及 H-18 和 H-19/H-30(δ 0.97,3H)。因此该化合物的结构确定为:spathodic acid 28-O-β-D-glucopyranoside。

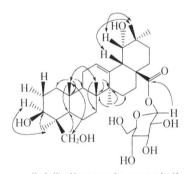

化合物1的HMBC和NOESY相关

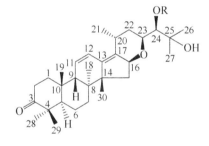

化合物2的结构

2. 化合物 2(24-deacetyl alisol O)[43]

化合物从中药泽泻(*Alisma orientale*)根中分离得到,为无色棱状结晶(甲醇),mp 172~174℃,$[\alpha]_D^{20}$ —39.64(c 0.05,MeOH);UV λ_{max}^{MeOH}:254nm;薄层色谱斑点紫外灯(254nm)下观察显示强烈暗斑,遇 10% 硫酸香草醛 105℃ 加热显深蓝色。ESI-MS 显示[M+H]$^+$ 峰为 471.2,HR-TOF-MS 提示分子式为 $C_{30}H_{46}O_4$([M+Na]$^+$ 493.3312)。IR(KBr)谱显示 3471cm^{-1}(羟基)、1704cm^{-1}(酮羰基)、1647cm^{-1}(烯基)。

^{1}H-NMR 谱中显示的 8 个甲基质子 δ_H0.87,0.91,1.30,1.25,1.07,1.05,1.08(3H,s,each),1.21(3H,d,$J=7.2$Hz)和 2 个烯烃质子(δ_H6.25,5.67)信号与已知化合物 alisol O[44] 非常相似(表 7-1)。比较两个化合物的氢谱和碳谱数据发现,化合物 2 与 alisol O 的波谱数据比较吻合,差别就在于 ^{1}H-NMR 中化合物 2 比 alisol O 少了乙酰基的氢信号(δ_H 2.17,3H,s),^{13}C-NMR 中化合物 2 比 alisol O 少了乙酰基的两个碳信号(δ_c 171.1,20.7),推测化合物 2

是 alisol O 的 24-去乙酰化物,而化合物 2 中 H-24(δ_H3.03)的化学位移比 alisol O 向高场移动
1.67(由 δ_H4.70 变为 δ_H3.03)进一步证明了上述推断。化合物 2 结构确定为 24(R)-
hydroxyprotosta-11,13-diene 16(S),23(S)-epoxide(24-deacetyl alisol O)。化合物 ^{1}H-NMR
和 ^{13}C-NMR 图谱见图 7-4、图 7-5。

表 7-1　化合物 2 和 alisol O 的 NMR 数据(δ,ppm,CDCl₃)

No.	1			2	
	^{1}H	^{13}C	HMBC	^{1}H	^{13}C
1	2.05～2.11(m),1.62～1.68(m),1.62～1.68(m)	32.4		2.05～2.07(m),1.66～1.69(m),1.62～1.68(m)	31.2
2	2.24～2.32(m),2.66～2.76(m),2.24～2.32(m)	33.6		2.66～2.69(m),2.29～2.33(m),2.24～2.32(m)	33.5
3		219.3			219.5
4		47.5			47.2
5	2.25～2.33(m)	46.6		2.29～2.33(m)	46.4
6	1.47～1.54(m),1.32～1.40(m)	19.4		1.48～1.50(m),1.22～1.30(m)	19.3
7	1.85～1.95(m),1.62～1.69(m)	31.3		1.85～1.93(m),1.22～1.30(m)	32.3
8		38.2			38.1
9	2.28(1H,m,2.1)	47.2		2.28(1H,m)	47.4
10		36.0			35.9
11	5.67(1H,dd,10.1,2.0)	130.0	C-8,C-9,C-10,C-13	5.68(1H,dd,10.1,1.9)	130.2
12	6.25(1H,dd,10.1,3.3)	121.1	C-9,C-13,C-14	6.25(1H,dd,10.1,3.3)	120.9
13		138.8			139.1
14		55.2			55.1
15	1.24～1.26(m),2.12～2.16(m)	37.3			37.0
16	4.57(1H,d,7.9)	80.5	C-13,C-14,C-17	4.58(1H,d,7.7)	81.0
17		135.1			134.3
18	0.87(3H,s)	22.7	C-7,C-8,C-9,C-14	0.87(3H,s)	22.6
19	0.91(3H,s)	24.8	C-1,C-9,C-10	0.91(3H,s)	24.7

续 表

No.	1			2	
	^{1}H	^{13}C	HM BC	^{1}H	^{13}C
20	2.97(1H,m)	27.4	C-16,C-13,C-17,C-22	2.97(1H,m)	27.3
21	1.19(3H,d, 6.5)	17.7	C-17,C-20,C-22	1.19(3H,d,7.2)	17.3
22	1.30~1.34(m),2.15~2.20 (m)	36.5		1.30~1.34(m),1.67(m)	35.8
23	4.11(1H,dt, 11.9,1.8)	73.0	C-22,C-16	4.33(1H,d,11.9)	72.8
24	3.01(1H,m)	76.3	C-23,C-25	4.72(1H,dd,6.4,2.1)	77.3
25		73.3			72.8
26	1.25(3H,s)	26.6	C-24,C-25,C-27	1.37(3H,s)	26.6
27	1.30(3H,s)	27.0	C-24,C-25,C-26	1.13(3H,s)	27.9
28	1.08(3H,s)	29.3	C-29,C-3,C-4,C-5	1.08(3H,s)	29.3
29	1.05(3H,s)	19.3	C-28,C-3,C-4,C-5	1.05(3H,s)	19.2
30	1.07(3H,s)	24.7	C-14,C-15	1.09(3H,s)	24.6
MeCO					171.1
MeCO				2.17(3H,s)	20.7

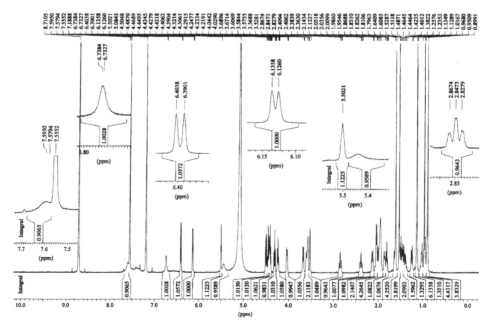

图 7-4　Spathodic acid 28-O-β-D-glucopyranoside(1)的^{1}H-NMR 谱(C_5D_5N,600MHz)

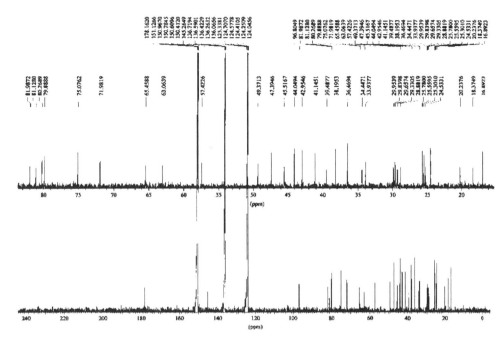

图 7-5　Spathodic acid 28-O-β-D-glucopyranoside(1)的 ^{13}C-NMR 谱(C$_5$D$_5$N,150MHz)

【参考文献】

[1] 王建忠,杨劲松.酸枣仁中三萜皂苷的分离和结构鉴定.有机化学,2008,28(1)：69 - 72

[2] 刘沁舣,王邠,梁鸿,等.酸枣仁皂苷 D 的分离及结构鉴定.药学学报,2004,39(8)：601 - 604

[3] Morita T, Kasai R, Kohda H, et al. Chemical and morphological study on Chinese *Panax japosicus*. C. A. Meyer(Zhujie-Shen). Chem Pharm Bull,1983,31(9)：3205 - 3209

[4] Wang W, Zhao YQ, Rayburn ER, et al. In vitro anti-cancer activity and structure-activity relationships of natural products isolated from fruits of *Panax ginseng*. Cancer Chemother Pharmacol,2007, 59：589 - 601

[5] 程大任,付锐,窦德强,等.人参皂苷溶血及抗溶血作用研究.中国现代中药,2007,9(4)：19 - 23

[6] 黄惠华,李志刚.人参二醇组皂苷对小细胞肺癌细胞增殖的影响及其机制.药物研究,2005,14(7)： 20 - 22

[7] 陈志辉,吴萍,薛璟花,等.两株多孔菌属担子菌菌丝体中的三萜成分.热带亚热带植物学报,2005, 13(5)：399 - 402

[8] Cuellar MJ, Giner RM, Recio C, et al. Two fungal lanostane derivatives as phospholipase A$_2$ inhibitors. J Nat Prod,1996,59(10)：977 - 979

[9] 赵吉福,何爱民,陈英杰,等.茯苓抗肿瘤成分研究(Ⅰ).中国药物化学杂志,1993,3(2)：128 - 129

[10] 仲兆金,许先栋,周京华,等.茯苓三萜成分的结构及其衍生物的生物活性.中国药物化学杂志, 1998,8(4)：239 - 244

[11] 范云双,姚智,滕杰,等.绿升麻中具有抗肿瘤活性的三萜类化合物.中草药,2007,38(2)：167 - 170

[12] Liu YH, Abreu P. Tirucallane triterpenes from the roots of *Ozoroa insignis*. Phytochemistry, 2006,67：1309 - 1315

[13] Siddiqui BS, Afshan F, Gulzar T, et al. Tetracyclic triterpenoids from the leaves of *Azadirachta*

indica. Phytochemistry，2004，65(16)：2363－2367

[14] Chen JC，Liu WQ，Lu L，*et al*. Kuguacins F-S，cucurbitane triterpenoids from *Momordica charantia*. Phytochemistry，2009，70(1)：133－140

[15] 杨秀伟，张建业，钱忠明. 罗汉果中一新葫芦烷型三萜皂苷——光果木鳖皂苷Ⅰ. 中草药，2005，36(9)：1285－1290

[16] 田丽婷，马龙，堵年生. 齐墩果酸的药理作用研究概况. 中国中药杂志，2002，27(12)：884－886

[17] 康文艺，张百让，郝小江. 无柄新乌檀中一个新的三萜成分的分离和鉴定. 高等学校化学学报，2007，11(28)：2096－2098

[18] 吴晓华，周晓农. 商陆科植物的灭螺效果及其应用. 中国血吸虫疾病防治杂志，2007，19(1)：78－80

[19] Thiilborg，ST，Christensen SB，Cornett C，*et al*. Molluscicidal saponins from *Phytolacca dodecandra*. Phytochemistry，1993，32(5)：1167－1171

[20] 国家药典委员会. 中华人民共和国药典(一部). 北京：化学工业出版社，2005：88，198

[21] 谢东浩，蔡宝昌，安益强，等. 柴胡皂苷类化学成分及药理作用研究进展. 南京中医药大学学报，2007，23(1)：63－65

[22] 刘沁舫，谭利，白焱晶，等. 柴胡属植物皂苷近10年研究概况. 中国中药杂志，2002，27(1)：7－11，45

[23] 刘永春，丛培臣. 柴胡的化学成分及药理作用研究概况. 黑龙江医药，2006，19(3)：216－218

[24] 王涛，邵敬伟，郭养浩. 熊果酸抗肿瘤作用及其机制研究进展. 药物生物技术，2008，15(2)：148－151

[25] 孟艳秋，陈瑜，王趱，等. 熊果酸的研究进展. 中国新药杂志，2007，16(1)：25－28

[26] 孙汉董，许云龙，姜北. 香茶菜属植物二萜化合物. 北京：科学出版社，2001

[27] 桂明玉，金永日，王宝珍. 蓝萼香茶菜化学成分研究. 中国中药杂志，1999，34(8)：516

[28] 金永日，桂明玉，王宝珍. 蓝萼香茶菜根化学成分研究. 中国中药杂志，2000，35(11)：678－679

[29] 王福东，丁兰，汪汉卿. 蓝萼香茶菜三萜成分的研究. 中国中药杂志，2005，30(24)：1929－1932

[30] Liu X，Cui YX，Yu Q，*et al*. Triterpenoids from *Sanguisorba officinalis*. Phytochemistry，2005，66(14)：1671－1679

[31] 罗艳，王寒，原忠. 地榆中三萜皂苷类成分及其抗炎活性研究. 中国药物化学杂志，2008，18(2)：138－141

[32] 薛慧清，杨红澎，汪汉卿，等. 黄毛棘吾三萜类成分研究. 中国中药杂志，2008，33(3)：272－275

[33] 杨新洲，林理根，唐春萍，等. 直立百部的非生物碱化学成分研究. 天然产物研究与开发，2008，20：56－590

[34] Hisham A，Kumar GJ，Fujimoto Y，*et al*. Salacianone and salacianol，two triterpenes from *Salacia beddomei*. Phytochemistry，1995，40(4)：1227－1231

[35] Morota T，Yang CX，Ogino T，*et al*. D：a-friedo-24-noroleanane triterpenoids from *Tripterigium wilfordii*. Phytochemistry，1995，39(5)：1159－1163

[36] 庄司顺三，黄宝山，宋纯清. 皂苷的化学与生物活性. 国外医学·药学分册，1982，9(4)：204－211

[37] Zhang AL，Ye Q，Li BG，*et al*. Phenolic and triterpene glycosides from the stems of *Ilex litseaefolia*. J Nat Prod，2005，68(10)：1531－1535

[38] Zhang QY，Zhao YY，Wang B，*et al*. New triterponoid saponins from *Stelmatocrypton khasianum*. Chem Pharm Bull，2003，51(5)：574－578

[39] Mizutani K，Ohtani K，Wei JX，*et al*. Saponins from *Anemone rivularis*. Planta Medica，1984，50(4)：327－331

[40] 吴立军. 天然药物化学. 第5版. 北京：人民卫生出版社，2007：292

[41] Mahato SB，Nandy AK. Triterpenoid saponins discovered between 1987 and 1989. Phytochemistry．

1991,30(5):1357 - 1390

[42] Ricca GS, Danieli B, Palmisano G, *et al*. Carbon-13 NMR spectra of some pentacyclic triterpenoids with the olean-12-ene and 18-olean-12-ene skeleton. Organic Magnetic Resonance, 1978,11(4):163 - 166

[43] Zhou AC, Zhang CF, Zhang M. A New protostane triterpenoid from the rhizome of *Alisma orientale*. Chinese Journal of Natural Medicines, 2008, 6:109 - 111

[44] Jiang ZY, Zhang XM, Zhang FX, *et al*. A new triterpene and anti-hepatitis B virus active compounds from *Alisma orientalis*. Planta Med, 2006, 72(10):951 - 4

【思考与练习】

1. 简述四环三萜、五环三萜常见类型的结构特点。

2. 某药用植物中含有游离三萜和三萜皂苷类化合物,同时还含有叶绿素、蛋白质、鞣质、多糖,请设计从植物中提取分离三萜皂苷的工艺流程。

3. 如何从植物中提取总皂苷元?

4. 判断下列化合物的类型

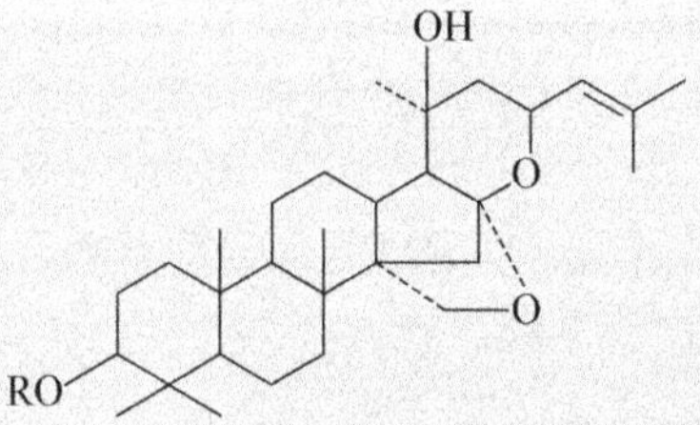

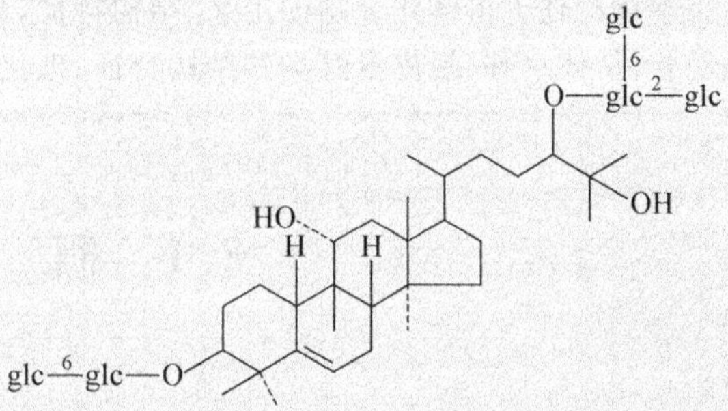

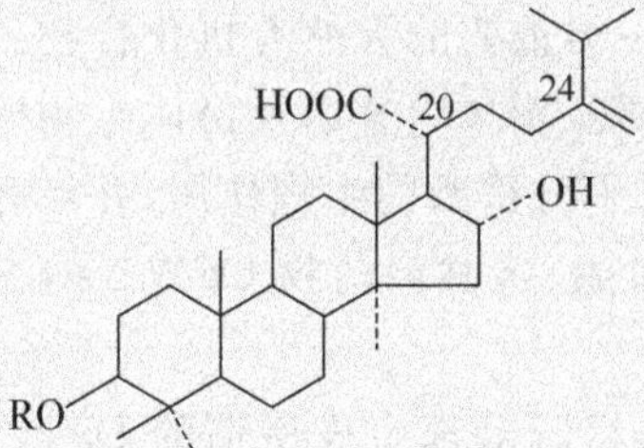

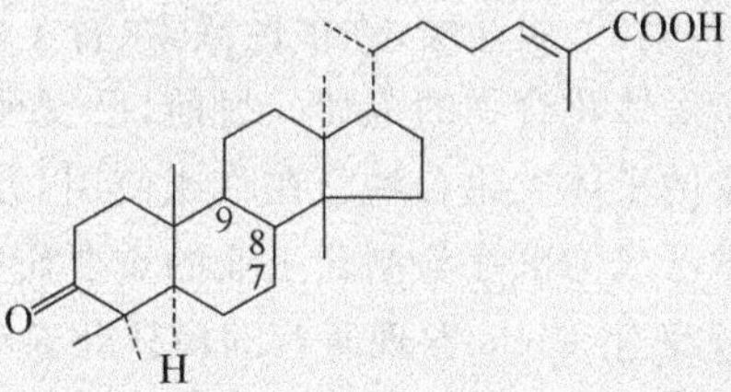

（张爱莲　袁　珂）

第 8 章

甾体及其苷类

➡ **本章要点**

　　本章论述了甾体化合物的定义、结构特征、分类、定性显色反应,重点讨论 C_{21} 甾体、强心苷、甾体皂苷、蜕皮甾醇类的结构特征、理化性质、提取分离方法和结构鉴定。

8.1　概　　述

8.1.1　甾体的定义及结构特征

　　甾体化合物(steroids)是广泛存在于植物、动物组织内的一类重要的天然有机化合物。甾醇、维生素 D、胆汁酸、许多性激素、肾上腺皮质激素、某些致癌烃、甾体皂苷以及甾体生物碱等均属于甾体化合物的范畴。目前,已发现许多甾体化合物具有十分重要的生理作用,并且有相当数量的甾体类化合物已在临床使用,如心血管药物地奥心血康、抗肿瘤药物 OSW-1 等。甾体化学已成为医疗与制药工业的重要研究领域之一。

　　1927 年 Diels 发现所有的甾体化合物在 360℃用硒处理,经脱氢都生成所谓的 Diels 烃。因此,通常把与硒共蒸馏时产生 Diels 烃的任何化合物都定义为甾体化合物。

$$\xrightarrow[\text{360℃}]{\text{Se}}$$

Diels烃

　　甾体化合物结构上的共同特点是含有环戊烷骈多氢菲(cyclopentano perhydrophenanthrene)的甾核,并且在甾体核上一般还含有三个侧链。作为象形文字,"甾"相当形象地描述了甾体化合物的基本结构,"甾"字下半部的"田"代表四个稠合环,而上半部的"巛"则意味着四个稠合环上连接着三个侧链。此外,甾体化合物的结构还具有以下特征:① 甾核的四个环可以有不同的稠合方式;② 甾核的 C_{10} 和 C_{13} 位有角甲基取代,C_{17} 位有侧链,它们均为 β-型;③ 甾核 C_3 位一般有羟基取代,可与糖结合成苷。C_3 位羟基具有两种构型:C_3-OH 与 C_{10}-CH_3 为顺式,称为 β-型(以实线表示);C_3-OH 与 C_{10}-CH_3 为反式,称为 α-型或 epi-(表-)型(以虚线表示)④ 母核的其他位置还可以有羟基、羰基、双键、环氧醚等官能基的取代。

8.1.2　甾体化合物的分类

甾体化合物种类繁多,一般根据其天然来源与所具有的生理作用进行分类。通常可分为:甾醇类、胆酸类、甾体激素类、强心苷类、甾体皂苷类与甾体生物碱类等(表 8-1)。

表 8-1　甾体化合物的分类及代表性化合物

分　类	代表性化合物结构	来源和生理作用
甾醇类	谷甾醇	广泛存在于高等植物中,可能是构成细胞膜的成分
甾醇类	麦角甾醇	存在于麦角、酵母中,光照时生成维生素 D_2
胆酸类	胆甾醇	存在于人体的血液、鸡蛋黄中。在人体中含量过高将导致动脉粥样硬化
胆酸类	胆甾酸	以氨基酸的酰胺形式存在于胆汁中,具有促进油脂消化与吸收的功能

分　类	代表性化合物结构	来源和生理作用
甾体激素类	**可的松**	肾上腺皮质激素,能促进糖代谢,增加肝糖原,增强人体的抵抗力,并具有明显的抗炎作用
甾体激素类	**黄体酮**	存在于黄体中,为人体受孕激素,应用于习惯性流产、机能性痛经、月经不调等
强心苷类	**毛地黄毒苷元**	存在于毛地黄叶中,小剂量可使心肌收缩作用加剧,用于调节心脏功能,超剂量则可使心脏中毒
甾体皂苷类	**薯蓣皂苷元**	薯蓣属植物根茎中薯蓣皂苷的水解产物,是制药工业中的重要原料
甾体生物碱类	**番茄次碱**	存在于番茄叶中的番茄碱,具有抑制多种霉菌及细菌生长的功能,经酸性水解的产物是合成甾体激素的原料

8.1.3　甾体的定性显色反应

　　甾体化合物在无水条件下,遇强酸或路易斯(Lewis)酸能产生各种颜色反应,可用于甾体化合物的定性鉴别,但要注意与三萜化合物进行区分,因为三萜化合物通常也能产生类似的显色反应。

（1）Liebermann-Burchard 反应：将试样溶于氯仿中，于点滴板上加入浓硫酸-醋酐（1∶20）数滴，甾体化合物可产生系列颜色变化，最终显蓝绿色，而三萜类最终显红色或紫色。

（2）Salkowski 反应：将试样溶于氯仿，沿试管壁加入浓硫酸，静置，硫酸层呈血红色或青色，氯仿层有绿色荧光。

（3）Rosenheimer 反应：样品和 25％三氯乙酸乙醇溶液反应可显红色至紫色。

（4）三氯乙酸氯胺 T（chloramine T）反应：将试样醇溶液点在滤纸（或薄板）上，喷以三氯乙酸-氯胺 T 试剂（25％三氯乙酸乙醇溶液 4mL 加 3％氯胺 T 水溶液 1mL 混匀），待纸片干后，100℃加热数分钟，于紫外光下观察，可显黄绿色、蓝色、灰蓝色荧光，且反应较为稳定。该反应可初步区别洋地黄类的苷元。

（5）Tschugaev 反应：取试样溶于冰醋酸，加无水氯化锌及乙酰氯后煮沸，或取试样溶于氯仿或二氯甲烷，加冰醋酸、乙酰氯和氯化锌煮沸，反应液呈紫→红→蓝→绿等变化，B 环有不饱和双键的显色速度更快。

（6）三氯化锑或五氯化锑反应：将样品醇溶液点于滤纸上，喷以 20％三氯化锑或五氯化锑氯仿溶液（不含乙醇和水），干燥后，60～70℃加热，显蓝色、灰蓝色、灰紫色斑点。

8.2　C_{21} 甾类化合物

8.2.1　C_{21} 甾类的结构特点和性质

C_{21} 甾体（C_{21}-steroids）是一类含有 21 个碳原子的甾体衍生物。目前，植物中分离出的 C_{21} 甾体大多是以孕甾烷（pregnane）或其异构体为基本骨架，是目前广泛应用于临床的一类重要药物，具有抗炎、抗肿瘤、抗生育等药理活性。其结构具有以下特征：A/B 环大多为反式；B/C 环为反式；C/D 为顺式；C_5、C_6 位大多有双键；C_{20} 位可能有羰基；C_{17} 位上的侧链多为 α 构型；C_3、C_8、C_{12}、C_{14}、C_{17}、C_{20} 等位置可能有 β-OH；C_{11}、C_{12} 羟基可能和乙酸、苯甲酸、桂皮酸等结合成酯；通常以 C_3 的羟基和糖缩合成苷类形式存在。

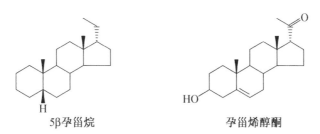

5β孕甾烷　　　　　　　　　　孕甾烯醇酮

C_{21} 甾苷类大多与皂苷、强心苷共存于中药中。如洋地黄叶和种子中含有强心苷、皂苷及 C_{21} 甾苷。C_{21} 甾苷类无强心作用，水解可生成糖及苷元。有些植物不含强心苷，而只含 C_{21} 甾体，多存在于萝藦科。如从牛皮消中得到的牛皮消苷元、本波苷元、林里奥酮等均属 C_{21} 甾体。

由于其广泛的生物活性，对 C_{21} 甾苷类成分的研究，近年来引起了人们的重视。除玄参科、夹竹桃科、毛茛科等植物存在 C_{21} 甾苷类成分以外,在萝藦科植物中发现的 C_{21} 甾苷类成分更为普遍。例如萝藦科鹅绒属植物段节参(*Cynanchum wallichii*)、青阳参(*Cynanchum otophyllum*)中均发现了多种 C_{21} 甾苷类成分,这些成分可能是该两种植物民间药用的物质基础[1]。

游离的 C_{21} 甾体大多是结晶形化合物,一般亲脂性较强(分子中往往存在酯键),可溶于乙醚、氯仿等亲脂性溶剂,不溶于水,成苷后其水溶性增大,易溶于吡啶、甲醇、二甲亚砜等有机溶剂。

8.2.2　C_{21} 甾类的提取分离

游离 C_{21} 甾体,可采用甲醇、乙醇为溶剂进行提取,蒸干溶剂后的提取物转溶于含醇的水中(10%~15%),以石油醚、苯等小极性溶剂萃取除去叶绿素、脂溶性成分。再以氯仿或乙酸乙酯反复萃取,合并萃取液,蒸干溶剂得到 C_{21} 甾体提取物。然后采用大孔吸附树脂、硅胶、反相硅胶等色谱法进行分离纯化可获得纯品。对于 C_{21} 甾苷的提取,可采用醇或含水醇(30%~50%)为溶剂,提取物转溶于水中(10%~15%),先以氯仿或乙酸乙酯反复萃取以除去低极性杂质和游离的 C_{21} 甾体,后采用正丁醇萃取得 C_{21} 甾苷。由于 C_{21} 甾苷极性较大,不宜采用硅胶、氧化铝等正相分离材料,可采用大孔吸附树脂、键合相硅胶等材料进行分离,用含醇的水溶液洗脱,依次增加水溶液中醇的比例,可依次获得极性由大到小的 C_{21} 甾苷类化合物。

8.3　强心苷类

8.3.1　强心苷的化学结构与分类

强心苷(cardiac glycoside)是能增强心肌收缩作用的甾体苷类化合物,用以治疗充血性心力衰竭及节律障碍。强心苷大多分布在玄参科(Scrophulariaceae)、夹竹桃科(Apocynaceae)、萝藦科(Asclepiadaceae)、百合科(Liliaceae)、桑科、十字花科等植物的种子、根、茎、叶中,并以种子中含量最高。中草药万年青的根、羊角拗种子中亦含有强心苷。临床上常用的强心苷类药物有西地兰(cedilanid,deacetyllanatoside C)、地高辛(digoxine)、毒毛旋花素 K(K-strophanthin)、铃兰毒苷(convallatoxin)等多种。国内除毒毛旋花素 K 外均已能生产。常见的强心苷及苷元结构见表 8-2。

表 8-2　常见的强心苷及苷元结构和植物来源

强心苷名称	分子式	苷元名称	分子式	糖原	植物来源
紫花洋地黄苷甲 (purpurea glycoside A)	$C_{47}H_{74}O_{18}$	洋地黄毒苷元(1) (digitoxigenin)	$C_{23}H_{34}O_4$	D-洋地黄毒糖 (digitoxose)-D-葡萄糖	紫花洋地黄
毛花洋地黄苷甲 (lanatoside A)	$C_{49}H_{76}O_{19}$	洋地黄毒苷元(1) (digitoxigenin)		D-洋地黄毒糖-D-3-乙酰洋地黄毒糖-D-葡萄糖	毛花洋地黄

强心苷名称	分子式	苷元名称	分子式	糖原	植物来源
紫花洋地黄苷乙 (purpurea glycoside B)	$C_{47}H_{74}O_{19}$	羟基洋地黄毒苷元 (2)(gitoxigenin)	$C_{23}H_{34}O_5$	D-洋地黄毒糖 (digitoxose)-D-葡萄糖	紫花洋地黄
毛花洋地黄苷乙 (lanatoside B)	$C_{49}H_{76}O_{20}$	羟基洋地黄毒苷元 (2)(gitoxigenin)		D-洋地黄毒糖-D-3-乙酰洋地黄毒糖-D-葡萄糖	
毛花洋地黄苷丙 (lanatoside C)	$C_{49}H_{76}O_{20}$	异羟基洋地黄毒苷元(3)(digoxigenin)	$C_{23}H_{34}O_5$	D-洋地黄毒糖-D-3-乙酰洋地黄毒糖-D-葡萄糖	毛花洋地黄
去乙酰毛花洋地黄苷或西地兰	$C_{47}H_{47}O_{19}$	异羟基洋地黄毒苷元(3)(digoxigenin)		D-洋地黄毒糖(digitoxose)-D-葡萄糖	毛花洋地黄
地高辛	$C_{41}H_{64}O_{14}$	异羟基洋地黄毒苷元(3)(digoxigenin)		D-洋地黄毒糖	毛花洋地黄
毒毛旋花素苷 K (K-strophanthoside)	$C_{42}H_{64}O_{19}$	毒毛旋花素苷元(4)(strophanthidin)	$C_{23}H_{32}O_6$	D-加拿大麻糖(8)(cymarose)-D-葡萄糖	毒毛旋花
毒毛旋花素 K (K-strophathin)	$C_{36}H_{54}O_{14}$	毒毛旋花素苷元(4)(strophanthidin)		D-加拿大麻糖-D-葡萄糖	
铃兰毒苷	$C_{29}H_{42}O_{10}$	毒毛旋花素苷元(4)(strophanthidin)		L-鼠李糖	铃兰
夹竹桃苷 (oleandrin)	$C_{32}H_{48}O_9$	夹竹桃苷元(5)(oleandrigenin)	$C_{23}H_{36}O_5$	L-夹竹桃-糖(9)(oleandrose)	夹竹桃
海葱苷甲 (scillaren A)	$C_{36}H_{52}O_{13}$	海葱苷元(6)(scillarenin)	$C_{24}H_{32}O_4$	L-鼠李糖-D-葡萄糖	

1　$R_1=R_2=R_3=H, R_4=CH_3$　　　2　$R_1=OH, R_2=R_3=H, R_4=CH_3$
3　$R_1=R_3=H, R_2=OH, R_4=CH_3$　　4　$R_1=R_2=H, R_3=OH, R_4=CHO$
5　$R_1=OCOCH_3, R_2=R_3=H, R_4=CH_3$

　　强心苷元(cardiac aglycones)为甾体化合物,其结构的共性为:C_3 与 C_{14} 均具有羟基,且为β-构型(C_3 羟基少数为 α-构型);C_{17} 位带有不饱和五元内酯环或双不饱和六元内酯环,且均为β-构型;A 环与 B 环大多呈顺式稠合,B 环与 C 环呈反式稠合,C 环与 D 环呈顺式稠合;C_{10} 位大多有甲基存在,有时为醛基、羟甲基、羧基,C_{13} 位上都是甲基。

强心苷可视为强心苷元通过 C_3 位的羟基与糖类缩合形成的一种苷。与其他植物成分的苷不同,强心苷除含有常见的葡萄糖、鼠李糖等以外,经常含有许多特有的脱氧糖。到目前为止已发现的强心苷中所有脱氧糖都是甲基己糖(6-脱氧糖或甲基五碳糖)或 C-3 羟基甲基化,或 C-2 还原糖(2-脱氧甲基己糖,2,6-二脱氧糖,2-脱氧甲基戊糖)或两种变化同时出现,也有一些糖基上连有乙酰基,常见的脱氧糖有洋地黄毒糖(7)、加拿大麻糖(8)、L-夹竹桃糖(9)、L-黄夹糖(10),D-沙门糖(11)及 D-地芰糖(12)等多种。

强心苷的种类繁多,强心苷既可以由相同的强心苷元与不同的糖缩合而成,也可以由不同的强心苷元与相同的糖缩合而成,还可以是一元、二元、三元甚至更多的糖苷。例如 K-毒毛旋花子苷即为三糖苷,由于这些苷类常共存于同一植物中,因而给强心苷的分离纯化造成了很大的困难。

强心苷根据 C_{17} 位连有的不饱和内酯环为五元环还是六元环而分为甲型强心苷(强心甾烯类)和乙型强心苷(海葱甾双烯类),临床上应用的均为甲型强心苷。

甲型强心苷   乙型强心苷

8.3.2　强心苷的理化性质

(1) 强心苷都是中性化合物,为无色结晶或无定形粉末,味苦,有旋光性,与大多数苷类化合物一样能溶于乙醇、甲醇或水,难溶于乙醚、氯仿等溶剂。强心苷包括苷元分子在内,含羟基愈多则亲水性愈强,因此含有多个糖的强心苷有时能直接溶于水。强心苷在常温下尚算稳定,在酸或酶作用下易水解或异构化。根据酸的强度而水解成带一个或几个糖的次生苷或苷元。

(2) 强心苷具有内酯结构,在碱水作用下内酯开环,加酸后又闭环,但如用醇碱开环,则加酸后不能还原,而重排成异构体。甲型强心苷在含醇的碱溶液中,双键先从 α,β 位移至 β,γ

位,再与 C-14 OH 连成环醚。

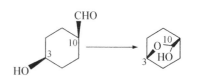

乙型强心苷结构中双不饱和六元内酯环同样能被碱开环,酸闭环还原,而在醇碱作用下则生成酯(如用甲醇则成甲酯),游离出来的烯醇再脱水并与 C-14 羟基环合成氧环化合物的异构体,同时失去生理活性。

有时,植物中除含能酶解强心苷的酶外,还含有能使苷异构化成无生理活性结构类型的酶,这时它的 C-17 上的内酯环是 α 位,在醇碱作用下则不产生上述环醚的异构体。由此也旁证了 C-17 内酯环与 C-14 羟基为顺式,均为 β 型。

(3)强心苷如果 C_{10} 位有醛基取代,在冷甲醇中用盐酸处理,C_3 位的羟基能与 C_{10} 位的醛基形成半缩醛结构。有时候可以利用该反应来判断 C_3 位羟基的构型。

(4)强心苷元中的 5β 羟基和 14β-羟基均系叔羟基,极易脱水,故含此取代基的苷类在酸水解时,常得次生的脱水苷元。如将 C_3 位的羟基氧化为酮基,则更使 C_5 羟基活化,在温热条件下,即可脱水而形成烯酮。同样,C_{16} 的羟基被氧化成酮基,也能促使 C_{14} 位的羟基脱水而形成烯酮,因此在提取强心苷或对强心苷进行酸水解要特别注意上述问题,以免获得的苷元均是人工产物。

(5)强心苷 C_{17}β-内酯,在二甲基甲酰胺中,与甲苯磺酸钠和乙酸钠 110℃加热反应 24h,即可转化为 C_{17}α-内酯构型,此时的强心苷几乎会丧失其强心生理作用。

(6)强心苷的化学结构对其生理作用具有较大影响,研究表明强心苷的强心作用主要由结构中的强心苷元部分决定,强心苷元中 β 型不饱和内酯环是起强心作用的主要基团。而糖部分本身不具有这种生理作用,是通过加强或改善苷元所起的作用。如糖的连接增加了苷元的溶解度与吸收、排泄作用。一般情况下糖的连接数目愈多则毒性愈小,疗效愈高。研究还发现苷元的化学结构(尤其是立体结构)对强心苷的生理作用有很大的影响。例如,多数情况下,强心苷的甾核 A 环与 B 环呈顺式稠合,若设法使其反式稠合,则其生理功能明显降低;C 环与 D 环呈顺式稠合关系一旦被破坏,也将使强心苷失去强心作用。人们还发现,强心苷元甾核基团的改变也将对其生理作用产生影响。例如,若将 C_{19} 的甲基去除,生理作用明显减弱;若将其转化为醛基或羟甲基,则生理作用增强;若进一步氧化成羧基,则生理作用明显减弱。若使 C_8 与 C_9 之间形成双键,则使强心苷完全失去强心作用;而在 C_5 与 C_6 之间或 C_{15} 与 C_{16} 之间形成双键,则对强心作用没有影响。

8.3.3　强心苷的提取与分离

从植物中分离提纯强心苷是比较复杂与困难的工作,这是因为它在植物中的含量一般都比较低(1%以下),且常常与性质相类似的皂苷等混杂在一起,如洋地黄叶中含洋地黄皂苷(Digitonin)。而且同一植物又常含几个甚至几十个性质相近的强心苷,每一个苷又有原生苷、次生苷与苷元的区别,这些都增加了分离提纯工作的难度。所以用一般分离方法常要通过多次反复处理或色谱方法才能分离得到纯品。

1.　原生苷的提取

植物中的酶容易水解原生苷,因此提取原生苷时首先要抑制酶的活性。一般可用乙醇破坏酶的活力,或用硫酸铵等无机盐盐析,使酶沉淀除去。原料最好用新鲜植物经低温(60℃以下)烘干或晒干,将生药粉末在低温下与等量硫酸铵调成糊状后装入布袋,压汁,渣中的原生苷用乙酸乙酯或氯仿等溶剂提取。或者生药粉末直接用乙醇(最好80%左右)冷浸或加热提取。上述乙酸乙酯、氯仿提取液或醇提取液减压浓缩后加水,过滤,滤液进一步用下述几种方法提纯:

(1)铅盐法:滤液先用乙醚提去其中的叶绿素和油脂等杂质,然后加饱和乙酸铅水溶液至不再产生沉淀为止。过滤,滤液加适量乙醇使成50%的浓度,按常法用饱和硫酸钠水溶液、稀硫酸或通硫化氢脱铅。实验室小量试验时,可用新鲜配制的氢氧化铅混悬液,这样滤液中剩余的铅离子很少,也不像使用乙酸铅时,滤液脱铅后有过量的乙酸。有时滤液不经脱铅处理,浓缩至小体积也能得总苷。

(2)吸附法:滤液用新煅烧的氧化镁或活性炭吸附,再用甲醇或其他适当溶剂解析,浓缩即得总苷。有时先用铅盐法或溶剂法处理后,再用吸附剂吸附纯化。

(3)溶剂法:滤液用氯仿等极性小的溶剂洗涤以除去脂溶性杂质,然后加乙醇使之成20%左右浓度,再加氯仿或乙酸乙酯提取,蒸干提取液即得总苷。

2.　次生苷的提取

一些次生苷的药理作用与原生苷相仿(如地高辛和西地兰)。次生苷的提取远比原生苷简便,也毋须顾虑植物贮存中的酶解破坏作用。通常先利用植物中的酶自行水解后再进行提取,即将生药粉末加等量水拌匀湿润后,在40℃保持6～12h以上,进行发酵酶解,然后用乙酸乙酯或乙醇等按上述提取原生苷方法提取和纯化即得次生苷。也可先提取出原生苷再进行酶解,即将原生苷单体或总苷的水溶液加原植物中分离出来的酶(一般为原植物用水低温浸泡的提取液)或其他来源性质相同的酶[如能酶解 β-D-葡萄糖苷的苦杏仁酶(emulsin)],在40℃保持6～12h以上,使酶解完全后用有机溶剂提取,即得相应的次生苷。如果供提取的原料是种子,则在种子磨碎后先压榨去油,再用石油醚脱脂,然后用上述方法提取。

3.　强心苷的分离和纯化

用上述方法所得总苷,一般应先选择适当溶剂进行多次分步结晶以分离纯品(如地高辛的纯化);或反复用分配法分离,即利用混合苷中各单体在两种互不混溶的溶剂中分配系数不同而进行分离。实验室小量制备时可用色谱法分离,常用硅胶色谱和分配色谱。

早期,Stoll 等曾细致地研究过硅胶色谱分离各种海葱苷,洋地黄苷与毒毛旋花素苷的条件,硅胶中水的含量对分离各种苷的影响,并用人工混合的苷与植物中含的混合苷的分离作了比较,认为随着硅胶中含水量的减少,将增加混合苷的分配能力。但水分过少又会使各成分减少,延长了分离的时间。

提取分离实例——西地兰(去乙酰毛花洋地黄苷丙)的提取分离与制备：① 总皂苷的提取，将毛花洋地黄叶粉用 70% 乙醇溶液在 60℃ 浸渍渗漉，减压回收乙醇至醇含量为 10%～20%，于 15℃ 以下静置析胶(除去叶绿素、树脂等)，吸取上清液，减压回收至无醇味，浓缩液用 0.4 倍的氯仿溶液萃取以进一步除去叶绿素等低极性物质，水液加乙醇至醇含量为 20% 左右，用水液 0.3 倍量的氯仿提取数次，合并氯仿萃取物，减压回收氯仿至干的粗浸膏。加入 0.3 倍量的甲醇至上述粗浸膏中，使其完全溶解，再加入少量水，静置过夜待析出总苷，反复进行数次就可以得到毛花洋地黄粗总苷(主要含毛花洋地黄苷甲、乙、丙和西地兰)；② 去乙酰毛花洋地黄苷丙的制备，将用上述得到的粗总苷用甲醇完全溶解，然后加入氯仿和水，粗总苷、氯仿、甲醇和水的比例为 1∶100∶500∶500，静置分层，回收稀甲醇层至小体积，冷却即可析出大量结晶，同法再重复一次就可以得到毛花洋地黄苷丙和西地兰的混合物；将毛花洋地黄苷丙和西地兰的混合物溶于甲醇中，然后加入氢氧化钙水溶液，充分混合，静置过夜，后用酸调节 pH 至中性，放置即可析出结晶，过滤，得到的粗结晶用甲醇重结晶数次就可得到高纯度的西地兰。流程见图 8-1 所示。

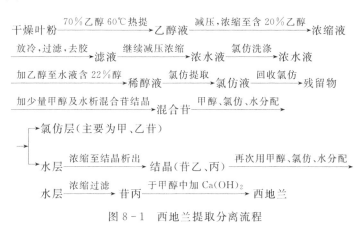

图 8-1　西地兰提取分离流程

8.3.4　强心苷的结构研究

1. 强心苷的定性鉴别反应

针对强心苷结构中含甾体骨架、α,β-不饱和内酯环及脱氧糖、葡萄糖等特点，常用下列几种显色反应加以鉴别，这些定性鉴别反应对于判断强心苷的类型(甲型或乙型)、糖的类型非常有帮助，当然波谱解析仍属结构鉴定主要手段。

(1) Liebermann-Burchard 反应：取试管将样品溶于少量乙醇，将乙醇挥发至干滴加醋酐，样品全部溶解后(如样品能溶于醋酐，则可直接用它溶解样品)沿管壁加入 0.5mL 浓硫酸，两液层间显紫色环，且醋酐层显蓝色证明试样含甾体结构。

(2) Molish 反应：将试样溶于少量乙醇，加三滴 10% α-萘酚乙醇溶液，沿壁加入 0.5mL 浓硫酸，两液层间显蓝或紫色环证明试样含糖。

(3) Kedde 反应：将试液滴在滤纸上，滴加 Kedde 试剂(1g 3,5-二硝基苯甲酸溶于 50mL 甲醇，加入 1mol/L KOH 溶液 50mL)显紫红色斑点证明试样含 α,β-不饱和内酯。

(4) Legal 反应：将试液滴在滤纸上，滴加 Legal 试剂[1g 亚硝基铁氰化钠溶于 100mL 2mol/L NaOH-EtOH(1∶1)的水溶液]显红色或紫色证明试样含 α,β-不饱和内酯。

（5）Raymond 反应：反应机理是间二硝基苯与活性亚甲基缩合后，又经过量的间二硝基苯氧化成醌式而显色。此法可用于薄层色谱和纸色谱显色，喷雾后显紫红色，5～10min 褪色。显色的证明试样含 α,β-不饱和内酯。

（6）Baljet 反应：利用在碱性条件下甲型强心苷产生的活性次甲基与苦味酸反应而显色的定性反应，该反应灵敏，颜色稳定，《中国药典》以此法测定强心苷类药物含量。

甲型强心苷能产生 Kedde、Legal 等反应是由于甲型强心苷 C$_{17}$ 侧链上有一个不饱和五元内酯环，在碱性条件下，双键转位能形成活性次甲基，从而能与某些试剂反应而显色。反应物在可见光区往往具有特殊的最大吸收，故亦可用于定量。乙型强心苷不能产生类似反应，是由于其在碱性溶液不能产生活性次甲基。

（7）Keller-Kiliani 反应：于试样中加含 0.5% FeCl$_3$ 的乙酸溶液，沿管壁加浓硫酸，二液面间显棕色或其他颜色，乙酸层显蓝色。若在此条件下，能水解出游离的 α-去氧糖，乙酸层渐呈蓝色。需要注意的是，这一反应是 α-去氧糖的特征反应，但只对游离的 α-去氧糖或 α-去氧糖与苷元连接的强心苷呈色。α-去氧糖和葡萄糖或其他羟基糖连接的双糖、叁糖及乙酰化的 α-去氧糖，由于在此条件下不能水解出 α-去氧糖而不呈色。

（8）过碘酸-对硝基苯胺反应：该反应原理是过碘酸将 α-去氧糖氧化成丙二醛，丙二醛与硝基苯胺试剂反应呈深黄色。

（9）占吨氢醇反应：该反应为 α-去氧糖的显色反应，只要分子中有 α-去氧糖即可呈红色。试剂包括冰醋酸、浓盐酸和占吨氢醇。

2. 强心苷的波谱学特征及鉴定

（1）紫外光谱：甲型强心苷中因含 α,β 不饱和 γ-内酯环，故在紫外光谱 220nm 处显示强吸收峰，其摩尔吸光系数 lgε 在 4.0 左右。而乙型强心苷结构中含 $\alpha,\beta,\gamma,\delta$ 不饱和 δ-内酯环，故在紫外光谱 295～300nm 处显示强吸收峰，其摩尔吸光系数 lgε 在 3.9 左右。

（2）红外光谱：如用 KBr 压片测定，则强心苷及苷元的红外光谱除指纹区的一般吸收峰及 3500cm^{-1} 附近的羟基吸收峰外，甲型强心苷在 1600～1800cm^{-1} 区内有由 α,β 不饱和 γ-内酯环产生的 1720，1780cm^{-1} 两个强吸收峰。乙型强心苷在 1600～1800cm^{-1} 区内有由 $\alpha,\beta,\gamma,\delta$ 不饱和 δ-内酯环产生的 1718，1740cm^{-1} 两个强吸收峰。化合物含乙酰基时，如夹竹桃苷元或毛花洋地黄苷乙与丙所含的乙酰洋地黄毒糖在 1760cm^{-1} 附近多一个乙酰基吸收峰。酰基化合物，如毒毛旋花素 K$_4$，则在 1725cm^{-1} 附近增加了一个酰基吸收峰。

（3）核磁共振谱：大多数强心苷苷元（以 C$_5$D$_5$N 为溶剂），在氢谱中于 $\delta1.00$ 附近显示两个叔甲基单峰信号，其中 C-18 甲基比 C-19 甲基为低。C-3 质子信号位于 $\delta3.50$（多重峰）附近，如与糖连结成苷，则向低场移动 0.2 以上。C-19 甲基为醛基取代时，如化合物 4（表 8-2），则于 $\delta10.00$ 附近显示醛基质子信号（单峰）。苷元 C-17 质子信号位于 $\delta2.80$ 附近（多重峰），它与 C-16 两个质子（$\delta2.50$ 附近）信号相偶合。γ-不饱和内酯环的烯质子信号位于 $\delta5.80$ 附近，而其亚甲基信号位于 $\delta4.8$ 与 $\delta5.1$（均为双峰，$J=12$Hz）。δ-不饱和内酯环三个质子信号位于 $\delta5.00\sim6.00$ 附近，双峰，J 值视 C-2 位质子情况而定，两个直立键偶合（如葡萄糖）则 $J=$

6～8Hz,若为两个平伏键偶合(如鼠李糖)则 $J=1～2Hz$。鼠李糖甲基信号位于 $\delta1.50$ 附近,双峰,$J=6Hz$。同时可由端基质子的数目测定苷所带糖的数目。

大多数苷元甾体母核与常见糖的 ^{13}C-NMR 数据可从参考书中找到。比较时一定要写上测定的溶剂,现列出常见强心苷元的 ^{13}C-NMR 数据,见表 8-3 和表 8-4[2] 所示。

表 8-3   化合物 7～12 的甲基糖的 ^{13}C-NMR 数据

	7	8	9	10	11	12
C-1′	103.6	97.6	95.9	98.9	97.3	98.2
C-2′	70.9	36.4	35.8	73.8	33.6	33.1
C-3′	85.1	78.7	79.3	84.8	80.3	79.1
C-4′	68.7	74.0	77.1	76.6	67.9	67.0
C-5′	71.0	71.1	69.1	68.9	69.9	71.2
C-6′	17.4	18.9	18.6	18.5	17.5	17.6
OCH₃	57.2	58.1	56.9	60	56.7	55.1

表 8-4   化合物 1～4 苷元的 ^{13}C-NMR 数据

C	1	2	3	4
1	30.0	30.0	30.0	24.8
2	28.0	28.0	27.9	27.4
3	66.8	66.8	66.6	67.2
4	35.5	33.5	33.3	38.1
5	35.9	36.4	36.4	75.3
6	27.1	27.0	26.9	37.0
7	21.6	21.4	21.9	18.1
8	41.9	41.8	41.3	42.2
9	35.8	35.8	32.6	40.2
10	35.8	35.8	35.5	55.8
11	21.7	21.9	30.0	22.8
12	40.4	41.2	74.8	40.2
13	50.3	50.4	56.4	50.1
14	85.6	85.2	85.8	85.3
15	33.0	42.6	33.0	32.2
16	27.3	72.8	27.5	27.5
17	51.5	58.8	46.1	51.4
18	16.1	16.9	9.4	16.2
19	23.9	23.9	23.8	195.7
20	177.1	171.8	177.1	177.2
21	74.5	76.7	74.6	74.8
22	117.4	119.6	117.0	117.8
23	176.3	175.3	176.3	176.6

（4）质谱：强心苷的质谱比较复杂,苷元的分子离子峰较弱,特征峰较少。一般除分子离子峰外并出现 M-18,M-36 等去羟基质子碎片峰。以洋地黄毒苷元为例,可见 m/z 111、124、163 及强峰 203,但它只是一般甾体化合物 A,B,C 三个环的碎片,并非特征峰。强心苷可见分子离子峰及失水、失糖,再失水产生的碎片,如洋地黄毒苷可见分子离子峰 m/z 634、504、374 等失水、失糖碎片信号。糖分子只有 m/z 131 信号,没有看到二糖 m/z 261、三糖 m/z 391 的信号。

3. 强心苷的结构研究实例[3]

由于强心苷结构复杂,核磁信号重叠较多,因此单一采用波谱法进行结构鉴定往往得不到良好的效果,对于强心苷的结构鉴定通常采用化学和波谱相结合的方法。一般先采用酸或酶水解得到次级苷或苷元以及糖。通过不同条件下的水解产物的分析可以得到糖的数量、糖的类型、糖的连接方式以及糖与苷元连接的位置。水解后得到的苷元采用波谱法或化学与波谱相结合的方法对苷元进行鉴定,通过上述对强心苷进行结构鉴定通常都能取得较理想的结果。

化合物 canarigenin-3-O-α-L-rhamnopyranosyl-(1→5)-O-β-D-xylofuranoside(A)是从植物 *Convallaria majalis* 中分离得到连有两个糖的甲型强心苷。氢谱显示 A 的乙酰化产物有两个甲基(δ0.68, s, H-18; δ0.96, s, H-19),两个双键质子(δ5.86, d, J=7Hz, H-4; δ5.82, s, H-22),一个低场的 CH_2 信号(δ4.86, 2H, H-21),两个糖端基质子(δ5.54, d, J=7Hz, rha-1; δ5.51, d, J=7Hz, Xyl-1)。碳谱显示有 1 个羰基(δ_c172.9),两个双键(δ_c116.9、138.9、176.4、126.9),两组糖的碳信号。从上述信号可以初步判断出 A 为二糖强心苷。化合物 A 完全酸水解,得到苷元 B,通过波谱分析可知道 B 为 23 个碳的化合物。B 在 320℃用硒处理,经脱氢生成 Diels 烃,证明化合物 B 具有甾体母核;化合物 B 对 Legal 试剂显阳性,这说明该强心苷为甲型强心苷;B 的 $KMnO_4$ 氧化产物 F 也进一步证实苷元中具有不饱和内酯环。化合物 B 乙酰化后红外光谱中仍显示有羟基,说明该化合物中存在叔羟基,根据强心苷结构特征,可能在 14-位有羟基取代。化合物在含有醇的碱溶液水解得到化合物 E,这证明 14-位有羟基取代,且羟基为 β 构型。B 经氧化得到酮式产物 D,该物质对 Zimmermann 反应呈阳性,说明该化合物 3-位具有酮基。化合物 A 中糖的种类以及连接方式是通过分析酶水解产物得到的。化合物 A 用 Taka-Diastase 酶水解可以得到只含有木糖次级强心苷,这说明鼠李糖是末端糖,次级强心苷继续用苦杏仁酶水解,就得到了苷元 B,这说明木糖是连接在苷元的 C_3 位。

a：7%硫酸乙醇溶液　b：硒粉　c：三氧化二铬、吡啶　d：氢氧化钾乙醇溶液　e：高锰酸钾丙酮溶液

8.4　甾体皂苷

8.4.1　甾体皂苷概述和结构类型

皂苷是一类广泛存在于植物体内结构复杂的天然产物,用力振荡其水溶液可产生持久性

的泡沫。皂苷可用于制造乳化剂、洗洁剂及发泡剂等,并因此而得名。按组成皂苷的苷元不同,可将皂苷分为三萜皂苷和甾体皂苷。

广义地讲,甾体皂苷是以 C-27 甾体化合物为苷元的一类皂苷,主要分布于百合科、薯蓣科和茄科植物中,其他科如玄参科、石蒜科、豆科、鼠李科的一些植物中也含有甾体皂苷,常用中药知母、麦冬、七叶一枝花等都含有大量的甾体皂苷。甾体皂苷元,如薯蓣皂苷元、剑麻皂苷元、番麻剑麻苷元,是医药工业中生产黄体酮、性激素及皮质激素的重要原料。而我们通常指的甾体皂苷(steroidal saponins)是一类螺甾烷(spirostane)的衍生物与糖结合的寡糖苷,在其侧链上有一特征性的螺旋缩酮结构,主要分布在百合科、薯蓣科、玄参科、菝葜科、龙舌兰科等植物中。

随着甾体皂苷化学的发展,许多新的生物活性逐渐被发现,特别是防治心脑血管疾病、抗肿瘤、降血糖和免疫调节等作用引起了国际上的广泛关注,一些新的甾体皂苷类药物进入临床使用,并取得满意的效果。如从黄山药中提取的甾体皂苷制成的地奥心血康胶囊,内含有 8 种甾体皂苷,含量在 90% 以上,对冠心病、心绞痛发作疗效显著,总有效率为 91%。

根据甾体皂苷的皂苷元结构中 C-25 的构型和环合的状态,可将其分为四类。这四类苷元可以通过化学转化法得到证明。

四种甾体皂苷元的化学转化

1. 螺甾烷醇类(spirostanol)

螺甾烷醇类的结构特征是螺环由一个五元环和六元环在 C-22 螺和而成,C-25 位为 S 构型,螺旋甾烷的侧链上 C-20 和 C-22 的手性中心分别为 S 和 R 构型。从东北地区的铃兰(Convallaria keikei Miq)分离得到了多种螺甾烷醇类甾体皂苷,这些甾体皂苷的苷元 A 环上常有多个羟基取代,除了 C-3 位与糖结合成苷外,其他羟基也常与糖结合形成双糖链皂苷。铃兰葡萄糖苷 B(glucoconvallasaponin B)和铃兰皂苷 D(convallasaponin D)就是这种双糖链皂苷。

铃兰葡萄糖苷 B 结构中阿拉伯糖取代位置确定方法如下:铃兰葡萄糖苷 B 用高峰淀粉酶水解去掉葡萄糖得到次级苷 B,然后用 Hakamori 法甲基化,产物水解得到 1,3,4-三-O-甲基铃兰皂苷元 B,其 IR 中 3585cm^{-1} 尖峰表示存在叔羟基,由此证明阿拉伯糖是连接在苷元的 C-5 羟基上。

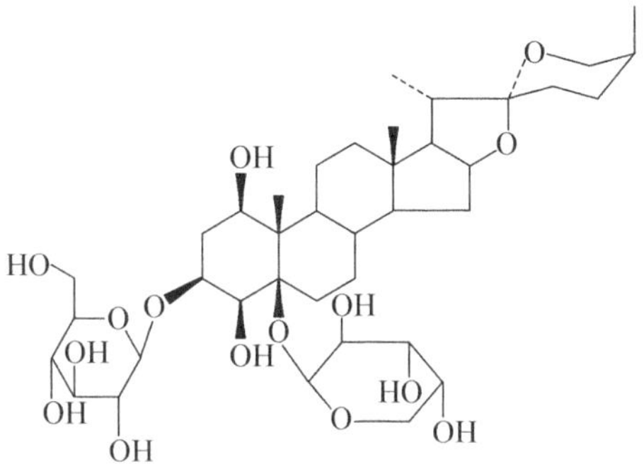

glucoconvallasaponin B

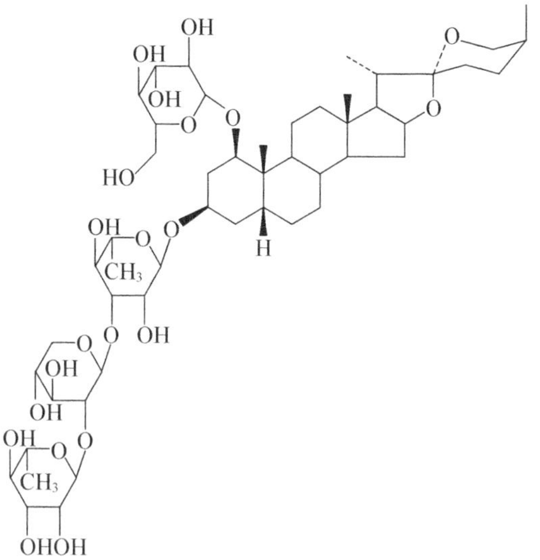

convallasaponin D

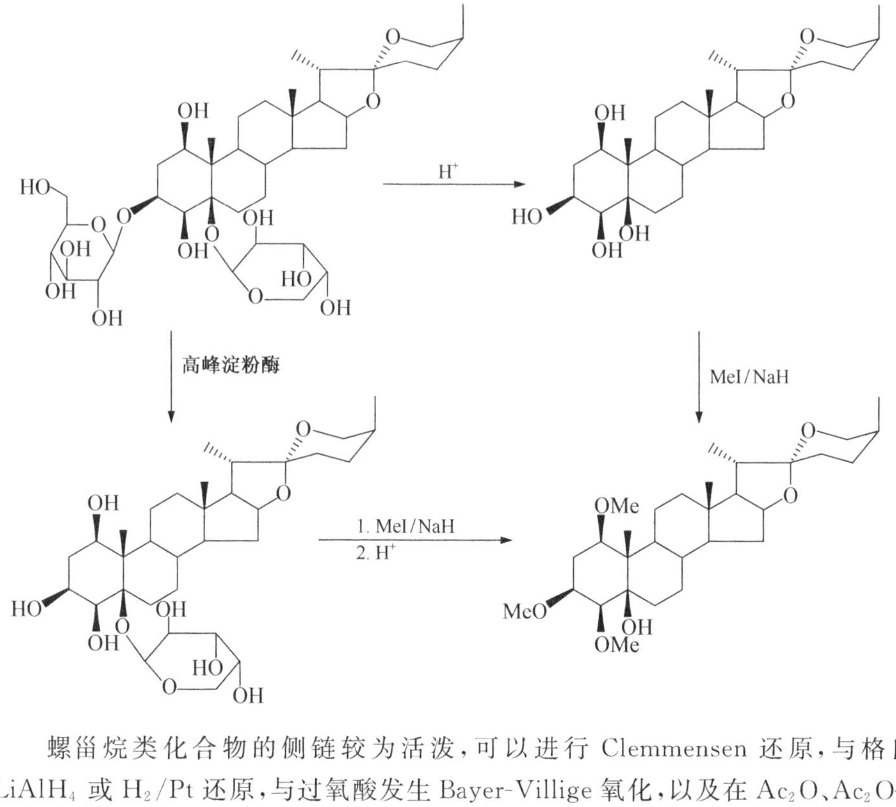

螺甾烷类化合物的侧链较为活泼,可以进行 Clemmensen 还原,与格氏试剂加成,被 LiAlH₄ 或 H₂/Pt 还原,与过氧酸发生 Bayer-Villige 氧化,以及在 Ac₂O、Ac₂O-HCl 中开环等。 这些反应都是围绕着螺旋缩酮进行的。

2. 异螺甾烷醇类(isospirostanol)

异螺甾烷醇类与螺甾烷醇类结构很相近,只是 C-25 位构型与螺甾烷醇类相反,为 R 构型。螺甾烷醇类 C-25 甲基为竖键,而异螺甾烷醇类 C-25 甲基为平伏键,因而前者的稳定性比后者差,在酸性乙醇中异构化时,前者容易转化成后者。在习惯上,这种差向异构体是以较不稳定的一个命名,较稳定的异构体则加上字头"异"。麦冬(Ophiopogon japonicus)又名沿阶草,具有清热润肺、生津止渴作用,从中分得的四个皂苷都具有假叶树皂苷元(ruscogenin),其苷元属于异螺甾烷醇类。四个皂苷的糖链都是连接在苷元的 C-1 羟基上,如麦门冬皂苷 B(ophiopogenin B),这可以通过化学反应得到证明。

假叶树皂苷元   麦门冬皂苷B

3. 呋喃甾烷醇类(furostanols)

呋喃甾烷醇类是异螺甾烷醇类或螺甾烷醇类 F 环开环的产物。呋喃甾烷醇型皂苷对 Ehrlich 试剂(对二甲基氨基苯甲醛)呈阳性反应,以此可与螺旋甾烷型皂苷区别。呋喃甾烷醇型皂苷在早期的工作中没有发现,其原因是一方面原皂苷的极性大而难以分离,另一方面由于没有认识到植物体内的酶对原皂苷的水解作用,以至在分离之前原皂苷已被转化为相应的次皂苷。对一些植物的研究表明这类原皂苷在含甾体植物的体内是普遍存在的,迄今已发现 200 多个呋喃甾烷醇型皂苷。

薯蓣属植物中含有多种次皂苷,对新鲜的盾叶薯蓣(Dioscorea zingiberensis)研究表明,其中主要含有两种呋喃甾烷醇类原皂苷,原盾叶皂苷(protozingberenssaponin)和原纤细皂苷(protogracillin),而在干燥的盾叶薯蓣中仅分得三个次皂苷[4]。

至今发现的原皂苷在 C-26 位羟基 O 上所连接的糖都是葡萄糖,它很容易用酸或酶水解下来,失去 C-26 位葡萄糖的原皂苷 F 环自动环合得到相应的螺旋甾烷型次皂苷,而得不到 F 环开环的原皂苷。例如原蜘蛛抱蛋皂苷(protoaspiditrin)在苦杏仁酶的作用下生成蜘蛛抱蛋皂苷(aspiditrin)[5]。这种温和的转化条件提示在植物的干燥、存放过程中,原皂苷也会在体内酶作用下向相应的次皂苷转化。同样由于 F 环极易环合,酸水解时不能得到呋喃甾烷类皂苷的皂苷元,而仅得到相应的螺旋甾烷类苷元。

4. 变形螺甾烷醇类(pseudo-spirostanols)

这一类皂苷的数量很少,它与螺甾烷类皂苷的不同之处是其苷元的 F 环是呋喃环,而不是吡喃环。从新鲜的茄属植物颠茄(*Solanum aculeatissimum*)中分得的颠茄皂苷 A 和 B(aculeatiside A 和 B)是纽阿替皂苷元(A)的双糖链苷。酸水解时除得到 A 外,还得到其 F 环异构产物异纽阿替皂苷元(B)。利用 Baeyer-Villiger 降解,可得到 C 及(S)-4,5-二羟基戊酸-5-O-β-D-吡喃葡萄糖苷,证明苷元的 C-26 羟基上仅连有一个葡萄糖[6]。

aculeatiside A   R= glc $\overset{2}{\underset{4}{\mid}}$ ¹rha
                      $\underset{\text{rha}}{\overset{1}{\mid}}$

aculeatiside B   R= glc $\overset{2}{\underset{3}{\mid}}$ ¹glc
                      $\underset{\text{rha}}{\overset{1}{\mid}}$

8.4.2 甾体皂苷的理化性质

(1) 甾体皂苷元具亲脂性,多有较好晶型;能溶于石油醚、氯仿、乙醚等小极性有机溶剂,不溶于水。甾体苷元若与糖成苷以后,尤其是与寡糖成苷后,则一般可溶于水。易溶于热水、稀醇溶液,不溶于小极性有机溶剂。可利用此类性质将植物中的苷元与苷类物质分开。

(2) 甾体皂苷所具有的表面活性和溶血作用与三萜皂苷类似,但 F 环开裂的甾体皂苷往往不具溶血作用,且表面活性也有所降低。

(3) 甾体皂苷与甾醇可形成分子复合物,甾体皂苷的乙醇溶液常可以被甾醇沉淀,可用于鉴定和纯化。

8.4.3 甾体皂苷的提取分离

甾体皂苷类化合物属于水溶性化合物,且结构较为复杂,它们的纯化和结构鉴定相对是难度较大的工作。后来,随着分离纯化所用担体的改进及高兆周二维核磁共振技术的应用,甾体皂苷的分离及结构研究工作发生了根本性的改变。

对于甾体皂苷的提取,通常是用甲醇或工业酒精或含水的醇溶液提取,减压浓缩所得提取液,再用氯仿或乙酸乙酯与水分配,除去脂溶性成分,最后用水饱和的正丁醇与水分配,浓缩所得的正丁醇溶液即得总皂苷。某些皂苷分子中糖片段有亲脂基团取代时,也可能使皂苷溶于氯仿、乙酸乙酯等较低极性溶剂。在提取及后续的分离工作中,经常需要将含有皂苷的水溶液浓缩。甾体皂苷类化合物的水溶液在浓缩时会产生大量泡沫,造成样品损失或污染仪器。向水液中加入少量正丁醇或无水乙醇再浓缩,可以避免泡沫的产生。另外,采用冷冻干燥设备也可避免产生上述问题。

沉淀法作为一种初步纯化甾体皂苷的方法,常被用于皂苷的分离工作中。向富含皂苷的甲醇或乙醇液中倾入大量的乙醚或丙酮,可将皂苷类化合物沉淀出来。进一步利用过滤或离心的方法可收集总皂苷,反复利用这种沉淀法可达到更好的效果。除利用化合物的极性进行沉淀纯化外,也可根据一些皂苷结构中存在游离羧基的特点,调节溶液的酸碱性,使含有游离羧基的皂苷沉淀出来。上述沉淀法在大多数情况下通常只能获得总皂苷,为获得纯度更高的皂苷,需进一步采用色谱方法。

色谱方法是纯化分离甾体皂苷的常用方法,由于通常植物中含有多种甾体皂苷,且其结构十分类似,因而仅仅采用某一种色谱方法往往达不到好的分离效果,而应该多种色谱方法、多种分离材料交叉使用,根据甾体皂苷的特点,以下色谱方法或分离材料常用于甾体皂苷的分离:

1. 大孔吸附树脂

大孔吸附树脂是一类由苯乙烯等小分子物质聚合而成的高分子担体,根据其结构单元不同分为各种型号。目前,国内已有适用于皂苷类天然产物分离纯化的大孔吸附树脂生产,如 D-101 型、DA-201 型大孔吸附树脂等。使用方法一般是将通过溶剂分配法富集的皂苷溶于水上样至大孔吸附树脂柱,先用水洗去糖及蛋白质等成分,然后用梯度甲醇或乙醇洗脱,可获得更为精制的总皂苷。选择合适的大孔吸附树脂,采用梯度洗脱方式还可将粗提物中的皂苷与其他苷类成分,如黄酮苷、环烯醚萜苷等分开,更有利于后续的皂苷纯化工作。

2. 硅胶色谱

硅胶色谱作为一种传统的分离方法目前在皂苷类化学成分分离工作中仍被使用,但在皂苷结构很接近的情况下,用硅胶色谱常无法实现有效分离。另外,硅胶对皂苷这类大极性化合物的吸附作用也较大,利用硅胶色谱分离皂苷可能会导致样品的损耗,不适用于微量皂苷成分的分离。因此,硅胶色谱常被作为继大孔吸附树脂分离之后的一种初步分离手段。在用硅胶色谱分离皂苷类化合物时,经常采用氯仿-甲醇-水三元溶剂系统。在氯仿-甲醇溶剂系统中加入适量的水,可克服皂苷类化合物进行硅胶色谱时产生的脱尾现象,获得更好的分离效果。

3. 反相色谱

反相色谱的使用可以克服硅胶色谱分离时对甾体皂苷的不可逆吸附,因此在大极性天然产物的分离中使用广泛。目前,用于皂苷类化合物分离的反相担体主要是十八烷基键合硅胶(octadecylsilane,ODS)和辛烷基键合硅胶。水、甲醇、乙腈和乙醇是反相色谱中最常用的溶剂。在分离皂苷类化合物时,常用不同比例的甲醇-水、乙醇-水或乙腈-水为洗脱剂。与正相色谱相反,减小洗脱溶剂中水的比例可增大反相色谱中洗脱液的洗脱能力。

4. 液液分配色谱

逆流色谱及离心分配色谱作为液液分配色谱,其优点在于不会对极性高的皂苷类化合物造成不可逆吸附,且具有极好的分离效果,但设备造价高,只能用于微量成分的分离。

8.4.4　甾体皂苷的结构研究

1. 紫外光谱

甾体皂苷元不像黄酮、醌类化合物有着比较固定的吸收,一般饱和的甾体皂苷元在 200～400nm 间无吸收,如果结构中引入孤立双键、羰基、α,β-不饱和酮基或共轭双键,则可产生吸收。含孤立双键的甾体皂苷元在 205～225nm 有吸收(ε 900 左右),含羰基的甾体在 285nm 有一弱吸收($\epsilon\ 500$)。具有 α,β-不饱和酮基的甾体在 240nm 处有特征吸收($\epsilon\ 11000$),共轭双烯在 235nm 有吸收。

2. 红外光谱

含有螺缩酮结构侧链的甾体皂苷元在红外光谱中几乎都显示 $980cm^{-1}$(A)、$920cm^{-1}$(B)、$900cm^{-1}$(C)和 $860cm^{-1}$(D)附近的四个特征吸收谱带,且 A 带最强。在 25S 型甾体皂苷或皂苷元中,B 带强于 C 带,在 25R 型甾体皂苷或皂苷元中则是 B 带弱于 C 带,据此可区别 C-25 位两种立体异构体。

3. 质谱

甾体皂苷是一类极性大、热不稳定、难挥发的天然产物。用传统的电子轰击质谱(EI-MS)难以直接测定皂苷类化合物的分子量,需先将其转化成衍生物后才能获得较好的质谱图。常用的衍生化方法有甲基化、乙酰化和三甲硅醚化等。这种衍生化法仅对含糖数目较少的皂苷有效,对于含糖数目多的皂苷,即使制备成衍生物后仍得不到分子离子信号。

目前普遍采用各种软电离质谱技术来测定皂苷类化合物的分子量,如场解析质谱(FD-MS)、快原子轰击质谱(FAB-MS)、电喷雾电离质谱(ESI-MS)等。在皂苷的这类质谱图中,当选用负离子检测方式时,可观测到[M－H]$^-$的准分子离子信号;如选用正离子检测方式,可能观察到[M＋H]$^+$、[M＋Na]$^+$或[M＋K]$^+$等准分子离子信号。

在皂苷的软电离质谱中,一般还可观察到一组连续失去糖单元的碎片离子信号,根据这些离子间的质量差可推测依次失去的是五碳糖(－132)、六碳糖(－162)、6-去氧糖(－146)或己糖醛酸(－176),由此可推定皂苷结构中糖的连接顺序。

甾体皂苷元如分子中有螺甾烷侧链,其 EI-MS 中出现很强的 m/z 139 的基峰,中等强度的 m/z 115 的碎片离子峰及弱的 m/z 126 辅助离子峰。这些峰的裂解途径可解释如下:

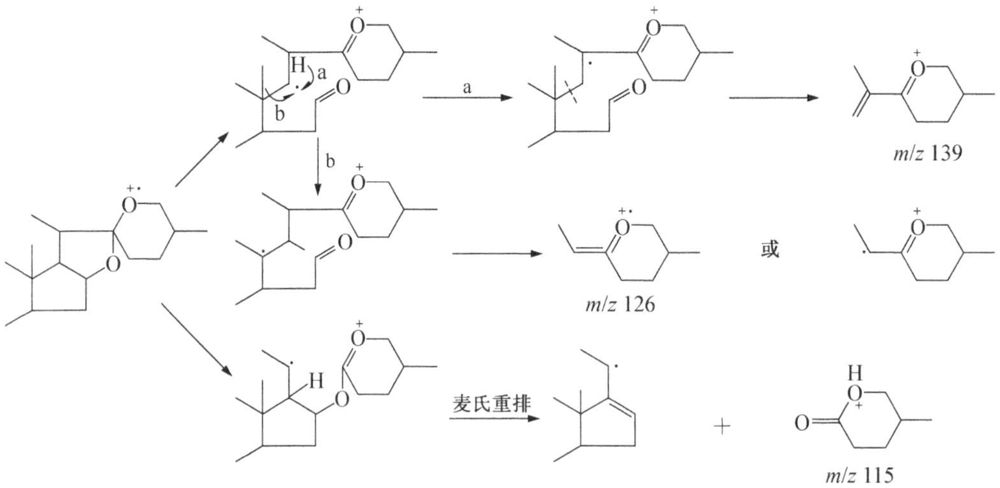

若 C-25 或 C-27 位有羟基取代,这三个峰质量均增加 16,为 m/z 155、m/z 131 及 m/z 142;若 C-25、C-27 位有双键取代,则这三个峰均减少 2,为 m/z 137、m/z 113 及 m/z 124。

4. 核磁共振谱

传统的甾体皂苷结构研究工作常需进行大量的化学工作。与其他小分子天然产物相比,皂苷的结构研究工作似乎更得益于核磁共振技术的进步。由于核磁共振法不破坏样品,使微量皂苷的结构鉴定成为可能,当样品量有限时应首选该法。

甾体皂苷类化合物的氢谱一般是在氘代吡啶、氘代甲醇或重水中测定。随着所选用溶剂的不同,化合物中各质子的化学位移会有差异。对于糖部分而言,糖的端基质子一般出现在 $\delta 4.30 \sim 5.90$,如是酯苷键,则出现在 $\delta 6.00$ 以上。端基质子的化学位移与糖的种类及连接位置有很大关系。糖端基质子由于处于较低场,大多数情况下与糖上其他质子信号分离,因此,根据端基质子信号的数目可判断皂苷中所含的糖单元数。在吡喃糖苷中,六元环一般呈固定的椅式构象,对于葡萄糖及半乳糖等,2 位质子处于竖键,如端基质子为 α 构型,处于横键,H-1 与 H-2 两面角约为 60°,则端基质子的偶合常数为 $2 \sim 4\,Hz$。如端基质子为 β 构型,处于竖键,H-1 与 H-2 两面角约为 180°,则端子质子的偶合常数为 $7 \sim 9\,Hz$。因此,利用端基质子的偶合常数可确定上述两类糖的端基质子构型。6-去氧糖在氢谱中 $\delta 1.50 \sim 1.70$ 左右出现一二重峰甲基信号,偶合常数约为 $6 \sim 7\,Hz$,这也是鉴定糖的一个重要信息。当皂苷中含糖单元数目较多时,除端基质子之外的其他连氧碳上的质子信号在 $\delta 3.50 \sim 4.50$ 之间严重重叠,仅从 ^{1}H-NMR 谱难以获得更多关于糖链结构的信息。

甾体皂苷元在 ^{1}H-NMR 谱高场区有四个甲基(即 18、19、21 和 27 位甲基)质子的特征峰,其中 18、19 位甲基均为单峰,且前者处于较高场。21、27 位甲基均为双峰,且后者处于较高场。如果 25 位有羟基取代,则 27 位甲基成为单峰,并向低场位移。16 和 26 位上的氢为连氧碳上的质子,处于较低场。以上质子容易辨认,而其他碳原子上氢的化学位移相近,难于识别。

27 位甲基的化学位移值还因其构型不同而有区别。甲基为 α-取向(横键,25R 构型)的化学位移值要比 β-取向(竖键,25S 构型)处于高场,因此可利用 27 位甲基的化学位移值来区别 25R 和 25S 两种异构体。甾体皂苷元 25R 和 25S 异构体在 ^{1}H-NMR 谱中的区别还表现在 C-26 位两个氢的化学位移差别。在 25R 异构体中,C-26 位两个氢的化学位移相似;在 25S 异构体中,两个氢的化学位移差别较大[7]。

与 ^{1}H-NMR 谱相比,^{13}C-NMR 信号分散在 $\delta 0 \sim 200$ 的范围内,彼此重叠的可能性减小。对于甾体皂苷糖部分而言,以氧苷形式连接的糖,其端基碳信号出现在 $\delta 90.00 \sim 112.00$ 之间,其中醚苷键在较低场,一般>98;酯苷键在较高场,在 $\delta 95.00$ 左右。根据此区域出现的端基碳数目,再辅以 $\delta 60.00 \sim 85.00$ 区域糖基其他碳信号的数目,可以确定皂苷分子中糖单元数。根据糖中各碳的化学位移,还可确定糖环的大小。例如对于醛糖,呋喃型较之相应的吡喃型,其 C_1、C_2、C_4 信号向低场位移 $4 \sim 14$,C_5 信号则一般向高场位移 $4 \sim 7$。吡喃糖的端基构型在碳谱中也有明确的反映,对于 β 型异构体,端基碳的 $^1J_{CH}$ 值一般为 160 Hz;而对于 α 型异构体,端基碳的 $^1J_{CH}$ 在 170 Hz 左右。确定苷键位置是 ^{13}C-NMR 谱的主要功能之一。根据各糖碳信号与相应糖的甲苷间的信号差异(即苷化位移),可获知苷化位置。苷化位置的碳(C_α)一般向低场移动 $4 \sim 10$,C_β 则大多向高场移动 $0.9 \sim 4.6$,其他的碳化学位移基本不变。当糖上两个邻位羟基分别被苷化时,苷化位移的数值与正常的苷化位移会有较大差别,这时确定糖单元的连接位置需采用 NOE 或碳氢远程相关实验。

对于甾体皂苷元结构如具有螺缩酮结构,其 C-22 位化学位移非常特异,一般在 $\delta 109.00$,且为季碳,此外 C-16 位由于连接了氧原子,其化学位移一般在 $\delta 80.00$。根据已知皂苷的碳化学位移数据,并参考取代基对化学位移的影响,采用比较分析的方法,有可能确定各种甾体皂苷元的各个碳化学位移,并推测其结构。

8.5 蜕皮甾醇

8.5.1 蜕皮甾醇的定义及结构特征

蜕皮甾醇(ecdysteroid),又称蜕皮激素,是控制昆虫生长、发育和变态的重要内源性甾体类化合物,广泛分布于昆虫等无脊椎动物。自从 1966 年日本学者 Nakanishi 等从植物中发现了百日青甾酮 A(ponasterone A)以来[8],有关这类天然甾体类产物的研究发展迅速。目前,国内外科研人员已从马鞭草科、菊科、罗汉松科等分离得到几十个蜕皮甾醇类化合物,如中药牛膝、露水草[9, 10]。

尽管天然的蜕皮甾醇结构各异,但一般具有以下结构特征:① 构成蜕皮甾醇的母核通常为胆甾烷(C_{27}),也有少数的为麦角甾烷(C_{28})和谷甾烷(C_{29})。② 构成甾核的四个环中,A/B 环大多为顺式,个别的为反式。A/B 环为反式的蜕皮甾醇活性降低或消失。B/C 为反式,C/D 环大多是反式。③ 甾核上带有 7 位双键、6 位酮基和 14α 羟基。④ 甾核上带有 C_{17} 侧链通常有多个羟基、酮基。通常把 20 位是否有羟基取代,把蜕皮甾醇分为 α-蜕皮甾醇和 β-蜕皮甾醇(有羟基),就目前而言,植物存在的蜕皮甾醇类绝大多数属于 β-蜕皮甾醇。

8.5.2 蜕皮甾醇的理化性质

蜕皮甾醇通常为无色或淡黄色晶体,部分为无定型的粉末。虽然天然的蜕皮甾醇类一般以游离形式存在,但由于蜕皮甾醇类化合物的甾核及侧链具有多个羟基,其极性较大,在水中溶解度较大,易溶于甲醇、乙醇、丙酮等极性大的有机溶剂,而难溶于正己烷、石油醚、氯仿等极性小的有机溶剂。蜕皮甾醇具有甾体化合物所共有的颜色反应,如 Liebermann-Burchard 反应、三氯化锑或五氯化锑反应等。

8.5.3　蜕皮甾醇的提取与分离

蜕皮甾醇在昆虫体内含量极微,如 Butenandt 和 Karlson 经过 11 年的努力,从 500kg 蚕蛹中分离得到了 25mg 蜕皮甾醇[11],对于从昆虫中提取蜕皮甾醇,一般采用有机溶剂提取,然后用逆流分配法加以纯化。

自植物体中提取蜕皮甾醇,多用甲醇、乙醇为溶剂,将醇提取物转溶于水中,以乙醚、苯等小极性溶剂萃取除去脂溶性成分,再以乙酸乙酯反复萃取,合并萃取液。蒸去乙酸乙酯的残留物,有时加少量乙酸乙酯即可析出粗品,如自怀牛膝的根中提取牛膝甾酮就是用这种方法。乙酸乙酯提取后不能得到结晶时,往往用氧化铝色谱法可以获得纯品,如台湾牛膝的根中分离羟基蜕皮甾酮即用此法。

8.5.4　蜕皮甾醇的波谱学特征

1. 紫外光谱

蜕皮甾醇通常具有 7-烯-6-酮官能团,因此具有很强的特征吸收峰,λ_{max} 242nm(ε 10000~16000)。蜕皮酮乙醇溶液,λ_{max} 242nm(ε 12400),14α-羟基的引入,可使吸收红移至 248nm;酸催化下脱 14α-羟基产物在 λ_{max}244nm 和 293nm 有吸收峰。

2. 红外光谱

由于蜕皮甾醇含有多个羟基,在 3340~3500cm^{-1} 间有强吸收,α,β-不饱和酮在 1640~1670cm^{-1} 间有特征吸收峰,在 1650 和 1605cm^{-1} 有弱的双键吸收,一些含内酯的蜕皮甾醇在 1700~1800cm^{-1} 间有吸收。

3. 质谱

蜕皮甾醇的质谱对结构解析非常有价值,通过对来自甾核和侧链的特征碎片峰分析,并结合核磁共振谱,可以得到羟基的数量和取代位置等非常有价值的信息,这对该类化合物的结构解析非常有帮助。由于蜕皮甾醇的结构中具有多个羟基,所以采用电子轰击质谱(EI)通常只能得到很弱的(强度为 1% 左右)甚至得不到分子离子峰,而通常其脱水[M-18]$^+$ 峰会很强。对于蜕皮甾醇,为获得分子离子峰,可采用快原子轰击法(FAB)或电喷雾质谱法(ESI)。

4. 核磁共振谱

由于蜕皮甾醇极性较大,在氯仿中溶解度较小,所以在进行绘制核磁共振谱时,一般采用氘代吡啶、氘代甲醇和氘代二甲亚砜为溶剂。

蜕皮甾醇的 ^{1}H-NMR 谱一般比较复杂,亚甲基和次甲基信号容易重叠而难于辨认。但高场区的甲基容易辨认,对于判断甾体母核的类型以及羟基的取代位置、甲基的数量和峰型可以提供非常有用的信息。对于 α-蜕皮甾醇,C_{18} 和 C_{21} 的甲基分别在 $\delta0.70$ 和 $\delta1.25$ 左右,并且 C_{21} 甲基峰型为二重峰,偶合常数在 6Hz 左右;而对于 β-蜕皮甾醇,由于 C_{20} 位有羟基取代,可以使 C_{18} 和 C_{21} 的甲基信号向低场移动,C_{18} 和 C_{21} 的甲基分别在 $\delta1.20$ 和 $\delta1.56$ 左右,并且 C_{21} 甲基峰型为单峰。

蜕皮甾醇的 ^{13}C-NMR 谱相对比较容易识别,碳谱中碳的数目对于判断甾体母核非常有意义。C_6 位的羰基在 $\delta201.00$~204.00 之间,C_7 和 C_8 不饱和双键碳信号分别在 $\delta121.00$ 和 $\delta165.00$ 左右,5β-H 的蜕皮甾醇 C_5 信号在 $\delta51.00$ 左右,5β 羟基蜕皮甾醇 C_5 信号在 $\delta80.00$ 左右,5β 位羟基取代后,可使 C_6 位羰基信号向高场移位约 2 ,C_{18} 位甲基信号向高场移位 5~6 。

【参考文献】

[1] 张壮鑫,周俊.断节参甙的结构.化学学报,1983,41(11):1058-1064

[2] 龚运淮.天然有机化合物的^{13}C核磁共振化学位移.昆明:云南科学技术出版社,1986:362

[3] Saxena VK, Chaturvedi PK. A novel cardenolide, canarigenin-3-O-α-L-rhamnopyranosyl-(1→5)-O-β-D-xylofuranoside, from rhizomes of *Convallaria majalis*. J Nat Prod, 1992,55(1):39-42

[4] 刘承来,陈延镛.鲜盾叶薯蓣中原始皂甙的分离与鉴定.植物学报,1985,2(1):68-74

[5] Hirai Y, Konishi T, Sanada S, *et al*. Studies on the constituents of *Aspidistra elatior* Blume. Ⅰ. On the steroids of the underground part. Chem Pharm Bull, 1982, 30(10):3476-3484

[6] Saijo R, Fuke C, Murakami K, *et al*. Two steroidal glycosides, aculeatiside A and B from *Solanum aculeatissimum*. Phytochemistry,1983, 22(3):733-736

[7] Williams DH, Bhacca NS. Solvent effects in N. M. R. spectroscopy. Ⅱ. Solvent shifts in steroidal sapogenins. Tetrahedron, 1965, 21:1641-1645

[8] Nakanishi K, Koreeda M, Sasaki S, *et al*. Insect hormones. Ⅰ. Structure of ponasterone A, an insect-moulting hormone from the leaves of *Podocarpus nakaii*. Chem Commun, 1966, 24,915-917

[9] 林大专,王广树,杨晓虹,等.牛膝中新蜕皮甾酮类成分的研究.中国药学杂志,2006,41(17),1295-1297

[10] 谭成玉,王金辉,李铣,等.露水草的化学成分.药学学报,2003,38(10),760-762

[11] Burenandt A, Karlson P. Uber die isolierung eines metamorphosehormons der insekten in kristellisierter form. Z Naturforsch Uber die isolierung, 1954,9b, 389-391

【思考与练习】

1. 简述甾体化合物的基本结构特征,并说明什么是角甲基,什么是甾核。

2. 简述强心苷的基本结构特征以及分类。

3. 简述甲型强心苷和乙型强心苷的定性鉴别反应以及波谱学特征。

4. 用化学定性反应区别下列强心苷:

（占扎君）

第 9 章

生　物　碱

→ **本章要点**

　　生物碱是一类重要的天然有机化合物,大多数具有较强的生物活性。本章介绍生物碱的基本概念、生物合成的基本原理、主要类别及典型天然化合物,重点介绍生物碱的理化性质、提取分离方法及波谱分析在生物碱结构测定中的应用。

　　生物碱(alkaloids)是天然产物中分布较广的一类化学成分。自 1803 年 Derosne 从鸦片中得到第一个生物碱那可汀(narcotine),迄今已从自然界中分离出 10000 多种生物碱。17 世纪初,我国《白猿经》中即记述了从乌头中提炼出砂糖样物质作箭毒用,用现代的观点分析,该物质是乌头碱(aconitine),这比欧洲科学家发现的生物碱要早 200 年左右。生物碱是天然有机化学的重要研究领域之一,在生物碱研究过程中,创立和发现了很多新的方法、技术和反应,对天然有机化学的发展起着重要的促进作用。有关生物碱的文献数目繁多,其中有两个评述性系列专著[1,2]。

9.1　概　　述

　　生物碱的定义至今尚无一个令人满意的表述。从广义的范围讲:生物界除去生物体必需的含氮化合物,如氨基酸、氨基糖、多肽、蛋白质、核酸、卟啉类和 B 族维生素等外,其他所有的含氮有机化合物都可视为生物碱。

　　生物碱主要分布于植物界,动物界中的生物碱除了在高等动物脏器中含有去甲肾上腺素(noradrenaline,NAD)外,在许多低等动物如蟾蜍、苔藓虫、蚂蚁等中也分得各种类型生物碱,近年来在海洋动物如海绵(*Latrumculia* sp.)等中亦分得相当数量的生物碱。

　　生物碱在植物界分布的一般规律[3,4]:

　　(1) 在系统发育较低级的类群中生物碱分布较少:① 藻类、水生植物(除伸出水面部分如睡莲科植物外)、异养(腐生、寄生)植物中未发现生物碱;② 菌类植物如麦角菌类等少数植物中含有生物碱;③ 地衣、苔藓类植物中仅发现少数简单的吲哚类生物碱;④ 蕨类植物中除简单类型的生物碱如烟碱(nicotine)外,结构复杂的生物碱则集中地分布于小叶型真蕨如木贼科、卷柏科、石松科等植物中。

(2) 生物碱集中地分布在系统发育较高级的植物类群(裸子植物,尤其是被子植物)中:① 裸子植物中,仅紫杉科红豆杉属($Taxux$)、松柏科松属($Pinus$)、云杉属($Picea$)、油杉属($Ketelearia$)、麻黄科麻黄属($Ephedra$)、三尖杉科三尖杉属($Cephalotaxus$)等植物含有生物碱;② 在被子植物的单子叶植物中,生物碱主要分布于百合科、石蒜科和百部科等植物中;③ 在被子植物古生花被类双子叶植物中,生物碱主要分布于毛茛科、木兰科、小檗科、防己科、马兜铃科、罂粟科、番荔枝科、芸香科等植物中;④ 在被子植物后生花被类双子叶植物中,生物碱主要分布在龙胆科、夹竹桃科、马钱科、茜草科、茄科、紫草料、菊科等植物中。

生物碱在植物体内的不同代谢阶段,如产生、转移、储藏等是在植物的不同细胞内进行的。植物体内产生生物碱的部位主要在子房、心皮、分生组织、韧皮部、原生木质部、叶、芽、毛茸、束鞘和乳汁管等。植物体内的生物碱主要储藏在液泡细胞、乳汁管细胞。如罂粟科、夹竹桃科中许多植物的生物碱都储藏于植物体内的乳汁管细跑内。植物体中产生生物碱的组织和储藏生物碱的组织一般是不一样的,因此,生物碱须经传输阶段才能到达储藏细胞组织,在这一过程中往往发生许多生物碱的次级结构修饰(如甲基化、氧化和去甲基化等)。

生物碱在植物体内储藏的宏观结果则是生物碱在植物体的各种器官和组织中都可能存在,但对某种植物来说,往往是集中在某一器官。例如,麻黄生物碱在麻黄的髓部含量最高,防己生物碱在防己的根部较多,黄柏生物碱主要存在于树皮,具抗癌活性的三尖杉酯碱(harringtonine)则在三尖杉植物的枝、叶、根、种子各部分都存在,但叶和种子中含量较高。不同植物中生物碱含量差异极大,如金鸡纳树皮中生物碱含量在 1.5% 以上,而长春花中长春新碱(vincristine,VCR)含量仅百万分之一,美登木中美登木碱(maytansine)含量仅千万分之二。一般植物中含生物碱量达到千分之一以上就算比较高了。值得注意的是,同科、属植物,其至同种植物中,生物碱的有无及含量高低还受生长环境、采收季节等因素的影响。如欧洲产的麻黄,麻黄碱(ephedrine)的含量很低,而我国产的则含量较高,而产于山西大同附近的麻黄又较其他地区高,可达 1.6%,并且以秋末冬初时采收含量最高。

含生物碱的植物很少只含有一种生物碱,一般是数种或数十种生物碱共存,如长春花中已知含 70 多种吲哚类生物碱。由于同一植物中的生物碱往往来源于同一个前体,因此它们的化学结构往往类似,同科同属植物中的生物碱也往往属同一结构类型。了解此点,对寻找新的药用植物资源及化合物的结构推定都是非常有意义的。当然,也有一些科属的植物亲缘关系并不相近,但含有相同的生物碱,如小檗碱(berberine)在植物界已发现分布于小檗科、罂粟科、防己科、毛茛科、芸香科和鼠李科等多种植物中。

生物碱在植物体内起着保护生物或促进生物生长与代谢的作用。但它们的真正作用仍不清楚,因为一些不含或微含生物碱的生物同样生长发育良好,因此生物碱在生物体内的功能仍有待今后进一步的研究。

生物碱类化合物大多具有较强的生理活性,往往是许多药用植物的有效成分。如从鸦片中分得的吗啡(morphine)具有很强的镇痛作用,可待因(codeine)具有止咳作用,罂粟碱(papaverine)具有松弛平滑肌作用;麻黄中的麻黄碱具有平喘作用;黄连、黄柏中的小檗碱具有抗菌消炎作用;曼陀罗、天仙子、颠茄中的莨菪碱(hyoscyamine)具有解痉和解有机磷中毒作用等等。目前临床应用的生物碱有 80 多种。

9.2　生物碱生物合成的基本原理[5,6]

　　存在于植物界的上万种生物碱,仅来源于有限的前体氨基酸、甲戊二羟酸和醋酸酯等。与生物碱生物合成有关的主要氨基酸有鸟氨酸、脯氨酸、赖氨酸、苯丙氨酸、酪氨酸、邻氨基苯甲酸、组氨酸、色氨酸和烟酸等。生物碱生物合成的生物化学本质是生物体在其本身存在的酶参与下 C—N 键和 C—C 键的形成与裂解。生物碱生物合成基本原理的研究,不仅对揭示其在植物体中的形成、转化及其相互关系的本质,而且对生物碱的化学关联、结构改造、仿生合成等都有着极其重要的指导意义。

　　在生物碱生物合成过程中常见的化学反应有脱羧反应、氧化去氨基反应、Michael 反应、Hofmann 降解、von Braun 降解、内酰胺形成、希夫碱形成、亚胺盐环合反应、Mannich 反应、酚氧化偶联等,现介绍几种如下。

9.2.1　内酰胺形成

　　氨基酸(A)中羧基先被 ATP 或 CoA 催化激活成(B),再与分子内(间)氨基反应生成内酰胺(C)。该反应主要限于肽类生物碱等的生物合成。

$$
\underset{(A)}{R-\underset{NH_2}{CH}-COOH} \longrightarrow \underset{(B)}{R-\underset{NH_2}{CH}-CO-X} \longrightarrow (C)
$$

9.2.2　希夫碱形成

　　含氨基的化合物(A)和含羧基的化合物(B)易加成-脱水形成希夫碱(Schiff base)(C)。

$$
\underset{(A)}{R-N} + \underset{(B)}{C-R'} \longrightarrow R-\underset{OH}{N-C}-R' \xrightarrow{-H_2O} R-N=C-R' \quad (C)
$$

若为伯胺(如 1),则生成亚胺 2。若为仲胺(如 3),则生成季铵盐 4。

许多类型的生物碱如吡咯类、托品烷类、吡咯里西丁类、哌啶类、喹诺里西丁类等的生物合成中,都涉及希夫碱的形成。

9.2.3 亚胺盐环合反应

亚胺盐往往是生物碱生物合成中环合的有利结构单元。亚胺盐环合反应在石松碱(lycopodine)类等生物碱生物合成中颇为重要。

9.2.4 曼尼希反应

醛(A)、胺(一级胺或二级胺或氨,B)和负碳离子(含活泼氢的化合物,C)发生缩合反应,结果是活泼氢被氨甲基所取代,得到曼尼希碱(Mannich base)(D)。

在生物碱的曼尼希(Mannich)反应中,提供碳负离子者常为芳香碳,如由色氨酸与乙酰甲酸形成 7,7 再反应成 8(harmanine)。

生物碱,尤其是苄基异喹啉类和吲哚类生物碱的生物合成中,许多都是通过曼尼希反应缩合而成的。

9.2.5 酚氧化偶联

酚氧化偶联(oxidative coupling of phenols)的代表性实例是苄基四氢异喹啉类生物碱形成阿朴菲类生物碱,大致过程可归纳为:酚自由基形成→自由基偶联→再芳香化。

1. 酚自由基形成

在植物体内,酚(A)中羟基氢可在酶催化下产生高反应活性的酚盐自由基(B~D)。

2. 自由基偶联

自由基(B～D)间发生配对反应(pairing reaction),形成新的 C—C 键、C—O 键。配对反应又分为分子间配对（如形成双苄基异喹啉生物碱）和分子内配对,后者主要有苄基四氢异喹啉类生物碱形成众多骨架类型的异喹啉类生物碱。根据自由基偶联的方式分为邻-邻偶联、邻-对偶联、对-对偶联。在四氢异喹啉类生物碱中多发生邻-对偶联反应。如(S)-网状番荔枝碱((S)-reticuline)9→10→11 (吗啡碱类)。可能是因为立体位阻的缘故,生物碱中酚氧化的邻-邻偶联方式较少,例子如 9→12→13 (紫堇块茎碱,corytuberine)。

3. 再芳香化

酚自由基偶联后的再芳香化主要通过三种方式进行:烯醇化-再芳香、C—C 键迁移-再芳香化和 C—C 键裂解-再芳香。

(1) 烯醇化-再芳香化:此时,芳香化必需的条件是偶联位置上有氢存在,如上述 9→12→13。

(2) C—C 键迁移-再芳香化:若偶联位置上无氢,则不能经烯醇化方式进行再芳香化,如生物碱 14 需经二烯酮(醇)重排发生 C—C 键迁移-再芳香化形成保尔定。

兹以环己二烯酮(a→d)和环己二烯醇(e→h)为例说明其重排机制。

实验证明,上述两种重排普遍存在于生物碱,尤其是四氢异喹啉类生物碱的生物合成中。

(3)C—C键裂解-再芳香化:除C—C键迁移外,对酚氧化后偶联位置上无氢的生物碱的再芳香化,某些情况下,须经C—C键裂解完成,如15→16→17。

9.3 生物碱的分类[7~9]

生物碱的分类主要有三种方法:① 按来源分类,如石蒜生物碱、长春花生物碱等。② 按生源分类,如来源于鸟氨酸的生物碱等。③ 按化学分类,即按生物碱结构中氮原子存在的主要杂环母核类型进行分类,如托品烷类生物碱、异喹啉类生物碱等。分类依据不同,各有利弊。生物碱种类繁多,本书将按化学分类,并对主要类型的生物碱的生源关系及其在植物界的分布作简要讨论。

9.3.1 有机胺类生物碱

这类生物碱的结构特点是氮原子不在环状结构内。如秋水仙中的秋水仙碱(colchicine)具有抗癌作用,麻黄中的麻黄碱具有平喘作用。

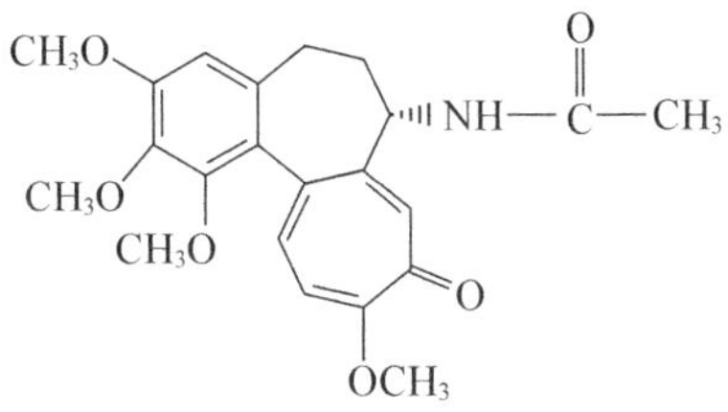

秋水仙碱

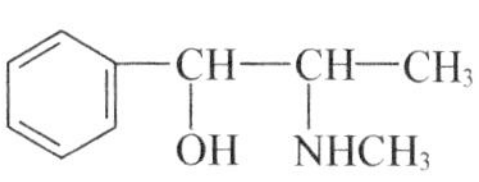

麻黄碱

9.3.2　吡咯类生物碱

本类是由吡咯衍生而成，主要包括吡咯类和吡咯里西丁类两类（表 9-1），生源上来源于鸟氨酸。

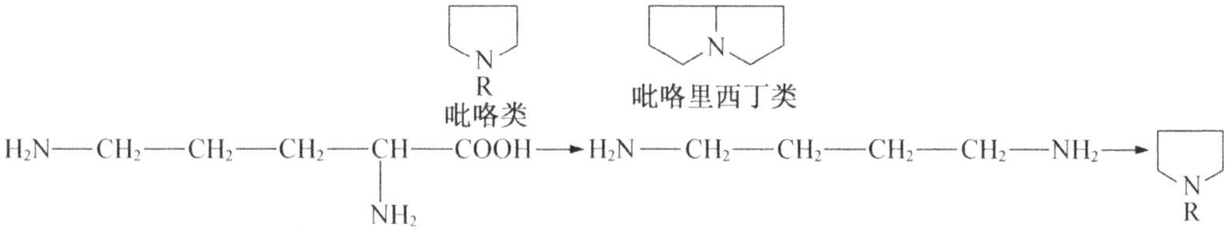

吡咯类　吡咯里西丁类

鸟氨酸

表 9-1　吡咯类生物碱举例

分　类	代表化合物	存　在	药理活性
吡咯类	红古豆碱（cuscohygrine）	山莨菪	中枢镇静、外周抗胆碱作用
	水苏碱（stachydrine）	益母草	祛痰、镇咳
	党参碱（codonopsine）	新疆党参	降压
	石斛宁（shihunine）	黄花石斛	
吡咯里西丁类	一叶百合碱（monocrotaline）	农吉利	抗癌
	阔叶千里光碱（platyphylline）	阔叶千里光	阿托品样活性
	大叶千里光碱（macrophylline）	森林千里光	

1. 吡咯类生物碱

结构较简单，数目较少，生物合成的关键中间体是 N-甲基吡咯亚胺盐及其衍生物。

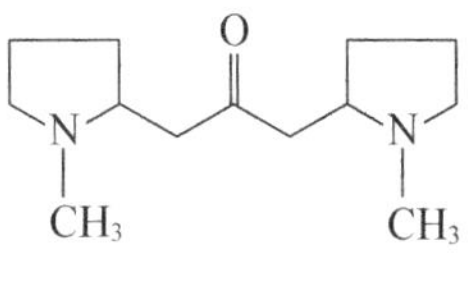

红古豆碱

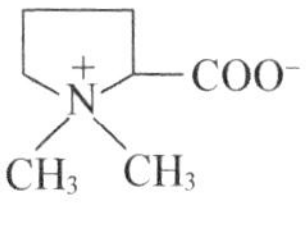

水苏碱

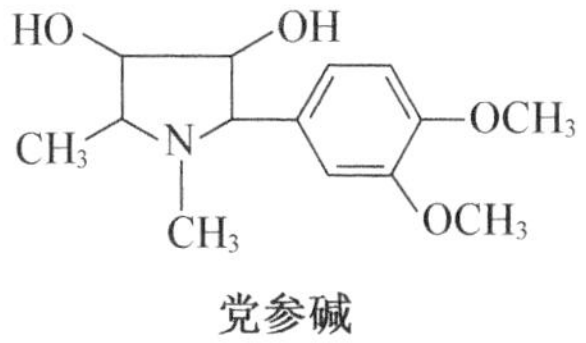

党参碱

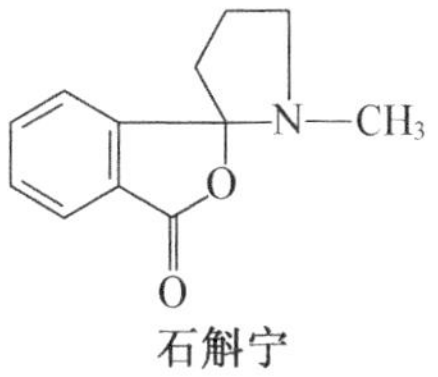

石斛宁

2. 吡咯里西丁类生物碱

这类生物碱是二个吡咯烷共用一个氮原子的稠环衍生物。它们大多是由氨基醇和不同的有机酸两部分缩合形成，结构中多以双内酯形式存在，少数以单酯形式存在。这类生物碱的毒性较大,能导致肝中毒。主要分布在紫草科、菊科的千里光属和豆科的野百合属等植物中。

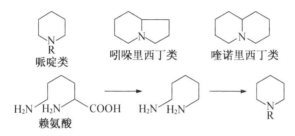

野百合碱　　　　　　　阔叶千里光碱　　　　　　　大叶千里光碱

9.3.3　哌啶类生物碱

本类主要包括哌啶类、吲哚里西丁类、喹诺里西丁类三类(表 9-2),生源上来源于赖氨酸。

哌啶类　　　　吲哚里西丁类　　　　喹诺里西丁类

赖氨酸

表 9-2　哌啶类生物碱举例

类别	名　称	存　在	药理活性
哌啶类	槟榔碱(arecoline)	槟榔	驱绦虫
	槟榔次碱(arecaidine)	槟榔	驱绦虫
	毒芹碱(coniine)	毒芹	
	烟碱(nicotine)	烟草	杀虫
	毒藜碱(anabasine)	八角枫	横纹肌松弛作用
	蓖麻碱(ricinine)	蓖麻	有毒,损伤肝肾等
	胡椒碱(piperine)	胡椒	镇静,抗惊厥
	石杉碱甲(huperzine A)	千层塔	增强记忆,抗老年性痴呆
	半边莲碱(lobeline)	半边莲	中枢兴奋,治呼吸衰竭
吲哚里西丁类	娃儿藤碱(tylophorinidine)	娃儿藤属	兴奋中枢神经
	一叶萩碱(securinine)	一叶秋	抗癌
喹诺里西丁类	羽扇豆碱(lupinine)	野决明	
	金雀花碱(cytisine)	野决明	兴奋呼吸
	苦参碱(matrine)	苦参	抗癌
	氧化苦参碱(oxymatrine)	苦参	抗癌,抗心率失常,平喘
	石松碱(lycopodine)	石松	抑制乙酰胆碱酯酶

1. 哌啶类生物碱

这类生物碱分布广泛,结构相对简单。

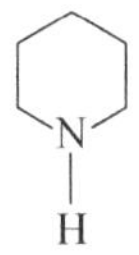

哌啶 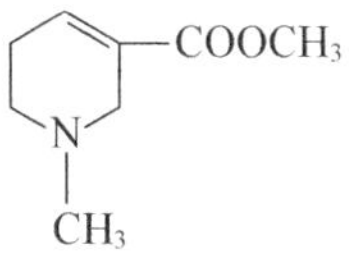　　　槟榔碱 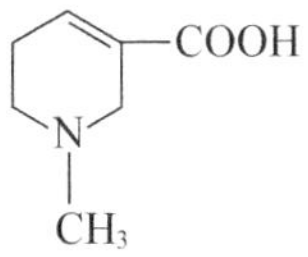　　　槟榔次碱 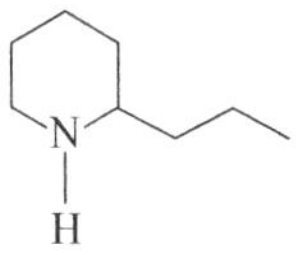　　　毒芹碱

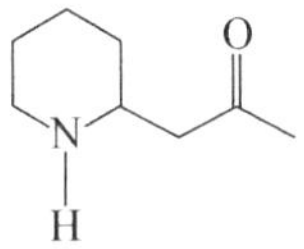

石榴皮碱 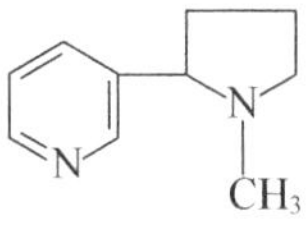　　　烟碱 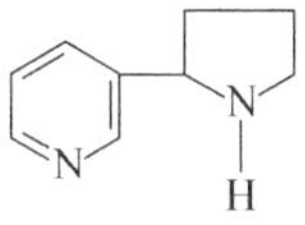　　　毒藜碱 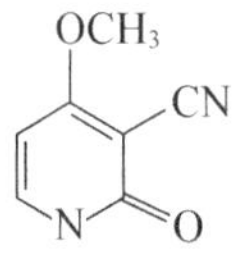　　　蓖麻碱

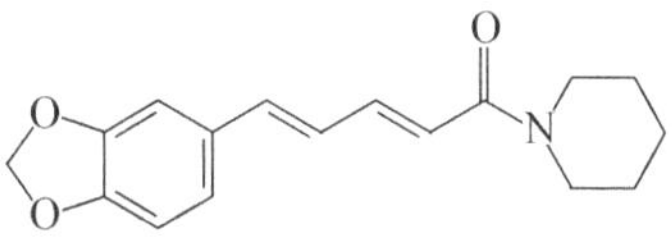

胡椒碱 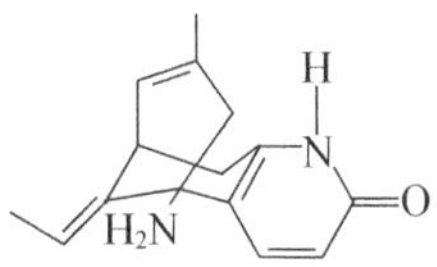　　　　　　　石杉碱甲

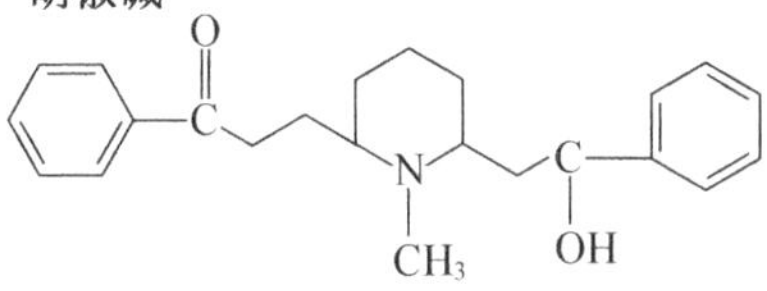

半边莲碱

2. 吲哚里西丁类生物碱

这类生物碱是由哌啶和吡咯啶共用一个氮原子的稠环衍生物,数目较少,但有较强的生理活性。以一叶萩碱(securinine)为例说明一叶萩碱类生物碱的生源关系。

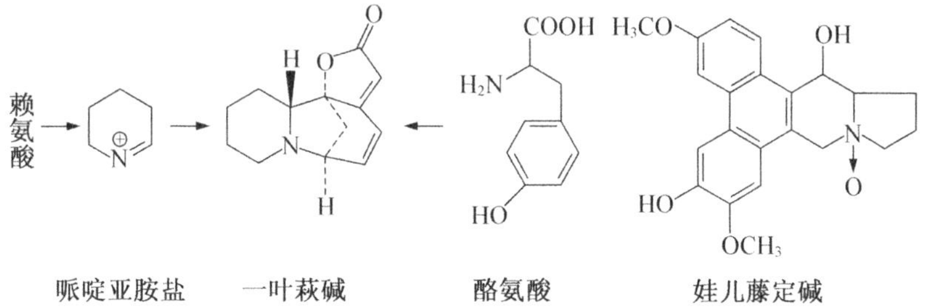

哌啶亚胺盐　　一叶萩碱　　　酪氨酸　　　娃儿藤定碱

3. 喹诺里西丁类生物碱

这类生物碱是由二个哌啶共用一个氮原子的稠环衍生物,数目不多,主要分布于豆科、石松科和千屈菜科等科植物。生源关系[10,11]:① 由赖氨酸衍生的戊二胺为最关键的前体物。分别由 2 或 3 分子的戊二胺缩合形成羽扇豆碱(lupinine)、金雀花碱(cytisine)及苦参碱(matrine)类生物碱。② 赖氨酸衍生物石榴碱(pelletierine),可能是几乎所有石松碱(lycopodine)类生物碱的关键前体物。

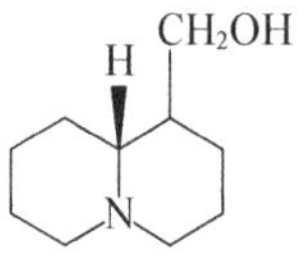

羽扇豆碱 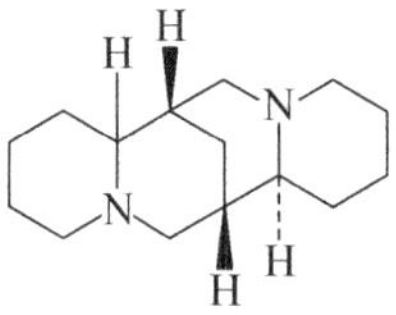　　　　　金雀花碱 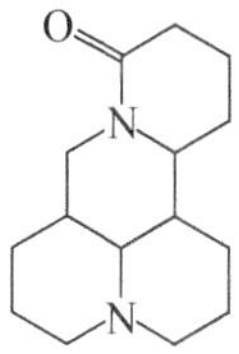　　　　苦参碱 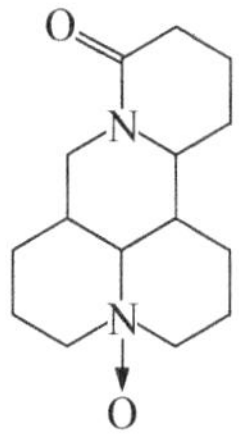　　　　氧化苦参碱

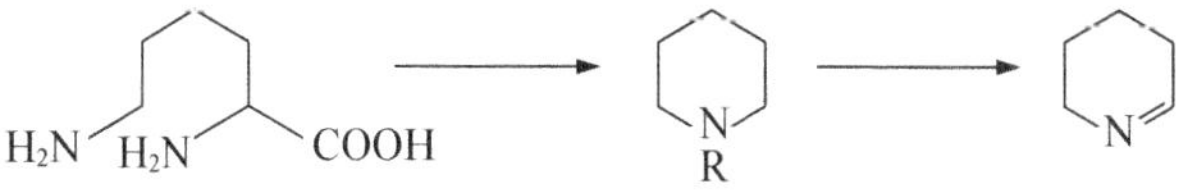

赖氨酸

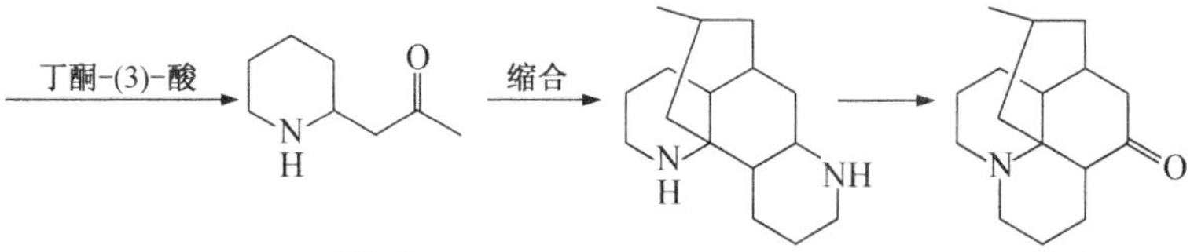

丁酮-(3)-酸　　　　　缩合

石榴碱　　　　　　　　　　　石松碱

9.3.4　托品烷类生物碱

这类生物碱大多数是由莨菪烷氨基醇和不同的有机酸缩合成酯,有一元酯和二元酯,亦有以非酯的形式存在。莨菪烷上的醇羟基多在 3 位,有平伏羟基和直立羟基之分,前者为莨菪醇,后者为伪莨菪醇。生源上关键中间体也是 N-甲基吡咯亚胺盐及其衍生物。这类生物碱主要存在于茄科、旋花科、高根科和红树科等科植物中(表 9-3)。

表 9-3　托品类生物碱举例

名　称	存　在	药理活性
东莨菪碱(scopolamine)	洋金花	抗胆碱作用,镇痛解毒
莨菪碱(hyoscyamine)	曼陀罗颠茄	抗胆碱作用,镇痛解毒
山莨菪碱(anisodamine)	山莨菪	治疗急性微循环性疾病
樟柳碱(anisodine)	山莨菪	解痉、解有机磷中毒
包公藤甲素(baogongteng A)	丁公藤	缩瞳、降眼压
古柯碱(cocaine)	古　柯	局部麻醉

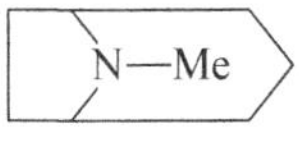

莨菪烷 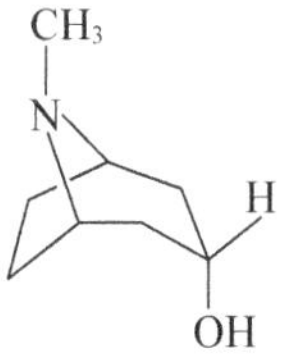　　　　莨菪醇 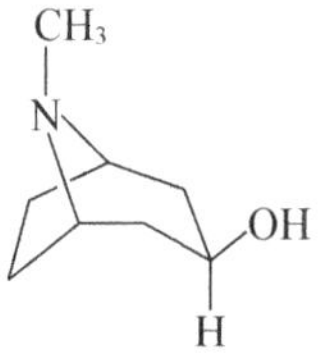　　　　伪莨菪醇 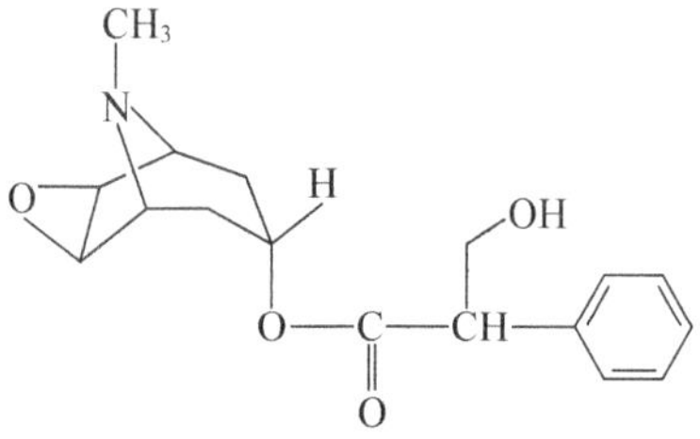　　　　东莨菪碱

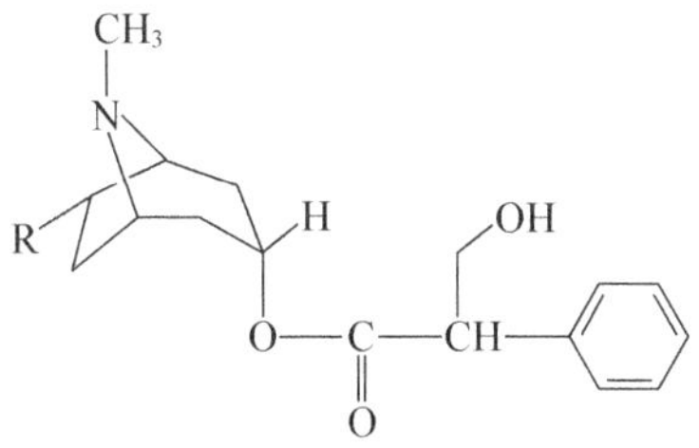

阿托品　　R=H(dl-)
莨菪碱　　R=H(l-)
山莨菪碱　R=OH

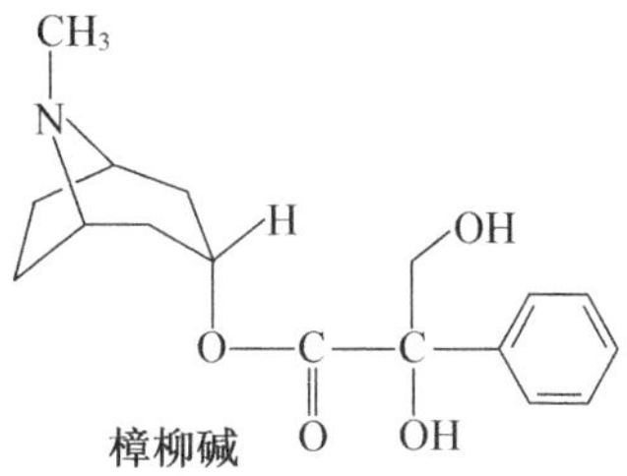

樟柳碱

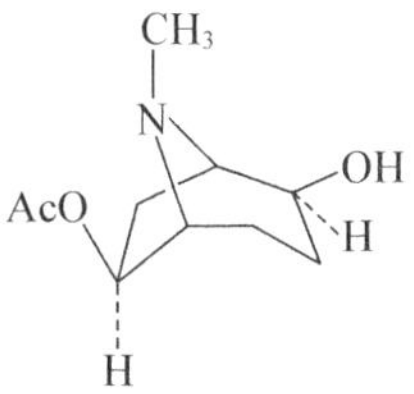

包公藤甲素

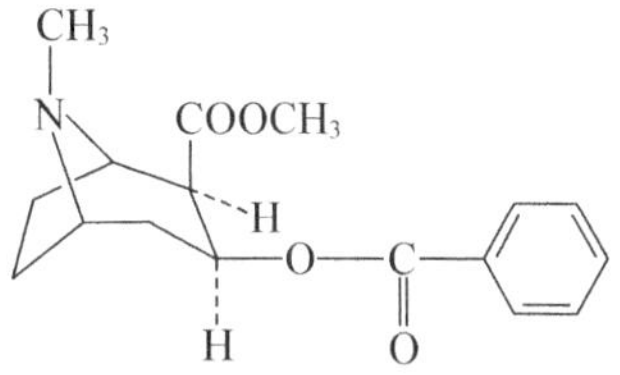

古柯碱

9.3.5　喹啉类生物碱

此类生物碱主要分布在芸香科,茜草科金鸡纳属植物金鸡纳中的奎宁是研究最早的生物碱之一(表 9-4)。

表 9-4　喹啉类生物碱举例

名　称	存　在	药理活性
喜树碱(camptothecine)	喜树	抗癌
10-羟基喜树碱	喜树	抗癌
金鸡宁	金鸡纳属植物	抗疟
奎宁	金鸡纳属植物	抗疟

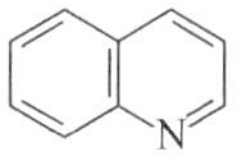

喹啉

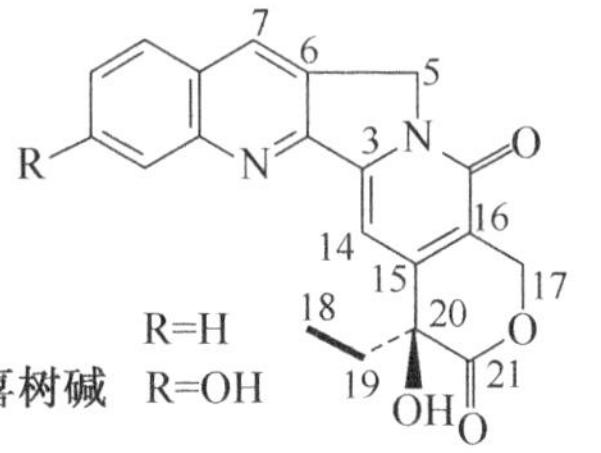

喜树碱　　　　R=H
10-羟基喜树碱　R=OH

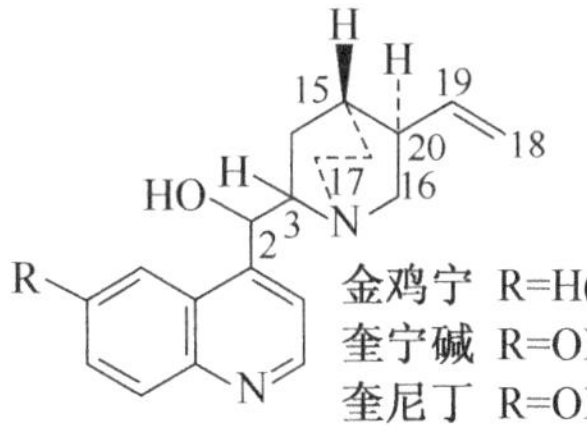

金鸡宁　R=H(3R,2S)
奎宁碱　R=OMe(3S,2R)
奎尼丁　R=OMe(3R,2S)

9.3.6　吖啶酮类生物碱

主要分布于芸香科植物中,生源上由邻氨基苯甲酸衍生而成。如芸香科鲍氏山油柑树皮中的山油柑碱(acronycine)具有显著的抗癌活性。

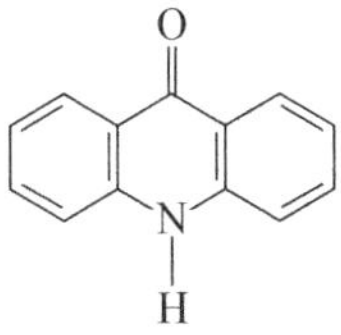

吖啶酮

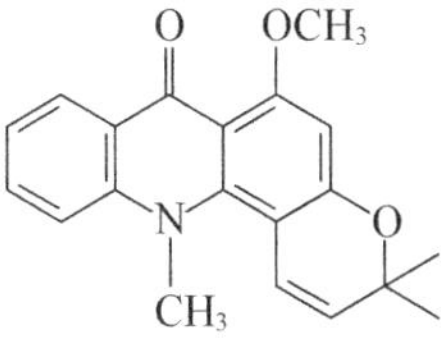

山油柑碱

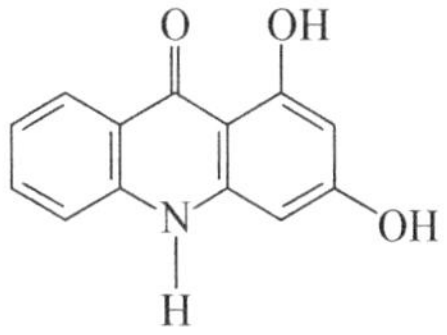

冉特可林酮

9.3.7　异喹啉类生物碱[12,13]

本类生物碱广泛分布于27科200余属植物中,已知生物碱约1200余种。生物碱中的异喹啉核多以四氢异喹啉的形式存在,按其整体结构的不同,可分为简单异喹啉、苄基异喹啉类、苯乙基异喹啉类等三大类(表9-5)。其生源上均来源于苯丙氨酸或酪氨酸。

表 9-5　异喹啉类生物碱举例

类　别	名　称	存　在	药理活性
简单异喹啉类	萨苏林(salsoline)	鹿尾草	降压
	萨苏里啶(salsolidine)	鹿尾草	降压
苄基异喹啉类	厚朴碱(magnocurarine)	厚朴	横纹肌松弛作用
	罂粟碱(papaverine)	罂粟	解痉
	千金藤碱(stephanine)	千金藤属地不容	预防与治疗矽肺
	吗啡(morphine)	鸦片	镇痛
	可待因(codeine)	鸦片	镇咳
	粉防己碱(tetrandrine)	粉防己	保护肝细胞及防治肝纤维化
	莲心碱(liensinine)	莲子心	广谱抗心律失常作用
	小檗碱(berberine)	黄连、黄柏、三颗针	清热解毒、抗菌
	四氢巴马汀(tetrahydropalmatine)	延胡索	镇静、止痛
	普罗托品(protopine)	延胡索	促进胆汁分泌
	血根碱(sauguinarine)	白屈菜	抗菌
苯乙基异喹啉类	奥特拉明(autunamine)		
	三尖杉酯碱(harringtonine)	三尖杉	抗肿瘤
	高三尖杉碱(homo harringtonine)	三尖杉	抗肿瘤

1. 简单异喹啉类生物碱

本类生物碱较少,分布分散,主要分布在仙人掌科魔根属等35属及罂粟科罂粟属、紫堇属,毛茛科唐松草属,已知生物碱约100余种,具体化合物如存在于鹿尾草中的降血压成分萨苏林(salsoline)和萨苏里啶(salsolidine)。

异喹啉　　　萨苏林　　R=H
　　　　　　萨苏里啶　R=CH₃

2. 苄基异喹啉类生物碱

这是一类很重要的生物碱,数量多、结构类型复杂,但生源关系明确。主要分布于木兰科、防己科、樟科、马钱科、番荔枝科、马兜铃科、小檗科、罂粟科、毛茛科、芸香科等植物中。

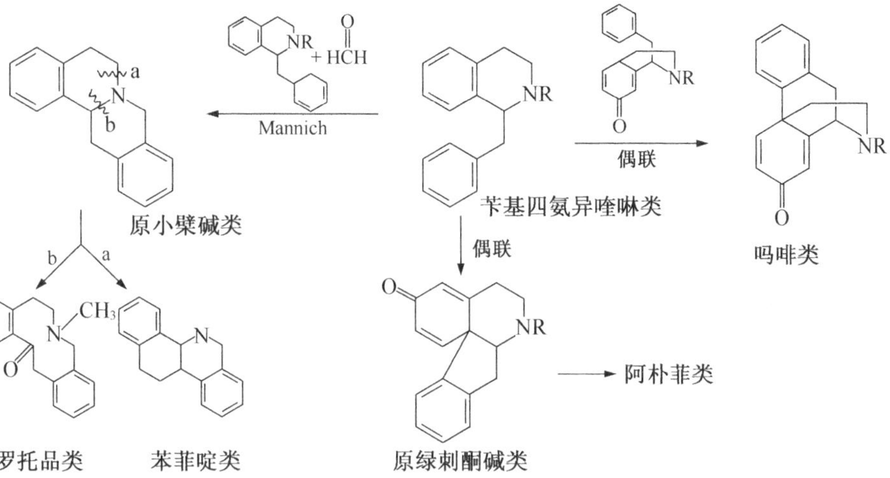

原小檗碱类 普罗托品类 苯菲啶类 苄基四氢异喹啉类 吗啡类 原绿刺酮碱类 阿朴菲类

本类生物碱按骨架主要有以下 7 类:苄基异喹啉类、阿朴菲类、吗啡类、双苄基异喹啉类、小檗碱类、普罗托品类、苯菲啶类。

(1)苄基异喹啉类生物碱:代表化合物如厚朴碱(magnocurarine)、罂粟碱、那碎因(narceine)、dl–去甲乌药碱(dl-demethylcoclaurine)等。

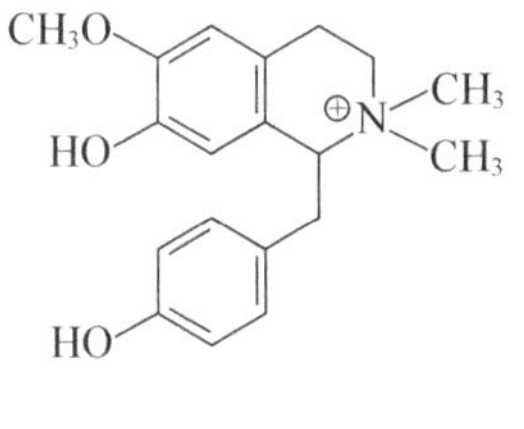

厚朴碱 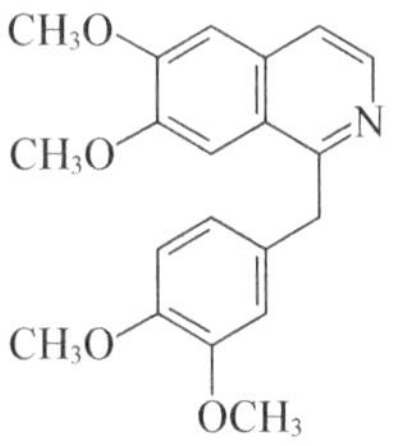 罂粟碱 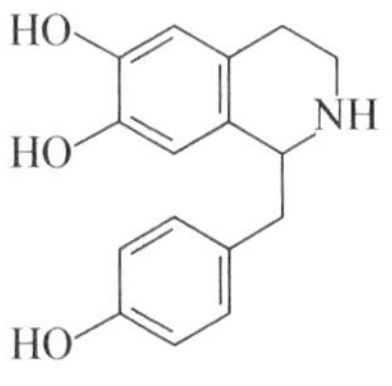 去甲乌药碱 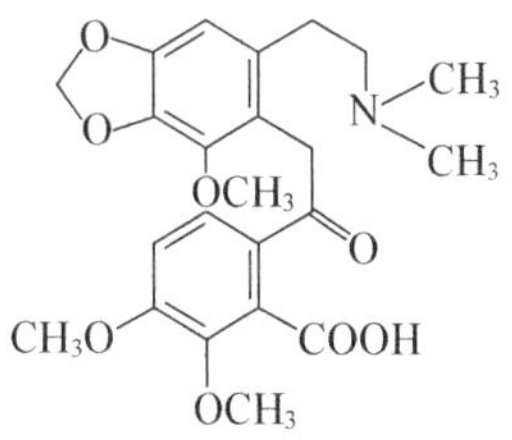 那碎因

(2)阿朴菲类生物碱:代表化合物如千金藤碱(stephanine)、紫堇定(corydine)、木兰碱(magnoline)等。

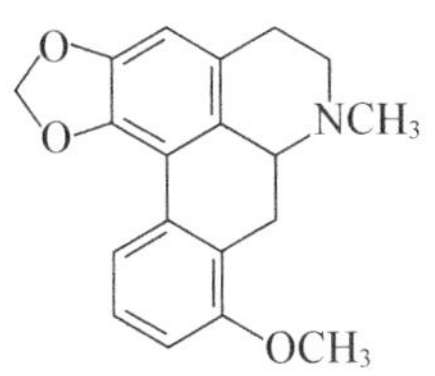

千金藤碱 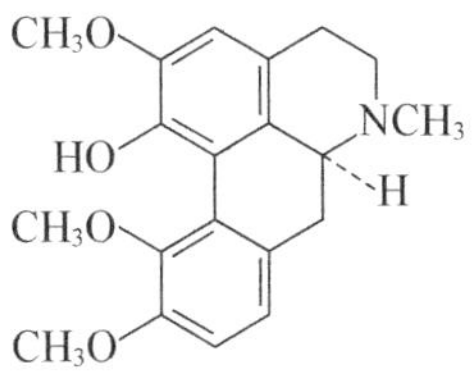 紫堇定 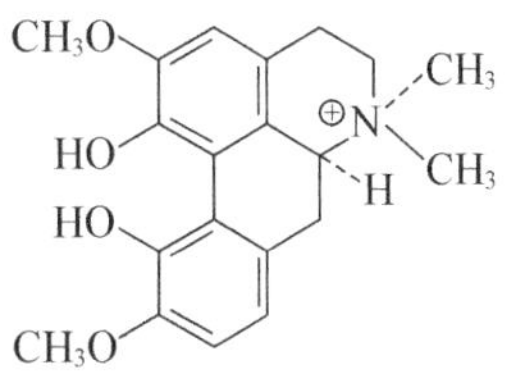 木兰碱

(3)吗啡类生物碱:代表化合物如吗啡、蒂巴因(thebaine)、可待因等。

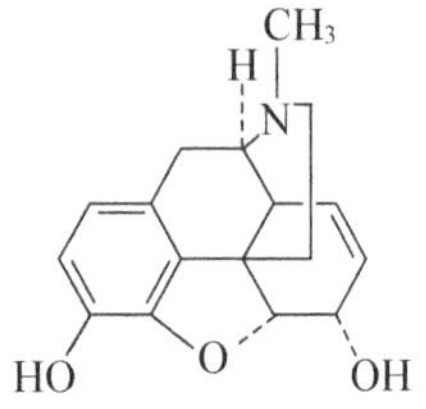

吗啡碱 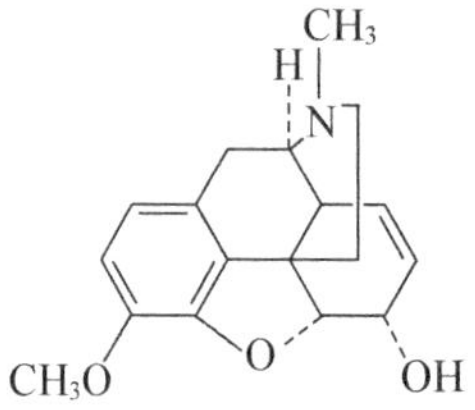   可待因 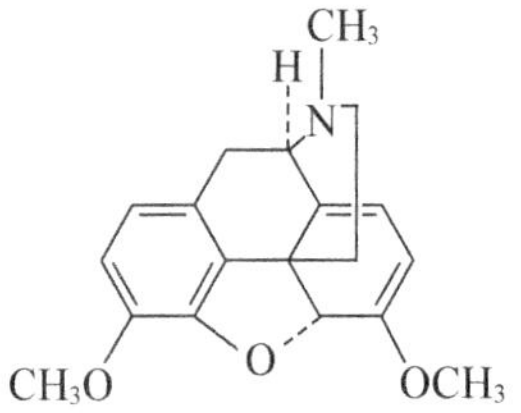   蒂巴因

（4）双（或多）苄基异喹啉类生物碱：由相同或不同的分子经酚氧化偶联产生醚氧键而成二聚体或多聚体生物碱。如粉防己碱（tetrandrine）、防己诺林碱（fangchinoline）和莲心碱（liensinine）等。

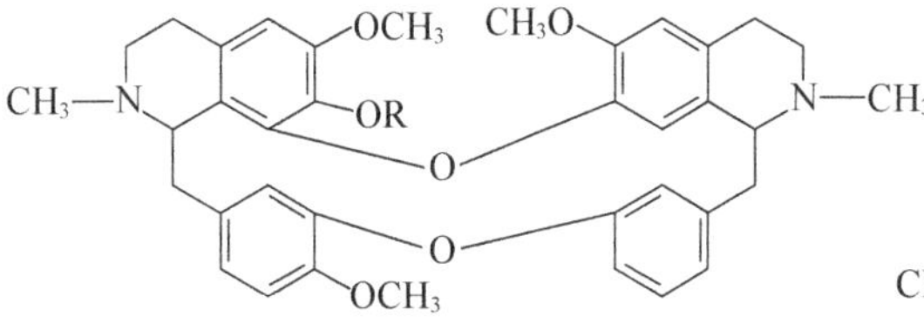

汉防己甲素   R=CH₃
防己诺林碱   R=H   莲心碱

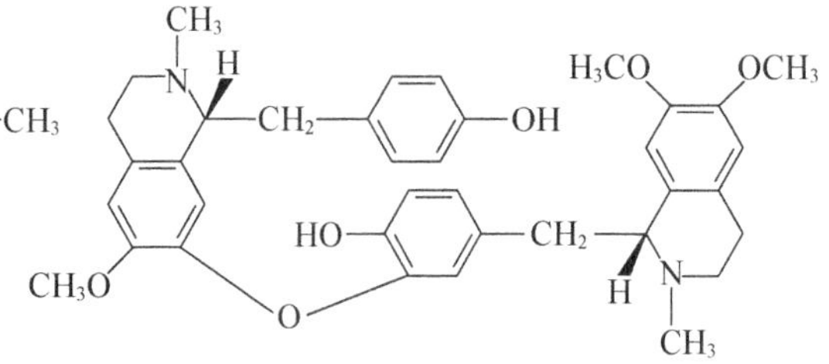

（5）小檗碱类生物碱：代表化合物如 l-四氢巴马亭（tetrahydropalmatine）、小檗碱、巴马亭（palmatine）、药根碱（jatrorrhizine）等。

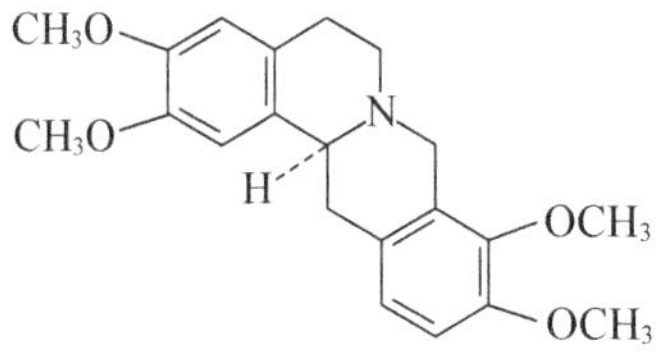

四氢巴马亭

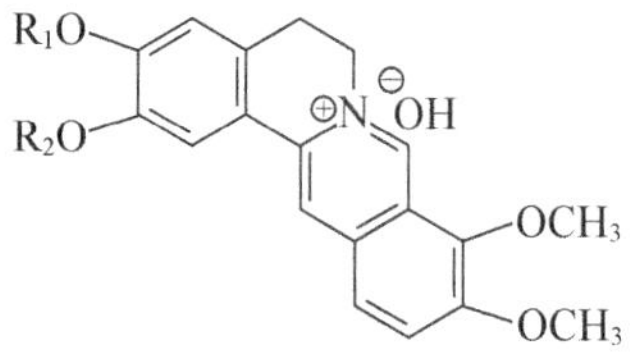

小檗碱   R₁=R₂=—CH₂—
l-巴马亭   R₁=R₂=CH₃
药根碱   R₁=CH₃   R₂=H

（6）普罗托品类生物碱：与小檗碱类的区别是 C—N 键裂解成三环体系，且多具有 14-酮基，如普罗托品（protopine）。

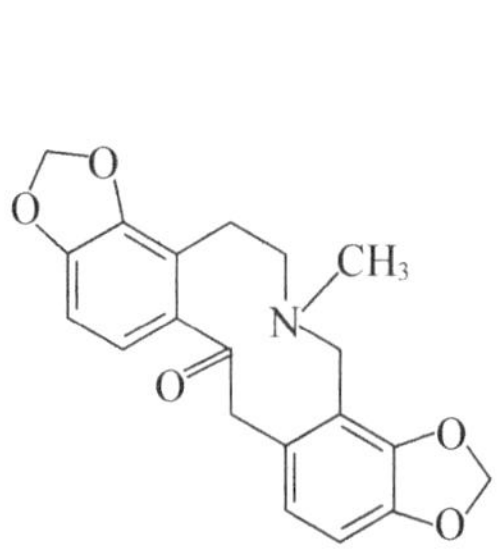

普罗托品

（7）苯菲啶类生物碱：代表化合物如白屈菜碱（chelidonine）、白屈菜红碱（chelerythrine）和血根碱（sauguinarine）等。

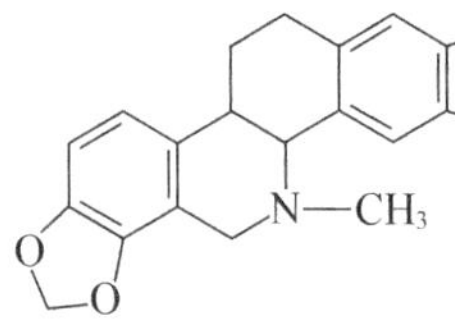

白屈菜碱 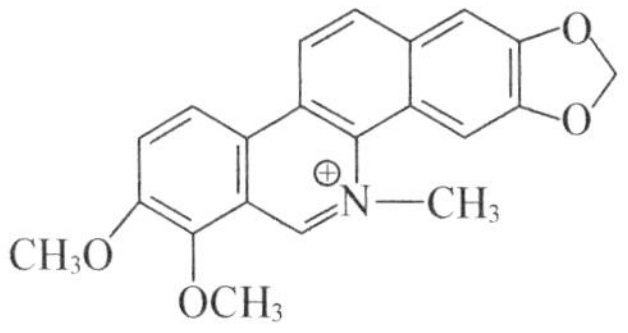　　　　　　　白屈菜红碱 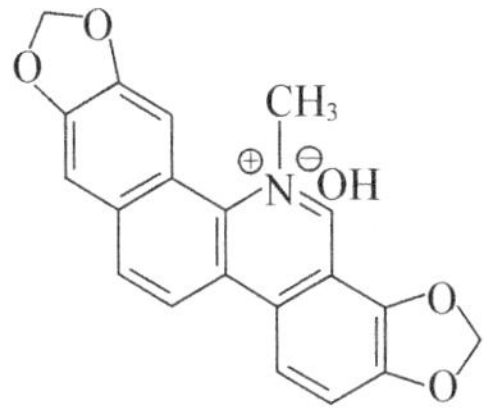　　　　　　　血根碱

3. 苯乙基异喹啉类生物碱

本类生物碱主要分布于百合科、罂粟科和三尖杉科 Cephalotaxus 属植物中。

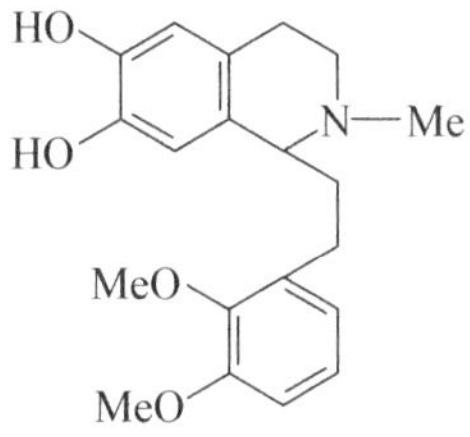

奥特那明 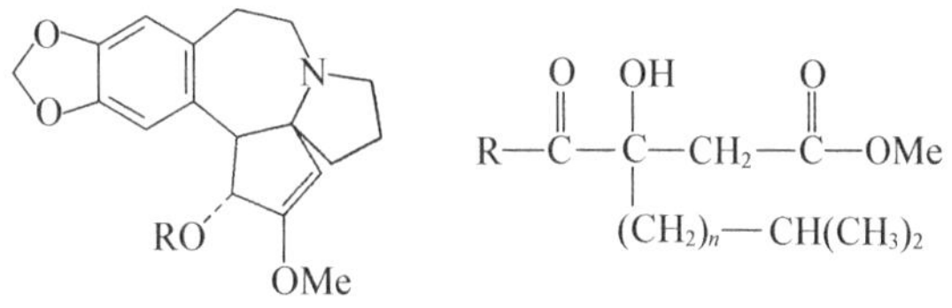　　　　　三尖杉酯碱　(n=2)　　　
　　　　　　　　　高三尖杉酯　(n=3)

4. 其他类

异喹啉类生物碱除以上三类外,尚有许多类型,如具有催吐作用的石蒜碱(lycorine)为吡咯骈菲里丁类,治疗阿米巴痢疾的吐根碱(emetine)为苯骈喹喏里西丁类,具有抗胆碱酯酶作用,治疗小儿麻痹症和重症肌无力的加兰他敏(galanthamine)亦属异喹啉类生物碱。

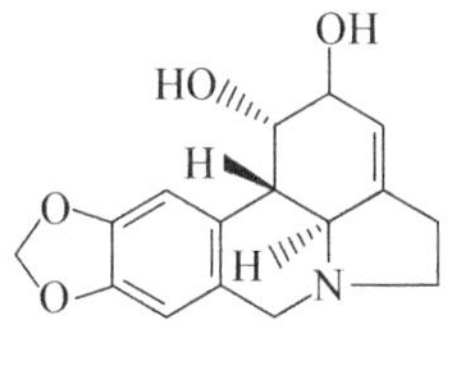

石蒜碱 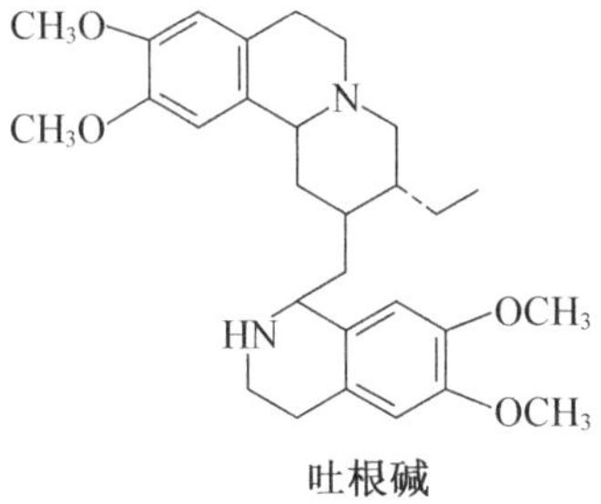　　　　　　　吐根碱 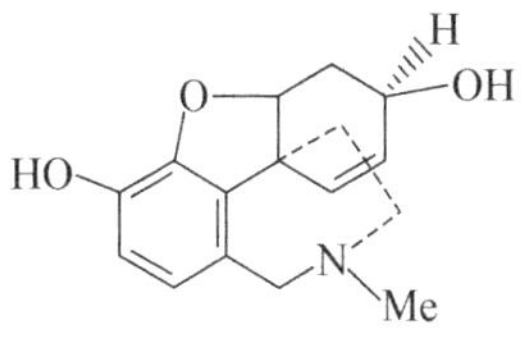　　　　　　　加兰他敏

9.3.8　吲哚类生物碱[14]

本类生物碱是最大最复杂的一类生物碱,约占已知生物碱的 1/4。关于此类生物碱的结构、化学反应、立体化学、合成、重要药用化合物的研究等等,极大地吸引着众多的有机化学家和药物化学家。根据结构,将其分成四大类:简单吲哚类、色胺吲哚类、半萜吲哚类和单萜吲哚类(表 9-6)。本类生物碱生源上都来自色氨酸,此类生物碱的生物合成研究已相当充分。

表 9-6　吲哚类生物碱举例

	名　称	存　在	药理活性
简单 吲哚类	九里考林碱（mukonine）	Murrayakoengii	
	大青素 B（isatan B）	菘蓝	抑制病毒生长
	靛青苷（indican）	蓼蓝	
色胺 吲哚类	相思豆碱（abrine）	相思子、鸡骨草	抗菌
	毒扁豆碱（physostigmine）	毒扁豆	抗胆碱酯酶
	哈尔明碱（harmine）	蒺藜	抗锥虫
	蜡梅碱（chimonanthine）	蜡梅	降压
	吴茱萸碱（evodiamine）	吴茱萸	抗肿瘤
半萜 吲哚类	麦角胺碱（ergometrine）	麦角	兴奋子宫
	麦角新碱（ergotamine）	麦角	兴奋子宫
单萜 吲哚类	柯南因（corynantheine）	钩藤	
	利血平（reserpine）	萝芙木	降压
	士的宁（strychnine）	番木鳖、吕宋豆	中枢兴奋
	长春胺（vincamine）	小长春花	扩张血管，兴奋平滑肌
	依波加明（ibogamine）	Tabernanthe 属植物	镇静利尿、抗肿瘤
	长春碱（vinblastine，VLB）	长春花	抗癌
	长春新碱（vincristine，VCR）	长春花	抗癌

1. 简单吲哚类生物碱

这类生物碱结构中只含有一个氮原子，即只有吲哚母核。

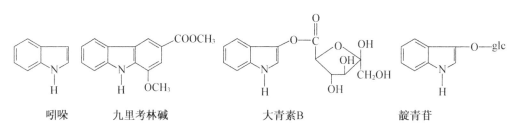

吲哚　　　九里考林碱　　　　　大青素B　　　　　　靛青苷

2. 色胺吲哚类生物碱

这类生物碱含两个氮原子，结构比较简单。

色胺　　　　　相思豆碱　　　　　　毒扁豆碱

哈尔明碱　　　　　蜡梅碱　　　　　吴茱萸碱

3. 半萜吲哚类生物碱

本类又称麦角碱类生物碱，分子中含一个四环的麦角碱核体系，如麦角新碱（ergometrine）、麦角胺（ergotamine）等，麦角碱核生源上由 MVA 酸（半萜部分）与色氨酸及其衍生物一级环合而成。本类集中地分布于麦角菌类。

4. 单萜吲哚类生物碱

本类生物碱是最重要的吲哚类生物碱，已知超过 1100 个。分子中具有吲哚核和 C_9 或 C_{10} 的裂环番木鳖萜或其衍生物两个结构单元。根据生源并结合化学结构分成两类：单萜吲哚类、双分子吲哚类生物碱。

（1）单萜吲哚类：此类生物碱分子中单萜部分来源于裂环番木鳖萜类（a）及其重排衍生物（b）和（c），再与色胺缩合分别形成柯南因-士的宁碱类（corynantheine-strychnines）（A）、白坚木碱类（aspidospermines）（B）和依波加明碱类（ibogamines）（C）。值得注意的是，通常按生源关系对单萜吲哚类生物碱进行骨架结构的编号[15]。

1）柯南因-士的宁碱类[16]：如柯南因（corynantheine）、利血平（reserpine）、士的宁（strychnine）等。

2）白坚木碱类：如长春胺（vincamine）等。

3）依波加明碱类：如依波加明（ibogamines）等。

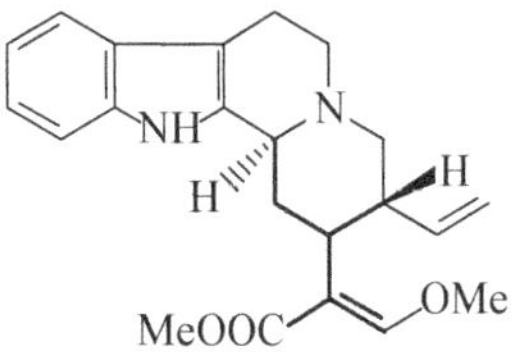

柯南因 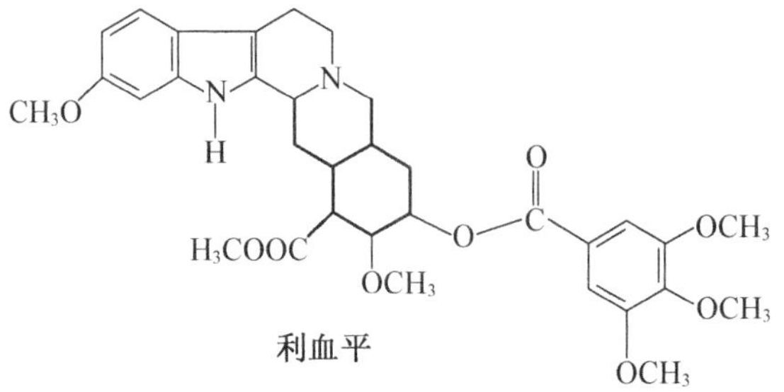　　　　　　　　　　　　　　　　利血平

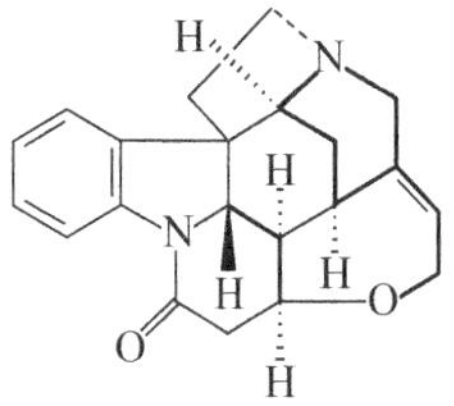

士的宁 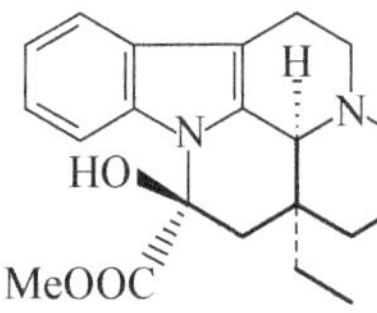　　　　　　　　长春胺类 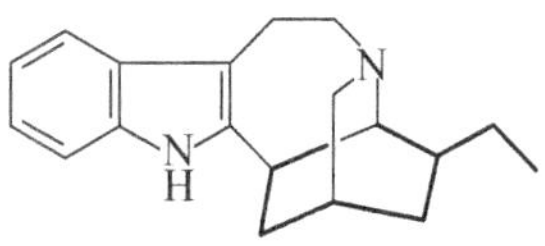　　　　　　依波加明

（2）双分子吲哚类生物碱：由不同单萜吲哚类生物碱经分子间缩合而成，如长春碱（vinblastine，VLB）、长春新碱（vincristine，VCR）等。

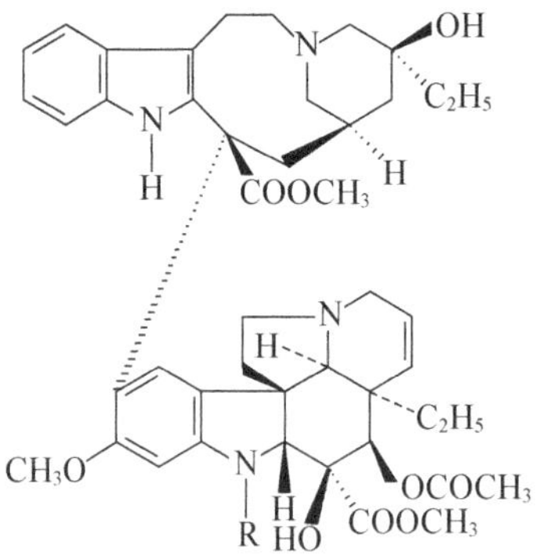

长春碱　　　R=CH₃
长春新碱　　R=CHO

9.3.9　肽类生物碱[17]

肽类生物碱，即含有肽键的生物碱。肽类生物碱主要分布于鼠李科、梧桐科、茜草科、荨麻科、卫矛科、菊科、玄参科及禾本科等植物中，近年来还于海绵中发现肽类生物碱。肽类生物碱分为环肽生物碱与线肽生物碱两大类型。

1. 环肽生物碱

环肽生物碱是由氨基酸缩合而成的环状化合物，如从淡水生的低等植物铜绿微囊藻（*microcystis aeruginosa*）中分得的微囊藻汀 A（microcystine A）。

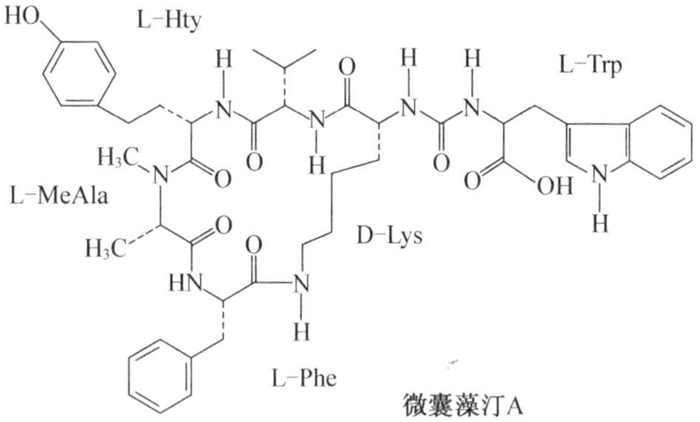

微囊藻汀A

2. 线肽生物碱

线肽类生物碱,即肽链呈线形(或开环)的生物碱,如从海绵(*Cliona celata*)中分得的含溴线肽生物碱 hexaacetylcelenamide A。

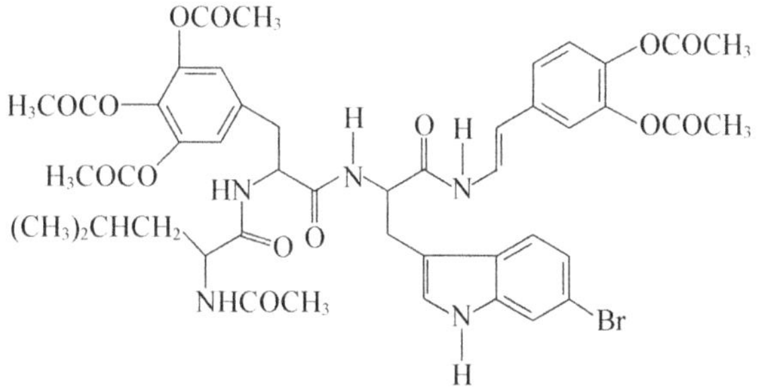

hexaacetylcelenamide A

9.3.10　萜类生物碱

萜类生物碱生源上来自于甲戊二羟酸,而不是氨基酸,这类生物碱可分为单萜生物碱、倍半萜生物碱、二萜生物碱、三萜生物碱四类(表 9-7)。

表 9-7　萜类生物碱举例

类　别	名　称	存　在	药理活性
单萜生物碱	猕猴桃(actinidine)	猕猴桃	降压、促进唾液分泌
	肉苁蓉碱(boschniskine)	肉苁蓉	强壮
	龙胆碱(gentianine)	龙胆、秦艽	抗炎、镇痛、镇静
	秦艽丙素(gentianol)	秦艽	
倍半萜	石斛碱(dendrobine)	石斛	止痛、退热
	黄萍蓬草碱(nuphleine)	萍蓬草	抗菌
二萜物碱	乌头碱(aconitine)	乌头	局麻、镇痛
	3-乙酰基乌头碱(3-acetylaconitine)	伏毛铁棒锤	局麻、非成瘾性镇痛
	关附甲素(guan-fu base A)	黄花乌头(关白附)	抗心律不齐
三萜物碱	交让木碱(daphniphylline)	交让木属植物	

1. 单萜生物碱

本类主要包括由环烯醚萜衍生的生物碱。主要分布于龙胆科植物,且常与单萜吲哚类生物碱共存。

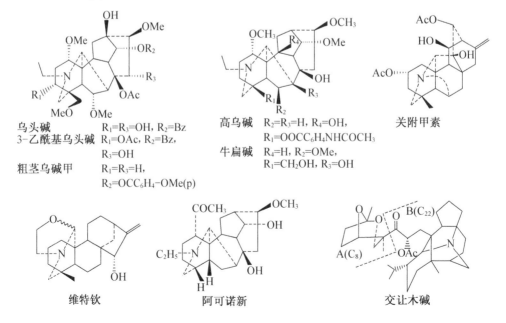

狝猴桃碱   肉苁蓉碱   龙胆碱   秦艽丙素

2. 倍半萜生物碱

本类生物碱主要分布于石斛科石斛属和睡莲科萍蓬草属植物中。

石斛碱   萍蓬定   黄萍蓬草碱

3. 二萜生物碱

二萜生物碱是四环二萜(反考烷,ent-kaunanes)或五环二萜(乌头烷,aconanes)分子中具有 β-氨基乙醇、甲胺或乙胺的杂环化合物。主要分为两类[18]:去甲二萜碱类(C_{19})和二萜碱类(C_{20})。主要分布于毛茛科乌头属(*Aconitum*)和翠雀属(*Delphinium*)植物中。如乌头碱(aconitine)、3-乙酰基乌头碱(3-acetylaconitine)、粗茎乌碱甲(crassicauline A)、高乌碱甲(lappaconitine A)、牛扁碱(lycoctonine)、阿可诺新(aconosine)、维特钦(veatchine)、关附甲素(guan-fu base A)等。

乌头碱 $R_1=R_3=OH, R_2=Bz$
3-乙酰基乌头碱 $R_1=OAc, R_2=Bz,$
                 $R_3=OH$
粗茎乌碱甲 $R_1=R_3=H,$
                 $R_2=OCC_6H_4-OMe(p)$

高乌碱 $R_2=R_3=H, R_4=OH,$
         $R_1=OOCC_6H_4NHCOCH_3$
牛扁碱 $R_4=H, R_2=OMe,$
         $R_1=CH_2OH, R_3=OH$

关附甲素

维特钦   阿可诺新   交让木碱

4. 三萜生物碱[19]

本类生物碱主要来自交让木科(Daphniphyllaceae)交让木属(*Daphniphyllum*)植物,如交让木碱(daphniphylline)等。

9.3.11 甾体生物碱类

本类生物碱与萜类生物碱同属于"非氨基酸来源生物碱",是天然甾体的含氮衍生物,根据甾体的骨架分为孕甾烷类生物碱(C_{21})、环孕甾烷类生物碱(C_{24})、胆甾烷类生物碱(C_{27})三类(表9-8)。

表9-8 甾体类生物碱举例

类 别	名 称	存 在	药理活性
孕甾烷类	康斯生(conssine)	夹竹桃科植物	降压
环孕甾烷类	环氧黄杨木己碱(cycloxobuxidine-F)	黄杨木科植物	
胆甾烷类	维藜芦胺(veralkamine)	藜芦属植物	
	辣茄碱(solanocapsine)	辣茄	减慢心率、抗菌
	藜芦胺(veratramine)	白藜芦	
	湖贝甲素(hupehenine)	湖北贝母	镇咳、祛痰、平喘

1. 孕甾烷(C_{21})生物碱

本类主要分布于夹竹桃科,少数则在黄杨木科植物中,如康斯生(conssine)。

2. 环孕甾烷(C_{24})生物碱

本类仅分布于黄杨木科植物中,如环氧黄杨木己碱(cycloxobuxidine-F)。

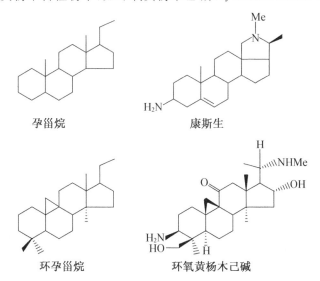

孕甾烷   康斯生

环孕甾烷   环氧黄杨木己碱

3. 胆甾烷(C_{27})生物碱

(1)胆甾烷类生物碱:胆甾烷类生物碱是以天然胆甾醇为母体的氨基化衍生物。属于该类型的生物碱有近百种,其中绝大多数以苷的形式存在,主要分布于茄科植物和百合科植物中,如维藜芦胺(veralkamine)、辣茄碱(solanocapsine)等。

(2) 异胆甾烷类生物碱:该类生物碱与胆甾烷类生物碱的根本区别在于五元环(C 环)与六元环异位。属于该类型生物碱有百余种,主要分布于百合科藜芦属和贝母属植物中,如藜芦胺(veratramine)、湖贝甲素(hupehenine)等。

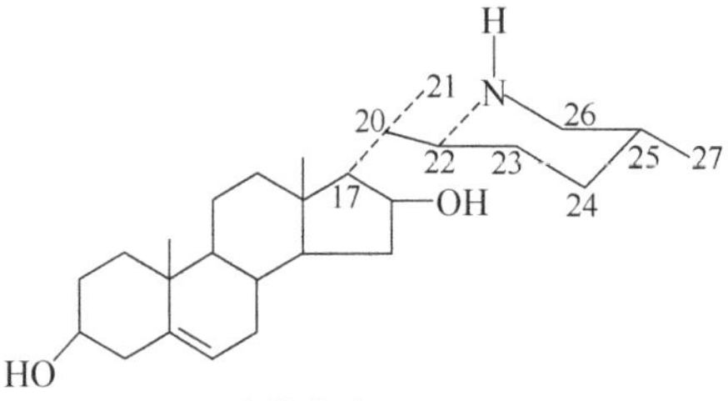

维藜芦胺 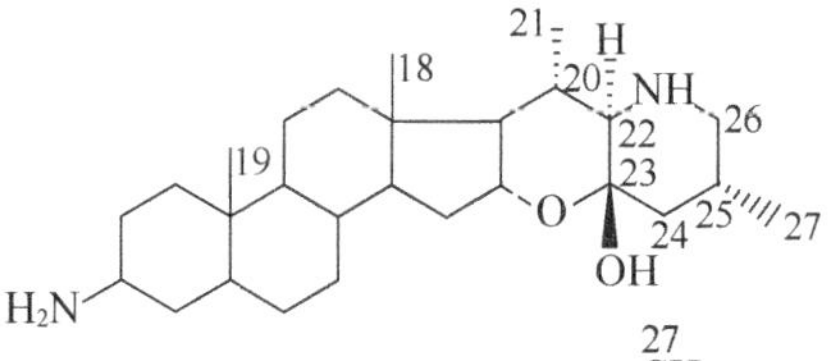　　　　　　　辣茄碱

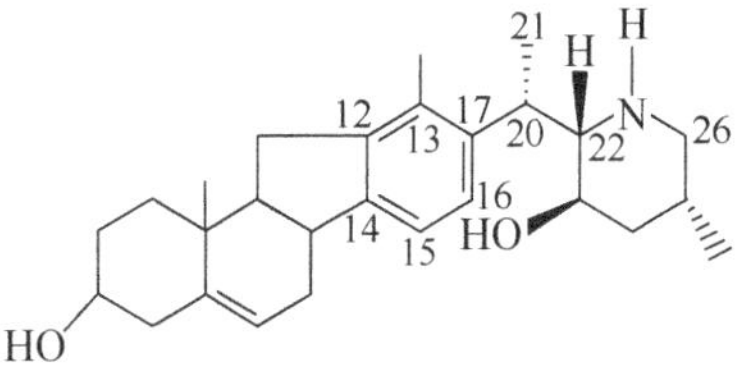

藜芦胺 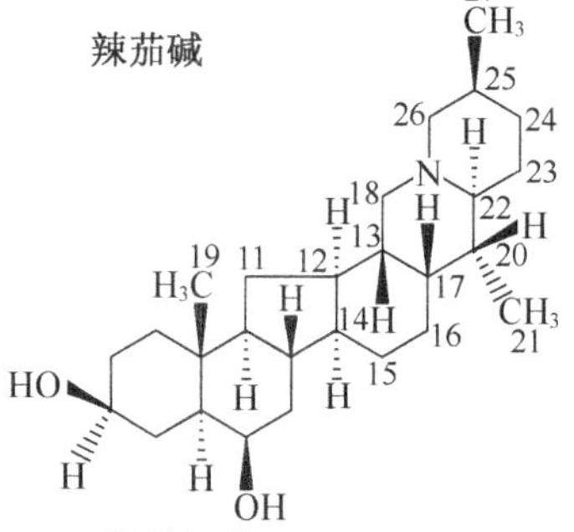　　　　　　　湖贝甲素

9.4　生物碱在植物体中的存在形式

生物碱在植物体中除少数碱性极弱的以游离碱形式存在外,多数以盐的形式存在。与生物碱成盐的酸主要是有机酸,常见的如柠檬酸、酒石酸、草酸、琥珀酸等,较少见如乌头酸、奎宁酸、罂粟酸、藜芦酸等。有少数生物碱与无机酸结合成盐存在,如小檗碱以盐酸盐存在于黄连及多种小檗科植物中;鸦片中的吗啡以硫酸盐形式存在等。

游离状态的生物碱以酰胺、N-氧化物(如浙贝乙素 N-氧化物,多种烟碱 N-氧化物)、氮杂缩醛(酮)(N—C—O,如阿替生(atisine))、亚胺(C=N)、烯胺(C=C—N,如新士的宁(neostrychnine))、硫氮杂环(N—C—S)、苷(如湖贝甲素苷,hupeheninoside)、季铵碱、酯等形式存在。生物碱和糖缩合生成生物碱苷,在甾类、吲哚类、异喹啉类和吡咯里西丁类等生物碱中皆有发现。一些生物碱的母核中羟基常和有机酸结合成酯,如乌头碱中含有苯甲酰基和乙酰基,莨菪烷类生物碱及吡咯里西丁类生物碱绝大多数以酯的形式存在等。一些生物碱母核上存在羧基,多数以甲酯的形式存在,如莨菪烷类生物碱中可卡因(cocaine),在吲哚类生物碱中此种情况更为常见。有的生物碱常和它的 N-氧化物共存,如苦参中含有苦参碱(matrine)和氧化苦参碱(oxymatrine)。烟草属植物中发现的烟碱 N-氧化物种类更多,结构中的吡啶 N和吡咯啶 N 皆可生成 N-氧化物。

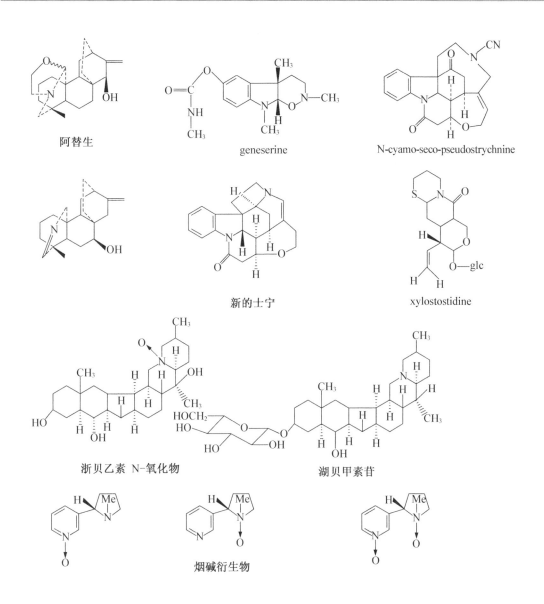

阿替生　　　　　　geneserine　　　　　　N-cyamo-seco-pseudostrychnine

新的士宁　　　　　xylostostidine

浙贝乙素 N-氧化物　　　　　湖贝甲素苷

烟碱衍生物

9.5　生物碱的理化性质

9.5.1　性状

生物碱类化合物由 C、H、N 元素组成,绝大多数含 O,少数含有 Cl、S 等,如美登木碱(maytansine)含 Cl,黄萍蓬草碱(nuphleine)含 S 等。

生物碱一般为固态,少数为液态。固态一般为结晶形,有些为无定形粉末。液态生物碱一般不含氧元素,或氧原子以酯键存在,如烟碱、毒藜碱(anabasine)、槟榔碱(arecoline)等。液体生物碱常压下可随水蒸气蒸馏。

生物碱一般都具确切的熔点或沸点,有的具双熔点,如浙贝乙素(verticinone)、防己诺林碱(fangchinoline)等。少数生物碱具升华性,如咖啡因(caffeine)等。

生物碱多数具苦味,有些味极苦,如盐酸小檗碱。少数具有其他味道,如甜菜碱(betaine)具甜味等。

生物碱一般是无色的,如喹啉(quinoline)。但如结构中具有较长的共轭体系,使其紫外-可见吸收出现在可见光区域(400～800nm),则在可见光下呈现各种颜色,如蛇根碱(serpentine)呈黄色,小檗红碱(berberubine)呈红色。小檗碱为黄色,但若被还原成四氢小檗碱,因共轭系统减小而变为无色。一叶萩碱(securinine)的共轭系统并不大,但氮上的孤电子对与共轭系统形成跨环共轭而显淡黄色,但当它与酸生成盐后不再形成跨坏共轭系统而变成无色。

蛇根碱(黄色)　　　　小檗红碱(红色)　　　　一叶萩碱(黄色)

小檗碱(黄色)　　　　　　　　　四氢小檗碱(无色)

9.5.2　旋光性

生物碱如为手性分子,则具旋光性。其旋光性与手性原子的构型有关,具加和性。影响旋光度的因素很多,除手性原子的构型外,测定时所用的溶剂、pH、浓度、温度等都有一定的影响。如麻黄碱在氯仿中呈左旋光性,而在水中呈右旋光性;北美黄连碱(hydrastine)在丙醇或95％以上乙醇中呈左旋光性,而在稀乙醇中呈右旋光性,并且随醇浓度降低而右旋性增加。烟碱、北美黄连碱(hydrastine)在中性条件下呈左旋光性,而在酸性条件下呈右旋光性。测定时样品的浓度和温度对旋光值的大小亦有一定的影响。有时游离生物碱与其盐类的旋光性不相同,如长春碱为右旋性,其硫酸盐为左旋性。生物碱的生理活性与其旋光性有关。通常左旋体的生理活性比右旋体强,如左旋去甲乌药碱(higenamine)具有强心作用,其右旋体则无强心作用,又如左旋莨菪碱(hyoscyamine)的扩瞳作用比右旋体强 100倍等。也有少数生物碱右旋体的生理活性强于左旋体,如右旋可卡因的局部麻醉作用比左旋体强。

9.5.3　溶解度

生物碱及其盐类在不同溶剂中的溶解度与结构中氮原子的存在状态、结构中功能团的种类和数目等因素有关。

游离生物碱根据溶解性能可分为脂溶性生物碱和水溶性生物碱两大类。脂溶性生物碱数目较多,绝大多数叔胺碱和仲胺碱都属于这一类。它们易溶于苯、乙醚、卤代烷烃等极性较低的有机溶剂,尤其在氯仿中的溶解度大,在丙酮、乙醇、甲醇等亲水性有机溶剂中亦有较大的溶解度,而在水中或碱水中溶解度较小或几乎不溶。水溶性生物碱主要是指季铵型生物碱,数目较少。它们易溶于水、酸水或碱水,在甲醇、乙醇和正丁醇等极性大的有机溶剂中亦可溶解,但在低极性有机溶剂中几乎不溶。有少数生物碱既可溶于弱极性和强极性有机溶剂,又可溶于水,这类生物碱一般包括分子量较小的叔胺碱和液体生物碱,如麻黄碱、苦参碱、秋水仙碱、烟碱、毒黎碱等。

生物碱的 N-氧化物结构中具有半极性的 $N{\rightarrow}O$ 配位键,其极性要大于相应的叔胺碱,因此在水中的溶解度较大,而在低极性有机溶剂中的溶解度较低,如氧化苦参碱的水溶性大于苦参碱,而在乙醚中苦参碱能溶而氧化苦参碱不溶。

有些生物碱的结构既有碱性氮原子,又具有羧基、酚羟基等酸性基团,这类生物碱称为两性生物碱。含酚羟基的两性生物碱溶解性同亲脂性生物碱,但尚可溶于碱溶液。不过有些酚性碱由于酚羟基形成分子内氢键或受到空间位阻而难溶于碱溶液,这种酚羟基称为隐性酚羟基,如防己诺林碱中的酚羟基就具有此种性质。具羧基的两性生物碱如槟榔次碱(arecaidine)、那碎因等,常形成分子内盐,其溶解性同水溶性生物碱。具有内酯结构或内酰胺结构的生物碱,难溶于冷的碱溶液,而溶于热的碱溶液(内酯或内酰胺结构开环)。

游离生物碱的溶解性一般符合上述规律,但亦有例外,如亲脂性生物碱吗啡难溶于氯仿、乙醚,石蒜碱难溶于氯仿、乙醇,加兰他敏(galanthamine)难溶于乙醚等。

具碱性的生物碱能和酸结合成盐。生物碱盐一般易溶于水,难溶或不溶于亲脂性有机溶剂,但可溶于甲醇或乙醇。生物碱盐的水溶液加碱至碱性,则生物碱又以游离碱的形式存在,如为亲脂性生物碱盐则加碱后生成的游离碱又可自水溶液中沉淀析出。碱性极弱的生物碱和酸不易生成盐,仍以游离碱的形式存在,或生成的盐不稳定,其酸水液不需碱化,即可用氯仿等有机溶剂提出游离碱。生物碱盐类在水中的溶解度大小与成盐所用酸的种类有关,一般情况下,无机酸盐的水溶性大于有机酸盐;无机酸盐又以含氧酸盐的水溶性大于卤代酸盐;卤代酸盐中以盐酸盐的溶解度大于氢溴酸盐,又大于氢碘酸盐。有机酸盐中以小分子有机酸盐或多羟基酸盐水溶性大于大分子有机酸盐。

有些生物碱盐类的溶解性不符合上述一般规律。有的生物碱盐可溶于亲脂性有机溶剂,如奎宁(quinine)、奎尼定(quinidine)、辛可宁(cinchonine)、吐根酚碱(cephaeline)、罂粟碱、半边莲碱(lobeline)等的盐酸盐溶于氯仿。有的生物碱盐在水中的溶解度较小或难溶,如紫堇碱(corydaline)盐酸盐、普罗托品硝酸盐和盐酸盐、麻黄碱草酸盐及小檗碱等一些季铵碱的卤代酸盐等等。

9.5.4 生物碱的检识

判断植物中是否含有生物碱,以及在生物碱提取分离过程作为追踪手段,一般采用生物碱沉淀反应或显色反应。

1. 沉淀反应

大多数生物碱能和某些试剂生成难溶于水的复盐或分子络合物等,这些试剂称为生物碱沉淀试剂。沉淀反应也可用于分离纯化生物碱,某些沉淀试剂产生的沉淀具有完好的结晶和一定的熔点，可用于生物碱的鉴定。生物碱沉淀试剂种类较多，根据其组成，有碘化物复盐、重金属盐和大分子酸类等。常用的生物碱沉淀试剂名称、组成和生物碱反应产物见表 9-9，其中以改良碘化铋钾试剂应用最多，主要用于薄层色谱中。

　　生物碱沉淀反应一般是在弱酸性水溶液中进行，苦味酸试剂和三硝基间苯二酚试剂亦可在中性条件下进行。植物的酸水浸出液常含有蛋白质、多肽、鞣质等，也能与生物碱沉淀试剂产生沉淀。所以，在生物碱的检识中应注意此类假阳性结果的排除，可在反应前先将酸水液碱化后用氯仿萃取游离生物碱，与蛋白质等水溶性杂质分离，然后用酸水自氯仿中萃取生物碱，再进行沉淀反应。个别生物碱与某些生物碱沉淀试剂不能产生沉淀，如麻黄碱、咖啡碱等与碘化铋钾试剂不产生反应，因此，进行沉淀反应，需用 3 种以上试剂进行。

表 9-9　常用生物碱沉淀试剂

名　称	组　成	与生物碱反应产物	备　注
碘化铋钾试剂	$KBiI_4$	多生成黄至橘红色无定形沉淀$B \cdot HBiI_4$	改良碘化铋钾试剂用于色谱的显色剂
碘-碘化钾试剂	$KI - I_2$	多生成棕色或褐色沉淀（$B \cdot I_2 \cdot HI$）	
碘化汞钾试剂	K_2HgI_4	类白色沉淀，$B \cdot H \cdot HgI_3$ 或（$B \cdot H)_2 HgI_4$	
硅钨酸(10%)试剂	$SiO_2 \cdot 12WO_3 \cdot nH_2O$	淡黄色或灰白色无定形沉淀，$4B \cdot SiO_2 \cdot 12WO_3 \cdot 2H_2O$ 或 $3B \cdot SiO_2 \cdot 12WO_3 \cdot 2H_2O$	用于分离或含量测定
磷钼酸(10%)试剂	$H_3PO_4 \cdot 12MoO_3 \cdot H_2O$	白色或黄褐色无定形沉淀，$H_3PO_4 \cdot 12MoO_3 \cdot 3B \cdot 2H_2O$，加氨水转变为蓝色	用于分离
磷钨酸(10%)试剂	$H_3PO_4 \cdot 12WO_3 \cdot 2H_2O$	白色或黄褐色无定形沉淀，$H_3PO_4 \cdot 12WO_3 \cdot 3B \cdot 2H_2O$	用于分离
饱和苦味酸试剂（水溶液）			用于鉴定及含量测定
三硝基间苯二酚试剂（饱和水溶液）			用于鉴定及含量测定

续　表

名　称	组　成	与生物碱反应产物	备　注
苦酮酸（N/10 乙醇或饱和水溶液）试剂			用于鉴定及含量测定
硫氰酸铬铵（雷氏铵盐）饱和水溶液	$NH_4[Cr(NH_3)_2(SCN)_4]$	红色沉或结晶 $B \cdot H[Cr(NH_3)_2(SCN)_4]$	用于分离或含量测定
四苯硼钠（0.1mol/L）试剂	$NaB(C_6H_5)_4$	$B \cdot HB(C_6H_5)_4$	含量测定

注：B 为生物碱。

2. 显色反应

某些生物碱能与一些由浓无机酸为主的试剂反应，生成不同的颜色，这些试剂称为生物碱显色试剂。常可用于检识和区别个别生物碱，如 Macquis 试剂（含少量甲醛的浓硫酸）对吗啡显紫红色，对可待因显蓝色；Mandelin 试剂（1％钒酸铵浓硫酸液）对莨菪碱显红色，对吗啡显棕色，对士的宁显蓝紫色，对奎宁显淡橙色；Fröhde 试剂（1％钼酸钠浓硫酸液）对吗啡显紫～棕绿色，对利血平显黄～蓝色，对小檗碱显棕绿色等等。生物碱显色剂对一些生物碱也可能不显色，如 Macquis 试剂对可卡因、咖啡碱不显色，Fröhde 试剂对莨菪碱、士的宁不显色等。

9.5.5　碱性

生物碱结构中都有氮原子，通常具有碱性，其碱性的强弱与多种因素有关，碱性是生物碱的重要性质之一，它与生物碱的提取分离等有着密切的关系。

1. 共轭酸碱的概念及碱性强度表示

Brönsted 酸碱理论认为，碱是指任何能接受质子的分子或离子。生物碱分子中的氮原子通常具有孤电子对，能接受质子，所以是碱，显碱性。可用电离常数 K_b 值或 $pK_b(-\lg K_b)$ 值表示其碱度强弱。但生物碱碱度现常用碱的共轭酸的电离指数 $pK_a(-\lg K_a)$ 值表示。碱性越强，其共轭酸 pK_a 越大，即 pK_a 越大，碱性越强。

$$H_2O+B=[BH^+]+[OH^-] \quad K_b=\frac{[BH^+][OH^-]}{[H_2O][B]}$$

$$[BH^+]=[B]+[H^+] \quad K_a=\frac{[B][H^+]}{[BH^+]}$$

$$K_a \cdot K_b=\frac{[H^+][OH^-]}{H_2O}=10^{-14}$$

$$pK_a+pK_b=-\lg K_a+(-\lg K_b)=14$$

碱性强度与 pK_a 值之间关系：$pK_a<2$ 极弱碱；$pK_a=2\sim7$ 弱碱；$pK_a=7\sim12$ 中强碱；$pK_a>12$ 强碱。化合物结构中的碱性基团与 pK_a 值大小顺序一般是：胍基＞季胺碱＞脂肪胺基＞缺电子芳杂环(吡啶)＞酰胺基＞富电子芳杂环(吡咯)。

2. 生物碱碱性强弱和分子结构的关系

生物碱的碱性强弱和氮原子上孤对电子的杂化方式、氮原子的电子云密度分布及分子的空间效应等因素有关。

(1)氮原子上孤对电子的杂化方式和碱性的关系：氮原子的价电子在形成有机胺分子时的杂化轨道与碳原子一样，有三种形式，即 sp、sp^2 和 sp^3，但它们是不等性杂化，在这三种杂化方式中，s 电子成分逐渐减少，p 电子成分逐渐增加。在杂化轨道中，p 电子比例大，则活动性大，易接受质子，因此碱性强，即 sp^3 杂化的氮碱性大于 sp^2 杂化氮，sp^2 杂化氮又大于 sp 杂化氮。如氰基(—CN)中氮元素为 sp 杂化氮，呈中性；吡啶、异喹啉中氮元素为 sp^2 杂化氮，而其氢化产物六氢吡啶、四氢异喹啉中氮元素为 sp^3 杂化氮，故后者的碱性比前者强。又如罂粟碱的碱性小于可待因，是由于结构中的氮原子分别为 sp^2 杂化和 sp^3 杂化。烟碱分子中的两个氮原子碱性不同亦由于这两个氮的杂化不同所致。季铵碱结构中的氮原子以离子状态存在，同时含有以负离子形式存在的羟基，因此显强碱性，如小檗碱。

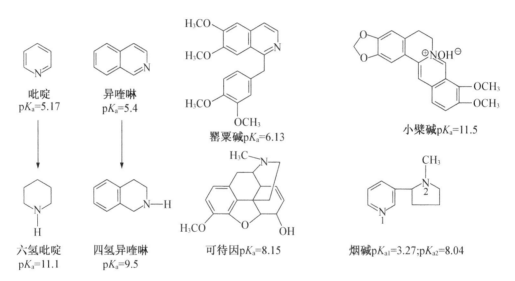

吡啶 $pK_a=5.17$　　异喹啉 $pK_a=5.4$　　罂粟碱 $pK_a=6.13$　　小檗碱 $pK_a=11.5$

六氢吡啶 $pK_a=11.1$　　四氢异喹啉 $pK_a=9.5$　　可待因 $pK_a=8.15$　　烟碱 $pK_{a1}=3.27; pK_{a2}=8.04$

(2)电子效应和碱性的关系：一般来说，氮原子的电子云密度越大，则接受质子的能力越强，碱性也越强。凡能影响氮原子上孤对电子电子云密度分布的因素，都能影响生物碱的碱性，如诱导效应、诱导-场效应、共轭效应等。

1)诱导效应：供电子基团(如烷基等)使氮原子的电子云密度增强，碱性增强；吸电子基团(如苯环、酰基、酯酰苯、醚氧、羟基、双键等)使氮原子的电子云密度减少，碱性降低。如二甲胺($pK_a10.70$)＞甲胺($pK_a10.64$)＞氨($pK_a9.75$)，是由于氮上引入供电子基甲基，使碱性增大，甲基越多，碱性越强。去甲麻黄碱(phenylpropanolamine)的碱性($pK_a9.00$)既小于麻黄碱($pK_a9.58$)，又小于苯异丙胺(amphetamine)($pK_a9.80$)，其原因不同，小于麻黄碱是由于氮原子上缺少供电子的甲基，小于苯异丙胺则是因为氨基碳的邻位碳上存在吸电子的羟基。托哌可卡因的碱性($pK_a9.88$)强于可卡因($pK_a8.31$)，是由于可卡因氮原子 β 位上有一个酯酰苯，其吸电子作用使氮原子的碱性降低。石蒜碱的碱性($pK_a6.4$)小于二氢石蒜碱($pK_a8.4$)，是由于石蒜碱氮原子附近存在吸电子的双键。

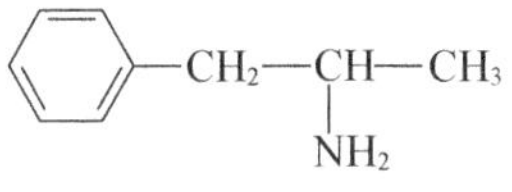

苯异丙胺
pKₐ=9.8

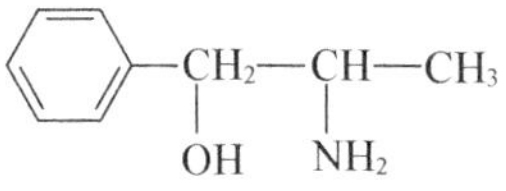

去甲麻黄碱
pKₐ=9.00

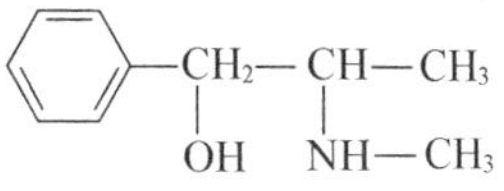

麻黄碱
pKₐ=9.58

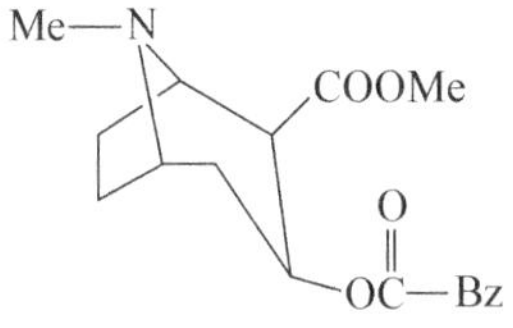

古柯碱
pKₐ=8.31

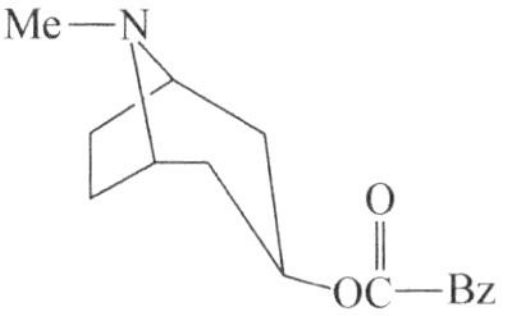

托哌古柯碱
pKₐ=9.88

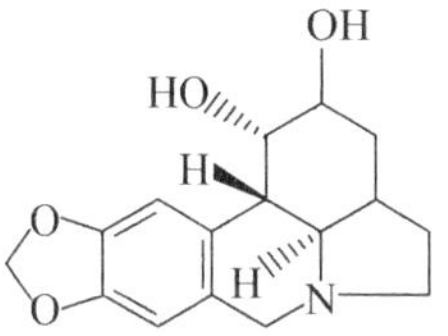

二氢石蒜碱
pKₐ=8.4

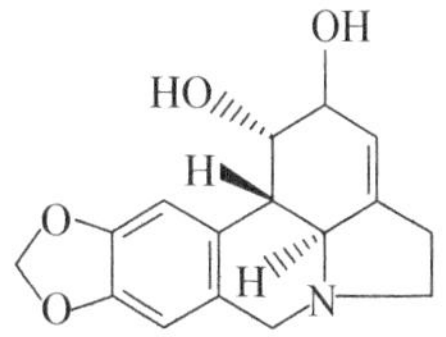

石蒜碱
pKₐ=6.4

　　具有氮杂缩醛(酮)结构的生物碱,常易于质子化形成季铵盐而显强碱性。如阿替生(atisine)的碱性强就是由于结构中具有氮杂缩醛的原因。但是,受 Bredt's 规则限制(Bredt's 规则:在稠环系统中,如有原子桥,则在桥头不可能存在 C＝C 或 C＝N 双键,除非环是中环或大环,这是因为双键上的 4 个取代基必须在同一平面上,要形成五元环或六元环是不可能的),若氮杂缩醛(酮)体系中氮原于处在稠环桥头时,不能发生上述质子化,相反,却因 OR 基(如羟基)的吸电子诱导效应使碱性降低。如阿马林(ajmaline)虽有 α-羟胺结构,但因氮原子处在稠环桥头,氮上的孤对电子不能发生转位,故碱性为中等强度。伪士的宁(pseudostrychnine)的碱性小于士的宁也是由于结构中的 α-羟基只起吸电子作用,而不能转变成季铵型。

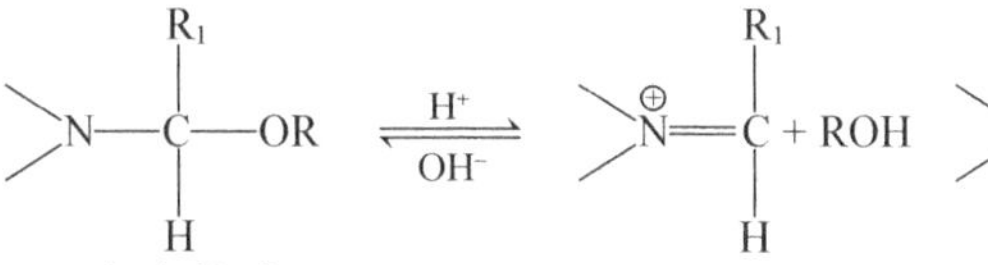

氮杂缩醛

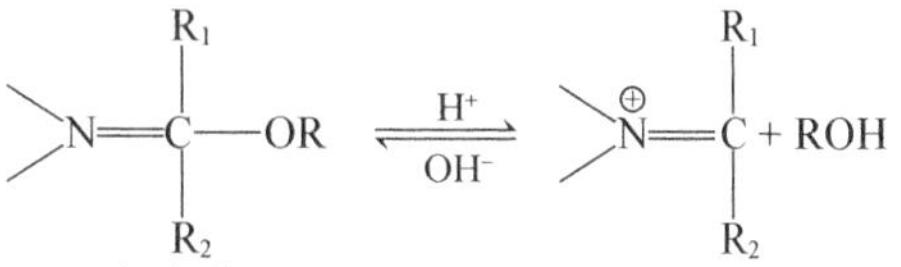

氮杂缩酮

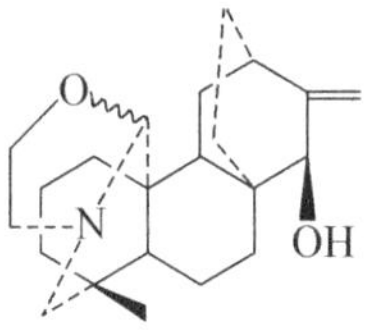

阿替生
pKₐ=12.9

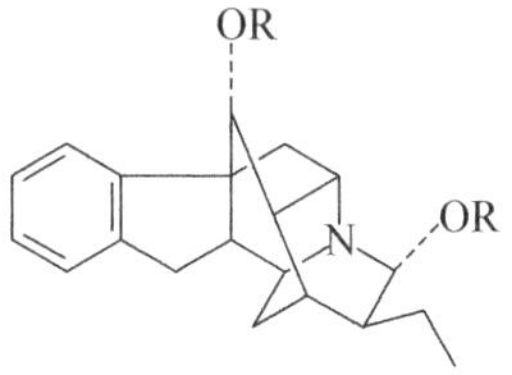

阿马林
二乙酰阿马林　R=H　pKₐ=8.15
　　　　　　　R=Ac　pKₐ=4.9

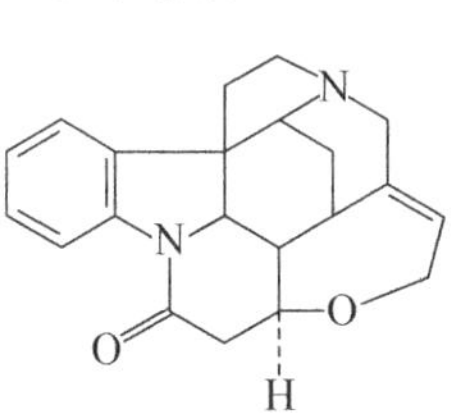

士的宁
pKₐ=3.8

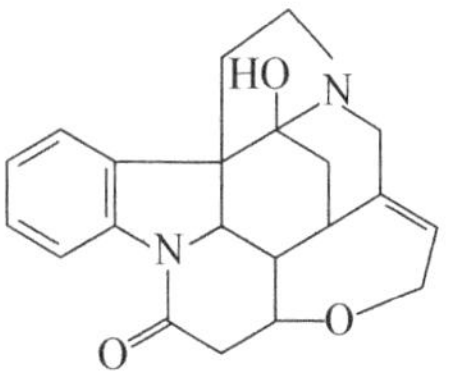

伪士的宁
pKₐ=8.2

　　2)诱导-场效应:当生物碱结构中不止一个氮原子时,各个氮原子的碱性是不相同的,即使是杂化相同,甚至周围的化学环境完全相同的氮也是如此。这是因为,当分子中一个氮原子质子化,就形成了一个强的吸电基团,它对另一个氮原子产生两种降低碱性的效应,即诱导效应和静电场效应。诱导效应是通过碳链传递,它的吸电子作用使另一个氮上孤对电子的电子云密度降低,其影响随碳链增长逐渐降低。静电场效应通过空间直接传递,又称直接效应,当吸电子基团在空间位置上与第二个氮原子相近时,它的强正电性使质子难以靠近另一个氮上孤电子对(同性电荷相互排斥),故首先成盐的氮原子呈较强碱性,后成盐的氮原子碱性大大降低。上述两种效应统称为诱导-场效应。例如,吐根碱(emetine)分子中两个氮原子中间间隔 5 个碳原子,空间相距较远,彼此受诱导-场效应的影响较小,两个氮原子的碱性相差较小,ΔpK_a 值($\Delta pK_a = \Delta pK_1 - \Delta pK_2$)为 0.87(结构中喹诺里西啶氮原子 $pK_a = 7.56$,四氢异喹啉氮原子 $pK_a = 8.43$)。在金雀花碱分子中,两个氮原子的碱性相差较大,ΔpK_a 值为 8.1(结构中两个喹诺里西啶氮原子的 pK_a 值分别为 11.4 和 3.3),其原因是两个氮原子只相隔 3 个碳原子,受诱导-场效应影响很大。

吐根碱
$\Delta pK_a = 0.87$

金雀花碱
$\Delta pK_a = 8.1$

3)共轭效应:在生物碱分子中,如氮原子的孤对电子与具有 π 电子的基团形成 p-π 共轭时,该体系中氮原子的碱性要比未形成 p-π 共轭的氮原子的碱性要弱。这是因为在形成共轭体系时,氮原子的孤对电子离域在整个共轭体系,其电子云密度降低,因而碱性降低。常见的 p-π 共轭体系有苯胺型、酰胺型和烯胺型。

苯胺氮原子的孤对电子与苯环 π 电子形成 p-π 共轭,而环己胺分子中氮原子未形成 p-π 共轭,故苯胺的碱性比环己胺弱得多。毒扁豆碱(physostigmine)结构中存在 3 个氮原子,其中两个杂环氮原子 N-1 和 N-2 的碱性相差很大,N-1 由于形成 p-π 共轭,碱性($pK_{a1} = 1.76$)比未形成 p-π 共轭的 N-2($pK_{a2} = 7.88$)小。

$pK_{a1} = 10.14$
环己胺

$pK_{a1} = 4.58$
苯胺

$pK_{a1} = 1.76$
$pK_{a2} = 7.88$

毒扁豆碱

酰胺结构中的氮原子孤电子对与羰基的 π 电子形成 p-π 共轭,碱性极弱,呈近中性。如胡椒碱(piperine) pK_a 为 1.42,秋水仙碱 pK_a 为 1.84 等。

酰胺 ⇌ 弱碱性

胡椒碱
$pK_a = 1.42$

秋水仙碱
$pK_a = 1.84$

生物碱分子中的烯胺结构,通常存在下列平衡:

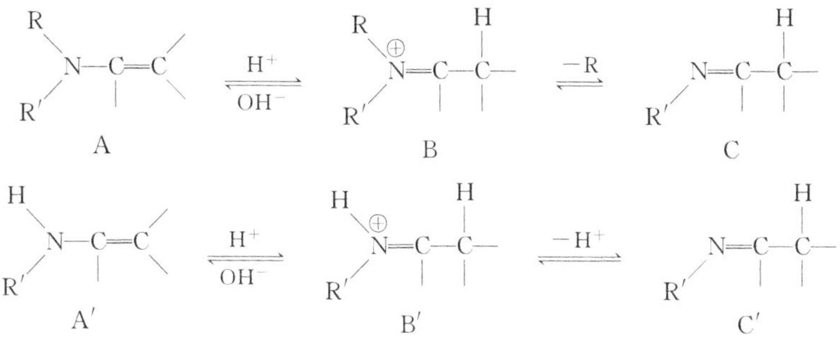

当 A 中 R 和 R′为烷基时是叔烯胺,而 A′中 R 或 R′中至少有一个为 H 时为仲烯胺,B(B′)为 A(A′)的共轭酸。仲烯胺的共轭酸 B′极不稳定,平衡向 C′方向进行,碱性较弱;而叔烯胺的共轭酸稳定,故平衡向共轭酸 B 方向移动,形成季铵,碱性强。如 N-甲基-2-甲基二氢吡咯的 pK_a 值为11.94。具有叔烯胺结构的生物碱氮原子如处在桥头位置,受 Bredt's 规则限制,不能形成季铵盐,则双键起吸电子诱导作用,碱性降低。如新士的宁的碱性小于士的宁。

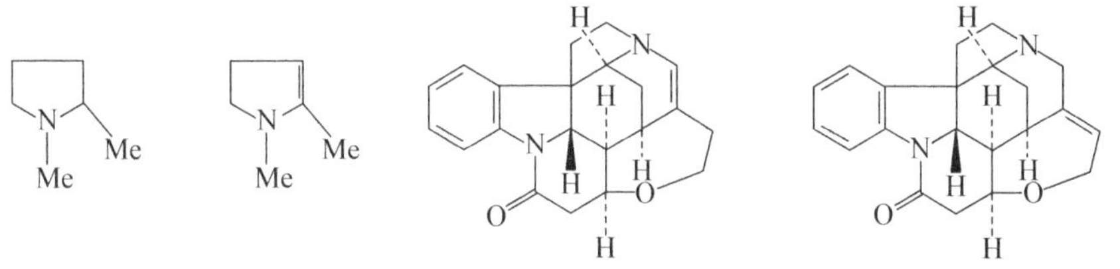

pK_a=10.26   pK_a=11.94   新士的宁 pK_a=3.8   士的宁 pK_a=8.2

吡咯也具有烯胺基,但它是多 π-N-芳杂环,氮原子孤对电子参加芳香六 π 电子组成的 p-π共轭,吸引质子的能力很弱,故碱性极弱,pK_a 值只有 0.4。吲哚的情况和吡咯类似,为中性。相反,吡啶因是缺 π-N-芳杂环,氮原子孤对电子与环共面,不参与共轭,故碱性较强,pK_a 值为 5.25,可与强酸成盐。

在共轭体系中,若氮上孤对电子与供电子基(如—C=N)共轭,则使生物碱的碱性增强。例如含胍基的生物碱大多呈强碱性,这是由于胍基接受质子后形成季铵离子,且具高度共振稳定性,因而显强碱性。

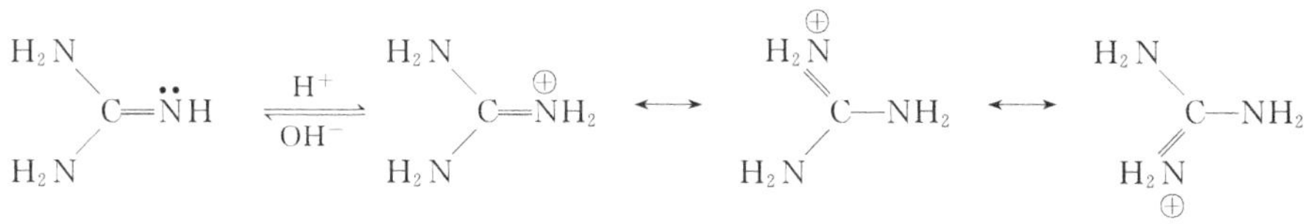

强碱性(pK_a=13.6)

咪唑碱性比吡咯要强得多,pK_a 值为 7.2,是由于结构中存在—C=N 的共轭系统,能产生稳定的共振结构。但它比胍的 pK_a 值小,是由于它是多 π-N-芳杂环的结构。

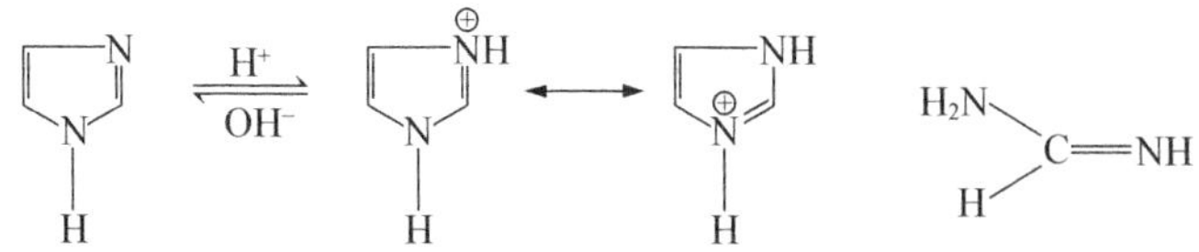

咪唑 pK_a=7.2   胍 pK_a=12.4

在共轭效应中,氮原子的孤对电子的轴必须与共轭双键系统的 p 电子轴处在同一平面,若不在同一平面,则共轭效应减弱,碱性发生变化。如邻甲基 N,N-二甲基苯胺的碱性大于 N,N-二甲基苯胺,是由于前者邻位甲基的存在,使氮上孤对电子与苯环不在同一平面。

(3) 空间效应和碱性的关系:生物碱的分子构象及氮原子附近取代基的种类等立体因素也常影响氮原子是否易于接受质子,若难于接受质子则碱性减弱。邻甲基 N,N-二甲基苯胺的氨基邻位再引入一个甲基,则碱性因存在空间位阻而减弱,若一个邻甲基换成叔丁基,则氮原子受到的空间位阻更大,碱性更弱。甲基麻黄碱(N-methylephedrine)(pK_a9.30)碱性弱于麻黄碱(pK_a9.56),原因是甲基的空间位阻。东莨菪碱(scopolamine)的碱性(pK_a7.50)比莨菪碱的碱性(pK_a9.65)弱,是由于东莨菪碱分子中氮原子附近 6、7 位氧桥的空间位阻作用。利血平分子结构中有 2 个氮原子,吲哚氮近于中性,而脂环叔氮因 C-19-C-20 竖键的立体障碍,碱性降低。含氮杂缩醛结构的生物碱因易于质子化开环成季铵盐,碱性较强。但是,同样含噁唑环的阿替生和异阿替生,前者 pK_a 为 12.9,后者的 pK_a 为 10.0,原因是阿替生分子中 14-H 与唑啉环之间的空间位阻,导致噁唑啉环不稳定,更易质子化开环,碱性增强[20]。

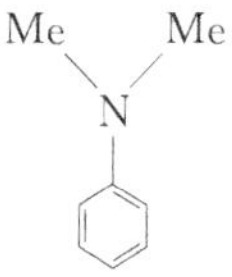

pK$_a$=4.39 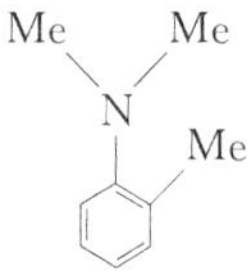　　　pK$_a$=5.15 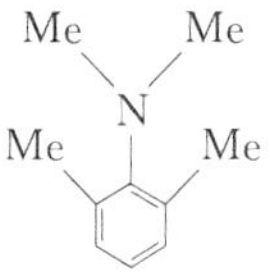　　　pK$_a$=4.81 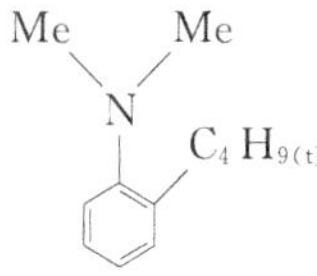　　　pK$_a$=2.93

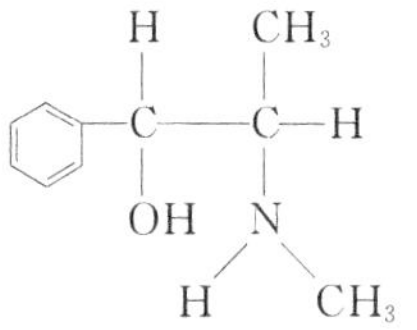

麻黄碱
pK$_a$=9.56

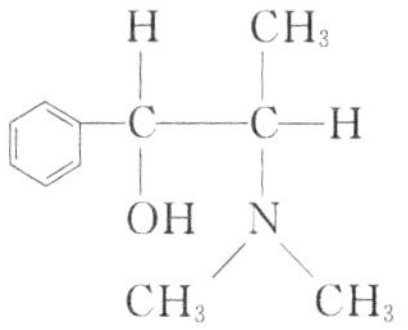

甲基麻黄碱
pK$_a$=9.30

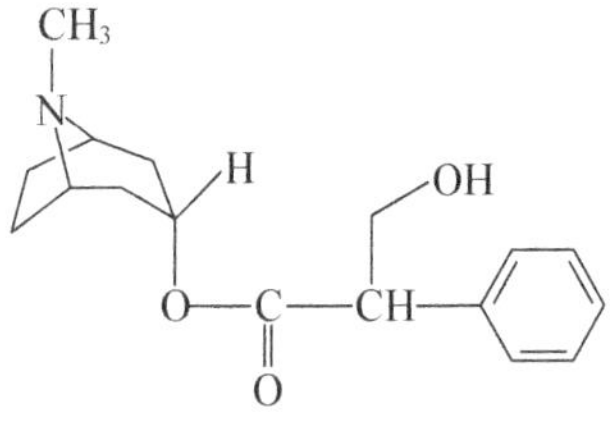

莨菪碱
pK$_a$=9.65

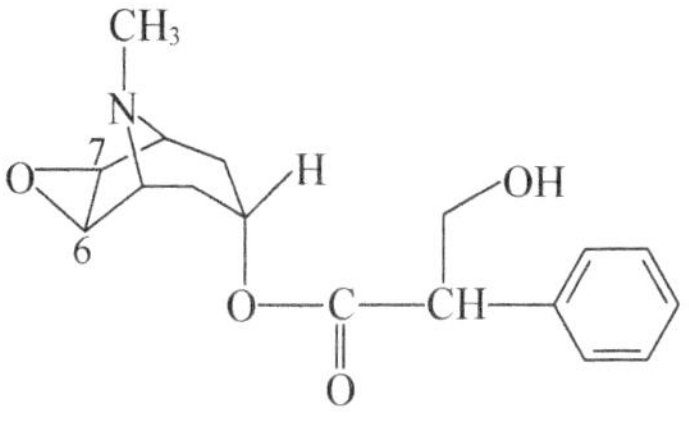

东莨菪碱
pK$_a$=7.50

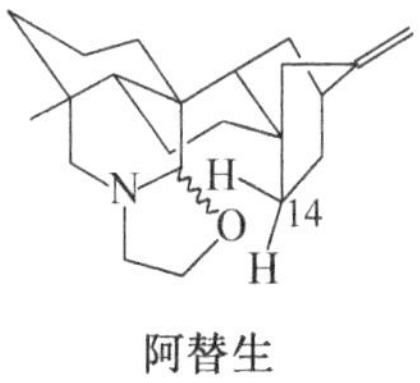

阿替生
pK$_a$=12.9

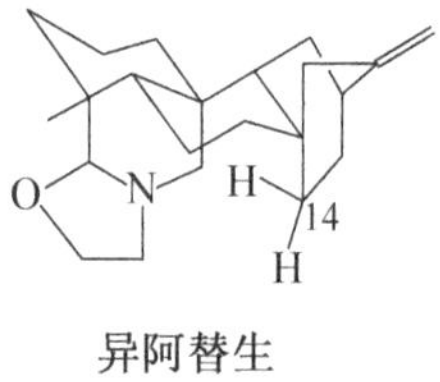

异阿替生
pK$_a$=10.0

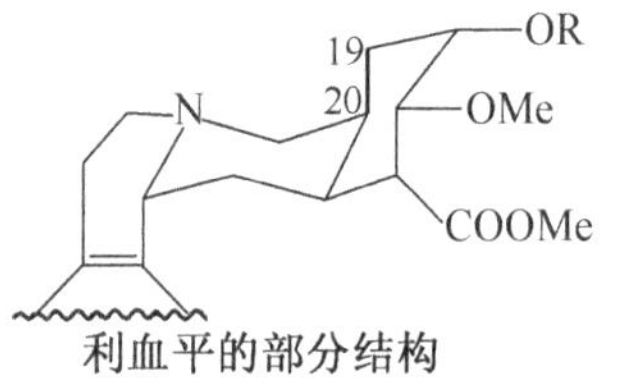

利血平的部分结构
pK$_a$=6.07

(4) 分子内氢键和碱性的关系:当生物碱氮原子孤对电子接受质子生成共轭酸时,如在其附近存在羟基、羰基等取代基因,并处在有利于和生物碱共轭酸分子中的质子形成氢键时,可增加共轭酸的稳定性,碱性增强。10-羟基二氢去氧可待因,有顺反两种异构体,其中顺式羟基有利于和共轭酸形成分子内氢键,故碱性大于反式。和钩藤碱(rhynchophylline)(pK_a6.32)的碱性强于异和钩藤碱(isorhynchophylline)(pK_a5.20)[21],是由于和钩藤碱的共轭酸可与结构中的羰基形成分子内氢键,而异和钩藤碱不能形成。麻黄碱和伪麻黄碱共轭酸都能与邻碳上羟基形成分子内氢键,但麻黄碱分子内氢键因为苯环和甲基两个大基团处在同一平面而不稳定,伪麻黄碱因为苯环和甲基处在不同平面而稳定性强,故伪麻黄碱(pK_a9.74)碱性较麻黄碱(pK_a9.58)强。

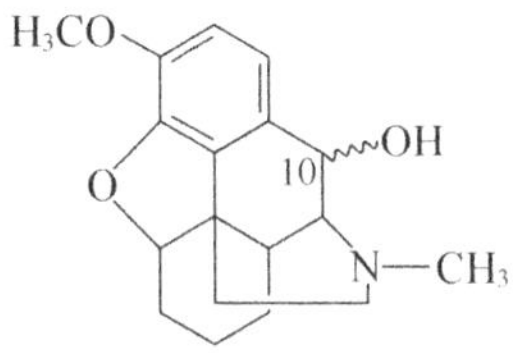

10-羟基二氢去氧可待因
顺式pK_a9.41, 反式pK_a7.71

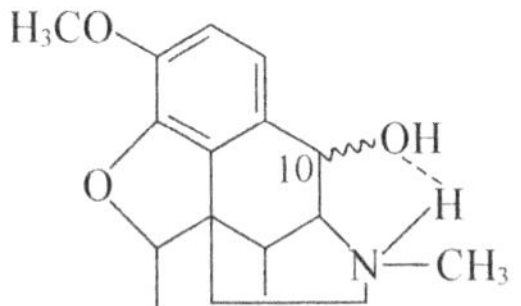

顺式共轭酸分子内氢键缔合

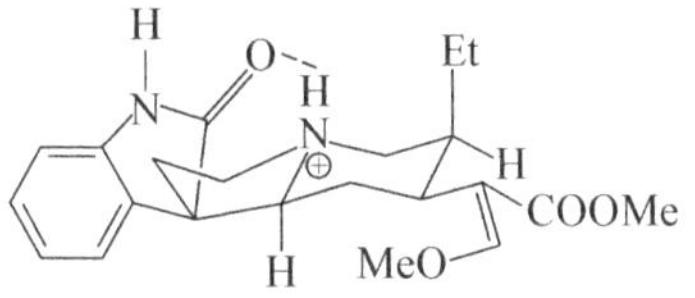

和钩藤碱
pK_a=6.32

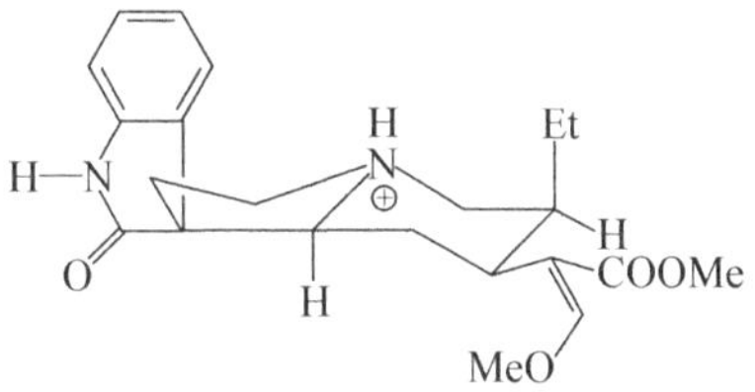

异和钩藤碱
pK_a=5.20

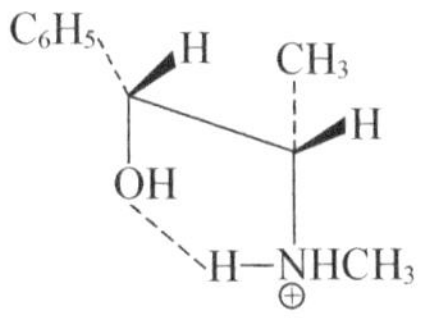

麻黄碱 pK_a9.58

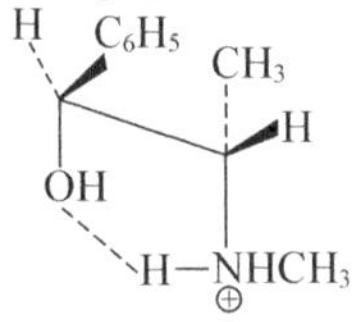

伪麻黄碱 pK_a9.74

在分析生物碱碱性强弱时,上述多种影响因素通常不是单一存在的,故需综合考虑。一般讲,诱导效应与共轭效应共存时,共轭效应的影响大;空间效应与诱导效应共存时,空间效应的影响大。此外,除分子结构本身影响生物碱的碱性外,外界因素如溶剂、温度等也可影响碱性强度。

9.6　生物碱的提取与分离[22~24]

一般来说,除少数具有挥发性的生物碱,如麻黄碱及一些液体生物碱,可选用水蒸气蒸馏法,具有升华性的生物碱,如咖啡碱可采用升华法提取外,绝大多数生物碱是用溶剂提取法提出总生物碱后,再进行进一步分离。

9.6.1　总生物碱的提取

1. 酸水或水提取法

具碱性的生物碱在植物体中多以盐的形式存在,而弱碱性或中性生物碱则以不稳定的盐或游离碱的形式存在。生物碱盐类一般不溶于亲脂性有机溶剂而溶于水或醇。用水为溶剂提取生物碱,植物体中一些脂溶性的弱碱或中性碱提取不完全或不被提出,但如用酸水提取则使生物碱都以盐的形式被提出,故生物碱提取一般采用酸水为溶剂,较少采用水提取。

酸水提取法常用0.5%～1%的乙酸、硫酸、盐酸或酒石酸等。一般采用浸渍法、渗漉法等提取,尽量少用煎煮法,因为生物碱苷在酸性条件下加热容易水解断开苷键。提取液用碱(如氨水、石灰乳)碱化游离出生物碱,然后用有机溶剂如乙酸乙酯、氯仿等进行萃取,最后浓缩萃取液得亲脂性总生物碱(图9-1)。本法简便易行,但提取液体积较大,浓缩困难,且水溶性杂质多。本法不适用于含大量淀粉或蛋白质的植物材料。

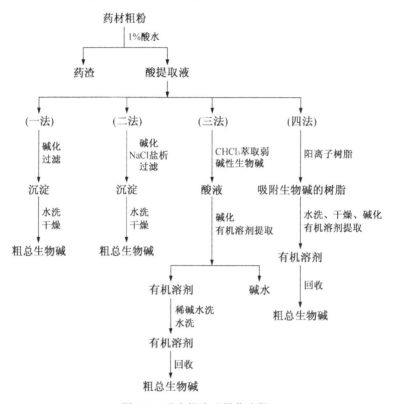

图9-1　酸水提取法操作步骤

2. 醇类溶剂提取法

游离生物碱及其盐类一般都能溶于甲醇和乙醇,因此用它们作为生物碱的提取溶剂较为普遍。甲醇极性比乙醇大,对生物碱盐类的溶解性能比乙醇好,它的沸点也比乙醇低,但它对视神经的毒性较大,所以除实验室有时用甲醇为生物碱提取溶剂外,多数用乙醇为溶剂,有时也用稀乙醇(60%～80%)作溶剂。也有采用酸性醇做提取溶剂的。

醇类溶剂提取法一般采用浸渍法、渗漉法或热回流提取法。醇类溶剂提取液中除含有生物碱及其盐类外,尚含大量脂溶性杂质,用稀醇提取还含一些水溶性杂质,需进一步处理。通常采用酸水-碱化-亲脂性溶剂萃取的方法反复进行。具体操作是将醇提取液减压回收,用稀酸水溶解,过滤除去不溶解的非碱性脂溶性杂质。酸水液碱化后用亲脂性有机溶剂萃取,使生物碱盐转变成游离碱而溶于亲脂性有机溶剂与水溶性杂质分离(图9-2)。

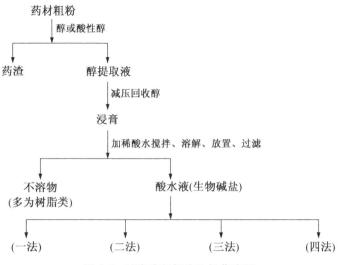

图 9-2 醇类溶剂提取法操作步骤

3. 亲脂性有机溶剂提取法

大多数游离生物碱都是脂溶性的,可以用亲脂性有机溶剂如乙酸乙酯、氯仿或二氯甲烷等提取。由于生物碱一般以盐的形式存在于植物细胞中,故采用亲脂性有机溶剂提取时,必须先使生物碱盐转变成游离碱,方法是先将药材粉末用石灰乳、碳酸钠或稀氨水等碱水湿润后再用溶剂提取(图 9-3)。有时为了只提取药材中碱性较弱的生物碱,不提出碱性较强的生物碱,采用水,甚至采用稀有机酸水代替碱水湿润药材,使植物细胞膨胀,然后用亲脂性有机溶剂提取。此时碱性强或中等强度的生物碱仍以盐的形式存在,不被溶剂提出,而碱性弱的生物碱盐不稳定,遇有机溶剂即转变成游离碱而被提出。亲脂性有机溶剂提取法提出的总生物碱一般只含有脂溶性生物碱,不含水溶性生物碱。这种提取方法提得的总生物碱,杂质较少,易于进一步纯化。对于含油脂较多的药材,最好先用石油醚等溶剂脱脂后再进行提取。

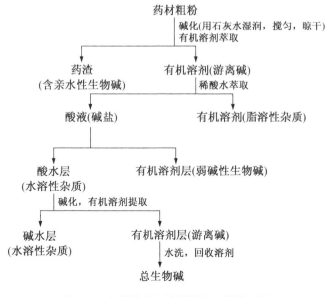

图 9-3 亲脂性有机溶剂提取法操作步骤

亲脂性有机溶剂提取法一般采用冷浸法、回流提取法等,提取液回收溶剂后即得总生物碱。必要时也可将提取液适当浓缩后用酸水萃取,萃取液碱化后再用亲脂性有机溶剂萃取,得较纯的亲脂性总生物碱。

4. 水溶性生物碱的提取与分离

水溶性生物碱主要是指季铵碱及一些具有羧基的生物碱,可溶于水和醇,不溶于亲脂性有机溶剂。如用水或酸水或酸类溶剂提取法可被提出,进一步处理(如浓缩-酸水-碱化-有机溶剂萃取)后仍留在碱水中,要将其自碱水中分出,可用下列方法。

(1) 沉淀法:实验室常用雷氏铵盐沉淀法,具体操作是将碱水液加盐酸调 pH 至 2 左右,加入新配制的雷氏铵盐饱和水溶液,滤集生成的生物碱雷氏盐沉淀,用少量水洗涤 1~2 次,抽干。将沉淀溶于丙酮(或乙醇),滤除不溶物,丙酮液通过氧化铝柱,用丙酮洗脱,收集丙酮洗脱液,加入硫酸银饱和水溶液,使生物碱雷氏盐生成生物碱硫酸盐和雷氏银盐沉淀,过滤后再向滤液中加入等摩尔氯化钡溶液,生成生物碱盐酸盐和硫酸钡沉淀,过滤,滤液蒸干即得水溶性生物碱盐酸盐(图 9-4),整个反应过程以反应式表示如下:

① $B^+ + NH_4[Cr(NH_3)_2(SCN)_4] \longrightarrow B[Cr(NH_3)_2(SCN)_4] \downarrow$

② $2B[Cr(NH_3)_2(SCN)_4] + Ag_2SO_4 \longrightarrow B_2SO_4 + 2Ag[Cr(NH_3)_2(SCN)_4] \downarrow$

③ $B_2SO_4 + BaCl_2 \longrightarrow BaSO_4 \downarrow + 2B \cdot Cl$

$B^+ =$ 季铵生物碱阳离子

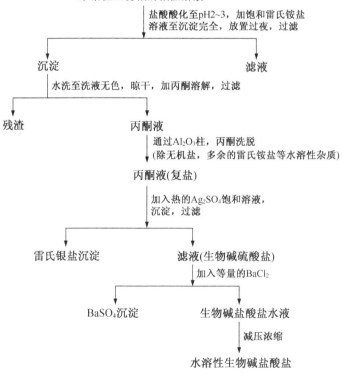

图 9-4　水溶性生物碱提取分离操作步骤——沉淀法

(2) 溶剂法:碱性水溶液用与水不任意混溶的极性有机溶剂,如正丁醇、异戊醇等萃取,回收溶剂得水溶性生物碱。

（3）离子交换树脂法：用阳离子交换树脂交换，用碱水洗脱得游离碱，用酸水洗脱得生物碱盐。

5. 生物碱系统提取分离模式

综上所述，生物碱系统提取分离模式如图 9-5 所示。

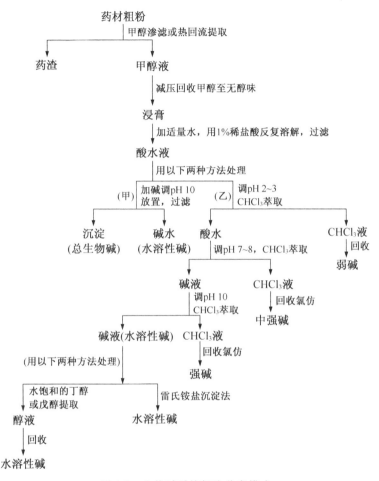

图 9-5 生物碱系统提取分离模式

9.6.2 生物碱的分离

用上述各种方法提取所得的总生物碱，往往是多种生物碱的混合物。一般情况下，总生物碱中各个生物碱常常母核相同，仅取代基团种类和位置不同。总生物碱中除生物碱外，亦含有一些非生物碱类化合物，尚需进一步分离。通常是利用总碱中各生物碱或其不同盐类的溶解度差异、碱度差异、极性差异或功能团的差异进行分离。一般是先将总碱初步分成几个大的类别，再进一步分离成单一生物碱。

1. 总生物碱的初步分离

应用较多的一种流程如图 9-6 所示，它是根据生物碱的碱性强弱和溶解性能，先将总生物碱分成弱碱性生物碱、中强和强碱性生物碱、水溶性生物碱三部分，前两部分又可根据生物碱结构中有无酸性基团（主要指酚羟基）分为酚性和非酚性两类。

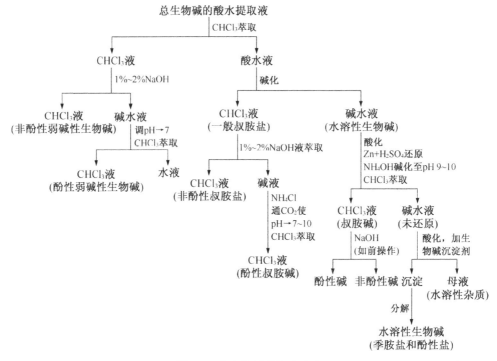

图 9-6　总生物碱的初步分离

2. 生物碱单体的分离

（1）利用碱性差异进行分离：总生物碱中各单体生物碱的碱性常存在一定的差异，可以在不同 pH 值条件下进行分离，即 pH 梯度法。具体操作方法有两种：① 生物碱混合物溶于稀酸水，逐渐调碱性，pH 由低到高，分别用 CHCl₃ 萃取，萃取的生物碱碱性由弱到强；② 生物碱混合物溶于 CHCl₃ 中，用 pH 由高到低的缓冲液依次萃取，萃取的生物碱碱性由强到弱。如从萝芙木总碱中分离利血平、阿马林碱（Ajmaline）、蛇根碱（serpentine）等三种不同碱度的生物碱（图 9-7）。

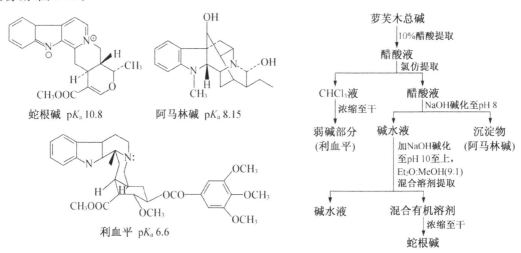

图 9-7　生物碱单体的分离——利用碱性差异进行分离

（2）利用溶解度的差异进行分离

1）利用游离生物碱的溶解度差异进行分离：生物碱由于结构差异，其极性不完全相同，在不同有机溶剂中的溶解度可能出现较大差异，常可利用其溶解度差异进行分离。如防己总碱中主要含粉防己碱和防己诺林碱，粉防己碱极性稍小，在冷苯中溶解度稍大，可用冷苯将它们分离（图 9-8）。

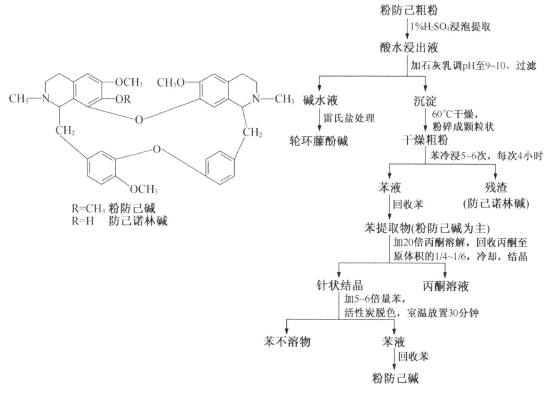

图 9-8　生物碱单体的分离——利用游离生物碱的溶解度差异

2）利用生物碱盐的溶解度差异进行分离：生物碱与不同酸生成的盐在不同溶剂中的溶解度也可能存在明显的差异，常利用这种差异进行分离。如麻黄中含有的麻黄碱和伪麻黄碱为光学异构体，它们的草酸盐在水中的溶解度不同，麻黄碱草酸盐的溶解度比伪麻黄碱草酸盐小，自水中先析出（图 9-9）。

（3）利用特殊功能基不同进行分离：在生物碱结构中除含有碱性基团外，尚含其他功能基，常利用这些功能基不同进行分离。

1）利用有无酚羟基进行分离：如鸦片中吗啡和可待因的分离，是利用可待因中具酚羟基，而吗啡无，用 NaOH 溶液处理可将两者分离。

2）利用有无内酯或内酰胺结构进行分离：具有这两种结构的生物碱与 NaOH 溶液在加热条件下开环生成溶于水的羧酸盐，与不具此类结构的化合物分离，然后加酸闭环自水液中析出，如苦参碱、喜树碱的分离（图 9-10）。

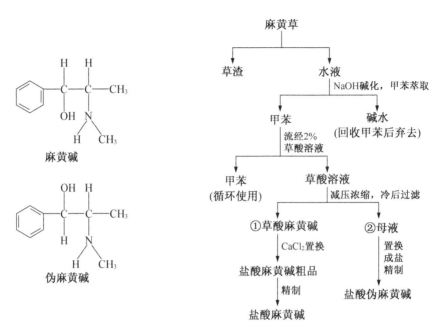

图 9-9　生物碱单体的分离——利用生物碱盐的溶解度差异

（4）利用色谱法进行分离：用上述分离方法分离生物碱总碱时常常不能达到完全分离目的，结构近似的成分更不易分离，此时往往需采用色谱法。最常用的色谱分离材料是硅胶、氧化铝、ODS、SephadexLH-20、大孔吸附树脂等。硅胶吸附色谱法常以石油醚、乙酸乙酯、甲醇等有机溶剂或混合有机溶剂为洗脱剂。因硅胶显弱酸性，强碱能在色谱柱中成盐，常在洗脱剂中加入适量二乙胺（体积比约 1％），使生物碱都在游离状态进行分离。对于组分较多的生物碱，常需反复层析才能较好地分离。对生物碱苷、极性较大的生物碱或极性差异很小的生物碱的分离可采用反相色谱、分配色谱等进行。制备性高效液相色谱法现已常用于生物碱的分离，具有快速、分离能力强的特点，但分离量相对少。中压或低压柱色谱、制备薄层色谱、凝胶过滤色谱等也用于生物碱的分离。

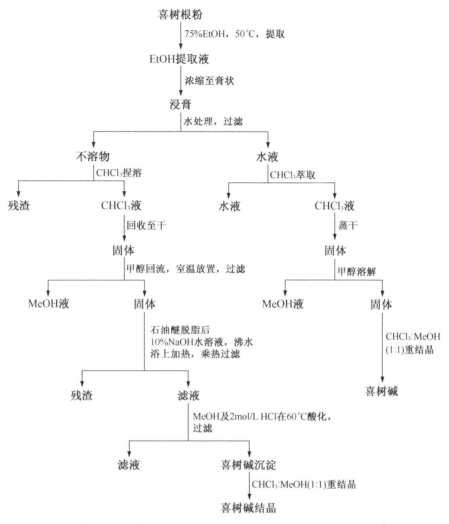

图 9-10　生物碱单体的分离——利用有无内酯或内酰胺结构进行分离

9.7　生物碱的色谱检识

　　生物碱的色谱检识方法,常用的有薄层色谱、高效液相色谱等。这些方法具有微量、快速、准确等优点,而且还可以了解所存在的生物碱个数、极性大小、碱性强弱等,可为分离提供依据和监视手段。

9.7.1　生物碱的薄层色谱

　　硅胶薄层色谱法是最常用的一种方法。通常利用硅胶的吸附作用进行分离,一般生物碱的极性小,R_f 值大,极性大,R_f 值小。由于硅胶显弱酸性,强碱性的生物碱在硅胶色谱板上能形成盐,使 R_f 值很小或拖尾或形成复斑。为避免出现这种情况,常用碱性展开剂(如展开剂中加入体积比约为 1% 的二乙胺);或用碱液(0.1~0.5mol/L 的氢氧化钠溶液)、碱性缓冲液代替水来制硅胶板。在硅胶吸附薄层色谱中,要取得理想结果,关键是展开剂的选择,常以乙酸乙酯为基本溶剂,根据色谱结果调整展开剂的极性,R_f 值太小,可在乙酸乙酯中加入甲醇、丙酮极性大的溶剂,如 R_f 值太大,则在乙酸乙酯中加入环己烷等极性小的溶剂。

氧化铝薄层色谱法也较常用,由于氧化铝显弱碱性,吸附力比硅胶强,故适合分离亲脂性较强的生物碱。氧化铝色谱法中通常用中性展开剂,不需加碱性有机溶剂。

对于结构相近的生物碱,如果采用硅胶或氧化铝等吸附薄层色谱法分离效果不理想,可采用分配薄层色谱法。以硅胶或纤维素为支持剂,甲酰胺为固定相,甲酰胺饱和的亲脂性有机溶剂为展开剂。固定相一般先溶于丙酮中,然后将有支持剂的薄板浸于此溶液中,或将薄层板在此溶液中展开 1 次,取出后于空气中放置,待丙酮挥干后点样。展开剂展开后置空气中挥干,加热至 110℃,除去甲酰胺后用适当显色剂显色。对于极性大的季铵碱的分离,则用含水量较高的展开剂,常用的是 BAW 系统(正丁醇-乙酸-水,4∶1∶5,上层)。

薄层色谱后的显色,除有色生物碱可直接观察,有荧光的生物碱在 UV 光下观察外,一般用改良碘化铋钾试剂显色。但应注意有的生物碱不显色,如咖啡碱;也有一些非氮杂环化合物可显色,如 α-吡酮衍生物或内酯类成分等。现在,采用碘化铂钾、碘铂酸、三氯化锑、硫酸铈(或磷酸)等试剂为显色剂的逐渐增多,因这些试剂对不同生物碱常显不同颜色,而改良碘化铋钾对生物碱一般只显橘红色。

9.7.2 生物碱的高效液相色谱

高效液相色谱法具有快速、灵敏、微量等优点,有些无法用薄层色谱分离的样品,都能用高效液相色谱分离。由于生物碱通常具有碱性,在高效液相色谱中,流动相通常以偏碱性较好,且 pH 值与分离效果密切相关。在恒定的 HPLC 条件下,各生物碱均有一定的保留时间,可作为定性参数。很多生物碱结构中无芳香结构和长的共轭体系,则无紫外吸收,故需采用蒸发光散射等通用检测器。现将一些生物碱的高效液相色谱条件列于表 9-10 中。

表 9-10 一些生物碱的 HPLC 条件

生物碱	固定相	流动相
贝母碱类	Hypersil ODS	甲醇(0.05% 三乙胺)-水梯度洗脱
莨菪碱类	Partisil 10	乙醚-甲醇-二乙胺(70∶30∶1)
吗啡碱类	μ Bondapak C-18	乙腈-0.1mol/L NaH$_2$PO$_4$(1∶3)(pH4.8)
麦角碱类	Micropak NH	乙腈-乙醇(4∶1)
喹诺里西啶碱类	μ Bondapak CN	四氢呋喃-0.1mol/L(NH$_4$)$_2$CO$_3$(pH7.8)

9.8 生物碱的结构测定

早期的结构测定主要依靠化学方法:将复杂的结构降解为几个稳定的碎片,按降解规律,通过归纳,推定可能的结构式,或用脱氢方法使之转变为易于鉴别的芳香化合物,再推测结构。

用化学方法测定结构样品用量大,反应产物多,费时费力,且准确性低,现已很少采用。由于 UV、IR、NMR、MS、ORD、CD 及 X-单晶衍射等物理方法的应用,化合物结构鉴定的速度已大大加快,准确度也大大提高。目前至少已有近万种生物碱的结构被确定,积累了丰富的资料,为生物碱的鉴定带来了诸多有利条件。

　　分得的单体必须经熔点测定检查纯度(熔距 1~2℃以内),或薄层色谱检查纯度(三种以上的展开剂,通用性和专属性等不同的显色剂,显单一斑点),或 HPLC 检查纯度,晶体均匀,色泽均匀,才能进行进一步的鉴定。下面分别叙述生物碱结构测定中常用的化学方法和波谱方法。

9.8.1　生物碱结构测定中常用的 C—N 键的裂解反应

1. 霍夫曼降解(Hofmann degradation, Hofmann exhaustive methylation)

　　此方法是早年测定生物碱结构最重要的手段,通过此降解反应,可以了解氮原子在分子中的结合状态。

　　当季铵碱在碱性溶液中加热,羟基离子(常来源于 Ag_2O)向氮原子的 β 质子进攻,脱水而形成烯键和叔胺,同时伴随 C—N 键的断裂,这就是霍夫曼降解。霍夫曼降解的必要条件是氮原子的 β 位应有质子。对于伯胺、仲胺或叔胺则应先用碘甲烷和氧化银进行彻底甲基化,生成季铵碱后再进行霍夫曼降解。

　　(1)霍夫曼降解主要涉及三种反应历程:E_1、E_2 和 E_1CB。

　　1)E_1 历程(单分子消除):NR_3 基带着一对电子离去形成正碳离子,然后再失去 β 质子,同时生成烯。

　　2)E_2 历程(双分子消除):碱攻击 β 氢夺取质子,同时 NR_3 基带着一对电子离去生成烯。E_2 反应往往伴随 S_N2 反应(双分子取代反应,即羟基进攻 α 碳,而不是 β 碳,取代 NR_3 基连接在 α 碳上)。

3）E_1CB 历程（共轭碱单分子消除）：碱首先攻击 β 氢夺取质子形成 β 负碳离子（季铵的共轭碱），接着 NR_3 基带着一对电子离去生成烯。

三种反应历程的一般关系是：① E_1 反应较少发生，主要发生 E_2 反应和 E_1CB 反应；② 若反应产生稳定的苄基或丙烯 β-负碳离子，则发生 E_1CB 反应，其余一般发生 E_2 反应；③ 增加碱的浓度或强度，有利于 E_2 消除反应或 S_N2 反应；升温有利于消除反应；季铵盐分子中，增加 α、β 碳上支链，有利于消除反应。

（2）E_2 反应的立体化学：主要有两点。

1）季铵氮的 β 碳上若存在反式共平面氢，则有利于发生 E_2 反应。

2）过渡态越稳定，消除速率越快。例如，苏式和赤式-三甲基-1,2-二苯基丙季铵盐均可发生反式 E_2 消除，但因过渡态稳定性是苏式＞赤式，故前者消除速率大于后者。

（3）消除方向：消除反应产物受霍夫曼规则或扎衣采夫规则的支配。消除反应中,得到的主产物是双键碳原子上含烷基最少的烯,称霍夫曼规则;反之,为扎衣采夫规则。

消除方向的一般规律与反应历程的关系如下:

1）对 E$_2$ 反应：① 链状化合物受霍夫曼规则支配(21→22);② 环状化合物受扎衣采夫规则支配(23→24;25→26)。

2）E$_1$CB 反应：有利于形成共轭结构延长的方向(27→28)。

消除反应与立体构象相关。如氢化吲哚有两种构象异构体 29 和 30,前者季铵氮的 β 碳上反式共平面氢是 H-4,按环状物消除得扎依采夫烯;而后者季铵氮的 β 碳上反式共平面氢是 H-3,类似于开链物,消除得霍夫曼烯。

（4）取代反应：霍夫曼降解时,几乎总是伴随着取代反应(多为 S$_N$2)。常见的是分子中羟基、酚羟基、烯醇基等在碱作用下,发生分子内取代(33→34);或者是 HO$^-$ 或 RO$^-$ 离子攻击 NR$_3$ 基团的 α 碳原子,生成叔胺与醇类(35→36)。

对于 β 羟基季铵盐,若 β 羟基与 NR₃ 反式共平面,取代生成环氧化合物(37→39);β 羟基与 NR₃ 顺式,消除得烯醇,最后互变异构为酮(38→40)。

（5）改良的 Hofmann 降解：用卤代甲烷如 CH₂Br₂、CH₂Cl₂ 代替甲基季铵盐化实现 C—N 键的断裂。

2. 埃姆特降解（Emde degradation）

季铵盐与 Hg-Na 或 Na-液氨或 LAH 等作用,使 C—N 键断裂,多用于无 β-氢的生物碱中 C—N 键的裂解。裂解优先发生在处于苄基或烯丙基体系的 C—N 键上。

娃儿藤碱(tylophorine)季铵盐

3. 布朗三级胺降解(von Braun ternary amine degradation)

三级胺与溴化氢作用,生成溴代烷和二取代氨基氰化物。

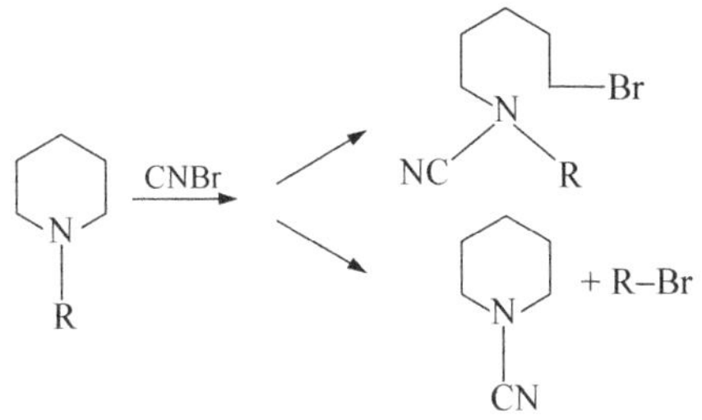

若三级胺中存在一种以上断裂 C—N 键机会时,von Braun 降解方向与反应产物密切相关,一般有以下规律:

(1) 在 N -烷基取代基中,体积小者易被取代裂除;

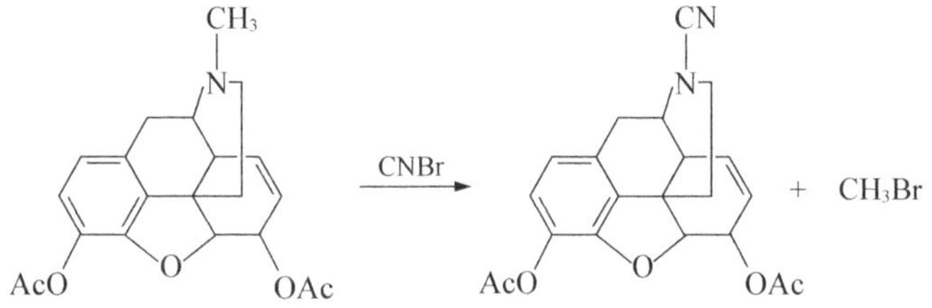

二乙酰吗啡碱(diacetymorphine)

(2) 若 C—N 键中碳原子处苄基或烯丙基中,则得到断裂该 C—N 键的产物;

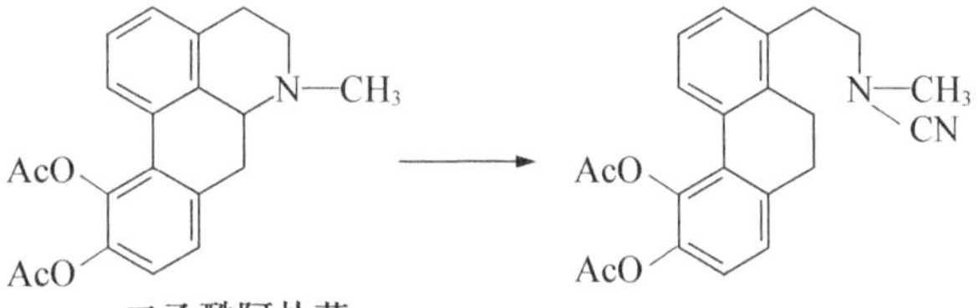

二乙酰阿朴菲

(3) 若 C—N 键中碳原子处在苯环中,则多不反应;

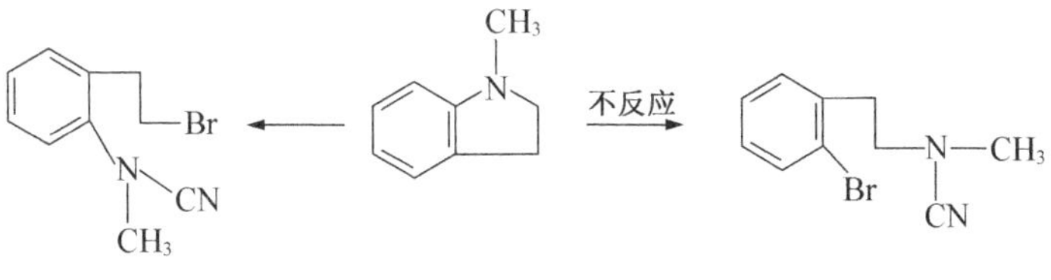

(4) 若 C—N 键中碳原子处在叉链结构中,则该 C—N 键不易裂解;

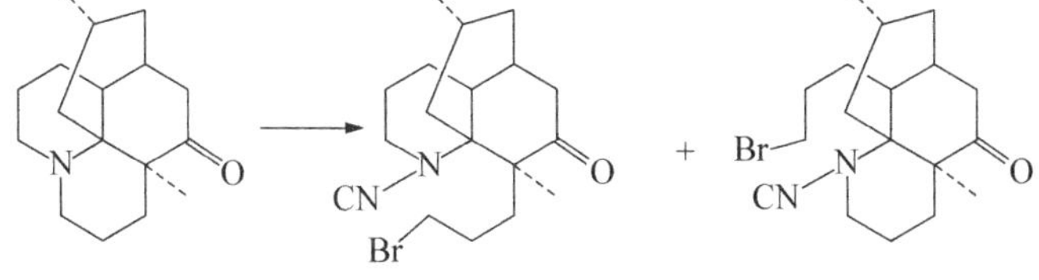

石松碱

（5）某些情况下，立体效应影响降解产物和定向。如 canadine(41)与 CNBr 反应时，仅生成 N—C(14)、N—C(6)键裂解的产物 42 和 43，而无 N—C(8)键裂解的产物，原因是 C—8 上溴代受到 9—OCH₃ 基的空间位阻。

（6）羟基溶剂对反应产物的影响：von Braun 降解中，若用羟基溶剂（如水、甲醇、乙醇等），由于 OH⁻ 或 EtO⁻ 基亲核性大于 Br⁻ 离子，而成为第二次取代反应的主要进攻试剂，结果产物中引入羟基或烷氧基。例如，育亨宾（yohimbine，44）在 THF -水和乙醇-氯仿中与 CNBr 反应时，分别生成 45 和 46。这种引入羟基的办法，在生物碱合成与转化中是有重要意义的。

9.8.2　波谱分析在生物碱结构测定中的应用

1. 紫外-可见光谱[25,26]

不少生物碱结构中具紫外-可见吸收的共轭系统，共轭系统的大小、组成以及共轭系统中助色团的种类、位置和数量对紫外-可见光谱都产生明显的影响，因此用于鉴别它们基本母核的类型有一定意义。如吲哚类生物碱，吲哚部分共轭系统不同，其紫外-可见光谱不同，吲哚结构中甲氧基取代情况不同，其紫外-可见光谱也有一定的差异。

主要吲哚类生物碱骨架的 UV 谱特征

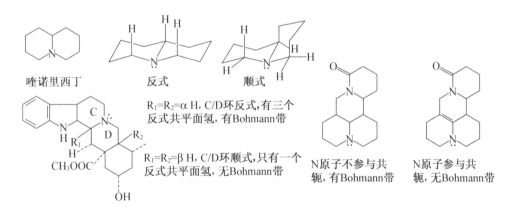

吲哚类

225~228(S)
280~283(W)
290~292(Sh)

237~240(VS)
312~320

230(偶呈Sh)
300~315(2个Sh)

氧化吲哚类

206~210(S)
~250
~280

400~420(3~4个强峰)

2. 红外光谱[27]

生物碱红外光谱主要用于识别结构中有哪些功能基,或用于与已知化合物作对照鉴定,有时对一些生物碱骨架的立体构型、某些功能基的位置及构型的确定有一定的帮助。

具有喹诺里西丁环的生物碱,喹诺里西丁环的两个六元环有反式和顺式两种稠合方式,这两种稠合方式在 IR 光谱中有明显区别:在反式喹诺里西丁环中,凡氮原子邻碳上的氢有两个以上与氮孤对电子呈反式双直立关系者,且氮孤电子不参与共轭时,则在 $2800\sim2700\,cm^{-1}$ 区域有 2 个以上明显的吸收峰,此吸收带称为 Bohlmann 吸收带。而顺式异构体中,氮原子邻碳上的氢只有一个与氮孤电子对呈反式双直立关系,Bohlmann 吸收带极弱。Bohlmann 吸收带在氯仿溶液中测定时,多为两个峰;用 KBr 压片时,多为一簇峰。

喹诺里西丁   反式   顺式

$R_1=R_2=\alpha$ H, C/D环反式,有三个反式共平面氢, 有Bohmann带

$R_1=R_2=\beta$ H, C/D环顺式,只有一个反式共平面氢,无Bohmann带

N原子不参与共轭, 有Bohmann带

N原子参与共轭,无Bohmann带

3. 质谱[28]

高分辨质谱可以测得分子式。EI-MS 的裂解规律,对推定结构是有帮助的。对于不稳定或难于气化的生物碱,由于 EI-MS 测出的 M^+ 很弱或测不出,可用 FAB-MS 等测得分子量。生物碱的 EI-MS 数据非常丰富,兹结合主要生物碱类型的质谱特征,归纳总结一般规律。

(1) 难于裂解或由取代基或侧链的裂解产生特征离子:其特点是,M^+ 或 $[M-H]^+$ 多为基峰或强峰。一般观察不到由骨架裂解产生的特征离子。主要包括两大类结构不同的生物碱:① 芳香体系组成分子的整体或主体结构者,如喹啉类、4-喹酮类(A)、吖啶酮类、β-卡波林类(B)、去氢阿朴菲类、酮式阿朴菲类等。② 环系多、分子结构紧密的生物碱,如马钱子碱

类、吗啡碱类、苦参碱类、秋水仙碱类(C)、萜类生物碱等。

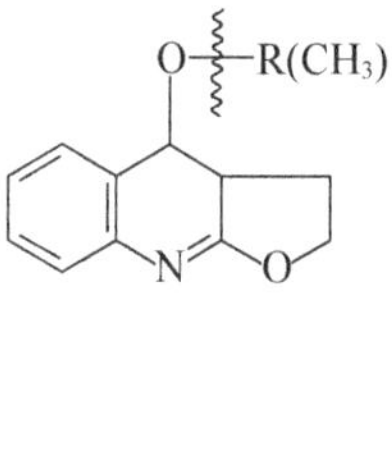

A 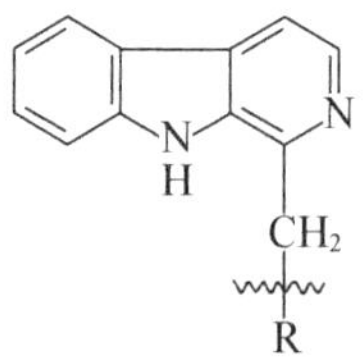   B 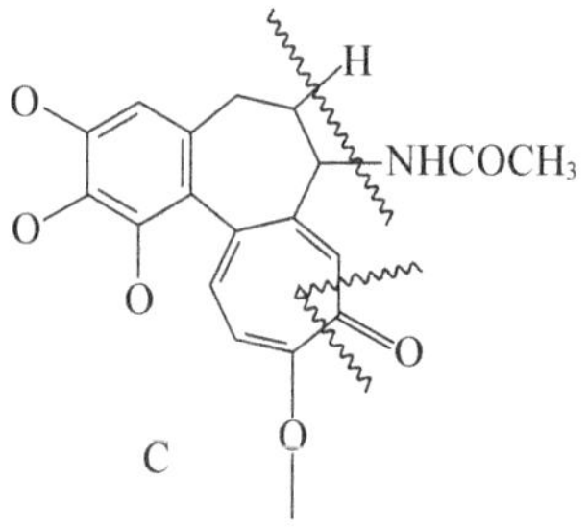   C

(2) 主要裂解受氮原子支配：主要裂解方式是以氮原子为中心的 α-裂解，且多涉及骨架的裂解，故对生物碱基本骨架的测定有重要意义。特征是：基峰或强峰多是含氮的基团或部分。主要有金鸡宁类、托品类、石松碱类、甾体生物碱类等。

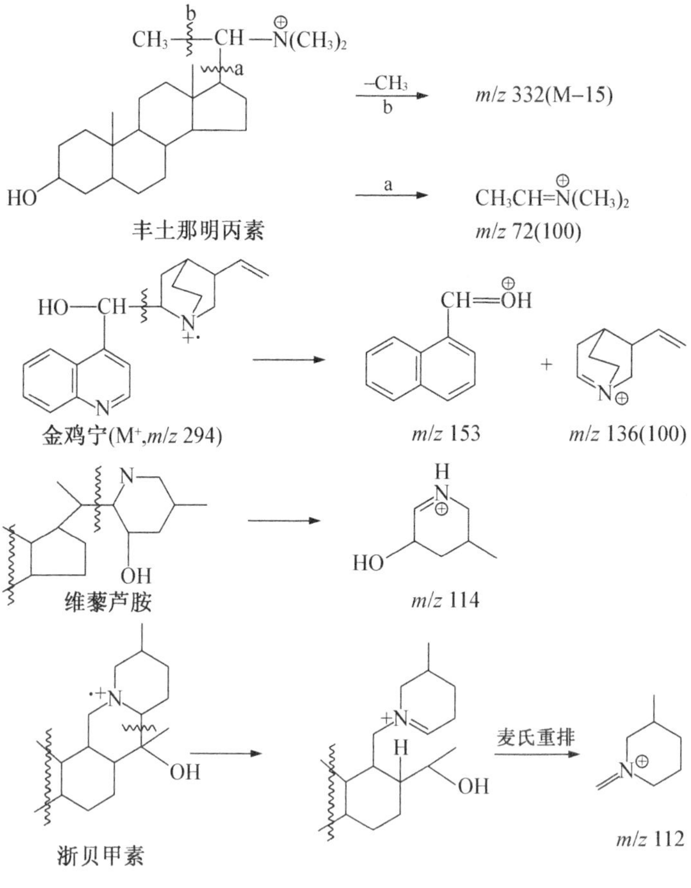

丰土那明丙素

金鸡宁(M+,m/z 294) m/z 153 m/z 136(100)

维藜芦胺 m/z 114

浙贝甲素 m/z 112

(3) 主要由 RDA 裂解产生特征离子：裂解后产生一对强的互补离子，由此可确定环上取代基的性质和数目。属于这种裂解的生物碱主要有含四氢 β-卡波林结构的吲哚碱类、四氢原小檗碱类、普罗托品碱类和无 N-烷基取代的阿朴菲碱类等。

（4）主要由苄基裂解产生特征离子：裂解后得到一对互补离子。苄基四氢异喹啉类、双苄基四氢异喹啉类等是最典型的代表。

4. 核磁共振谱

核磁共振谱是生物碱结构测定最强有力的工具。^{1}H-NMR 可提供有关功能基（如 NMe、NEt、NH、OH、OMe、双键、芳氢等）和立体化学的许多信息。^{13}C-NMR 和各种 2D-NMR 谱所提供的结构信息又是任何其他光谱法无法比拟的。由于生物碱的核磁共振谱内容庞杂，限于篇幅，难于如 MS 谱那样作全面归纳总结。文献[29,30]收集整理了大量的 NMR（^{1}H、^{13}C）数据，对生物碱的结构测定有重要参考价值。这里仅就^{13}C-NMR 在吲哚类生物碱结构测定中的应用进行简单讨论。通过对吲哚类生物碱生色团中芳香碳化学位移的研究，归纳出其^{13}C-NMR 数据规律（表 9-11）。

表 9-11　吲哚类生物碱中最常见生色团中芳香碳的^{13}C-NMR 化学位移范围

类型	仲碳（CH）	季碳（C）
10 - R、11 - OMe 吲哚啉	121～126	119～123、151～154、157～158
11 - OMe 吲哚	94～97、108～110、117～119	121～124、135～138、155～157
11 - OMe 吲哚啉	95～97、104～105	122～126、153～157、160～161

续　表

类型	仲碳(CH)	季碳(C)
10－OMe吲哚	$100\sim102$、$110\sim112$、$111\sim112$	$128\sim130$、$131\sim133$、$153\sim155$
无取代的 α-甲烯吲哚	$109\sim110$、$120\sim121$、$127\sim128$	$135\sim139$、$142\sim144$
无取代的氧化吲哚	$108\sim111$、$122\sim128$	$132\sim135$、$140\sim142$
无取代的吲哚啉	$106\sim111$、$117\sim125$、$127\sim129$	$132\sim137$、$147\sim153$
无取代的吲哚	$109\sim112$、$117\sim123$	$127\sim130$、$135\sim137$
无取代的 2-酰基吲哚	$111\sim127$、$119\sim122$、$126\sim128$	$128\sim130$、$136\sim138$
N-酰基吲哚啉	$115\sim117$、$122\sim127$、$128\sim130$	$131\sim137$、$141\sim143$

如果通过化学或光谱证据知道某化合物是吲哚类生物碱,就可以通过其生色团中芳香碳化学位移判断其基本骨架,甚至结构中的某些立体化学。

9.8.3　生物碱结构测定实例[31]

例：6β-羟基石杉碱甲的结构测定

6β-羟基石杉碱甲(6β-hydroxyhuperzine A,47)是首次从石杉科(Lycopodiaceae)石松属植物石杉 *Huperzia selago*(L.)[Lycopodium selago L.]中得到的吡啶酮类生物碱,初步生物实验表明：6β-羟基石杉碱甲为一个强效胆碱酯酶抑制剂,其毒性低于石杉碱甲(huperzine A,48),而对电鳐 AChE 的抑制作用比石杉碱甲强约4倍。后来袁珊琴等人又从同属植物蛇足石杉(千层塔) *Huperzia serrata* 中分离得到了它,并鉴定了其结构。

6β-羟基石杉碱甲为白色针状结晶,具有光学活性 $[\alpha]_D-206$ (c 0.37, CH_3OH)。高分辨质谱 HREIMS m/z 258.1366 $[M]^+$ 提示其分子式为 $C_{15}H_{18}N_2O$(计算值258.1369),据此可知化合物的不饱和度为8。其 UV λ_{max} 在238,302,331nm 处有最大吸收,IR 中显示羟基/氨基(ν_{max} 3380cm^{-1})和 α-吡啶酮类特征吸收峰(ν_{max} 1664,1643,1605,1544cm^{-1})。^{1}H-NMR 表明分子中含有2个甲基(δ 1.56,s,3H; 1.66,d,$J=7.0$Hz,3H),2个 α-吡啶酮氢质子(δ 7.88,d,$J=9.0$Hz,1H; 6.40,d,$J=9.0$Hz,1H),2个烯氢质子(δ 5.56,d,$J=5.0$Hz,1H; 5.52,q,$J=7.0$Hz)。^{13}C-NMR 表明分子中含有1个共轭酰胺羰基(δ 164.8,C-1),8个双键碳(δ 113.5,C-11;118.3,C-2;120.3,C-8;123.0,C-4; 135.7,C-15; 140.5,C-3; 141.3,C-5; 145.5,C-12)。1个羰基和8个双键碳共占去5个不饱和度,结合由分子式求得的不饱和度为8,进而判定化合物47为三环结构。以上结构信息都与石杉碱甲(48)非常相似。化合物47的分子量比石杉碱甲(48)多16,其分子式($C_{15}H_{18}N_2O$)比石杉碱甲(48)($C_{15}H_{18}N_2$)多1个氧,结合其他光谱数据可以推定化合物1为羟基取代的石杉碱甲。从石杉碱甲(48)的结构上分析,羟基可以取代的位置只有 C-6,C-7 和 C-14。化合物47的^{1}H-NMR 中 H-7 和 H-14 的化学位移与石杉碱甲(48)的 H-7 和 H-14 的化学位移相似(表1-12),而 H-6 的化学位移(δ 4.68,1H)却比石杉碱甲(48)中 H-6(δ 2.76,2H)的化学位移明显向低场位移,且只显示一个氢质子,这表明羟基的取代位置只能在 C-6位。^{13}C-NMR 中,化合物47的 C-6 化学位移(δ 71.1)比石杉碱甲(48)中

C-6(δ 35.2)的化学位移明显向低场位移,进一步确证了 C-6 位上有羟基取代。化合物 47 的 NOE 差谱进一步确定了羟基的立体构型:当照射 H-6(δ 4.68,1H)时,H-7(δ 3.74,1H)出现明显的 NOE 增益(13%),而 H-14(δ 2.12)无 NOE 增益,这说明 H-6 为 α 型,相应的 6-OH 为 β 构型。由此确定化合物 47 为 6β-羟基石杉碱甲,其 ^{1}H-NMR 和 ^{13}C-NMR 信号归属见表9-12 所示。

表 9-12　6β-羟基石杉碱甲(47)和石杉碱甲(48)的 NMR(CDCl₃)信号归属

No.	6β-hydroxyhuperzine A(47)		huperzine A(48)	
	^{1}H-NMR	^{13}C-NMR	^{1}H-NMR	^{13}C-NMR
1		164.8		165.5
2	6.40,d,$J=9$	118.3	6.38,d,$J=9$	117.0
3	7.88,d,$J=9$	140.5	7.84,d,$J=9$	140.3
4		123.0		123.0
5		141.3		142.6
6	4.68,d,$J=5.5$	71.1	2.76,AB part of ABX,$J_{6a,6\beta}=16$,$J_{6a,7}=16$,3,$J_{6\beta,7}=0$	35.2
7	3.74,dd,$J=5.5,5$	39.9	3.56,m	33.0
8	5.56,d,$J=5$	120.3	5.38,d,$J=5$	124.4
10	1.66,d,$J=7$	12.5	1.62,d,$J=7$	12.3
11	5.52,q,$J=7$	113.5	5.46,q,$J=7$	111.23
12		145.5		143.3
13		54.9		54.4
14	2.12,s	49.7	2.12,s	49.3
15		135.7		134.1
16	1.56,s	22.9	1.46,s	22.6

【参考文献】

[1] Manske RHF. The Alkaloids:Chemistry and Physiology,Vols. 1 – 20. New York:Academic Press,1950 – 1979;Brossi, A. ibid,Vols. 21 – 39. New York:Academic Press,1981 – 1990;Cordell, G. A. ibid,Vols. 40 – 45. New York:Academic Press,1991 – 2001

[2] The Chemical Society. The Alkaloids(London),Vols. 1 – 13. London:Burlington,1971 – 1983;Pelletier SW. Alkaloids:Chemical and Biological Perspectives,Vols. 1 – 14. New York:John Wiley,1983 – 2000

[3] 周荣汉.药用植物化学分类学.上海:上海科学技术出版社,1988:50 – 52

[4] 陈孝泉.植物化学分类学.北京:高等教育出版社,1990:305 – 326

[5] Goodwin TW, Mercer EI. Introduction to Plant Biochemistry. 2nd. Pergamon Press,1985:86 – 490

[6] Mothers K. Biochemistry of Alkaloids. Berlin,VEB Deutscher Verlag der Wissen Schaftan,

1985：88 - 89

[7] Cordell GA. Introduction to Alkaloids. New York：John Wiley，1982：80 - 924

[8] Mothers K. Biochemistry of Alkaloids. Berlin，VEB Deutscher Verlag der Wissen Schaftan，1985：106 - 348

[9] 三桥博，他. 天然物化学. 改订第四版. 南江堂，1986：257 - 283

[10] Rother A，Schwarting AE. The phenylquinolizidines of the seedlings of *Heimia salicifolia*. Lloydia，1975，38：477 - 488

[11] Gastillo M，Gupta RN，Ho YK，*et al*. Biosynthesis of lycopodine. Incorporation of Δ^1-piperideine and of pelletierinc. Can J Chem，1970，48：2911 - 2918；Ho YK，Gupta RN，MacLean DB，*et al*. Biosynthesis of Cernuine. Can J Chem，1971，49：3352 - 3361

[12] Mothers K. Biochemistry of Alkaloids. Berlin，VEB Deutscher Verlag der Wissen Schaftan，1985，188 - 271

[13] Shamma M. The Isoquinoline Alkaloids. New York：Academic Press，1972：1 - 522. Shamma M. Isoquinoline Alkaloids Research. New York：Plenum Press，1978：1 - 394

[14] Saxtonk JE. Indoles. Part 4. New York：John Wiley，1983：1 - 882

[15] Koskinen A. In Progress in the Chemistry of Organic Natural Products (by W. Hertz, ed.). New York：Springer-Verlag/Wien，1983，43：268 - 345

[16] 吴寿金. 现代中草药成分化学. 北京：中国医药科技出版社，2002：927 - 936

[17] Snyder JK，Zhang X，Joshi BS，*et al*. Complete Spectral Assignments of Tatsidine by Two-Dimensional NMR Techniques. Magn Reson Chem，1989，27：1057 - 1064

[18] Yamamura S. In"The Alkaloids"(R. H. F. Manske，ed). Vol. 15. New York：Academic Press，1975：41 - 82

[19] Pelletier SW. Chemistry of The Alkaloids. New York：Van Nostrand Reinhold，1970：526

[20] Hooteles C. Indole alkaloids. ⅩⅪ：a revised structure for geneserine. Tetrahedron Lett，1969，10：2713 - 2716；Robison B，Moorcroft D. Alkaloids of *Physostigma venenosum*. Part Ⅸ. The absolute configuration of geneserine；an application of the nuclear overhauser effect. J Chem Soc (C)，1970：2077 - 2078

[21] 中国科学院上海药物所. 中草药有效成分提取与分离. 第二版. 上海：上海科学技术出版社，1983：263 - 296

[22] 北京医学院等. 中草药成分化学. 北京：人民卫生出版社，1985：111 - 163

[23] 黄量，于德泉. 紫外光谱在有机化学中的应用(下册). 北京：科学出版社，1988：1 - 204

[24] 姚新生. 有机化合物波谱分析. 北京：中国医药科技出版社，2004：40 - 93

[25] 谢晶曦. 红外光谱在有机化学和药物化学中的应用. 北京：科学出版社，1987：364 - 382

[26] 丛浦珠. 质谱学在有机化学中的应用. 北京：科学出版社，1987：85 - 463

[27] Crabb TA. Nuclear Magnetic Resonance of Alkaloids in "Annual Report on NMR Spectroscopy". New York：Academic Press，1975，Vol. 6A，250 - 387，Vol. 8,1 - 1982，Vol. 13，60 - 210

[28] 于德泉，杨峻山. 分析化学手册（第五分册）——核磁共振波谱分析. 北京：化学工业出版社，1989：578 - 674

[29] 袁珊琴，赵毅民. 蛇足石杉生物碱成分的研究（Ⅳ）. 中草药，2000，31：498 - 499

[30] Ayer WA，Brown LM，Orszanska H，*et al*. Alkaloids of *Lycopodium selago*. On the identity of selagine with huperzine A and the structure of a related alkaloids. Can J Chem，1989，67：1538 - 1540

[31] Liu JS，Zhu YL，Yu CM，*et al*. The structure of huperzine A and B，two new alkaloids exhibiting marked anticholinesterase activity. Can J Chem，1986，64：837 - 839

【思考与练习】

1. 简述影响生物碱碱性的因素。

2. 请画出生物碱系统提取分离模式图。

3. 利用生物碱碱性强弱不同进行分离的 pH 梯度分离法具体做法是怎样的？

4. 举出几种重要的药用生物碱的提取工艺及其分离原理。

5. 简述生物碱质谱的一般规律。

6. 结构鉴定：从一种植物中分离得到一种生物碱 Cassyfiline(无根藤碱)。在测定分子中的酚羟基位置时,曾用甲基化反应使生成 N-Methylcassyfiline（N-甲基无根藤碱）。其 ^{1}H-NMR 谱中出现两个芳香氢质子峰,δ7.59(1H, s, 11-H),δ6.80(1H, s, 8-H)。如果将 N-Methylcassyfiline 与 2% NaOD 的重水(D$_2$O)溶液混匀,于封闭管内在 135～140℃加热 15 小时,而 ^{1}H-NMR 中的 δ6.80 峰消失。请推断酚羟基所在的位置,并简述其理由。

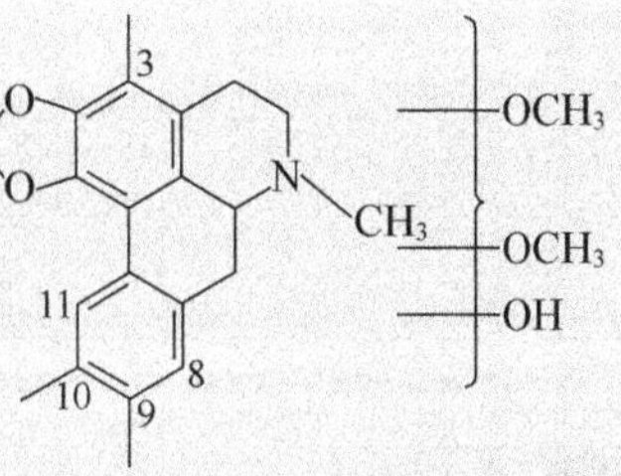

（张勇慧）

第 10 章

海洋天然产物

> **本章要点**
>
> 本章重点介绍了海洋微生物天然产物研究概况,海洋天然产物结构类型。对海洋微生物、海洋动物和海洋植物三大海洋天然产物来源作了简要介绍。

10.1 概　　述

海洋占地球表面积的 70%,蕴藏着丰富的海洋生物种类,海洋环境的特殊性决定了其与陆生生物不同的代谢途径,来源于此的海洋天然产物也具有多样性、复杂性和特殊性,这为寻找海洋生物活性物质提供了丰富的资源。

海洋天然产物是天然药物来源的重要途径,海洋天然产物研究主要是针对海洋生物来源的天然产物中微量活性成分的分离、结构鉴定、生物活性以及检测方法的建立等。海洋生物资源的利用与研究在医药、保健品、能源开发和环境保护等领域都受到广泛关注。

海洋天然产物的结构类型丰富,新颖的结构类型不断被发现,常见结构类型有萜类、甾体、生物碱、醌类和肽类及一些特有的结构类型等。下面仅按海洋微生物、海洋动物和海洋植物三大类简要介绍几种天然产物类型。

10.2 海洋微生物中的天然产物

海洋微生物中的天然产物是海洋天然产物的重要组成部分。由于海洋的特殊环境决定了海洋来源微生物的生长、繁殖和代谢方式均与陆地微生物不同,科学家从海洋微生物中分离得到了大量结构新颖、生物活性好的天然产物,本节主要介绍海洋真菌、海洋细菌和海洋放线菌中的天然产物研究情况。

10.2.1 海洋真菌中的天然产物[1]

海洋来源的真菌大多数栖于某种基质上，少数自由生活，可分成木生真菌、藻体真菌、红树林真菌、海草真菌和动物体真菌等。海洋来源真菌能产生丰富的生物活性次级代谢产物，这里按照结构类型进行概述。

1. 萜类

近年来从海洋生物中发现了大量萜类化合物，它是海洋真菌重要的代谢产物类型。

Krohn 小组[2] 从采自波罗的海的 *Polysiphonia* sp. 红藻中分离得到一株海洋真菌 *Geniculosporium* sp.，发酵后分离得到 11 个 Botryane 类的新倍半萜(1～11)，对某些真菌、细菌、微藻均具有抑制作用，证明海藻真菌在保护宿主免受微生物侵袭，维持宿主与海藻真菌平衡等方面起着重要的作用。黄永富等[3] 从海泥分离得到海洋真菌 *Penicillium* sp. BL27-2，其发酵液乙酸乙酯萃取部分得到一个具有强细胞毒活性倍半萜 3-acetyl-13-deoxyphomenone(12)，有望成为抗癌药物的先导化合物。

2. 生物碱

生物碱具有广泛的生理活性和碱性，近年来从海洋真菌代谢产物中发现了不少生物碱类物质。

Kobayashi 小组[4] 从采自日本冲绳岛户岬的 *Actinotrichia fragilis* 红藻中分离得到一株青霉属真菌 *Penicillium citrinum*，在其代谢产物中分离得到一个结构新颖的含有 N,N-二甲基赖氨酸和环氧乙烷残基的五环螺环吲哚酮类生物碱 Citrinadin A(13)，该化合物在浓度分别为 $6.2\mu g \cdot mL^{-1}$ 和 $10\mu g \cdot mL^{-1}$ 时，对小鼠白血病细胞 L1210 和人表皮癌细胞 KB 均有抑制作用。2007 年赵文英等[5] 以抗肿瘤活性为指标从海洋来源真菌烟曲霉中分离出 4 个化合物：gliotoxin(14)，bisdethiobis(methylthio)gliotoxin(15)，didehydrobisdethio-bis(methylthio)gliotoxin(16)和 bis-N-norgliovictin(17)，其中化合物(14)在 $0.15mg \cdot L^{-1}$ 浓度下对温敏型小

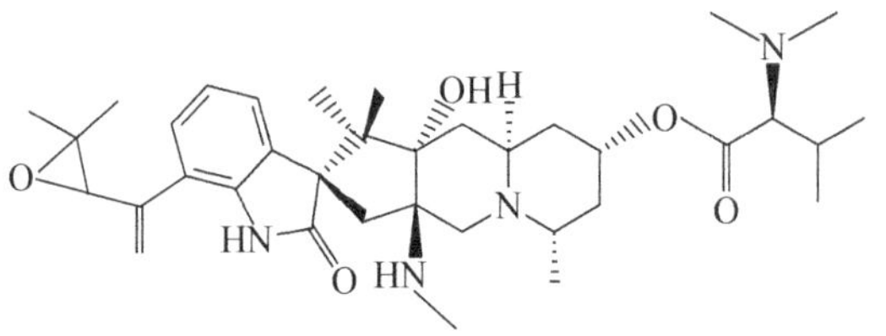

13

鼠乳腺癌细胞(tsFT 210)显示了很强的细胞毒活性。

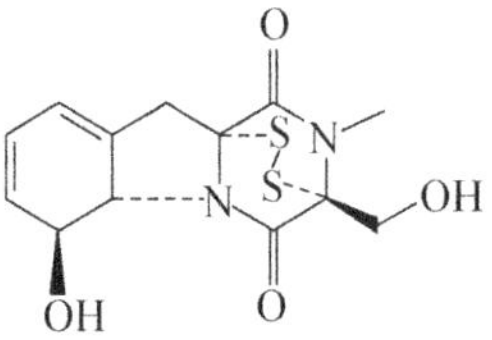

14 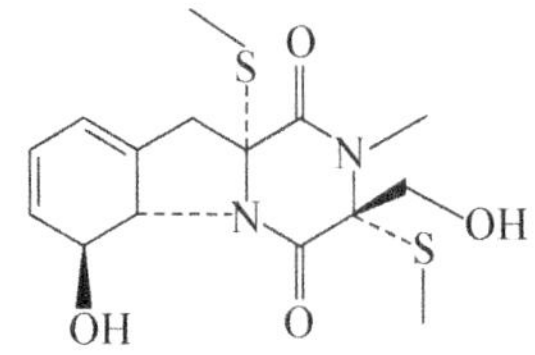　　　　　　　　　　　　　　15

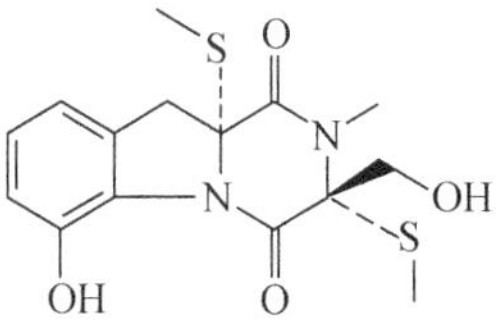

16 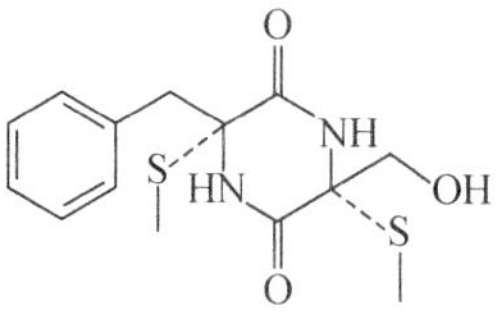　　　　　　　　　　　　　　17

3. 醌类

从海洋真菌代谢产物中分离出的醌类活性物质多为蒽醌类化合物,且大多具有一定的抗菌活性。

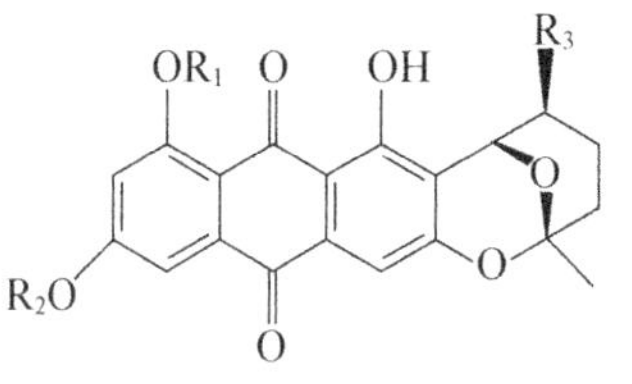

18　R_1=R_2=H,R_3=OH
19　R_1=R_2=R_3=H
20　R_1=CH_3,R_2=R_3=H
21　R_1=R_2=CH_3,R_3=H

Ren 等[6] 从海洋真菌 *Penicillium flavidorsum* SHK1-27 发酵物中分离得到 8 个蒽醌:Nidurufin(18)、Averufin(19)、8 - *O* - methylaverufin(20)、6,8 - *O* - dimethyla-verufin(21)、Versicolorin B、Versicolorin A、Versiconol 和 Averantin,对 K562 细胞均显示出不同程度的细胞增殖抑制活性,其中 18 和 Averantin 的活性最强,20 和 21 的活性最弱,IC_{50} 均大于 100μmol · L^{-1}。

4. 甾体

海洋甾体化合物具有活性强、结构复杂的特点,现已发现不少海洋甾体化合物具有显著的抗肿瘤活性,并正在进行新药的开发。

宋珊珊等[7] 从海洋真菌 96F197 菌丝体丙酮提取物中分离得到 2 个甾醇类物质:22 *E* - 5α,6α -环氧麦角甾-8(14),22 -二烯-3β,7α -二醇(22) 和 22 *E* - 5α,8α -桥二氧麦角甾- 6,22 -二烯-3β -醇(23),在 50μg · mL^{-1} 的质量浓度下可以明显地抑制 HepG2、人乳腺癌 MCF-7

细胞和 NCI-H460 肿瘤细胞的生长。

5. 香豆素

香豆素是顺式邻羟基桂皮酸的内酯,现已从自然界分离到近 900 种香豆素类化合物,但从海洋真菌中分离到香豆素类化合物还很少。

黄永富等[8]研究发现了一种抗肿瘤和抗溃疡活性的异香豆素类化合物 Sg17-1-4(24),它是从海藻中分离的海洋真菌 *Alternaria tenuis* 发酵液正丁醇萃取物中发现的,对 Hela 人宫颈癌细胞和人黑色素瘤 A375-S2 的 IC_{50} 分别为 0.3 和 0.05mmol·L^{-1},有望成为抗癌和抗溃疡药物的先导化合物。

6. 肽类

肽类物质是海洋真菌重要的次级代谢产物,广泛应用于食品和医药产业中,也是近年来重点研究的对象,由于起步较晚,从海洋真菌中分到的肽类化合物主要是一些环肽及其环二肽的二聚体以及环脂态,直链肽类化合物也有一些,但为数不多。

加利福尼亚大学 William 等[9]在一种来源于拉奈岛的海洋蓝藻菌聚集体中分离得到真菌 *Exserohilum rostratum*,从其发酵产物中分离得到 4 个新的过硫环二肽 Rostratins A～D (25～28),体外活性试验表明对人结肠癌细胞 HCT-116 有细胞毒活性,其 IC_{50} 值分别为 8.5, 1.9,0.76 和 16.5mg·L^{-1}。Oh 等[10]从海洋真菌 *Zygosporium masonii*. 的海水培养基中分离到一个新的环缩肽类代谢产物 Zygosporamide,由 D 型和 L 型的 α-亮氨酸组成,结构虽然

比较简单,但它对多种癌细胞都有明显的细胞毒作用,对 NCI's 60 细胞其 $GI_{50}=9.1\mu mol·$$L^{-1}$,对 CNS 癌细胞 SF-268 的选择性明显增强,其 $GI_{50}=6.5nmol·L^{-1}$,此外,对肾癌细胞 RXF393 的选择性更明显,其 $GI_{50}\leqslant 5.0nmol·L^{-1}$。裴月湖等[11]从海泥中分离得到海洋真菌 *Gliocladium* sp. YUP08 的菌丝体丙酮提取物中分离得到两种抗肿瘤活性二酮哌嗪二肽 PJ147 和 PJ157,均可用于制备抗肿瘤药物,为抗癌药物提供了先导化合物。

7. 抗生素类

自从 1929 年弗莱明从真菌中发现青霉素以来,微生物活性代谢产物就成了药物的丰富源泉。如今,全球抗生素年产量超过 10 万吨,产值 50 多亿美元。由此可见,微生物的活性物质对人类健康的极端重要性。从海洋真菌中寻找新的抗生素类活性物质具有很大的潜在性。

2004 年 Hong W 等[12] 在 Gokasyo 海湾的海底沉积物中分离得到了真菌 *Emericella variecolor* GF10,并从其发酵产物醋酸乙酯浸提物中分离鉴定了 8 个蛇孢菌素类化合物 6-epi-ophiobolinG(29),Ophiobolin G(30),6-epi-ophiobolin N (31),6-epi-ophiobolin C,Ophiobolin C,6-epi-ophiobolin K,Ophiobolin。Wei 等[13] 从海洋真菌 *Aspergillus candidus* IF10 的培养液中分离到 4 个抗生素类化合物 Prenylterphenyllin,4″-deoxyprenylterphenyllin,4″-deoxyisoterprenin 和 4″-deoxyterprenin,均显示了对人表皮癌细胞 KB(KB3-1)的细胞毒性,IC_{50} 值分别为 8.5,3.0,2.5 和 $4.5\mu g \cdot mL^{-1}$。

29 R= α–H,16–cis
30 R=β–H,16–cis
31 R= α–H

10.2.2 海洋细菌中的天然产物

海洋细菌是海洋中不含叶绿素和藻蓝素的原核单细胞生物,其天然产物主要以大环内酯类、肽类和生物碱类等为主[14],这里简要介绍海洋来源细菌中的生物碱类和肽类天然产物。

EI-Gendy MMA 等[15] 从海洋细菌 XXXVI 中分离得到一种新的生物碱类抗生素 essramycin(32),具有抗革兰阳性菌、革兰阴性菌活性,其 MIC 值是 $2\sim8\mu g \cdot mL^{-1}$,但没有抗真菌活性。

32   33

Feher D 等[16] 从海洋细菌 *Pseudoalteromonas rubra* 中得到一种新的生物碱类药物先导化合物 2-取代灵菌红素的衍生物 2-(p-hydroxybenzyl)prodigiosin(33),显示出很强的 SKOV-3 细胞毒性。

Rungprom W 等[17] 从海洋细菌 *Pseudomonas* sp. 的培养液中分离得到两种新的肽链 *cyclo*-[phenylalanyl-prolyl-leucyl-prolyl](34)和 *cyclo*-[isoleucyl-prolyl-leucyl-alanyl](35)以及两种已知肽链 *cyclo*-[Leucyl-prolyl]₂(36) 和 *cyclo*-[Phenylalanyl-prolyl]₂(37)。

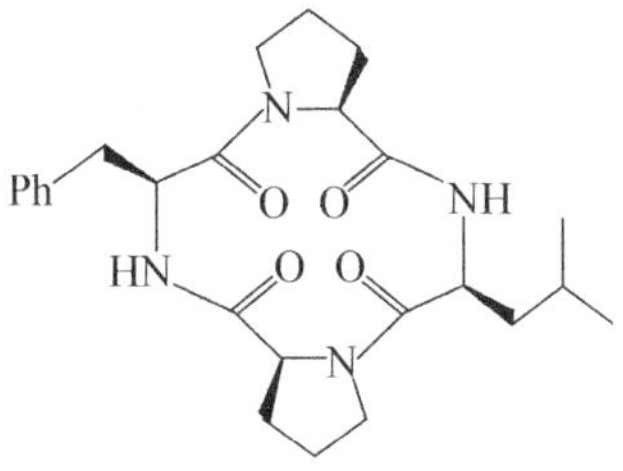

34 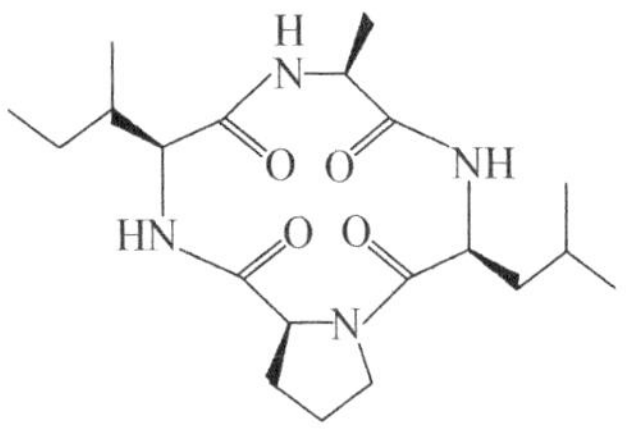　　35

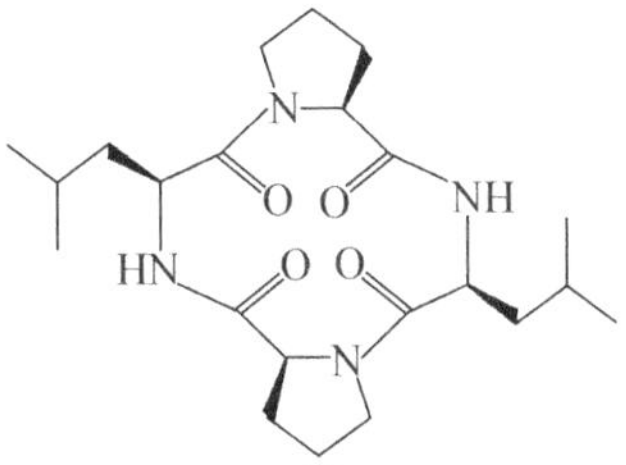

36 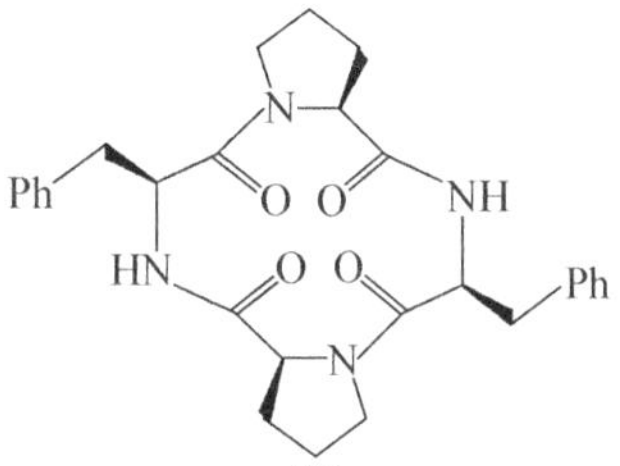　　37

10.2.3　海洋放线菌中的天然产物

海洋放线菌以形成丰富天然产物著称,浅海海域中主要是链霉菌、小单孢菌、诺卡菌、红球菌和分支杆菌等;深海海域中主要是高温放线菌、游动放线菌和戈登菌等。

1. 萜类

Xie 等[18]从海洋放线菌 *Streptomyces* sp. 0616208 中分离得到一个新的降碳倍半萜类化合物(1,4a,5,7,8a)-5,8a-dimethyldecahydronaphtha-lene-1,4a,7-triol(38)。

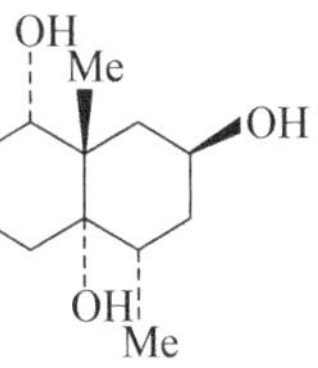

2. 生物碱类

Charan RD 小组[19]从海洋来源放线菌小单孢菌类的培养基中分离得到一种新的生物碱 Diazepinomicin(39)。Librada M 等[20]从海洋小单孢菌的肉汤培养基中分离得到两种新的抗生素:4′-N-methyl-5′-hydroxystaurosporine(40) 和 5′-hydroxystaurosporine(41),对多种肿瘤细胞均具有细胞毒活性。

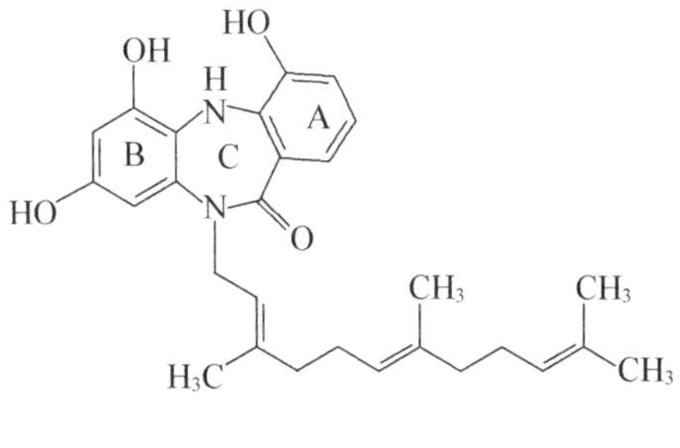

39 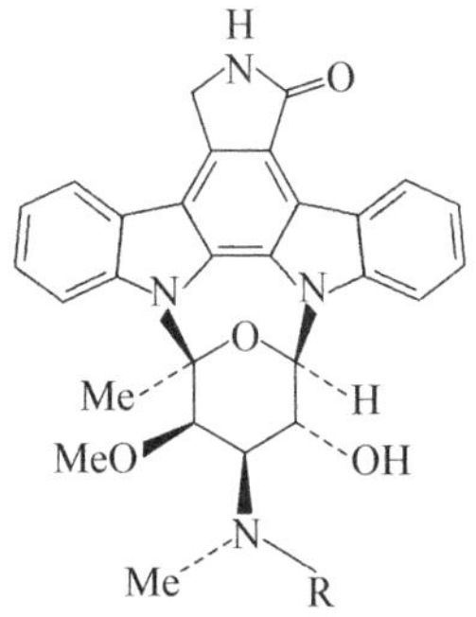　　40　R=Me　41　R=H

3. 醌类

Neomarinone（42）和已知化合物 43~46 是由海洋放线菌（♯CNH-099）培养液中分离到的萘醌类抗生素，在体外对人癌细胞具有一定的细胞毒活性[21]。

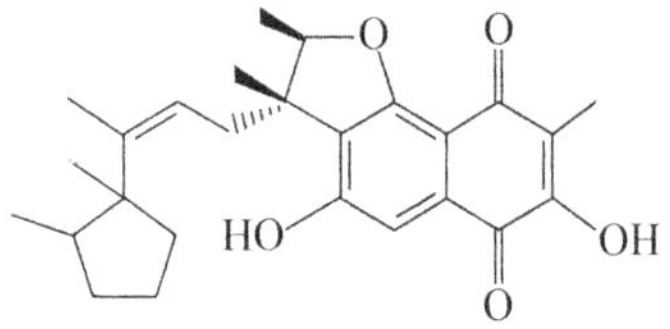

42 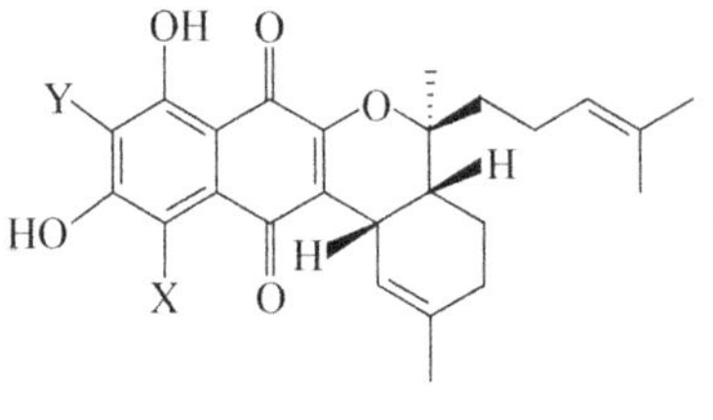   43 X=Br Y=H   45 R=OH
            44 X=H   Y=Br   46 R=OCH₃

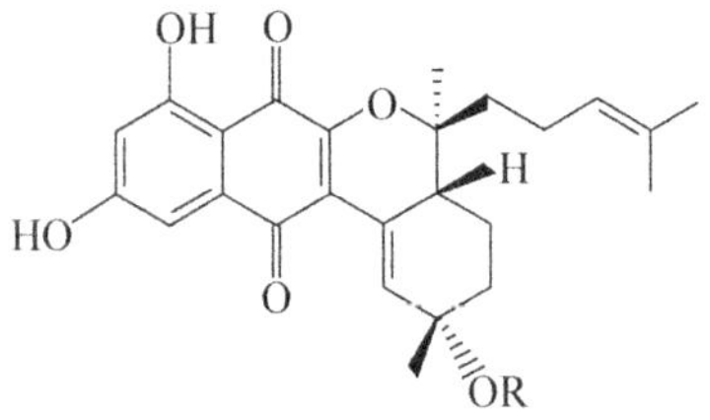

4. 黄酮

Jiang 等[22]从海洋放线菌 FIM02-635 中发现了 2 个异黄酮化合物 FM63511（47）和 FM63512（48），分别为 7,4′-二羟基异黄酮和染料木素，两者均有抗抑郁和抗肿瘤活性，但无抗菌活性。

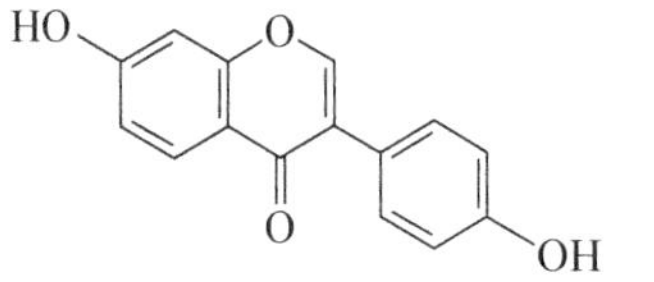

47 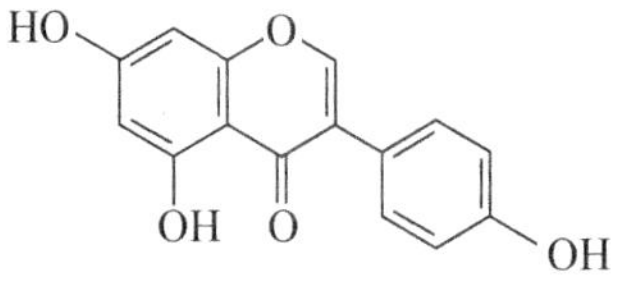   48

5. 肽类

从海绵共生的链霉菌属放线菌中分离得到已知的诺卡氨素 nocardamine（49）和 2 个新的环状多肽 dehydroxynocardamine（50）和 desmethylenylnocardamine（51），新化合物对 sortase B 膜转运蛋白酶有微弱的抑制作用[23]。

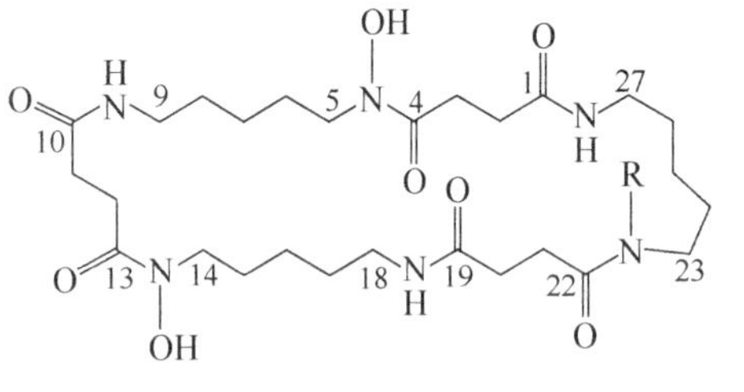

49 R=OH   51
50 R=H

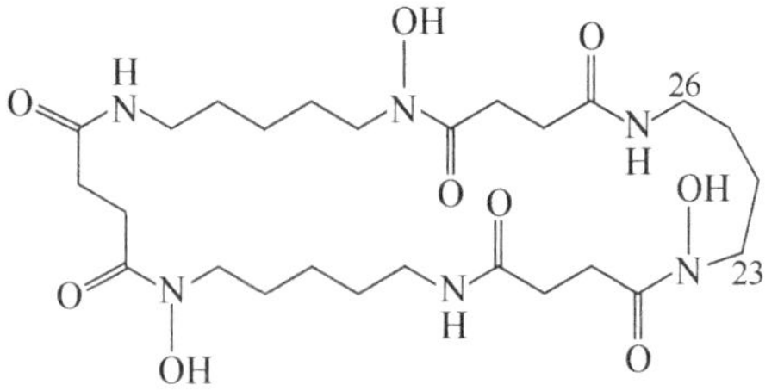

6. 抗生素

Lynamicins A~E[24]（52~56）是从加州圣迭戈海岸沉积物的海洋放线菌 NPS12745 中得到的 5 个新氯代二吲哚吡咯抗生素（chlorinated bisindole pyrrole antibiotics），具有广谱抗菌性，对革兰阳性菌和革兰阴性菌都有活性，值得注意的是它们对耐甲氧基苯青霉素的金黄色葡萄球菌和万古霉素抗性的肠球菌有显著效果。

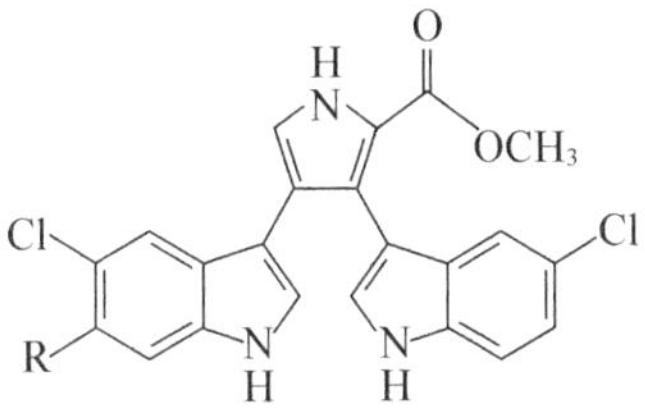

52　R=H
53　R=Cl

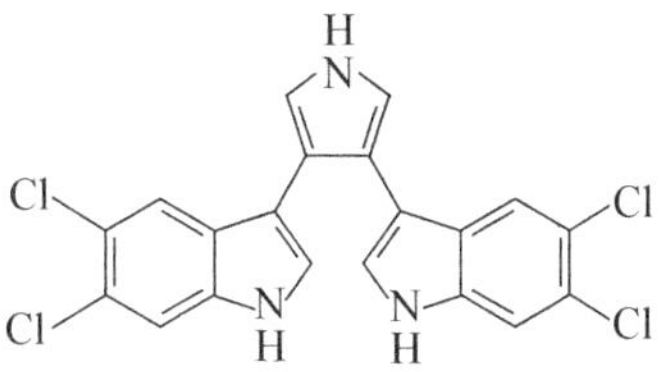

54

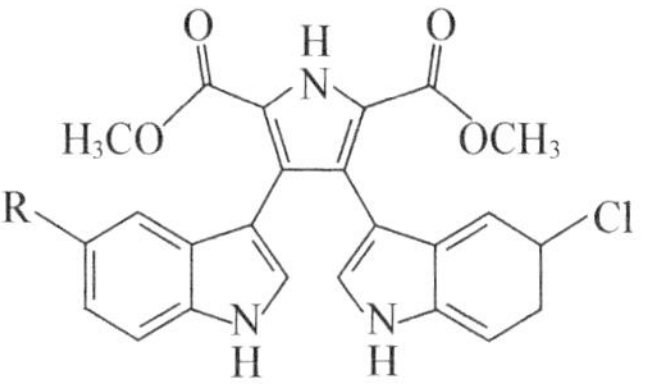

55　R=Cl
56　R=H

7．大环内酯类化合物

从海洋放线菌的新种"*Marinispora*"中发现了 4 个抗肿瘤活性的新大环内酯类化合物 marinomycins A～D[25]（57～60），具有罕见的大环内二酯结构。在室内光照条件下，marinomycins A(57)可以异构化为 marinomycins B(58)和 C(59)，它们均对耐药菌有显著的抗菌活性，并对美国癌症研究所的 60 种肿瘤细胞有选择性的细胞毒活性。

目前，从海洋微生物中发现的具有生物活性的代谢产物还有很多，在此，并不能一一详述。对海洋微生物天然产物的研究不但能发现结构新颖的化合物，而且为寻找新药以及其他有用的物质具有重大意义，对海产养殖业也有重大的影响，如发现海洋来源天然农药和生物防治技术等，利用海洋微生物处理海洋环境污染也取得很大进展。所以海洋微生物的利用对于沿海经济实现可持续发展十分重要。

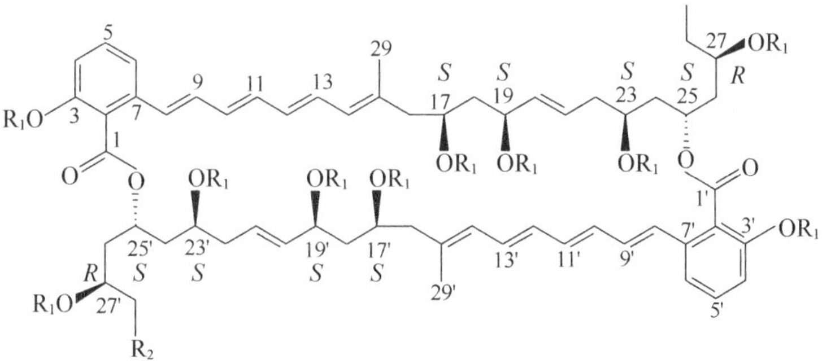

57　R₁=R₂=H

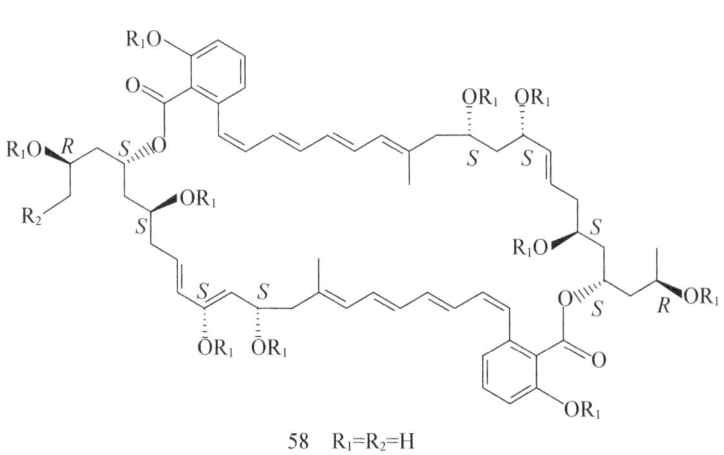

58　R₁=R₂=H
60　R₁=H　R₂=CH₃

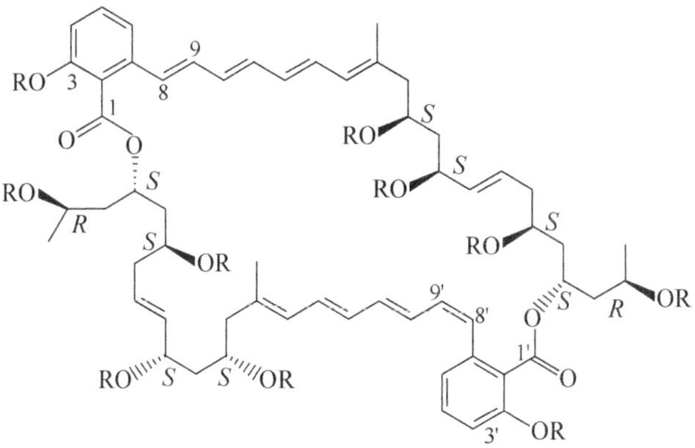

59 R=H

10.3 海洋动物中的天然产物

海洋动物是海洋天然产物的又一个重要来源。海洋动物中的天然产物主要来源于海洋珊瑚、贝类、海参、海胆、海星、鱼类和一些哺乳类等海洋动物,具有来源种类繁多、结构复杂和生物活性多样化的特点。本节简要介绍珊瑚和海鞘中的天然产物研究情况。

10.3.1 海洋珊瑚中的天然产物

珊瑚属于腔肠动物门,有 9000 多种,形状如树枝,色彩斑斓,不同海域珊瑚的种类差异较大,其天然产物的结构和活性也各不相同。

1. 萜类

从软珊瑚 *Sinularia polydactyla* 中分离得到两种新的倍半萜类化合物 polydactin A（61）及 polydactin B （62）和已知的倍半萜烯 10α-hydroxycadin-4-en-15-al[26]。体外活性显示化合物 61 对人口腔 KB 上皮肿瘤细胞和人乳腺癌细胞株具有中度的细胞毒作用。

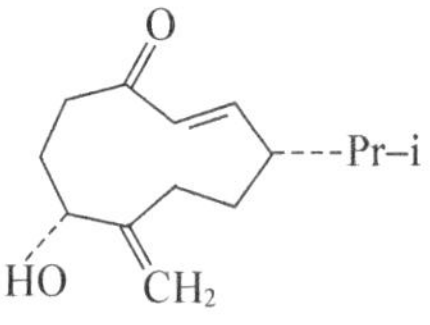

61

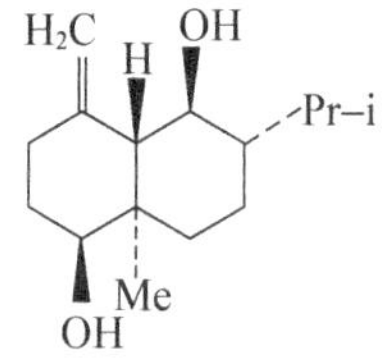

62

从用丙酮和甲醇溶解的软珊瑚 *Nephthea erecta* 中提取分离得到 5 种新的倍半萜类化合物[27]（63～67）,体外实验显示其均对特定癌细胞具有细胞毒作用。

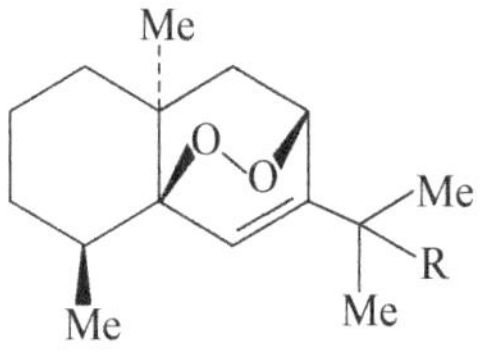

63 R=OH
64 R=OOH

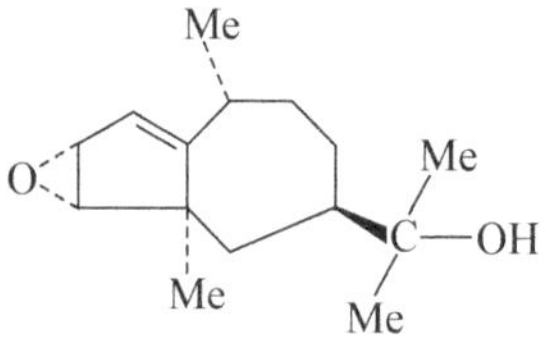

65

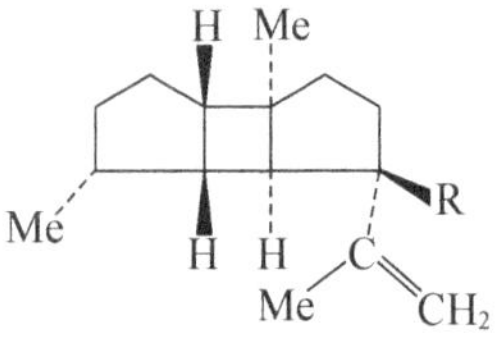

66 R=OH
67 R=OOH

从软珊瑚 *Pachyclavularia* sp. 中分离得到 4 个新的二萜类化合物 Brianodin A～D[28]

(68～71)。Brianodin A(68)表现出温和的细胞毒作用。

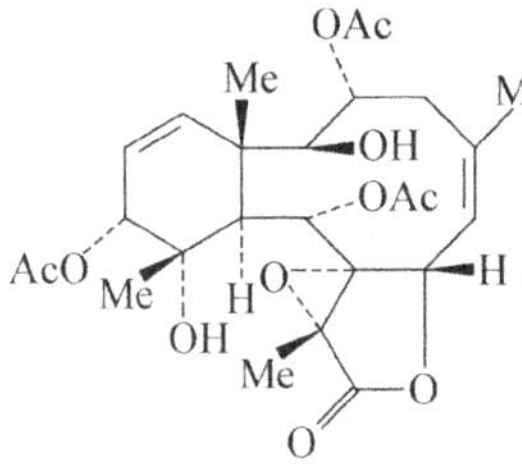

68 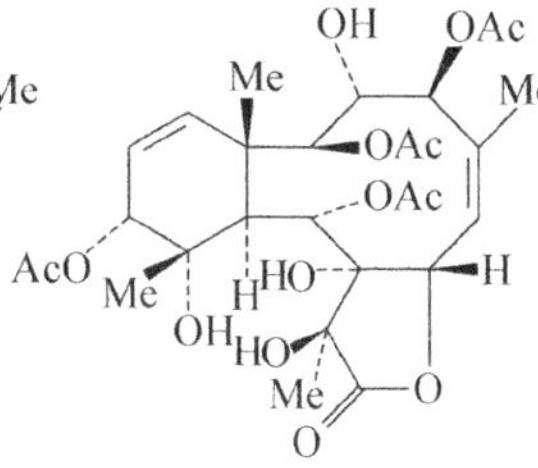　　　　　　　　69 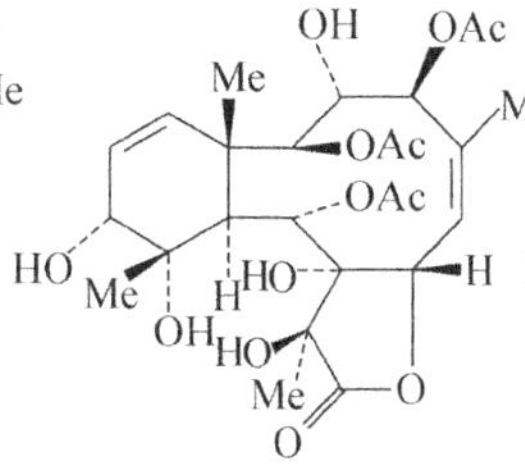　　　　　　　　70 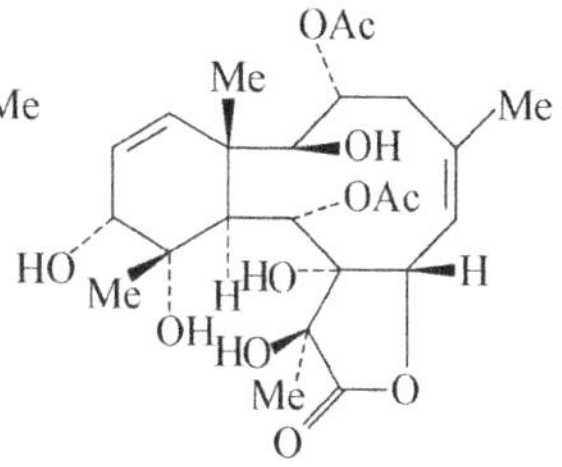　　　　　　　　71

从杂交软珊瑚 *Sinularia maxima Sinularia polydactyla* 中分离得到 4 种新的二萜类化合物[29](72～75)，化合物 72～74 分别在 0.039，0.48 和 0.56 mol·L^{-1}的浓度下对乳腺癌细胞 SK-BR3 和子宫癌细胞具有很强的细胞毒作用。

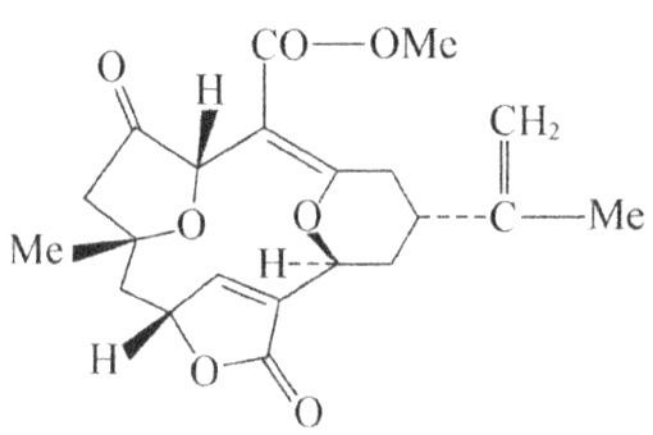

72 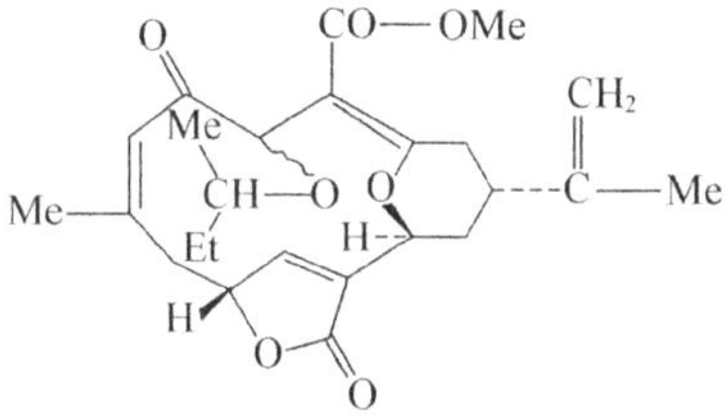　　　　　　　　　　73，74 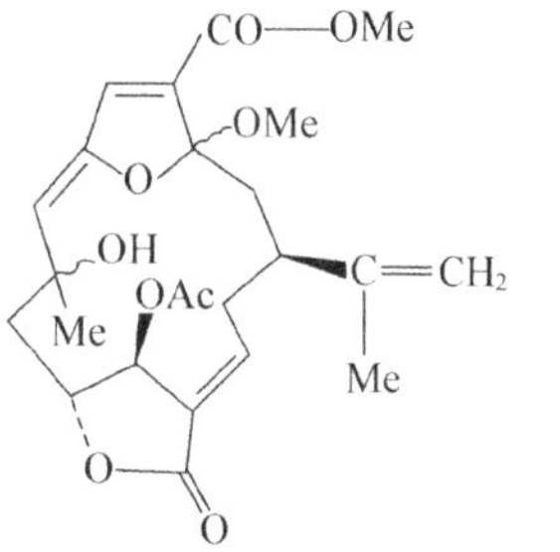　　　　　　　　　　75

2. 生物碱类

从印尼软珊瑚 *Lobophytum* sp 中分离得到一种新的 zoanthamine 型生物碱 lobozoanthamine[30](76)。

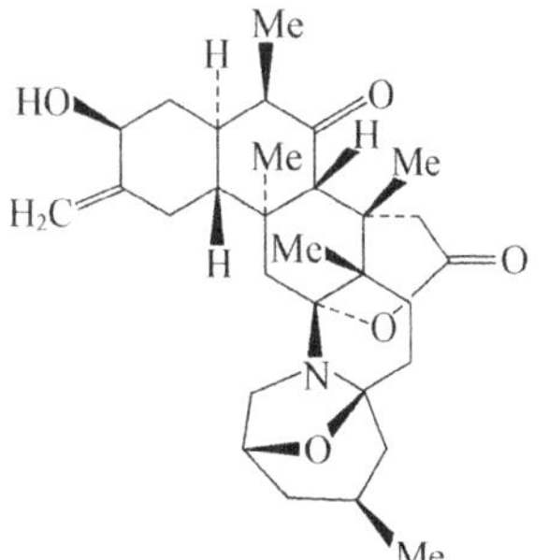

3. 甾体类

从采自马达加斯加的软珊瑚 *Paragorgia* sp. 中分离得到 3 种罕见的新甾体硫酯 parathiosteroids A～C[31](77～79)。这些化合物在微量条件下就对人类肿瘤细胞系具有细胞毒作用。

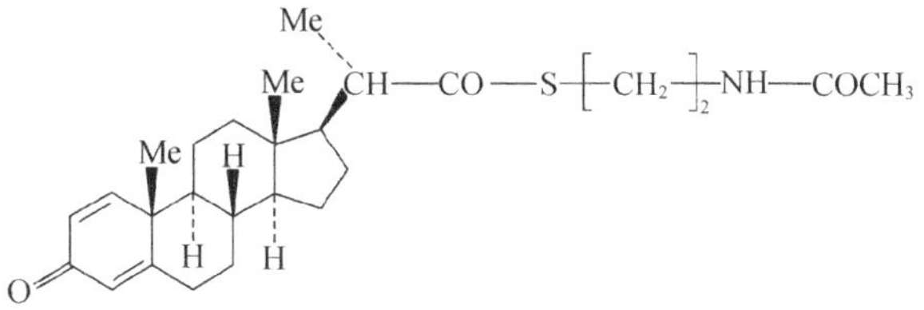

76

77

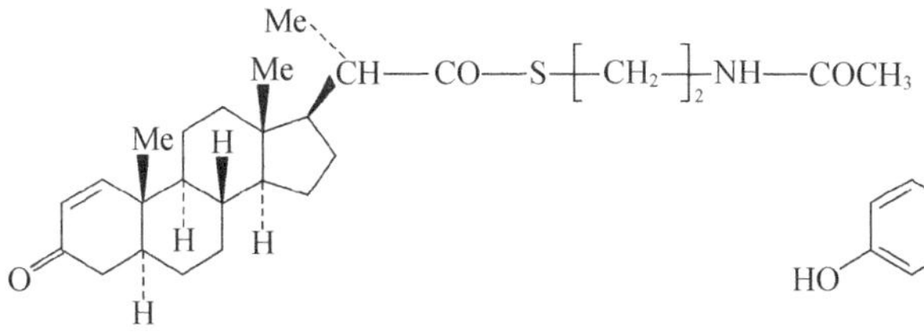

78 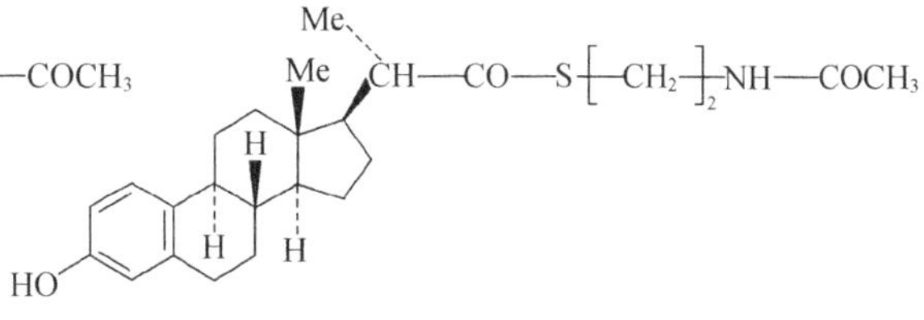　　　　　　　　　　　　　　　　　　79

10.3.2　海鞘中的天然产物

海鞘是海鞘纲（Ascidiacea）无脊椎动物，在世界各大海洋均可发现，其种类约有 1250 种。

Ishiyama H 等[32] 从海鞘 *Eudistoma olivaceum* 中提取出 β-咔啉生物碱，研究发现它们对腺苷受体 A1，A2 和 A3 有选择性作用。2 种 δ-咔啉（80 和 81）对 A3 腺苷受体有较高选择性，并且相应的作用能力比 β-咔啉强。

Agrawal MS 等[33] 从阿拉伯暗礁的大堤礁的海鞘生物 *Aplidium cratiferum* 中分离得到一种六环吡啶氮蒽生物碱 nordehydrocyclodercitin（82）。

Lepadin D（83）和它的季胺盐 84 是 Konig GM 等[34] 从 *Didemnum* 属新型海鞘中提取出的生物碱，它们有独特的十氢喹啉骨架，并表现出重要的选择性抗疟原虫和抗锥虫作用。

Aplicyanins B（85）是 Reyes F 等[35] 从南极的海鞘 *Aplidium cyaneum* 提取出的细胞毒素吲哚镇静剂类化合物，具有细胞毒性和抗有丝分裂作用。

Fontana A 等[36] 从地中海海鞘 *Stolonica socialis* 中分离出一种新的细胞毒素己酸配质，并命名为 stolonoxides，详述了海鞘中的微量成分 stolonoxide C 甲酯（86）的化学作用，以及 stolonoxide A 甲酯对线粒体电子转移的抑制作用。

海洋动物种类繁多，除本节介绍的珊瑚和海鞘中的天然产物外，从海洋贝类、海参、海胆、海星、鱼类和一些哺乳类动物中也分离得到许多结构复杂、生物活性好的天然产物，如壳聚糖、海参皂苷、海蛇肽类毒素、鱼油和鲨鱼软骨多糖等，在此不一一详述。对海洋动物天然产物的研究为寻找新药及海洋动物产品开发提供了丰富的理论依据。

10.4　海洋植物中的天然产物

海洋植物与海洋动物一样是海洋天然产物的又一个重要来源。海洋植物特别是海藻类在沿海国家都是重要的经济植物。本节简要介绍海藻和红树林植物中的天然产物研究概况。

10.4.1　海藻

海藻是海产藻类的统称,一些海藻具有重要的经济价值,如海带、紫菜、石花菜和裙带菜等在世界各地作为食物和保健品。

1. 萜类化合物

2008 年 Reddy P 等[37]从澳大利亚南部的褐藻 *Cystophora moniliformis* 中分离得到两个新的环状差向异构的萜烯二醇,moniliforminol A(87)和 moniliforminol B(88)。

2005 年 Sabry OMM 等[38]从采自布亚新几内亚的褐藻 *Stypopodium flabelliforme* 中分离出五种 Meroditerpenoids,分别为 $2\beta,3\alpha$-epitaondiol (89),flabellinol (90),flabellinone (91),stypotriolaldehyde (92)和 stypohydroperoxide (93)。所有化合物对老鼠神经-2a 细胞有一定的毒害作用(LC$_{50}$ 为 $2\sim25\mu mol\cdot L^{-1}$),化合物 89～91 具有很强的 Na$^+$ 通道阻滞作用,化合物 92 对小鼠 GCN 细胞内 Ca^{2+} 浓度具有双向作用。化合物 89～91 对人肝癌细胞 NCI-H460 显示了中等的细胞毒性。

2. 醌类

2007 年,Zhang 等[39]从褐藻 *Colpomenia sinuosa* 内部组织分得的内生真菌 *Aspergillus niger* EN-13 中提取得到一个新的萘醌亚胺衍生物,5,7-dihydroxy-2-[1-(4-methoxy-6-oxo-6H-pyran-2-yl)-2-phenylethylamino]-[1,4]naphthoquinone(94),实验证明其具有中等的抗真菌活性。

2007 年,Laird DW 等[40]从澳大利亚西部的褐藻 *Cystophora harveyi* 中分离出新的线性的 6,6,5-三环化合物 pycnanthuquinone C (95),具有与之相同骨架的化合物曾被报道可以

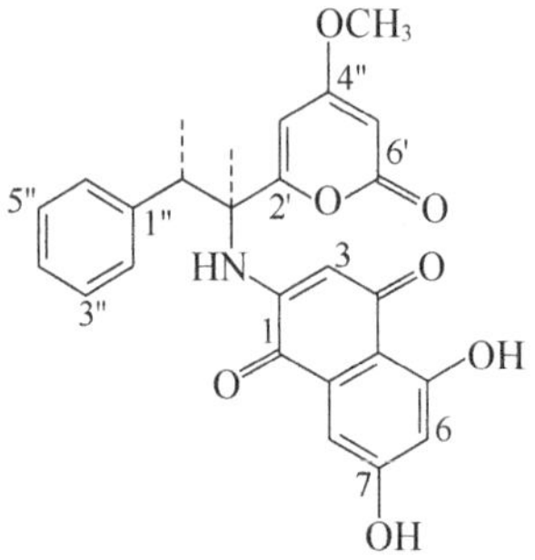

94 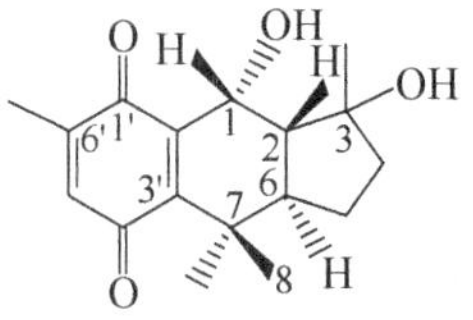   95

用于治疗糖尿病。

3. 肽类化合物

Galaxamide [41]（96），一种罕见的环状五肽,从海藻 *Galaxaura filamentosa* 中分离得到。初步生物活性鉴定表明 Galaxamide 在体外对 GRC-1 和 HepG2 细胞系有抗增殖作用。为了进一步研究生物活性,该小组利用反合成方法全合成出了该环状五肽。

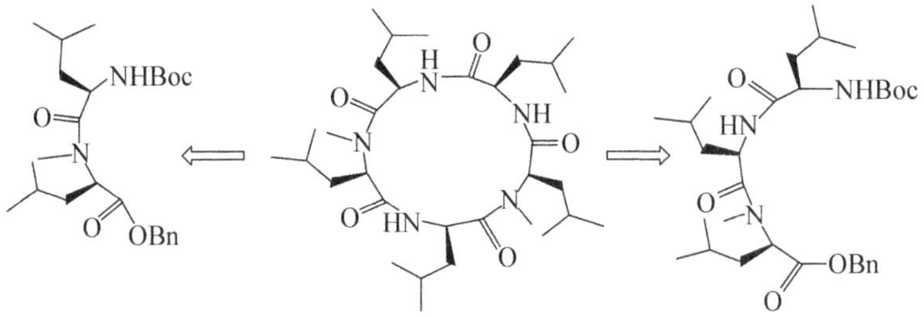

96

10.4.2 红树林植物

红树林植物是生长在热带海洋潮间带的一类木本植物,具有保护海岸,滋养鱼、虾、蟹,具有建材、制药和抗污染等多种用途。

1. 萜类

2005 年,Deng 等[42]通过研究红树林植物尖瓣海莲茎中的光敏色素,得到了二萜类化合物和二硫化物,其中分离并鉴定了四种新的和七种已知的次级代谢产物。利用光谱方法鉴定的新化合物为：17-hydroxy-16-oxobeyer-9（11）-en-19-al、16,17-dihydroxy-19-nor-ent-kaur-9（11）-en-3-one、（16R）-13,17-epoxy-16-hydroxy-ent-kaur-9（11）-en-19、（-）-3,4-dihydro-3-hydroxy-7-methoxy-2H-1,5-benzodithiepine-6,9-dione;重新研究了分离到的已知化合物木榄醇（brugierol)和异木榄醇(isobrugiero)的构型,发现这 2 个化合物和另一分离到的已知化合物 2,6-二甲氧基-1,4-苯醌(2,6-dimethoxy-1,4-benzoquinone)是上述分离到的新化合物中第四个化合物的降解产物。2006 年,包淑云等[43]为寻找红树林植物尖瓣海莲不同于陆生植物的次生代谢产物及其民间治疗疟疾的物质基础,又对其进行了化学成分鉴定。采用多种色谱法进行分离纯化,光谱方法结合文献对照鉴定结构,结果首次从该植物中分离并鉴定了 9 个化合物,其中 6 个为三萜类化合物,分别为羽扇豆醇、羽扇豆酮、反式对羟基桂皮酰基羽扇豆醇、蒲公英萜酮、β-香树脂醇棕榈酸酯和鲨烯;3 个甾体类化合物,分别为 β-谷甾醇、胡萝卜苷和

7 - α -羟基-谷甾醇。

Yang 等[44]主要通过色谱方法从红树林植物玉蕊的茎皮中分离得到了两种新的三萜类化合物：olean-18-en-3β-O-E-coumaroyl ester 和 olean-18-en-3β-O-Z-coumaroyl ester;同时还得到五种已知的化合物：日耳曼醇（germanicol）、吉曼杜鹃二醇（germanicone）、白桦脂酸（betulinic acid）、羽扇醇（lupeo）、蒲公英萜醇（taraxerol）。

Han 等[45]从红树植物木榄中分离得到了三种新二萜类化合物：ent-8（14）-海松烯（pimarene）-15R,16 -二醇（97），ent-8（14）-海松烯（pimarene）-1,15R,16 -三醇（98）和（5R，9S,10R,13S,15S)-ent-8（14）-海松烯（pimarene）-1-oxo-15R,16 -二醇（99），同时还得到三种已知的二萜类化合物。其中化合物 99 对细胞 L-929 和 K562 有中度细胞毒活性。

97　　　　　　　　　98　　　　　　　　　99

Sun 等[46]通过研究红树林植物白骨壤分离并鉴定出五种新环烯醚萜类化合物marinoids A ～ E，同时还有四种已知化合物：2′-cinnamoyl-mussaenosidic acid、2′-O-（ 4″-methoxycinnamoyl) mussaenosidic acid、2′-O-(4″-hydroxycinnamoyl)mussaenosidic acid 和 3（R)-hydroxy-5- phenyl-4(E)-pentenoic acid。新化合物 marinoids A～E 与已知化合物 2′-cinnamoyl-mussaenosidic acid 具有相同的母体骨架,仅在环烯醚萜苷母体 8 位的立体构型及糖链取代基上有差异,化合物 marinoids A～C 显示了中国种属特有的 8R 立体构型。

Feng 等[47]从红树林植物白骨壤的地上部分分离得到了一种名为 2′-O-(5-phenyl-2E,4E-pentadienoyl)-五叶金花苷酸的新酰化环稀醚萜葡糖苷。该化合物具有中度的抗氧化活性。同年又从该植物地上部分组织中分离得到两种新的环稀醚萜葡糖苷[48]：2′-O-[(2E,4E)-5-phenylpenta-2,4-dienoyl]mussaenosidic acid （mussaenosidic acid ＝[1S-(1,4a,7,7a)]-1-(D-glucopyranosyloxy)-1,4a,5,6，7,7a-hexahydro-7-hydroxy-7-methylcyclopenta[c]pyran-4-carboxylic acid)和 2′-O-（4-methoxycinnamoyl) mussaenosidic acid,同时还得到了一种已知的环稀醚萜葡糖苷：2′-O-coumaroylmussaenosidic acid,四种已知的黄酮类化合物（2 -苯基-4H -1 -苯并呋喃-4 -酮)包括 4′,5 -二羟基-3′,7 -二甲氧基黄酮, 4′,5 -二羟基-3′,5′,7 -三甲氧基黄酮, 4′,5,7 -三羟基黄酮, 3′,4′,5 -三羟基-7 -甲氧基黄酮。另外,每个分离得到的化合物均具有明显的清除自由基 α,α -二苯基-β -苦基苯肼（DPPH）的活性。

2. 醌类

Han 等[49]通过继续研究红树林植物白骨壤的新的生物活性物质,分离得到七种新的萘醌类衍生物：vicennone A （100），avicennone B （101），avicennone C （102），avicennone D （103），avicenone E （104），avicennone F （105），and avicennone G （106),还有其他已知的化合物：avicequinone A （107），stenocarpoquinone B （108），avicequinone C （109），avicenol A （110），and avicenol C （111)。化合物 103、104 及 107～109 均含有 4,9 -二酮结构,具有强的抗细胞增殖活性和中度的细胞毒活性,还具有抗菌效果。

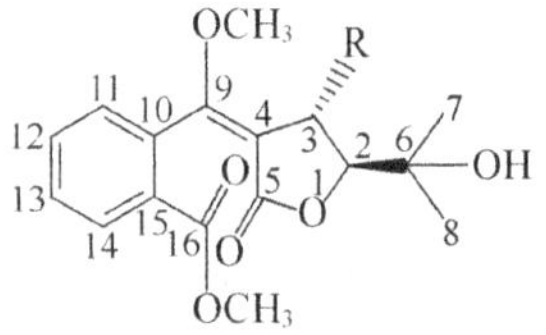

100　R=H
101　R=OH

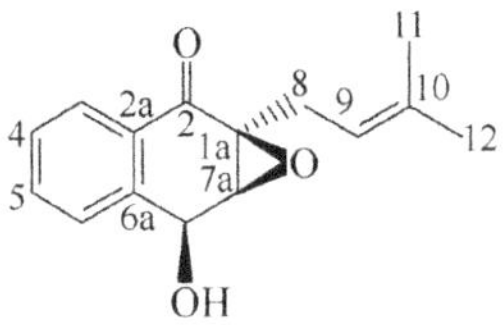

102

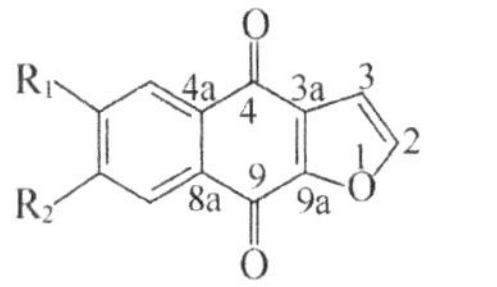

103　R₁=OH　R₂=H
104　R₁=H　R₂=OH

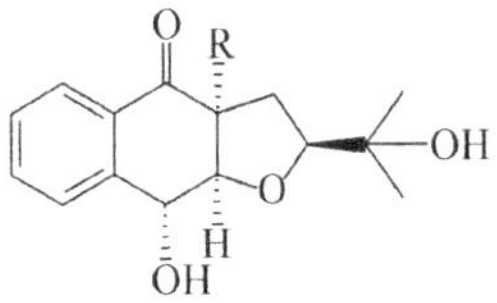

105　R=H
106　R=OH

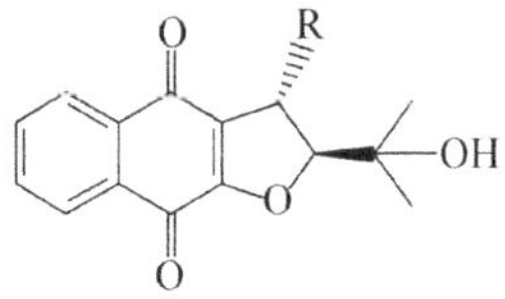

107　R=OH
108　R=H
109　R=H,△²,³

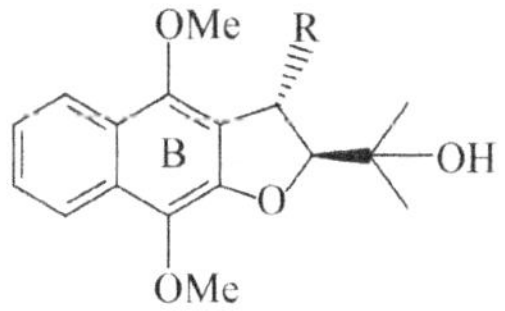

110　R=OH
111　R=H

3. 其他类型化合物

冯妍等[50]研究红树林植物海榄雌 Avicennia marina（别名白骨壤）枝、叶的化学成分,通过现代波谱技术鉴定出 10 个化合物：acteoside、isoacteoside、syringaresinol、5,7 -二羟基- 3′,4′,5′ -三甲氧基黄酮、3 -吲哚甲酸、白桦酸、白桦醇、羽扇豆醇、白骨壤醌 C 和山柰酚,其中前 6 个化合物为首次从该植物中分离得到。

郭先霞等[51]通过水蒸气蒸馏法提取红树林植物白骨壤叶的挥发油,经 GC/MS 分析,检测到 13 个色谱峰,鉴定出 13 个化合物,主要是 2,6 -二叔丁基- 4 -甲基苯酚,2 -苯基- 1,3 -丁二烯和 4 -羟基- 2 -甲基苯乙酮等。

冯超等[52]利用多种色谱及重结晶等分离手段,从海洋红树林植物黄槿（Hibiscustilisceus）中分离得到 11 个化合物,通过 MS、1D 和 2D-NMR 等波谱技术鉴定了所有化合物的结构,分别为 coniferaldehyde（112）,3,4 -二羟基苯甲酸甲酯（113）,松脂醇（114）,丁香脂素（115）,格榄酮（116）,黄芪苷（117）,植醇（118）,胆甾- 5 -烯- 3β,7α -二醇（119）,胆甾- 5 -烯- 3β,7β -二醇（120）,胆甾醇（121）和 β -胡萝苷（122）。这些化合物均为首次从该植物中分离获得。

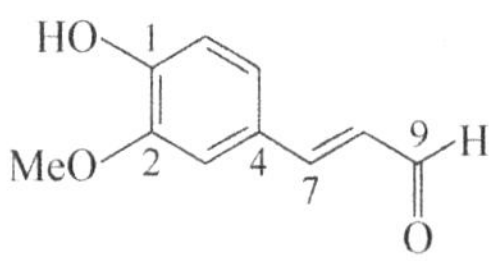

112

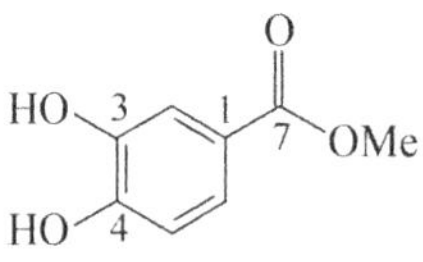

113

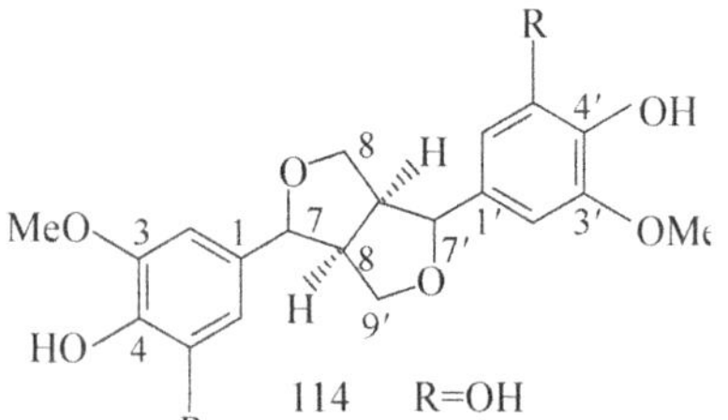

114　R=OH
115　R=OMe

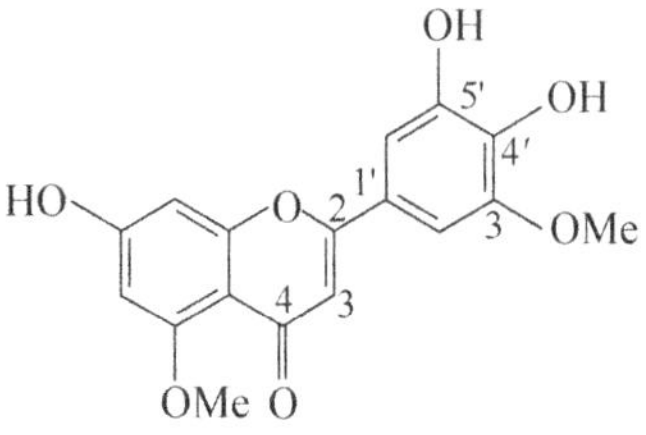

116

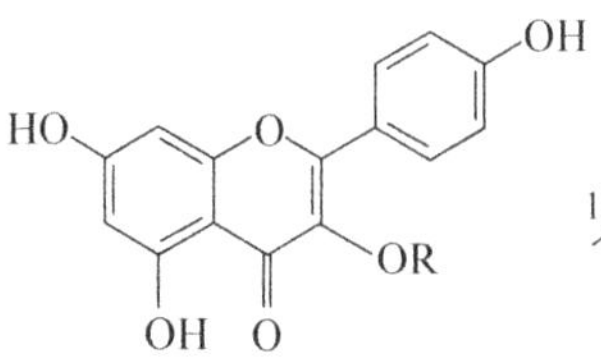

117　R=glc

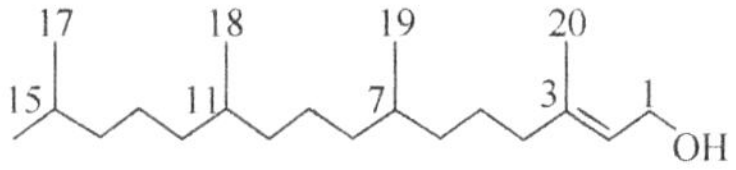

118

119　R=α-OH
120　R=β-OH
121　R=H

122

　　海洋植物包括孢子植物的海藻、单子叶的海草以及木本植物红树,种类繁多,它们广泛生长在寒带、温带、亚热带和热带海区。海洋植物中含有多种抗菌抑菌的活性物质,这些活性物质对霉菌、金黄色葡萄球菌、大肠杆菌、沙门菌等都有抑制作用。海洋植物中还含有苯酚类化合物和琼胶、褐藻酸等物质,此外还有生物活性激素和促生长因子等。总之,海洋植物能为人类提供大量的食品、药品和工业原料,还起到改善环境、防止基质流失、净化水体、协助造礁,也是海洋生物栖息、觅食、繁殖、庇护的理想场所,因此,关注海洋植物,对海洋生态系统的平衡稳定、渔业资源的保护利用具有举足轻重的作用。

10.5　海洋天然产物研究实例

　　海洋天然产物结构纷繁复杂,活性多样,已为科学界广泛关注。这里仅介绍 1 例海洋真菌中生物碱的研究概况。

　　北海道大学的 Kobayashi 研究小组[53]在 2005 年美国化学会 Org. Lett. 杂志第 7 卷第 19期上报道了从海洋来源真菌 *Penicillium citrinum* 中分离得到 1 个四环生物碱 Perinadine A。海洋真菌 *P. citrinum* 从海洋鱼类中分离得到,其 12L 培养液的乙酸乙酯浸膏 676mg 经硅胶柱和氨基硅胶柱分离,得到5.1mg新化合物 Perinadine A,通过波谱确定了结构。Perinadine A 对老鼠白血病细胞 L1210 显示了弱的细胞毒性,IC_{50} 为 $20\mu g/mL$;抗菌活性方面对藤黄微球菌 *Micrococcus luteus* 和枯草杆菌 *Bacillus subtilis* 的最小抑菌浓度 MIC 值分别为 33.3 和 66.7$\mu g/mL$。

123

　　Perinadine A (123)为无色非晶固体,$[\alpha]_D^{22} - 33°$(c 1.0,$CHCl_3$),分子式通过 ESI 源高分辨质谱确定为 $C_{28}H_{37}NO_7$ [m/z 498.2510,$(M-H)^+$,$-0.7mmu$]。IR 显示存在 OH/NH 吸收峰 ($3405cm^{-1}$),羧酸基团吸收峰 ($3300 \sim 2700cm^{-1}$),羰基吸收峰 (1719 和 $1650cm^{-1}$)。^{1}H-和^{13}C-NMR 数据见表 10-1,^{13}C-NMR 显示了 28 碳信号:1 个酮基碳(δ_C 206.52 和 206.75),2 个羧基碳(δ_C 170.97 和 170.93;δ_C 170.78 和 170.75),6 个 sp^2 杂化季碳(δ_C 160.98,160.99;δ_C 147.26;δ_C 144.57;δ_C 120.11 和 120.15;2 个 δ_C 114.26;δ_C 99.96),2 个 sp^2 杂化次甲基(δ_C 130.81 和 130.75;δ_C 125.16 和 125.28),6 个 sp^3 杂化次甲基(δ_C 86.75 和 86.87;δ_C

77.68 和 77.58;δ_C 70.14 和 70.06;δ_C 45.44 和 45.56;2 个 δ_C 45.92;δ_C 37.18 和 37.15),前 3 个应该连接有杂原子;6 个 sp^3 杂化亚甲基(δ_C 45.44 和 45.56;δ_C 38.82 和 39.29;δ_C 32.27 和 32.25;δ_C 28.92 和 28.98;δ_C 28.78 和 28.92;δ_C 23.00 和 22.94),5 个甲基(δ_C 21.29 和 21.31;2 个 δ_C 18.80;δ_C 17.91;δ_C 13.25 和 13.44;δ_C 11.55 和 11.50)。化合物 123 碳谱信号每个都有一个化学位移相似的信号峰存在,这可能是由于 C-7′ 位的手性差相异构体的存在造成的。化合物 123 的结构最终结合 ^{1}H-NMR 谱和 2D-NMR 谱得到确定,并命名为 Perinadine A。有关图谱如图 10-1 至图 10 8 所示。

表 10-1 在 $CDCl_3$ 中 Perinadine A 的 ^{1}H 和 ^{13}C-NMR 谱数据

position	δ_C			δ_H	
1	70.14	70.06[a]	CH	4.24(d4.8)	
3	77.68	77.58	CH	3.75(m)	
4	37.18	37.15	CH	2.82(dq7.2,7.2)	
4a	144.57		C		
5	120.11	120.15	C		
6	160.98	160.99	C		
6-OH				12.241(s)	12.235[a](s)
7	99.96		C		
8	147.26		C		
8a	114.26		C		
9	21.29	21.31	CH₃	1.34[b](d6.7)	1.33[b](d6.7)
10	18.80		CH₃	1.22[b](d7.2)	
11	11.55	11.50	CH₃	2.17[b](s)	
12	170.78	170.75	C		
12-OH				11.52(brs)	
2′	86.75	86.87	CH	5.65(d5.4)	5.63(d5.4)
3′	45.92		CH	2.62(m)	
4′	28.92	28.98	CH₂	2.46(m) 2.26(m)	
5′	45.44	45.56	CH₂	3.77(m) 3.61(m)	
6′	170.97	170.93	C		
7′	53.74	53.89	CH	3.61(m)	
8′	206.52	206.75	C		
9′	38.82	39.29	CH₂	2.58(m) 2.49(m)	2.54[c](m)
10′	23.00	22.94	CH₂	1.56[c](m)	
11′	28.78	28.92	CH₂	1.32[c](m)	
12′	32.27	32.25	CH₂	1.95[c](m)	
13′	130.81	130.75	CH	5.33(m)	
14′	125.16	125.28	CH	5.38(m)	
15′	17.91		CH₃	1.62[b](d4.8)	1.59[b](d4.8)
16′	13.25	13.44	CH₃	1.44[b](d6.7)	1.47[b](d6.7)

[a] These columns were due to minor signals. [b] 3H. [c] 2H.

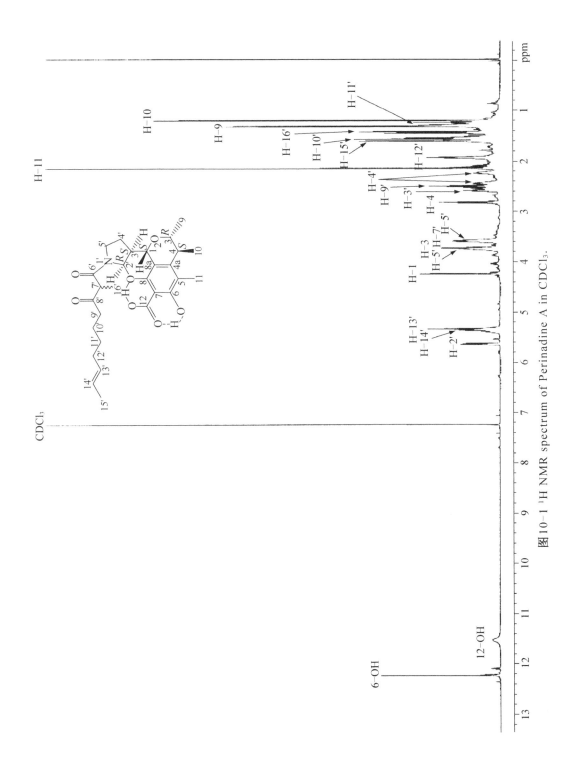

图10-1 ¹H NMR spectrum of Perinadine A in CDCl₃.

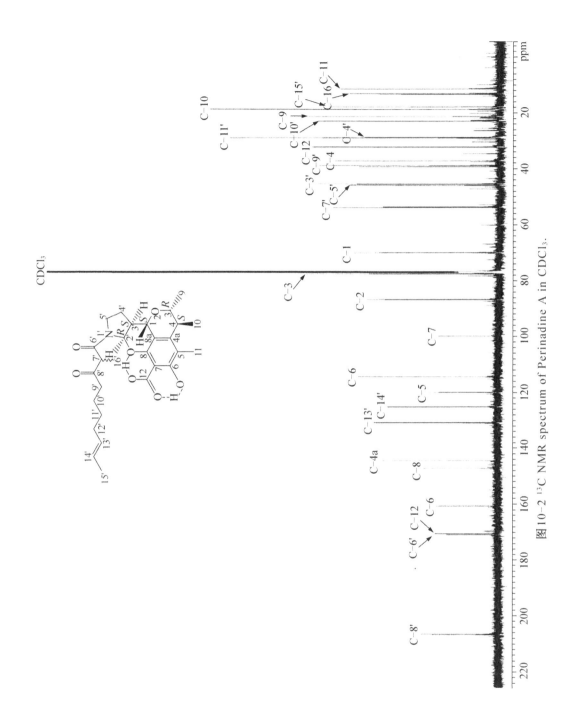

图10-2 ^{13}C NMR spectrum of Perinadine A in CDCl$_3$.

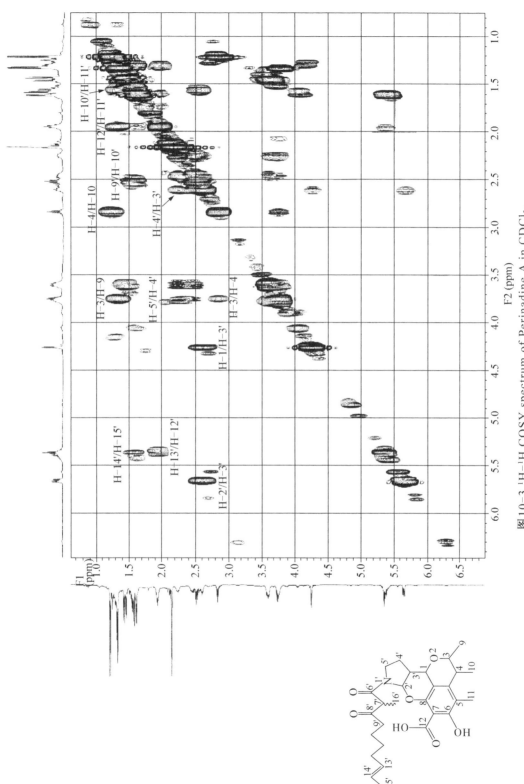

图10-3 ^{1}H-^{1}H COSY spectrum of Perinadine A in CDCl$_3$.

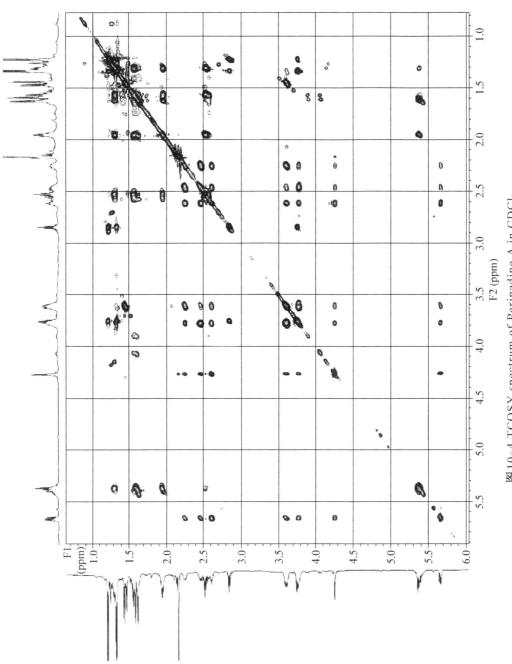

图10-4 TCOSY spectrum of Perinadine A in CDCl₃.

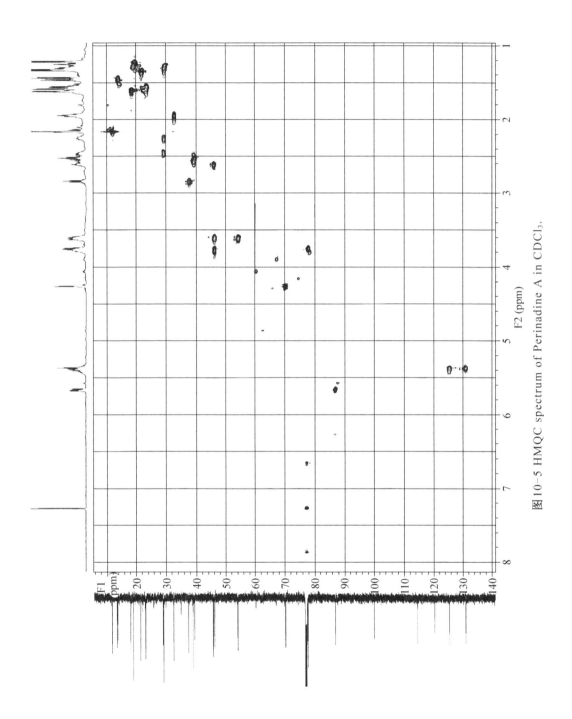

图 10-5 HMQC spectrum of Perinadine A in CDCl₃.

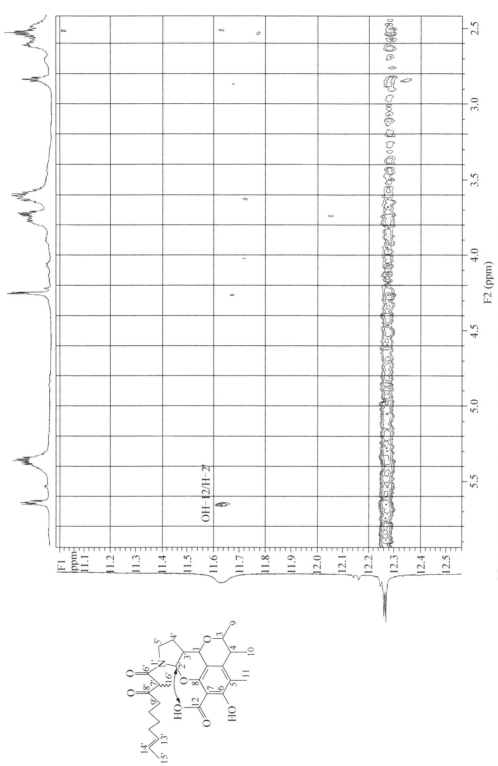

图10-6 ROESY spectrum (part) of Perinadine A in CDCl₃ at 0°C.

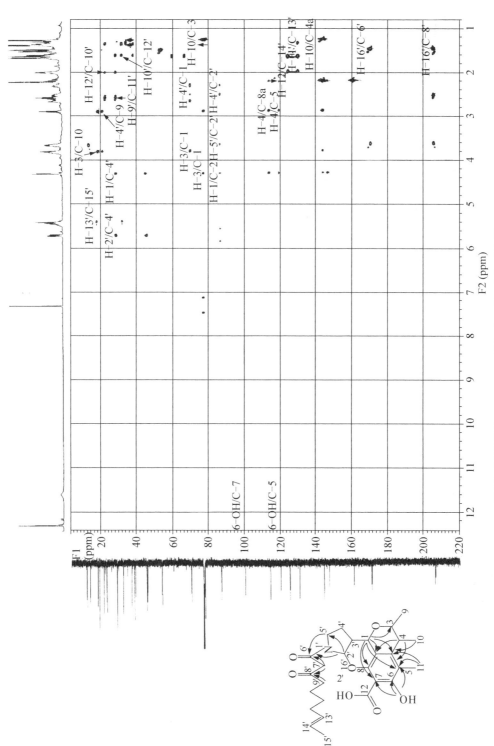

图10-7 HMBC spectrum of Perinadin A in CDCl₃.

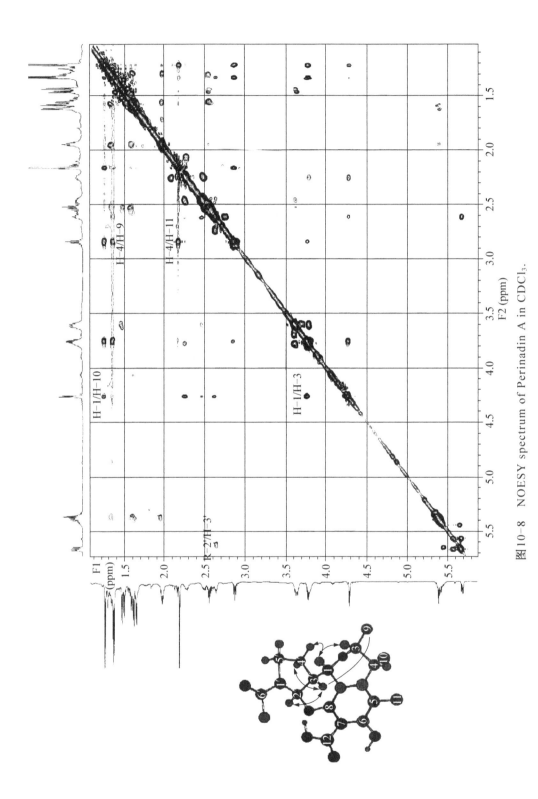

图10-8　NOESY spectrum of Perinadin A in CDCl$_3$.

【参考文献】

[1] 王鸿,沈丽丽,梅建凤,等. 海洋真菌活性代谢产物研究进展.中国海洋药物,2009,28(1)：59－65

[2] Krohn K,Dai JQ,Florke U,*et al*. Botryane metabolites from the fungus *Geniculosporium* sp. Isolated from the marine red alga *Polysiphonia*. Journal of Natural Products,2005,68(3)：400－405

[3] 黄永富,裴月湖,田黎.一个来自海洋微生物的具有强抗肿瘤活性倍半萜.中国专利,101020913,2007－08－22

[4] Tsuda M,Kasai Y,Komatsu K,*et al*. Citrinadin A,a novel *pentacyclic* alkaloid from marine-derived fungus *Penicillium citrinum*. Organic Letters,2004,6(18)：3087－3089

[5] 赵文英,张亚鹏,朱天骄,等. 海洋来源真菌 A－f－11 中吲哚二酮哌嗪类抗肿瘤活性成分的研究.中国抗生素杂志,2006,31(12)：749－753

[6] Ren H,Gu Q,Cui C. Anthraquinone derivatives produced by marine-derived *Penicillium flavidorsum* SHK1-27 and their antitumor activities. Chinese Journal of Medicinal Chemistry(中国药物化学杂志),2007,17(13)：148－154

[7] 宋珊珊,王乃利,高昊,等. 海洋真菌 96F197 抗癌活性成分研究.中国药物化学杂志,2006,16(2)：93－98

[8] 黄永富,裴月湖,田黎.一种抗肿瘤和抗溃疡活性的异香豆素类化合物.中国专利：101029047,2007－09－05

[9] Tan RX,Paul RJ,Philip GW,*et al*. Isolation and structure assignments of rostratins A-D,cytotoxic disulfides produced by the marine-derived fungus *Exserohilum rostratum*. Journal of Natural Products,2004,67：1374－1382

[10] Oh DC,Jensen PR,Fenical W. Zygosporamide,a cytotoxic cyclic depsipeptide from the marine-derived fungus *Zygosporium masonii*. Tetrahedron Letters,2006,47(48)：8625－8628

[11] 裴月湖,黄永富,田黎.抗肿瘤活性物质二酮哌嗪 PJ147 和 PJ157.中国专利,101041640,2007－09－26

[12] Hong W,Takuya I,Masahiro K,*et al*. Cytotoxic sesterterpenes,6-epi-ophiobolin G and 6-epi-ophiobolin N,from marine derived fungus *Emericella variecolor* GF10. Tetrahedron,2004,60：6015－6019

[13] Wei H,Inada H,Hayashi A,*et al*. Prenylterphenyllin and its dehydroxyl analogs,new cytotoxic substances from a marine-derived fungus *Aspergillus candidus* IF10. Journal of Antibiotics,2007,60(9)：586－590

[14] 李八方.海洋生物活性物质.青岛：中国海洋大学出版社,2007：356－367

[15] EI-Gendy MMA,Shaaban M,Shaaban KA,*et al*. Essramycin：A first triazolopyrimidine antibiotic isolated from nature. Journal of Antibiotics,2008,61(3)：149－157

[16] Feher D,Barlow RS,Lorenzo PS,*et al*. A 2-substituted prodiginine,2-(*p*-hydroxybenzyl)prodigiosin,from *Pseudoalteromonas rubra*. Journal of Natural Products,2008,71(11)：1970－1972

[17] Rungprom W,Siwu ERO,Lambert LK,*et al*. Cyclic tetrapeptides from marine bacteria associated with the seaweed *Diginea* sp. and the sponge *Halisarca ectofibrosa*. Tetrahedron,2008,64(14)：3147－3152

[18] Xie XC,Mei WL,Zhao YX,*et al*. A new degraded sesquiterpene from marine actinomycete *Streptomyces* sp. 0616208. Chemical Letters,2006,17(11)：1463－1465

[19] Charan RD,Schlingmann G,Janso J,*et al*. Diazepinomicin,a new antimicrobial alkaloid from a marine *Micromonospora* sp. Journal of Natural Products,2004,67(8)：1431－1433

[20] Librada M,Jesus A,Julia P,*et al*. 4′-N-methyl-5′-hydroxystaurosporine and 5′-hydroxystaurosporine,new indolocarbazole alkaloids from a marine *Micromonospora* sp. strain. Journal of Antibiotics,2000,53

(9)：895 – 902

[21] Hardt IH，William J，Fenical PR．Neomarinone，and new cytotoxic marinone derivatives，produced by a marine filamentous bacterium（actinomycetales）．Tetrahedron Letters，2000，41(13)：2073 – 2076

[22] Jiang H，Cheng YR，Zheng W．Daidzein and Genistein produced by a marine micromonos pora carbonacea FIM 02 – 635．Chinese Journal of Marine Drugs(中国海洋药物)，2007，26(1)：8 – 12

[23] Lee HS，Shin HJ，Jang KH，*et al*．Cyclic peptides of the nocardamine class from a marine-derived bacterium of the genus *Streptomyces*．Journal of Natural Products，2005，68(4)：623 – 625

[24] McArthur KA，Mitchell SS，Tsueng G，*et al*．Lynamicins A—E，chlorinated bisindole pyrrole antibiotics from a novel marine actinomycete．Journal of Natural Products，2008，71(10)：1732 – 1737

[25] William F，Jensen PA，Kauffman CA．Marinomycins A—D，antitumor-antibiotics of a new structure class from a marine actinomycete of the recently discovered Genus "*Marinispora*"．Journal of the American Chemical Society，2006，128(5)：1622 – 1632

[26] Zhang CX，Zhu CC，Yan SJ，*et al*．Two new sesquiterpenoids from the soft coral *Sinularia polydactyla*（Ehreberg）．Journal of Asian natural products research，2008，10(3)：307 – 311

[27] Cheng SY，Dai CF，Duh CY．Sesquiterpenoids and artificial 19-oxygenated steroids from the formosan soft coral *Nnephthea erecta*．Journal of Natural Products，2007，70(9)：1449 – 1453

[28] Ito H，Iwasaki J，Sato Y，*et al*．Marine diterpenoids with a briarane skeleton from the okinawan soft coral *Pachyclavularia violacea*．Chemical ℰ Pharmaceutical Bulletin，2007，55(12)：1671 – 1676

[29] Kamel HN，Ferreira D，Garcia-Fernandez LF，*et al*．Cytotoxic diterpenoids from the Hybrid Soft Coral *Sinularia maxima Sinularia polydactyla*．Journal of Natural Products，2007，70 (8)：1223 – 1227

[30] Fattorusso E，Romano A，Taglialatela-Scafati O，*et al*．Lobozoanthamine，a new zoanthamine-type alkaloid from the Indonesian soft coral *Lobophytum* sp．Tetrahedron Letters，2008，49(14)：2189 – 2192

[31] Poza JJ，Fernandez R，Reyes F，*et al*．Isolation，biological significance，synthesis，and cytotoxic evaluation of new natural parathiosteroids A—C and analogues from the soft coral *Paragorgia* sp．Journal of Organic Chemistry，2008，73(20)：7978 – 7984

[32] Ishiyama H，Ohshita K，Abe T，*et al*．Synthesis of eudistomin D analogues and its effects on adenosine receptors．Bioorganic ℰ Medicinal Chemistry，2008，16(7)：3825 – 3830

[33] Agrawal MS，Bowden BF．Nordehydrocyclodercitin，a hexacyclic pyridoacridine alkaloid from the marine ascidian，*Aplidium* sp．Natural Product Research，Part A：Structure and Synthesis，2007，21(9)：782 – 786

[34] Konig GM，Kaminsky R．Lepadins D-F：Antiplasmodial and antitrypanosomal decahydroquinoline derivatives from the tropical marine tunicate *Didemnum* sp．Journal of Medicinal Chemistry，2002，45(14)：3067 – 3072

[35] Reyes F，Fernandez R，Rodriguez A，*et al*．Aplicyanins A—F，new cytotoxic bromoindole derivatives from the marine tunicate *Aplidium cyaneum*．Tetrahedron，2008，64(22)：5119 – 5123

[36]Fontana A，Cimino G，Gavagnin M，*et al*．Novel inhibitors of mitochondrial respiratory chain：Endoperoxides from the marine tunicate *stolonica socialis*．Journal of Medicinal Chemistry，2001，44 (14)：2362 – 2365

[37] Reddy P，Urban S．Linear and cyclic C_{18} terpenoids from the southern Australian marine brown alga *Cystophora moniliformis*．Journal of Natural Products，2008，71(8)：1441 – 1446

[38] Sabry OMM，Andrews S，McPhail KL，*et al*．Neurotoxic meroditerpenoids from the tropical marine brown alga *Stypopodium flabelliforme*．Journal of Natural Products，2005，68(7)：1022 – 1030

[39] Zhang Y，Li XM，Wang CY，et al. A new naphthoquinoneimine derivative from the marine algal-derived endophytic fungus *Aspergillus niger* EN-13. Chinese Chemical Letters，2007，18(8)：951 - 953

[40] Laird DW，Poole R，Wikström M，et al. Pycnanthuquinone C，an unusual 6，6，5-tricyclic geranyltoluquinone from the western Australian brown alga *Cystophora harveyi*. Journal of Natural Products，2007，70(4)：671 - 674

[41] Xu WJ，Liao XJ，Xu SH，et al. Isolation，structure determination，and synthesis of Galaxamide，a rare cytotoxic cyclic pentapeptide from a marine algae *Galaxaura filamentosa*. Organic letters，2008，10(20)：4569 - 4572

[42] Deng ZW，Bao S. Diterpenes and disulfides from the marine mangrove plant *bruguiera sexangula* var. rhynchopetala. Helvetica Chimica Acta，2005，88(10)：2757 - 2763

[43] 包淑云，林文翰. 红树植物尖瓣海莲的化学成分研究. 中国中药杂志，2006，31(14)：1168 - 1171

[44] Yang Y，Deng ZW，Proksch P，et al. Two new 18-en-oleane derivatives from marine mangrove plant，*Barringtonia racemosa*. Pharmazie，2006，61(4)：365 - 366

[45] Han L，Huang XS，Sattler I，et al. Three new pimaren diterpenoids from marine mangrove plant，*Bruguiera gymnorrhiza*. Pharmazie，2005，60(9)：705 - 707

[46] Sun Y，Ouyang J，Deng ZW，et al. Structure elucidation of five new iridoid glucosides from the leaves of *Avicennia marina*. Magnetic Resonance in Chemistry，2008，46(7)：638 - 642

[47] Feng Y，Li XM，Duan X J，et al. A new acylated iridoid glucoside from *Avicennia marina*. Chinese Chemical Letters，2006，17(9)：1201 - 1204

[48] Feng Y，Li XM，Duan X J，et al. Iridoid glucosides and flavones from the aerial parts of *Avicennia marina*. Chemistry & Biodiversity，2006，3(7)：799 - 806

[49] Han Li，Huang XS，Dahse H M，et al. Unusual naphthoquinone derivatives from the twigs of *Avicennia marina*. Journal of Natural Products，2007，70(6)：923 - 927

[50] 冯妍，李晓明，王斌贵. 红树林植物海榄雌化学成分研究. 中草药，2007，38(9)：1301 - 1303

[51] 郭先霞，陶震，宋文东. 红树植物白骨壤树叶挥发油化学组成特点及气相色谱/质谱分析. 热带海洋学报，2008，27(1)：57 - 59

[52] 冯超，李晓明，田敏卿，等. 药用红树林植物黄槿的化学成分研究. 海洋科学，2008，32(9)：57 - 60

[53] Sasaki M，Tsuda M，Sekiguchi M，et al. Perinadine A，a novel tetracyclic alkaloid from marine-derived fungus *Penicillium citrinum*. Organic letters，2005，7(19)：4261 - 4264

【思考与练习】

　　1. 简述海洋天然产物主要来源。

　　2. 简述海洋真菌天然产物研究现状。

　　3. 简述海洋天然产物在生活中的应用。

（王　鸿）

第 11 章

天然药物的研究开发

→ 本章要点

　　本章重点介绍了天然药物(一类新药)研发的一般程序,两种不同思路,天然药物活性成分研究的基本方法和需要注意的问题,以及化学修饰或结构改造。对天然药物活性部位在新药研发中的地位和存在的问题进行了说明。通过实例介绍了天然药物活性成分追踪分离和结构修饰的基本方法。

　　天然药物是寻找结构新颖、作用独特活性成分的重要途径。阿司匹林就是从植物中广泛存在的水杨酸衍生而成的乙酰水杨酸。局部麻醉药普鲁卡因(procaine)是根据来自植物的可卡因的结构研究得到。19世纪初,从鸦片中分离得到止痛成分吗啡和止咳成分可待因。以后又从南美洲治疗疟疾的植物(金鸡纳)中分离得到抗疟成分奎宁,从而加速了许多植物药的相继发现,如阿托品(atropine)、东莨菪碱(scopolamine)、莨菪碱(hyocyamine)、毛果芸香碱(pilocarpine)、毒扁豆碱(physostigmine)、麻黄碱(ephedrine)、麦角新碱(ergometrine)、吐根碱(emetine)、山道年(santonin)、地高辛(digoxin)和去乙酰毛花苷(deslanoside)等。这些天然药物大多数一直沿用至今并得到发展。20世纪50年代治疗高血压药利血平(reserpine)与抗癌药长春新碱(vincristine)的发现,又一次掀起了天然药物研究的高潮,从而推动了抗癌新药紫杉醇(paclitaxel)、喜树碱(camptothecin)、足叶乙苷(etoposide)及其类似物的问世。

　　20世纪70年代我国科学家从中药黄花蒿中发现抗疟新药青蒿素(artemisinin),引起了国际上对中药研究的广泛重视。除青蒿素及其衍生物蒿甲醚(artemether)、青蒿琥酯(artesunate)、二氢青蒿素(dihydroartemisinin)外,还独自研制了一系列来自天然药物的新药,如从千层塔中分离得到的改善记忆缺损并可望治疗阿尔茨海默病的石杉碱甲(huperzine A);从唐古特莨菪中分离得到的胆碱酯酶抑制剂山莨菪碱(anisodamine)与樟柳碱(anisodine);从栝楼(即天花粉)中分离得到的引产药天花粉蛋白(trichosanthin);从五味子中分离得到的抗肝炎药五味子素(schisandrin)及其衍生物联苯双酯(bophenyl-dimethyl-dicarboxylate)和双环醇(bicyclol);从大蒜中分离得到的抗菌药大蒜新素;从鱼腥草中分离得到的抗菌药鱼腥草素;从黄连及三颗针中分离得到的抗菌药黄连素(berberine);从延胡索中分离得到的镇痛镇静药延胡索乙素(tetrahydropalmatine)等都已批量生产成为国内常规用药。此外,还有一些由天然药物活性部位研制而成的新药,如由黄山药总皂苷研制而成的治疗心血管疾病药地奥心血康、由银杏内酯研制而成的抗心脑血管疾病药物银杏叶制剂,以及从中药薏苡仁中提取的活性部位研制而成的抗癌药康莱特注射液等,都取得了较好的临床疗效和相当可观的经济效益。

11.1　天然药物开发的一般程序

11.1.1　天然药物研究开发的基本形式

天然药物或中药新药的研究开发可归纳为复方和单味药开发两种情况。

中药复方开发是将临床疗效明确的经典方、经验方或经药效学研究具有开发价值的复方中药开发成新药。采用这种形式开发的药物虽然有效成分不明确,药品的质量控制难度较大,但它生产工艺相对简单、成本较低、比较符合我国国情和传统文化。

单味药的开发一般具有以下五种形式:

第一种形式,经过文献资料或民间用药的调研,或通过现代药理学的活性筛选研究(含体内和体外等研究),发现某种植物、动物、矿物或微生物具有药用价值,然后将其开发成新药。

第二种形式,在基本明确有效成分和有效部位的基础上,将天然药物或单味中药的有效部位开发成新药,如目前临床上广泛使用的地奥心血康、银杏叶制剂等。因有效成分已明确或基本明确,故采用这种方法开发的新药具有药品的均一性较易控制、临床疗效稳定、生产工艺不太复杂、质量可基本得到保证等特点。这是目前中药现代化研究比较重视和易于接受的开发形式。

第三种形式,通过对天然药物或中药中的有效成分或生物活性成分的研究,从中发现有药用价值的活性单体,然后按照国际惯例经过一系列研究将其开发成新药。如麻黄素、黄连素、长春碱、长春新碱、紫杉醇等均是直接从天然药物中开发出来的新药。虽然这些新药均起源于对天然药物或中药中生物活性物质的研究,但在工业生产中它们并不局限于从天然药物中提取,通过对材料来源、经济效益、环境保护等综合因素的考虑,可以直接从天然药物中提取,也可通过半合成或全合成的方式制备。

第四种形式,通过对天然药物、中药中有效成分或生物活性成分的研究,从中发现有潜在药用价值的活性单体,即先导化合物(是指有一定的生物活性,但因其活性不够显著或毒副作用较大,无法将其开发成新药的具有潜在药用价值的化合物)。通过对先导化合物构效关系的研究,进而发现有更好药用价值的化合物,然后通过人工化学合成(半合成或全合成)的方式,经过一系列研究将其开发成新药,如蒿甲醚、普鲁卡因、喷他佐辛、β-甲基地高辛等都是经天然先导化合物构效关系研究和结构修饰开发而来的新药。

第五种形式,已知某种成分或某类成分具有药用价值或已成为新药,根据动植物的亲缘关系,寻找含有这种或这类成分的动植物,进而将其开发成新药。如来自于黄连、黄柏中的黄连素具有抗菌、消炎作用,临床疗效较好,但因黄连、黄柏均系贵重药材,资源有限,限制了黄连素的广泛使用。根据植物的亲缘关系发现三颗针中也含有黄连素,进而将三颗针开发成一种新药。又如人参皂苷是人参中的主要有效成分,具有多种药理作用。通过对人参茎叶的研究发现其中含有大量皂苷,且与人参根中的皂苷类似,进而将人参茎叶中的皂苷开发成一种新药,广泛用于保健药物和某些中药复方。再如具有良好镇痛作用的延胡索乙素,其在延胡索中的含量很低,而对其全合成成本又很高,从而限制了延胡索乙素的使用。根据植物亲缘关系研究发现防己科植物黄藤(*Fibraurea tinctoria*)的根和根茎中含有大量的巴马汀(高达 2.5%～3%),巴马汀经锌粉和硫酸还原就可方便地转化成延胡索乙素,从而解决了延胡索乙素的资源问题。

11.1.2 天然药物或中药有效部位在新药研发中的地位与问题

1. 有效部位的概念

所谓有效部位,是指一味中药或复方中药提取物中的一类或几类化学成分含量达到总提取物的 50%以上,而且这一类或几类已知化学成分被认为是有效成分,该类或几类成分的混合体即被认为是有效部位。以此种提取物制成的中药新药即为有效部位新药。但目前开发的中药有效部位新药,对有效成分的确证方法一般是以文献报道为主,没有将中药新药中的一类或几类化学成分的混合体单独提取出来进行药效试验,证明该类或几类化学成分混合体是有效的。更没有将几类化学成分的混合体继续分离,分别证明其各自的有效性,以及各类化学成分混合后作用强度的变化情况等。因此,中药有效部位的概念实际上是一个较为笼统的概念。中药有效部位只是用化学方法进行含量测定得到的一个结果,有时,中药有效部位不一定是真正的有效成分组成的有效部位,或真正产生药效的有效部位。

2. 有效部位新药的特点和优势

中药有效部位新药,至少是由一类化学成分,或是几类化学成分组成,产生药理活性的化合物至少是 2 个以上。按化学药的研究思路,可以将其看成是一个“天然的复方化学药”,由几个活性化合物加上一些无活性物质(也可以看作是辅料)组成。这体现了中药多成分、多靶点的特点。其优势在于通过中药有效部位新药的研制开发,一方面产品能反映中药的特色,另一方面大大提高中药的作用强度、临床疗效以及质量控制水平,推动中药占领更大国内医药市场和走向国际主流医药市场。

3. 有效部位存在的问题与思考

现有中药有效部位新药,按目前有效部位的确定方法,被测定并被认为是有效部位的成分,可能存在三种情况:一种是真正的有效成分组成的有效部位,组成该部位的一类或几类化学成分均由有效成分组成,能产生相应的药效;第二种可能是该有效部位大部分是有效成分,小部分不是有效成分;第三种情况则有可能倒过来,该有效部位大部分不是有效成分,只有小部分是有效成分,甚至有效成分不在有效部位之中。由于确证有效部位时没有将各类化学成分分离后单独进行药效试验证明,故没有证据证明有效部位(50%以上部分)以外部分是无效成分,也就无法排除该部分(非 50%以上部分)也存在着有效成分,或该部分与有效部位中的化学成分共同产生药理作用。因此,该部分也很可能存在有效成分。

有效部位,一般是以文献报道具有与拟研制新药主治相关的药效为依据,且在药材中含量较高并能进行分离测定的化学成分。但在研制过程中不断碰到,当一类成分含量达到 35%或45%时已有明显药效,但进一步分离纯化,药效不再增加或反而降低。这就说明至少存在着另一种可能性,该药的有效成分除存在于“有效部位”以外,尚有活性较强的成分存在于被认为是非有效部位中,而且这些活性成分的量可能较低,但活性可能较强,或者与有效部位的活性成分能产生协同作用。已知化学药或天然药物成分有的只需 0.5～3mg 即可产生明显的药理作用和临床疗效,如阿托品、吗啡、地高辛等。而中药有效部位新药一次用量一般在 300～500mg,每日用量约在 1g 左右。若该药物的 3％部分为有效成分,总量至少达 10mg 左右,完全可达到或超过有效剂量。而如此少的含量,很可能被忽视或除去,这可能是造成有效部位纯度越高而作用越弱的原因。微量成分也可能就是有效成分,或几种微量成分共同成为有效成分。

提高中药有效部位的含量是提高中药疗效的有力措施。由于目前确定有效部位的方法使现有有效部位未能包含制剂中的全部有效成分,有的可能只是少部分属有效成分,努力提高该部位的含量药效反而可能减弱。遇到这种情况,可考虑从两个方面再做工作:一是再去寻找另一类化学成分(该类成分含量也较高,已有报道其药效与该药的功能主治有关)。另一项工作是找出真正的“有效成分”(可能含量很低,也可能单独试验作用不明显,与已认定的有效部位中的某些化学成分产生协同作用),这些成分可存在原定的非有效部位中,可对其进行单独分离,再进行药效试验证明。这些研究是否完全必要,或短时间内(现阶段)是否必须这样做,值得深思。这可能是采用中药研究思路进行研究和采用天然药物研究思路进行研究的一个“接点”。因此,对于“中药有效部位含量必须达到 50％以上”这项规定的合理性就值得思考。这项规定对于有效成分多数存在于拟定的有效部位中的新药是非常合理的;但如果不是主要存在于拟定的有效部位中或者是需通过协同作用而产生较好治疗作用的新药,就需要具体分析;如果是微量成分产生药效,那就更需要深入思考。以药效为指标来确定其有效部位的含量可能更合理,更有利于高效中药新药的开发和中药疗效的提高。

11.1.3　天然药物(一类新药)开发的一般程序

虽然从天然药物或中药中开发新药的方法有多种多样,但是对于具体情况要做具体分析,不可能采用一个固定模式,应根据具体研究课题的特点采用不同的途径,但无论采用何种方式和途径开发新药都要大体经过以下几个阶段:① 新药发现;② 临床前研究;③ 临床研究;④ 试生产(Ⅲ期临床试验主要是考察其安全性)。下面重点介绍一类新药的开发程序。

一类新药开发是非常复杂的高技术密集型系统工程,涉及化学、药理、制剂、临床医学、毒理等学科领域。根据国际成熟经验,大约平均合成与筛选 1 万个化合物才可能研制成功 1 个一类创新药物上市,成功率极低、难度极大。国外周期至少为 10～12 年,多则 15 年,投资约 2亿～5 亿美元,但回报率也很高(一个大品种创新药物其单品种的年销售额以出厂价计可高达百亿美元)。当然,中药或天然药物因有千百年临床实践经验积累,从中开发一些新药,成功率较高,可能会缩短一些过程,但其工作量之大、投入之多也可想而知。大量、长期、并冒有极大风险的投入迫使各研究部门及企业集团千万百计保护自己的利益,多数研制单位一旦从天然药物或中药中筛选、分离得到新结构、新活性的化合物,并判断其可能有开发前景时,总是先申请专利,求得知识产权保护,当发明得到确切保护后才开始作大量、长期、全面的战略投入,研究过程中必须随时分析、调整计划,以求取得最好效果。

根据国际上开发新药的成熟经验,结合我国国情,从中药或天然药物活性成分中开发一类新药的大致过程如图 11-1 所示(可供参考)。由图 11-1 可见,从天然药物或中药中开发一类创新药物的前提在于能否得到新的活性化台物。新结构、新活性的化合物是一类创新药物开发研究的前提。这也是为什么国际上天然药物化学研究领域越来越重视生物活性物质的根本原因。

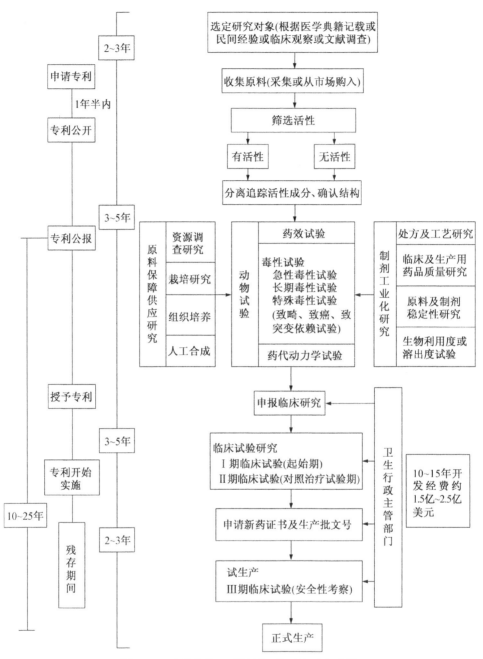

图 11-1　天然药物(一类新药)的开发研究过程

11.2　天然活性化合物的分离研究方法

11.2.1　天然活性成分研究的两种不同思路

第 1 种思路是化学成分分离与活性测试,分为两个阶段进行,即在分离得到纯品后再进行活性测试,测试样品的数目有限,且多由药理学工作者配合进行,测试结果比较易于判断。但分离工作的盲目性较大,如分离方法设计不当,分离过程中活性成分很容易丢失,特别是那些活性很强的微量成分,故目前已很少采用。

第 2 种思路是选用简易、灵敏、可靠的活性测试方法作为指导,在分离的每一阶段对各部分进行活性评价,并追踪其中活性最强部分。现在从天然药物或中药中分离活性化合物多采用这种方法,该法因分离与活性筛选同步进行,如选择的活性测试方法得当,一般在最终阶段总能得到某种目的活性成分;又由于分离过程中没有化合物类型的限制,只是以活性为指标进行追踪,故发现新化合物的可能性也很大。另外,分离过程的某一阶段,如因分离方法或材料选择不当导致活性化合物的分解或流散时,还能迅速查明原因,并可采取相应措施进行补救。但是应用这种方法时,活性测试的样品及工作量均大大增加,需要有良好的工作配合条件。有时因配合不便,不得不由分离工作者自己进行,故往往需要同时配置分离及活性测试两方面的设备及仪器,研究者必须具备两方面的知识,花费也大大增加。尽管如此,对天然活性化合物的分离来说,仍是一种较好的方法。

11.2.2　天然药物及中药中原生活性成分的研究

天然药物及中药中原生活性成分的研究可分为下列 5 个步骤:

第 1 步,通过调研或广泛筛选,选定需要开发的天然药物,然后采用体内的方法对该药进行药效学评价,以便再次确认该药的开发价值和在有效部位或活性部位寻找中所使用的活性测试模型或指标可靠性。对于没有经过体外活性测试的药物,还需确定在活性成分追踪分离中所使用的体外活性测试方法及指标。

第 2 步,根据原料药中化学成分的性质将其粗分成几个部分,按等剂量不等强度的原则对每部分均进行活性测试,确定有效部位。如果每部分均有活性,但活性均不强,则说明粗分失败,需要改用其他方法进行粗分,直到找到其中某一部分或几部分活性强、而剩余部分无活性或活性很弱为止。由于这部分往往含量较高,加之某些天然成分属于前体药物(即本身并无活性,在体内代谢后其代谢产物具有活性),故在活性测试时最好采用体内方法。最常用的粗分方法是将其中的化学成分按极性大小不同分成几部分,如水煎、醇沉,依次用石油醚、氯仿、乙酸乙酯、正丁醇等萃取,或将原料药物依次用石油醚、氯仿、乙酸乙酯、乙醇、水等提取。当然也可根据其中化学成分的不同类型采用不同的粗分方法。

第 3 步,采用各种色谱方法和其他方法对活性部位进行分离,每次分离所得组分均需经过活性测试(由于所得量均较少,常采用体外方法进行活性测试),对于无效的组分常弃去不再研究,只研究那些有效或有活性的组分,直到追踪到活性成分。虽然采用活性追踪的方法导致其活性测试的样品量、工作量及所需费用均大大增加,而且还需有简易、灵敏、快速、可靠的活性测试方法,以及与药理工作者有良好的工作配合条件,但是由于采用这种方法可大大减少分离工作的盲目性和在分离过程中造成的活性成分的丢失,特别是微量活性成分(通常微量成分往往活性很强),所以大多已采用这种方法进行活性成分研究。

第 4 步,根据理化性质和波谱数据确定单体成分的化学结构,对已明确化学结构的单体进行活性评价(由于确定化学结构并不消耗样品,而进行活性评价则需要消耗样品,故先确定结构,后测试活性)。

第 5 步,对于有开发价值的化合物进行结构修饰和构效关系的研究,进而将其开发成创新药物。

　　天然药物及中药中原生活性成分的研究步骤,如图 11-2 所示(供参考)。

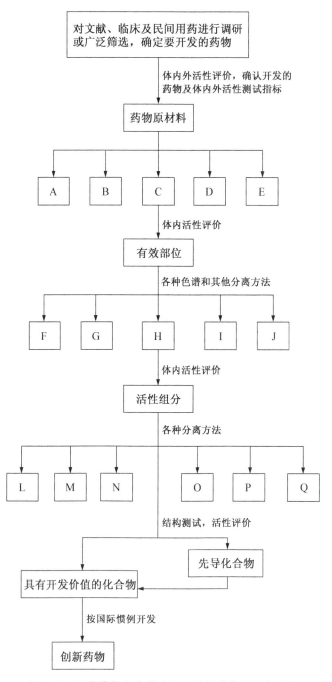

图 11-2　天然药物及中药中原生活性成分的研究步骤

11.2.3　天然药物及中药中前体活性成分的研究

有些天然药物或中药中的化学成分并无生物活性,但经体内代谢后所产生的代谢产物具有很强的生物活性,这实际上也是它们中的有效成分。如中药秦皮具有清热利湿作用,在临床上用于治疗痢疾效果良好,其中的主要成分秦皮素并无抗菌活性,但经在体内代谢成 3,4 -二羟基苯丙酸后,其抗菌作用优于氯霉素。对于天然药物中这类生物活性成分的研究常采用体内代谢的方法进行,即将天然药物(既可以是天然药物中的某种成分,也可以是动植物原料)给动物食用后,分别收集动物的粪便、尿样、胆汁,然后采用各种提取分离方法分离它们中的代谢产物,并采用谱学和与标准品对照的方法确定它们的化学结构,在化学结构已知的情况下进行生物活性评价,对于有开发价值的化合物同上法进行进一步开发,如图11-3所示(供参考)。

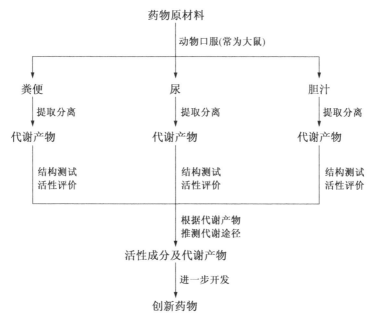

图 11-3　天然药物及中药中前体活性成分的研究

11.2.4　天然药物活性成分研究需要注意的几个问题

1. 建立可靠、适宜的生物活性测试系统

　　天然活性化合物的追踪分离能否取得成功,关键在于有无可靠、适宜的生物活性测试体系。活性测试体系可以是根据药物作用的不同靶点而建立的整体动物、器官、组织、细胞、酶、受体、基因等不同水平的筛选模型。采用整体动物进行的试验与人比较接近,但是实验周期长、费用高、样品消耗量大、现象复杂,再加上动物个体差异以及病理模型难于建立等因素,作为指导分离过程的活性筛选方法不太适宜。最好的方法是寻找活性部位时用整体动物试验,追踪分离成分时选用体外测试方法。理想的体外活性测试方法应该是具有灵敏、简便、快速、不需特殊设备、抗干扰性强、适于微量样品检测、假阳性和假阴性率较低、临床相关性强等优点,但实际工作中理想的活性测试方法往往很难找到,只有根据实际情况综合考虑选择相对较理想的活性测试模型。同样也可根据实践工作经验的积累和科技的进步,改进现有的一些活性测试方法或建立一些新的活性测试模型。由于一个药物疗效的发挥并不只取决于它与药物靶点的作用强弱,还与它的吸收、分布、代谢和排泄等相关参数有关,所以药物的体外测试结果

与其在体内的实际作用并不平行。即使是整体动物试验,由于动物与人体的差异以及疾病模型与临床实际病症并不完全一样,所以也存在动物试验结果与临床疗效的相关性问题,在实践工作中应予以注意。

2. 确保供试材料具有活性

这是追踪分离活性化合物的前提。为了确保活性成分的分离工作在可靠的基础上进行,在活性追踪分离之前,除了进行广泛的文献和民间调研外,还必须对供试天然药物或中药采用多项指标、体内外结合进行活性测试,其目的是再次确证供试材料的活性,确定有无进一步研究的价值。如图 11-4 所示流程为美国国立癌症研究所(NCI)用于筛选确认植物或动物粗提取物具有抗肿瘤活性的改进方案,可供工作时参考。采用该方法研究至少具有以下三个优点:活性低或含量少的化合物不至于丢失;增加了检出新化合物的机会;可能分离得到具有不同作用机制或新的作用机制的化合物。此外,由于植物原材料中所含化学成分及活性成分与产地、采收季节、气候、品种及放置时间等因素都有关系,为了保证所用试验材料质量的稳定性,在正式开始活性追踪前,最好一次性采集或购买到所需的实验材料,并经鉴定和活性确认后,一次性提取完毕,将提取物置于冰箱中保存。

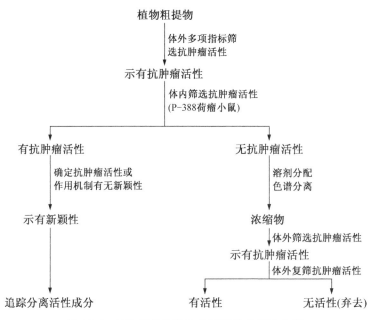

图 11-4　植物粗提取物抗肿瘤活性的筛选方案

3. 活性成分和活性部位开发的选择

创新药物的研发是一个高技术、高风险、高投入、高回报、知识密集型的系统工程,故成功率极低,难度极大。虽然中药有数千年的临床实践经验的积累,从中开发一些新药其成本会相对较低,成功率较高,所需时间较短,但也不能认为仅对某一个天然药物或中药的活性成分进行研究就可开发成一个创新药物,因为创新药物和一个具有活性甚至活性很好的天然产物毕竟是两码事,作为创新药物不仅要考虑它的体内药效,而且还要考虑它的急性毒性、长期毒性、制剂工艺、药物动力学参数、临床疗效、原料来源及成本、与现有同类药物相比有何特点等诸多问题。如果其中的活性成分无法开发成创新药物,但活性部位具有开发价值,则可考虑将活性部位直接开发成新药,同样可以取得较好的临床疗效和经济效益,地奥心血康就是一个典型的例子。总之,无论将活性成分开发成创新药物,还是将活性部位开发成新药,都要投入大量的人力、物力和财力,故要特别注重知识产权的保护。一旦获得具有开发价值的活性单体或活性部位,应该及时申请专利,寻求知识产权的保护,以获取最大的经济效益。

4. 正确比较并判断各分离组分的活性

分离过程中总是按"等剂量不等强度原则"对每一阶段得到的组分(子体)进行活性评价,并与母体作比较,追踪活性最强组分。一般如与母体比较,所得几个子体活性强弱参差不齐,则示活性分离与物质分离平行,可能得到良好的分离效果;如某个子体活性显著增强,则示分离过程中可能除去了某种拮抗作用物质;如果所得各个子体活性均明显减弱,即使将其合并,其活性与母体相比也大大减弱,则提示活性成分可能分解、破坏或与吸附剂发生不可逆吸附;如果分别测试各分离组分的活性,发现其活性明显降低,但将其合并后其活性与母体相当,则提示活性成分被分散,或因该药物的活性原本为多组分的协同作用(相加或相乘),故分离后反而导致活性的减弱或丧失;具体问题宜作具体分析,并在查明原因后采取相应对策处理。另外,分离过程中常配合采用各种分离手段以求取得良好的分离效果,并应尽量避免采用可能导致活性成分分解或不可逆吸附的方法或溶剂。

5. 正确认识脂溶性成分的生物活性

中药的传统用药形式多为汤剂。从某种意义上讲,只有溶于汤剂中的成分即大极性成分或水溶性成分才是有效成分,但脂溶性成分是否就一定不是有效成分呢? 实际上未必,其原因有三:一是在煎煮过程中有些本不溶于水的脂溶性成分会因助溶而溶于汤剂中;二是古人会用增大剂量的方法提高脂溶性成分的用量,从而达到防病治病的目的;三是受科技发展的限制,古人没认识到的并不是不存在的,所以脂溶性成分也可能是天然药物及中药的有效成分。目前从天然药物或中药中已分离出来的大量脂溶性有效成分也证明了这一点。

6. 在众多生物活性中力求找出最本质的作用

天然药物或中药在临床治疗上可能作用于多个靶点,因而具有多种疗效,即表现出多方面的活性;研究者应当力求找出其中最本质的作用,选择建立反映临床治疗作用特点且效果与之平行的活性测试体系,才有可能追踪分离出目的活性成分,甚至有效成分。

11.2.5　从天然药物或中药中追踪分离活性成分的几个实例

1. 茜草抗肿瘤活性成分的追踪分离

茜草(*Rubia cordifolia*)系茜草科植物,经体内抗肿瘤活性筛选发现,茜草根对 S-180 荷瘤小鼠具有抗肿瘤活性,随后以 S-180 荷瘤小鼠为活性测试模型对茜草根中的抗肿瘤活性成分进行追踪分离,从中分离得到了具有抗肿瘤活性的 RA V 及 RA Ⅶ等环肽类化合物(图 11-5)。

按等剂量不等强度进行活性测试,甲醇、苯、乙酸乙酯及水提取物按 200 mg/kg 剂量给药,其余部分则按 $200 \times (Y/100)$ mg/kg 剂量给药(Y 为以苯提取物为 100 时各组分的收率,故实际上各组分的剂量与苯提取物剂量相当,测得的活性有定量的比较意义),给药方式为腹腔注射,每日 1 次,连续给药 5 次。

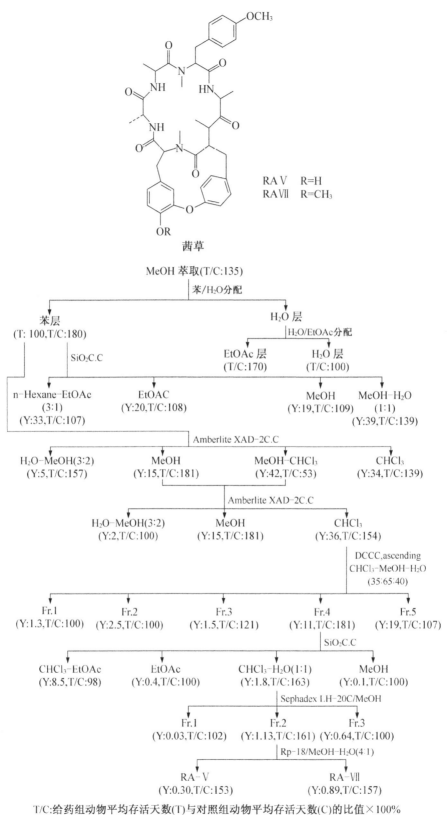

图 11-5 茜草抗肿瘤活性成分的追踪分离操作步骤

2. 鹤草芽中驱绦虫有效成分的追踪分离

鹤草芽是蔷薇科植物龙芽草（*Agrimonia pilosa*）的冬芽，民间用其干粉内服驱绦虫，疗效显著。但水煎液无效，醇浸后去渣（沉淀）服用也无效，连渣服用有效，研究者选用体外灭囊虫试验，按下列程序进行活性追踪，结果发现石油醚提取物示有明显体外灭囊活性，TLC 检查示含有十几种酚性成分（图 11-6）。将石油醚提取物随后用不同碱液进行 pH 梯度萃取，由 NaHCO₃ 萃取部分分到有效单体鹤草酚（agrimonophol）。最后经一系列降解及光谱测试确定其结构，并经化学合成得到确认。

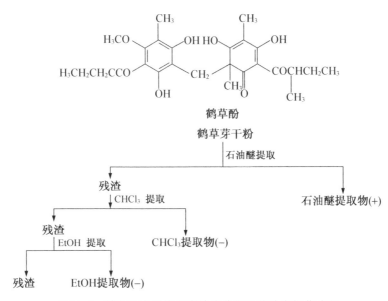

图 11-6　鹤草芽中驱绦虫有效成分的追踪分离操作步骤

3. 浙贝母中化痰止咳活性成分的追踪分离

浙贝母（*Fritillaria thunbergii* Miq.）系百合科贝母属多年生药用草本植物，以地下鳞茎入药，为名贵中药材。浙贝母是著名的"浙八味"之一，具有化痰止咳、清热散结功能，研究证明生物碱类是其主要活性组分，其中浙贝甲素（peimine，verticine）和浙贝乙素（peiminine，verticinone）是其主要活性成分，提取分离操作步骤如图 11-7 所示。可用小鼠酚红法实验和小鼠氨水引咳法实验分别检测活性部位及活性成分的化痰止咳作用。

浙贝甲素　　　　　　　　　　　浙贝乙素

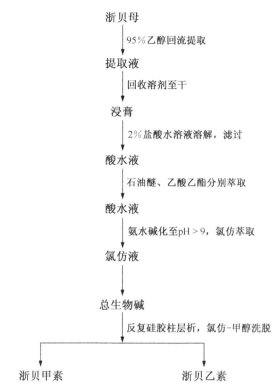

图11-7　浙贝母中化痰止咳活性成分的追踪分离操作步骤

11.3　天然化合物的化学修饰或结构改造

　　从天然药物或中药中筛选追踪得到活性化合物只是一类创新药物研究的前期阶段。即使一些天然活性化合物本身可以开发成为新药,但从成功分离、确定结构到真正开发成功还要走很长一段道路。更何况不少天然活性化合物因为存在某些缺陷,如药效不理想或具有一定的毒副作用,或因含量太低,难以从天然原料中取材,或因结构过于复杂合成十分困难,故往往本身并无直接开发利用前途。我们只能以它们为先导化合物,在经过一系列的化学修饰或结构改造后,对得到的衍生物进行定量构效关系的比较研究,才有可能发现比较理想的活性化合物,并开发成为新药。以下为以天然活性成分为先导化合物,进行结构修饰或结构改造,并最终开发成功新药的例子,可供参考。

11.3.1　青蒿中抗疟活性成分青蒿素的化学修饰

　　青蒿系菊科植物黄花蒿(*Artemisia annua*)的干燥地上部分,民间用其治疗疟疾效果良好。经研究发现其中治疗疟疾有效成分为青蒿素(arteannuin),青蒿素生物利用度低,影响其疗效的发挥,故以其为先导化合物对其构效关系进行了研究。从数十种衍生物中研究开发出治愈率高、退热时间短、疟原虫转阴快、复染率低、毒副作用小的脂溶性抗疟新药蒿甲醚(artemether)和水溶性抗疟新药青蒿琥珀酸单酯(artesunate)等。蒿甲醚的研发成功是我国自主开发研制抗疟新药的一项重要成果。

氢化青蒿素(Ⅱ)　　　　　　青蒿素(Ⅰ)　　　　还原青蒿素(Ⅲ)
(无抗疟活性)　　　　　　　　　　　　　　　　(抗疟活性Ⅰ高)

烷化还原青蒿素　　　　　烷氧甲酰化青蒿素　　　　　酰化还原青蒿素
蒿甲醚R=CH₃　　　　　　　　　　　　　　　　　青蒿琥珀酸单酯 R=CH₂CH₂COOH

11.3.2 五味子中抗肝炎活性成分五味子丙素的化学修饰

五味子(*Schizandra chinensis*)是一种常用中药,临床上用于治疗肝炎,现代药理研究表明五味子具有明显的抑制血清转氨酶升高的作用。五味子中主要含有木脂素类化合物,其中五味子丙素(schizandrin C)对小鼠四氯化碳引起的肝损伤具有明显保护作用,故对五味子丙素进行了一系列类似物的合成。在合成过程中发现中间体联苯双酯(bifendate)具有明显的抗肝毒作用。经药理试验证明,α-联苯双酯对多种化学性肝损伤动物模型具有保护作用。临床应用结果表明,α-联苯双酯对病毒性肝炎病人有显著的降低血清谷丙转氨酶作用,并改善其主要症状。在此基础上,将其进一步开发成了一个抗肝炎新药。

近年来,将 α-联苯双酯的2-甲氧羰基改为羟甲基,通用名为双环醇。药理试验结果表明双环醇对四氯化碳、D-氨基半乳糖胺、对乙酰氨基酚引起的小鼠急性肝损伤及小鼠免疫性肝损伤四种动物模型均具有显著的降低血清转氨酶作用,对大鼠慢性四氯化碳肝损伤模型除具有降低血清转氨酶作用外,还有减轻肝纤维化作用。临床试验结果表明慢性乙肝患者服用双

五味子丙素　　　　　　　α-联苯双酯　　　　　　　双环醇

环醇 6 个月血清丙氨酸转氨酶(ALT)复常率为 53.5%,停药 3 个月后 70%以上 ALT 恢复正常的患者 ALT 保持稳定;血清天冬氨酸转移酶(AST)复常率为 48.7%,停药 3 个月全部 AST 恢复正常的患者 AST 保持稳定;对慢性丙肝患者的 ALT 复常率为 64.1%,其中 70%的患者 ALT 保持稳定。目前该药已上市销售(商品名百赛诺)。

11.3.3　千层塔中抗老年痴呆活性成分石杉碱甲的化学修饰

老年痴呆症(Alzheimer's disease,AD)是发生于老年人口中的一类智能缺损症。随着世界老龄人口的迅速增加,AD 患者日益增多,已成为继心血管病、肿瘤后威胁老年人生命的第三位疾病。研究表明,AD 患者学习与记忆能力的丧失与乙酰胆碱功能下降有直接关系。AD 患者的脑皮层及海马部位内乙酰胆碱(ACh)水平明显低于正常。所以,目前治疗策略的研究多集中在胆碱能替代疗法。寻找新的中枢拟胆碱药,其中乙酰胆碱酯酶(AChE)抑制剂是目前研究较多并广泛用于临床的一类新药。石杉碱甲(huperzine)是我国科学家从中草药蛇足石杉(俗称"千层塔")中分离得到的生物碱,经药理试验证明对乙酰胆碱酯酶有高度选择性抑制作用,已成为治疗 AD 的首选药物。

近年来,石杉碱甲成为国际上研发新一代乙酰胆碱酯酶抑制剂的热点,国内外科学家试图对石杉碱甲的化学结构进行修饰或改造,合成和筛选出疗效更好、毒性更低的化合物。从上百个半合成的石杉碱甲衍生物中发现了新化合物希普林(schiprine)。通过与石杉碱甲和 AD 同类药物他克林(tacrine)和多奈派齐(donepezil hydrochloride)的活性比较,药效测试结果表明,希普林药效优于石杉碱甲、他克林和多奈派齐,是一个很有前景的抗 AD 药物,目前已进入Ⅲ期临床试验。

石杉碱甲　　　　　　　　　希普林

以天然活性成分为先导化合物进行结构修饰或结构改造,并最终开发成功新药的例子在历史上并不少见。但对天然活性化合物进行结构改造,合成理想的新药绝非易事,仍以抗疟药的研究为例,从金鸡纳树皮中含有的天然抗疟活性化合物奎宁(quinine)出发,到发现扑疟奎宁(plasmoquine)时,即合成筛选了近 1 万个化合物;到发现阿的平(atebrine),共合成与筛选了 1.2 万个化合物;而到发现氯喹(chloroquine)时,合成与筛选的化合物多达 1.4 万个。由此可见,开发新药的工作量及难度之大,需要天然药物化学工作者与合成药物化学、药理学、毒理学等研究者的全力合作与周密细致、坚持不懈的努力奋斗,并建立起自主开发新药的研究体制与队伍,才能在新药研发中取得更大突破,从而造福于人类。

【参考文献】

　[1] 宋晓凯.天然药物化学. 北京：化学工业出版社,2004：260－270

　[2] 吴立军.天然药物化学.第 5 版. 北京：人民卫生出版社,2007：422－435

　[3] 徐任生.天然产物化学.第 2 版. 北京：科学出版社,2004：758－760

　[4] 刘斌,倪健.中药有效部位及成分提取工艺和检测方法. 北京：中国中医药出版社,2007：34－35

（伍义行）